수정판

의학용어 소통하기!

Suzanne S. FRUCHT 지음

김동운 · 강효찬 · 권순일 · 김상호 · 김윤식 · 문 희 · 배난영
서민영 · 엄용빈 · 원 란 · 이창문 · 이혁재 · 최영아 옮김

정문각 JMK

옮긴이 소개

- **김동운 교수(총괄)** 광양보건대학교 간호과
- **강효찬 교수** 동의과학대학교 임상병리과
- **권순일 교수** 대구보건대학교 임상병리과
- **김상호 교수** 대구대학교 사범대학 생물교육 전공
- **김윤식 교수** 동강대학교 임상병리과
- **문 희 교수** 순천대학교 간호학과
- **배난영 교수** 광양보건대학교 임상병리과
- **서민영 교수** 광주보건대학교 임상병리과
- **엄용빈 교수** 순천향대학교 임상병리학과
- **원 란 교수** 동서대학교 임상병리학과
- **이창문 교수** 전남대학교 공학대학 의공학과
- **이혁재 교수** 광주보건대학교 임상병리과
- **최영아 교수** 경북보건대학교 간호학과

Library of Congress Cataloging-in-Publication Data

Frucht, Suzanne S.
Medical terminology : get connected! / Suzanne S. Frucht. — 1st ed.
p. ; cm.
Includes index.
ISBN-13: 978-0-13-112112-6
ISBN-10: 0-13-112112-X
1. Medicine—Terminology. I. Title.
[DNLM: 1. Medicine—Terminology—English. W 15]
R123.F78 2012
610.1'4—dc22

2010046325

Publisher: Julie Levin Alexander
Publisher's Assistant: Regina Bruno
Editor-in-Chief: Mark Cohen
Associate Editor: Melissa Kerian
Editorial Assistant: Rosalie Hawley
Development Editor: Danielle Doller
Director of Marketing: David Gesell
Executive Marketing Manager: Katrin Beacom
Marketing Specialist: Michael Sirinides
Managing Production Editor: Patrick Walsh
Production Liaison: Christina Zingone
Production Editor: Amy L. Saucier, Laserwords
Senior Media Editor: Amy Peltier
Media Project Managers: Lorena Cerisano and Julita Navarro
Manufacturing Manager: Alan Fischer
Art Director: Mary Siener
Cover/Interior Designer: Mary Siener
Composition: Laserwords
Printing and Binding: Quebecor World Color
Cover Printer: Lehigh-Phoenix Color/Hagerstown
Illustrator: Body Scientific International, LLC

Case Study Credits: chapter's 5, 6 & 11, Shutterstock, Monkey Business Images; chapter's 7 & 8, Shutterstock, Yuri Arcurs; chapter 9, Shutterstock, Chubykin Arkady; chapter 10, Shutterstock, FineCollection; chapter 12, Shutterstock, Leifstiller; chapter 13, Shutterstock, Terence Mendoza; chapter 14, Shutterstock, Brian Eichhorn; chapter 15, Ronald Sumners; chapter 16, Shutterstock, Varina and Jay Patel; chapter 17, Shutterstock, lofoto.

10 9 8 7 6 4 3 2

ISBN-13: 978-0-13-112112-6
ISBN-10: 0-13-112112-X

www.pearsonhighered.com

차 례(요약)

제 Ⅰ 부 – Basic Word Building

제 Ⅱ 부 – Medical Specialties

제 Ⅲ 부 – 부록(Appendix)

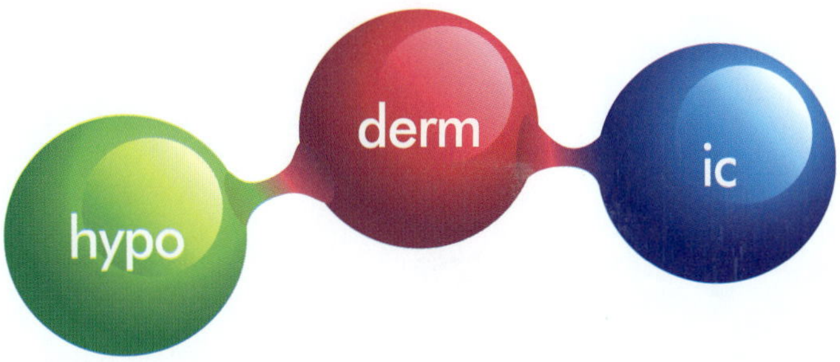

남들과 소통하라!

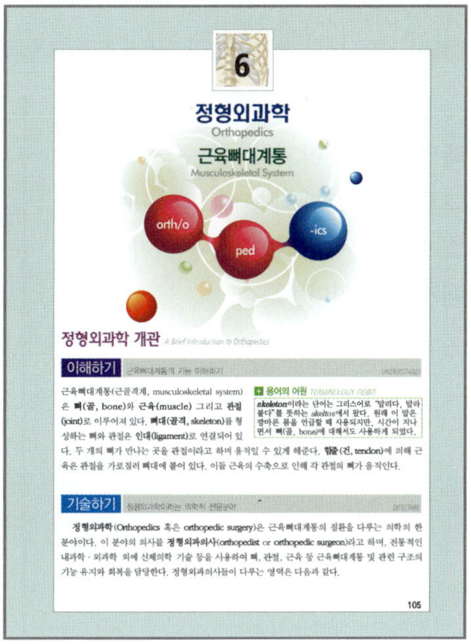
6

정형외과학

Orthopedics

근육뼈대계통

Musculoskeletal System

orth/o

ped

-ics

정형외과학 개관 A Brief Introduction to Orthopedics

이해하기

근육뼈대계통(근골격계, musculoskeletal system)은 **뼈(골, bone)**와 **근육(muscle)** 그리고 **관절(joint)**로 이루어져 있다. **뼈대(골격, skeleton)**를 형성하는 뼈와 관절은 **인대(ligament)**로 연결되어 있다. 두 개의 뼈가 만나는 곳을 관절이라고 하며 움직일 수 있게 해준다. **힘줄(건, tendon)**에 의해 근육은 관절을 가로질러 뼈대에 붙어 있다. 이들 근육의 수축으로 인해 각 관절의 뼈가 움직인다.

용어의 어원 TERMINOLOGY TIDBIT

*skeleton*이라는 단어는 그리스어로 "말리다, 말라붙다"를 뜻하는 *skeltos*에서 왔다. 원래 이 말은 깡마른 몸을 언급할 때 사용되지만, 시간이 지나면서 뼈(골, bone)에 대해서도 사용하게 되었다.

기술하기

정형외과학(Orthopedics 혹은 orthopedic surgery)은 근육뼈대계통의 질환을 다루는 의학의 한 분야이다. 이 분야의 의사를 **정형외과의사**(orthopedist or orthopedic surgeon)라고 하며, 전통적인 내과학 · 외과학 외에 신체의학 기술 등을 사용하여 뼈, 관절, 근육 등 근육뼈대계통 및 관련 구조의 기능 유지와 회복을 담당한다. 정형외과의사들이 다루는 영역은 다음과 같다.

105

의학용어의 세계로 들어온 여러분을 환영합니다. 본 도서로 의학용어를 공부하면서 여러분들은 이 정보화 시대에 의료현장에서 여러 사람들과 어떻게 소통해야 하는지를 배우게 될 것입니다.

본 도서로 의학용어를 공부하면서 여러분들은 의료현장에서 동료나 환자들과 소통하면서 우리 몸을 이루는 여러 기관들의 구조와 기능을 배우게 될 것입니다. 본 도서를 통해서 여러분들은 의학용어를 이해하고, 만들어 보고, 또한 의료현장에서 어떻게 활용하는지를 배우게 될 것입니다.

본 도서의 특이한 구성

본 도서는 기존의 다른 의학용어 도서들과 그 구성에 있어 많이 다릅니다. 다른 도서들은 의학용어들을 우리 몸의 해부학적 구조와 기능에 맞춰 설명하고 있으나, 본 도서는 의학적 전문 분야(medical specialty)에 따라 설명하고 있어서 공부하기에 좋습니다. 본 도서는 의학용어들을 쉽게 이해하고, 쉽게 공부할 수 있도록 구성되었습니다. 본 도서의 구성은 다음과 같습니다.

기술하기 의학적 전문분야 기술하기 DESCRIBE

해당 전문분야를 간단히 설명하고, 이 분야에서 일하고 있는 의료인들을 소개하며, 이 의료인들이 다루는 질병들을 간단히 소개한다.

정의하기 의학용어의 접두사, 접미사 결합형 정의하기 DEFINE

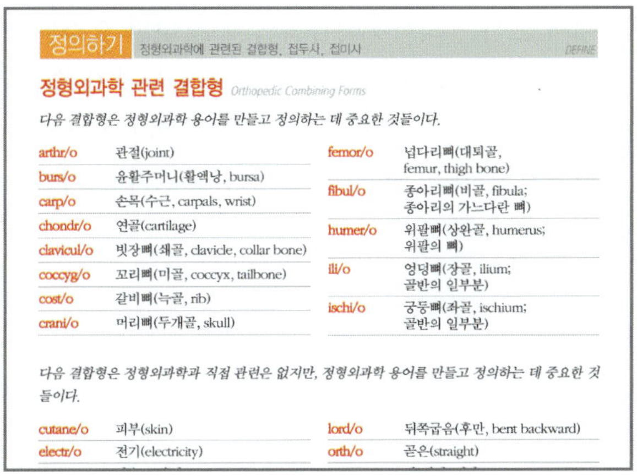
정의하기 정형외과학에 관련된 결합형, 접두사, 접미사 DEFINE

정형외과학 관련 결합형 Orthopedic Combining Forms

다음 결합형은 정형외과학 용어를 만들고 정의하는 데 중요한 것들이다.

arthr/o	관절(joint)	femor/o	넙다리뼈(대퇴골, femur, thigh bone)
burs/o	윤활주머니(활액낭, bursa)	fibul/o	종아리뼈(비골, fibula; 종아리의 가느다란 뼈)
carp/o	손목(수근, carpals, wrist)		
chondr/o	연골(cartilage)	humer/o	위팔뼈(상완골, humerus; 위팔의 뼈)
clavicul/o	빗장뼈(쇄골, clavicle, collar bone)		
coccyg/o	꼬리뼈(미골, coccyx, tailbone)	ili/o	엉덩뼈(장골, ilium; 골반의 일부분)
cost/o	갈비뼈(늑골, rib)	ischi/o	궁둥뼈(좌골, ischium; 골반의 일부분)
crani/o	머리뼈(두개골, skull)		

다음 결합형은 정형외과학과 직접 관련은 없지만, 정형외과학 용어를 만들고 정의하는 데 중요한 것들이다.

cutane/o	피부(skin)	lord/o	뒤쪽굽음(후만, bent backward)
electr/o	전기(electricity)	orth/o	곧은(straight)

해당 전문분야에서 흔하게 쓰이는 의학용어를 구성하는 낱말 요소(word parts)들을 소개한다.

확인하기 해당 전문분야에서 다루는 기관 확인하기 IDENTIFY

해당 전문분야가 다루는 기관들을 그림으로 소개하는데, 앞부분에서 소개된 결합형과 일반용어가 같이 제시되어 있다.

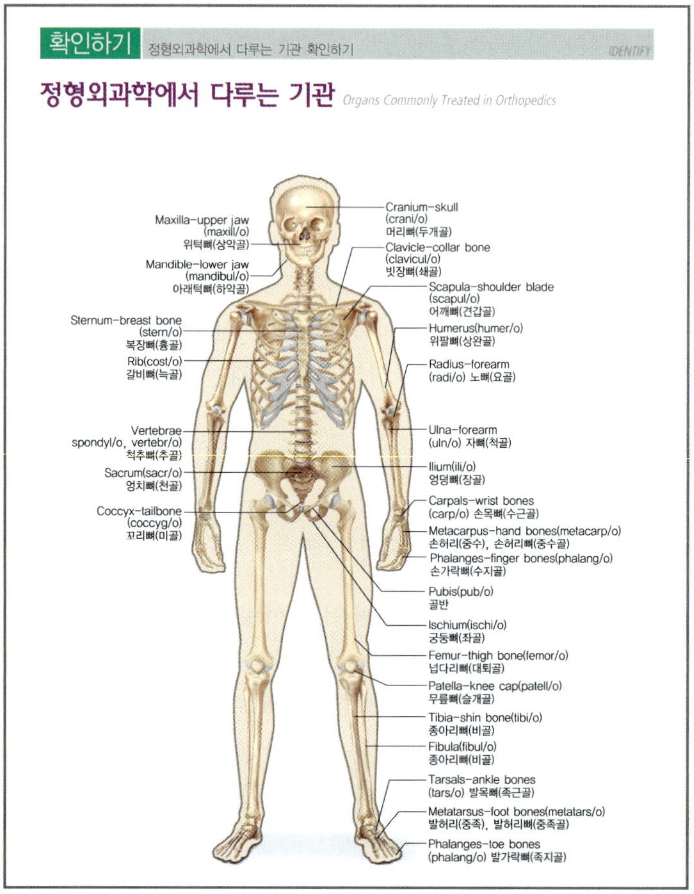

용어 만들기 낱말 요소들을 이용해 의학용어 만들기 BUILD

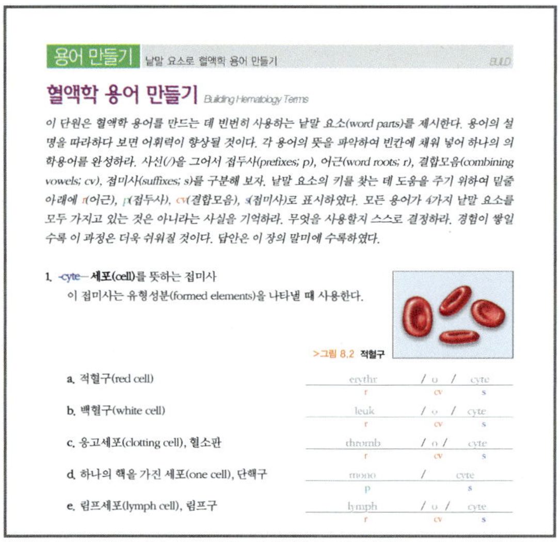

용어 만들기 낱말 요소로 혈액학 용어 만들기 BUILD

혈액학 용어 만들기 Building Hematology Terms

이 단원은 혈액학 용어를 만드는 데 빈번히 사용하는 낱말 요소(word parts)를 제시한다. 용어의 설명을 따라하다 보면 어휘력이 향상될 것이다. 각 용어의 뜻을 파악하여 빈칸에 채워 넣어 하나의 의학용어를 완성하라. 사선(/)을 그어서 접두사(prefixes; p), 어근(word roots; r), 결합모음(combining vowels; cv), 접미사(suffixes; s)를 구분해 보자. 낱말 요소의 키를 찾는 데 도움을 주기 위하여 밑줄 아래에 r(어근), p(접두사), cv(결합모음), s(접미사)로 표시하였다. 모든 용어가 4가지 낱말 요소를 모두 가지고 있는 것은 아니라는 사실을 기억하라. 무엇을 사용할지 스스로 결정하라. 경험이 쌓일수록 이 과정은 더욱 쉬워질 것이다. 답안은 이 장의 말미에 수록하였다.

1. -cyte—**세포(cell)를 뜻하는 접미사**
   이 접미사는 유형성분(formed elements)을 나타낼 때 사용한다.

>그림 8.2 적혈구

a. 적혈구(red cell) erythr / o / cyte (r cv s)

b. 백혈구(white cell) leuk / o / cyte (r cv s)

c. 응고세포(clotting cell), 혈소판 thromb / o / cyte (r cv s)

d. 하나의 핵을 가진 세포(one cell), 단핵구 mono / cyte (p s)

e. 림프세포(lymph cell), 림프구 lymph / o / cyte (r cv s)

각 장에서 가장 중요한 부분으로, 해당 전문분야에서 쓰이는 의학용어를 구성하는 낱말 요소들을 쉽고, 자세히 그리고 알기 쉽게(공부하기 쉽게) 설명하고 있다. 정답을 흐리게 인쇄하여 펜글씨 연습처럼 따라 써 볼수 있게 함으로써 용어연습에 도움을 주고자 하였다.

설명하기 해당 전문분야의 일반 단어들 설명하기 EXPLAIN

의학용어에서 쓰이는 일반 단어들을 소개하는데, 모든 의학용어가 전부 낱말 요소들로만 구성되는 것은 아니다. 예를 들어, contusion(타박상), fibrillation(세동, 잔떨림) 같은 단어들은 전혀 낱말 요소들이 없으며, coronary artery bypass graft(관상동맥우회술, 심장동맥우회술)나 malignant melanoma(악성흑색종) 같은 단어들은 부분적으로만 낱말 요소들을 포함하고 있다.

설명하기 정형외과학 의학용어 설명하기 EXPLAIN

정형외과학 어휘 *Orthopedic Vocabulary*

이 단원의 정형외과학 용어는 단어의 어원, 현대식 영어 단어, 라틴어나 그리스어에서 온 낱말 요소(word parts)들을 포함하고 있지만, 전적으로 이런 낱말 요소로만 구성되어 있지는 않다. 그렇지만 이들 낱말 요소를 통해 용어의 뜻을 파악할 수 있는 힌트를 얻을 수 있다. 단어 내 이러한 힌트를 가진 낱말 요소를 찾아 용어의 뜻을 파악하라.

용어	설명
bone graft **[boun græft]** 뼈이식(골이식)	두 뼈를 유합시키기 위해서나, 뼈가 파괴되어 결손된 경우 이를 대체하기 위하여 뼛조각을 이식하는 외과적 수술.
bone scan **[boun skæn]** 뼈스캔(골스캔)	뼈를 살펴보기 위하여 방사성 조영제를 사용한 핵의학적 스캔으로, 뼈암(골암, bone cancer)과 긴장[피로]골절(stress fracture)에 특히 유용하다.
carpal tunnel syndrome (CTS) **[káːrpəl tʌ́nl síndroum]** 손목굴증후군 (수근관증후군) carp/o = 손목(수근) -al = ~에 관한	손목의 손목굴(수근관, carpal tunnel)을 지나가는 신경(정중신경)과 힘줄이 압력을 받아 생기는 반복운동장애이다.

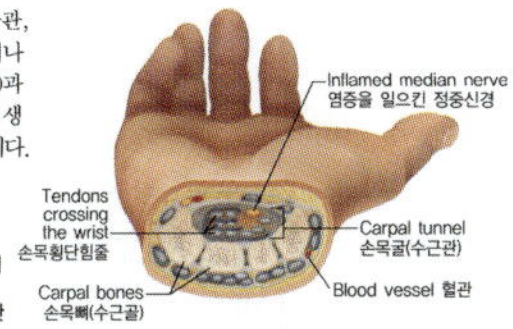

>그림 6.7 손목뼈와 힘줄에 의해 형성된 손목굴(수근관, carpal tunnel)로 둘러싸인 신경과 혈관

용어	설명
closed fracture **[klóuzd frǽktʃər]** 폐쇄골절, 단순골절	피부에 상처가 생기지 않은 뼈의 부러짐으로 단순골절(simple fracture)이라고도 한다.
comminuted fracture **[kámənjùːt frǽktʃər]** 분쇄골절	여러 조각으로 부서진 뼈의 파괴 현상.

용어의 어원 *TERMINOLOGY TIDBIT*

comminuted라는 단어는 라틴어로 "조각으로 부서지다"를 뜻하는 *comminuere*에서 왔다.

약어의 사용 해당 전문분야의 약어 소개하기 USE

약어의 사용 정형외과학에 사용하는 약어 USE

정형외과학 약어 *Orthopedic Abbreviations*

다음 목록은 정형외과학에서 자주 사용하는 약어이다.

AE	above elbow(팔꿉(팔꿈치) 위의)
AK	above knee(무릎 위의)
BDT	bone density testing(뼈(골)밀도측정)
BE	below elbow(팔꿉(팔꿈치) 아래의)
BK	below knee(무릎 아래의)
BMD	bone mineral density(뼈의 무기질 밀도)
C1, C2, etc.	first cervical vertebra, second cervical vertebra, etc. (첫째목뼈[경추], 둘째목뼈[경추] 등)
Ca	calcium(칼슘)
CK	creatine kinase(크레아틴 키나아제)
CTS	carpal tunnel syndrome(손목굴증후군, 수근관증후군)
DJD	degenerative joint disease(퇴행관절염)
DTR	deep tendon reflex(깊은힘줄반사, 심[부]건반사)
DXA	dual-energy absorptiometry(이중에너지흡수계측[법])
EMG	electromyogram(근전도, 근전도기록)
FX, Fx	fracture(골절)
HNP	herniated nucleus pulposus(속질핵탈출)
IM	intramuscular(근육내의)
JRA	juvenile rheumatoid arthritis(소아류마티스관절염)
L1, L2, etc.	first lumbar vertebra, second lumbar vertebra, etc. (첫째허리뼈[요추], 둘째허리뼈[요추] 등)
LE	lower extremity(다리, 하지)
LLE	left lower extremity(왼다리, 좌측 하지)
LUE	left upper extremity(왼팔, 좌측 상지)
MD	muscular dystrophy(근육디스트로피)
NSAID	nonsteroidal anti-inflammatory drug(비스테로이드소염제, 비스테로이드항염증제)
OA	osteoarthritis(뼈관절염, 골관절염)
ORIF	open reduction-internal fixation(개방정복[술]-내[부]고정)
Orth, ortho	orthopedics(정형외과학)
RA	rheumatoid arthritis(류마티스관절염)

의료현장에서는 종종 편의상 약어들을 사용하는데, 정확한 의사소통을 위해서 정확한 약어만 사용해야 한다. 여기서는 해당 전문분야에서 흔히 쓰이는 약어들을 소개한다.

의학용어를 배운 후에는 이 용어들을 활용하는 것이 아주 중요하다. 여기서는 여러 다양한 형태의 연습문제를 다루는데, 예를 들어, 명칭쓰기 연습(Labeling Exercises), 의학용어 만들기(Build Medical Terms), 빈칸 채우기(Fill in the Blank) 철자법(Spelling) 등이 있다. 또한 의학용어 분석(Medical Term Analysis), 사진과 짝맞추기(Photomatch Challenge) 등 높은 사고력을 요구하는 어려운 연습문제들도 있다.

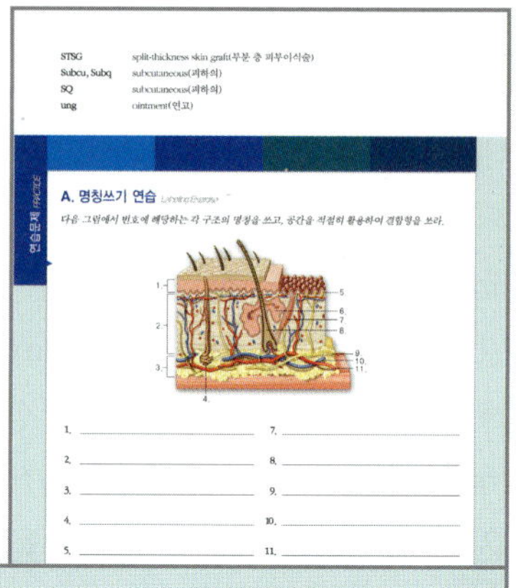

A. 명칭쓰기 연습

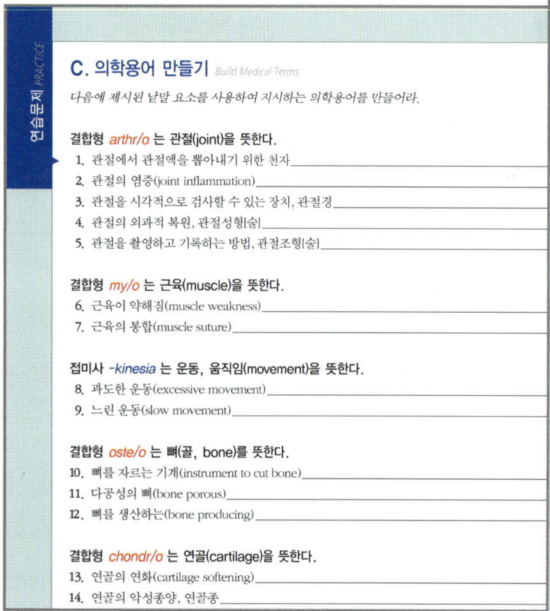

C. 의학용어 만들기 Build Medical Terms

다음에 제시된 낱말 요소를 사용하여 지시하는 의학용어를 만들어라.

결합형 arthr/o 는 관절(joint)을 뜻한다.
1. 관절에서 관절액을 뽑아내기 위한 천자
2. 관절의 염증(joint inflammation)
3. 관절을 시각적으로 검사할 수 있는 장치, 관절경
4. 관절의 외과적 복원, 관절성형[술]
5. 관절을 촬영하고 기록하는 방법, 관절조형[술]

결합형 my/o 는 근육(muscle)을 뜻한다.
6. 근육이 약해짐(muscle weakness)
7. 근육의 봉합(muscle suture)

접미사 -kinesia 는 운동, 움직임(movement)을 뜻한다.
8. 과도한 운동(excessive movement)
9. 느린 운동(slow movement)

결합형 oste/o 는 뼈(골, bone)를 뜻한다.
10. 뼈를 자르는 기계(instrument to cut bone)
11. 다공성의 뼈(bone porous)
12. 뼈를 생산하는(bone producing)

결합형 chondr/o 는 연골(cartilage)을 뜻한다.
13. 연골의 연화(cartilage softening)
14. 연골의 악성종양, 연골종

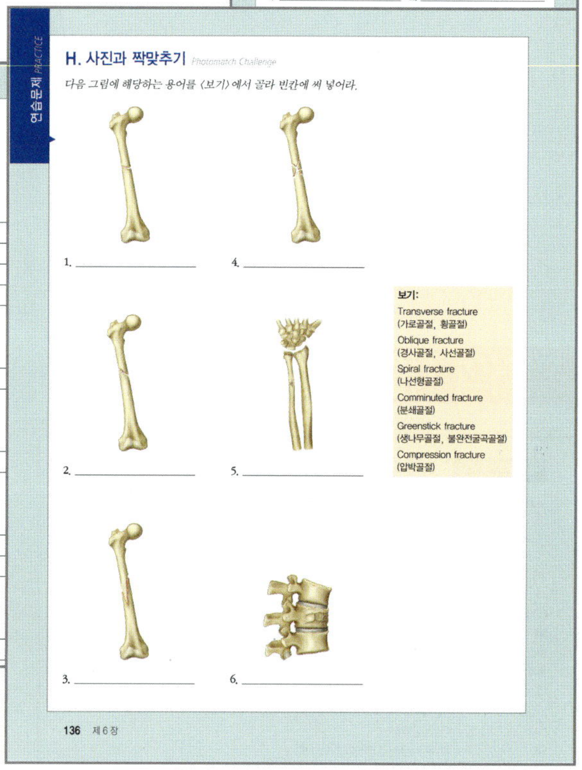

H. 사진과 짝맞추기 Photomatch Challenge

다음 그림에 해당하는 용어를 <보기>에서 골라 빈칸에 써 넣어라.

1. 4. 2. 5. 3. 6.

보기:
Transverse fracture (가로골절, 횡골절)
Oblique fracture (경사골절, 사선골절)
Spiral fracture (나선형골절)
Comminuted fracture (분쇄골절)
Greenstick fracture (생나무골절, 불완전굴곡골절)
Compression fracture (압박골절)

136 제 6 장

양방향 의학용어로 소통하기

본 도서로 의학용어를 공부하면서 좀더 자세하게 공부하고 싶은 사람은 www.pearsonhighered.com/mti에 접속해보면 혼자서 독학하기에 좋은 여러 정보들을 얻을 수 있다.

포괄적인 강의 패키지

이 강의 패키지는 본 도서로 강의하는 분들을 위한 것으로, www.pearsonhighered.com/educator에 접속하면 강의에 도움이 될 수 있는 여러 정보들을 얻을 수 있다.

의학용어 소통하기 수정판에 대하여...

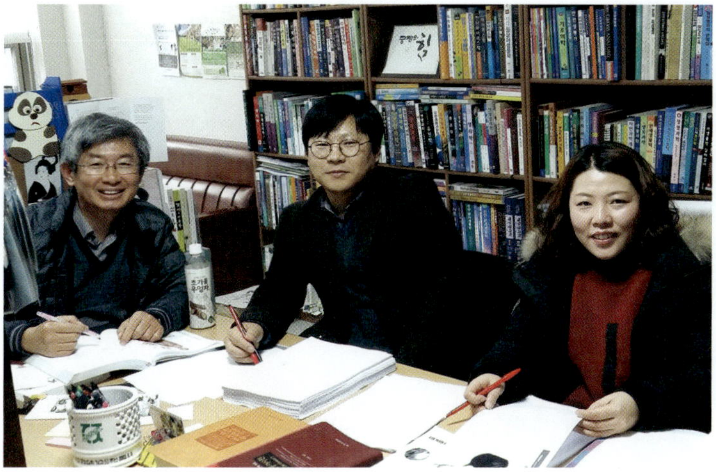

지난 2013년 대한의생명과학회 출판 사업으로 번역되어 출간된 이후, 학생들이 공부하는 과정에서 개편의 의견이 도출되어 교수님들과 수강했던 학생들의 의견을 받아들여 다음과 같이 수정판을 출간하게 되었습니다.

본 수정판에서는 학습의 편의를 위해 의학용어 연습하기의 빈칸에 정답을 흐리게 써 넣어 펜글씨 연습하듯이 의학용어를 익힐 수 있도록 하였으며, 연습문제 중 사례연구, 바꾸어 쓰기 연습, 약어 짝지우기, 십자 퍼즐 등을 삭제한 후 출판사 홈페이지에 탑재하여 다운로드 받아 학습에 활용할 수 있도록 하였습니다.

강의에 참여하신 여러 교수님들의 수정 사항을 수합하고 오탈자 등을 바로 잡아 반영하였으며, 마지막 단계에서 광양보건대학교 김동운, 배난영 교수와 전남대학교 이창문 교수가 다시 한 번 최종 검토하여 최대한 오류를 바로잡았습니다. 수정 작업에 애써주신 여러 교수님들과 출판사 관계자분들의 노고에 진심으로 감사를 드립니다.

2017년 2월

옮긴이 일동

옮긴이 머리말

대한의생명과학회 출판위원회 2012년도 사업으로 교재용 "의학용어 번역"이 선정되어 번역할 책을 찾던 중 출판사로부터 소개 받은 Suzanne S. FRUCHT 박사의 「Medical Terminology *get connected!*」, PEARSON(2012)를 처음 접하게 되었는데, 기존에 출간되었던 다양한 의학용어 도서들과 그 구성면에서 많이 달랐습니다. 다른 도서들은 주로 의학용어들을 우리 몸의 해부학적 구조와 기능에 맞춰 설명하고 있으나, 본 도서는 의학적 전문분야(medical specialty)에 따라 설명하고 있어서 구성이 참신하고 학생들이 공부하기에 좋은 책으로 판단되어, 출판위원회에 추천하여 검토를 거친 후 번역작업을 하게 되었습니다.

의학용어는 보건 · 의료 현장에서 사용되는 의사소통의 도구입니다. 따라서 보건, 의학, 약학, 치의학, 간호, 수의학, 생명과학을 전공하는 학생들이 대학에서 필수적으로 배우는 교과목이기도 합니다. 본 도서를 통해서 의학용어를 쉽게 이해하고, 만들어 보고, 또한 의료 현장에서 어떻게 활용되는가를 배우게 됨으로써 의료 현장의 여러 사람들과 의사소통이 가능해지리라 생각합니다.

본 도서를 우리말로 번역하는 과정에서, 대한의사협회가 발간한 의학용어집 〈제5판〉을 주로 참고하였습니다. 의사 국가시험을 비롯한 간호 · 보건계열학과의 국가시험에서 사용하는 의학용어는 의학용어집 제5판(대한의사협회, 2009; 의학용어집 제4판의 쉬운 한글 용어 채택의 정신을 살리고, 생소한 한글 용어에 불편을 느끼는 사용자를 위해 기존의 한자어 용어를 가능한 되살려 병기하였으며, 사용자의 기호에 따라 한글 용어든, 한자 용어든 어떤 용어를 사용해도 되도록 하였음)을 기준으로 하고, 필요한 경우 원어를 병기하기로 하였기 때문입니다. 따라서 본 도서에서도 그 동안 익숙하게 사용되었던 한자 용어와 새롭게 적용된 한글 용어를 영문과 함께 병용하였을 뿐만 아니라, 학습자의 편의를 위해 연습문제의 정답을 번역하여 각 장의 말미로 옮겨 편집하였으며, 주요 용어에는 발음기호를 첨가하여 의사소통에 도움을 주고자 하였습니다. 본문의 내용 중 사례연구(case study)는 우리말로 번역하지 않고 원문을 그대로 수록하여 학습했던 의학용어를 바탕으로 내용을 파악하고 이해함으로써 원서를 직접 경험하고 학습할 수 있는 능력을 키울 수 있도록 하였습니다.

본 도서 번역작업의 후반부에는 본인을 포함해 김상호 교수(대구대학교), 권순일 교수(대구보건대학교), 원란 교수(동서대학교), 이창문 교수(전남대학교)를 중심으로 편집위원회를 구성하여, 각 담당 교수들이 2차 교정까지 끝낸 자료를 가지고 의학용어집 제5판에 준하여 용어를 통일하고 도서 전체의 내용을 비교 · 검토하고 가다듬어 번역작업을 마무

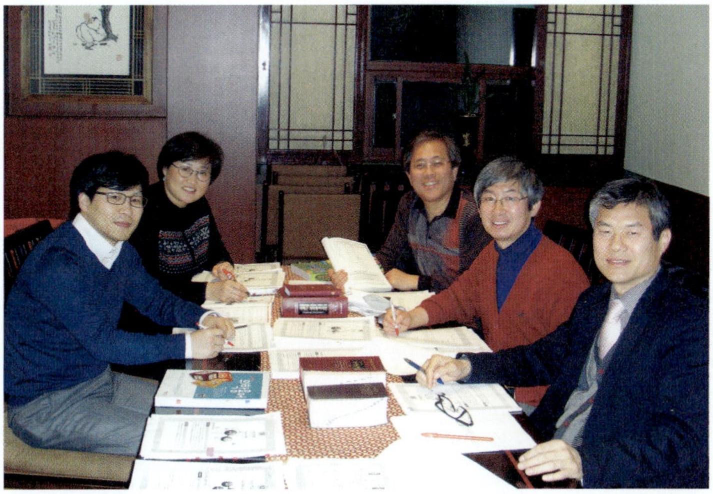

리 하였습니다. 바쁘신 가운데에도 기꺼이 번역에 참여해주신 교수님들과 편집위원으로 수고를 해 주신 교수님들께 다시 한 번 진심으로 감사를 드립니다.

번역에 참여하신 여러 교수님들과 편집위원들이 최선을 다해 노력하였으나, 용어를 통일하고 문장을 매끄럽게 가다듬는 과정에서, 본의 아니게 오역이나 오 · 탈자가 있을 수 있습니다. 본 교재를 이용하시는 분들의 충고와 질책을 겸허히 받아들이고, 역자들의 노력이 더하여 보다 나은 도서가 될 수 있도록 노력할 것을 약속드리며, 본 도서를 가지고 학습하시는 모든 분들에게 조금이나마 도움이 되기를 바랍니다.

끝으로, 본서의 출판을 위해 적극적인 지원을 해주신 대한의생명과학회 김명희 회장님과 도서출판 JMK의 김재민 사장님, 그리고 멋진 모습으로 책이 세상에 나올 수 있도록 교정과 편집에 애써주신 강병열 편집부장님을 비롯한 편집부 가족 모든 분들에게 진심으로 감사를 드립니다.

2013년 2월

옮긴이 대표 김 동 운

추천의 글

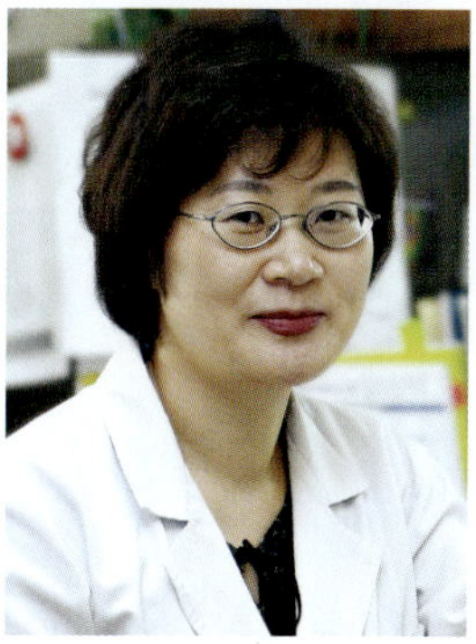

오랜 세월 의과대학 해부학교실에서 연구하고 학생들을 가르치면서 의료 · 보건 분야에 종사하는 구성원들 간의 소통을 위한 의학용어의 중요성을 느끼고 있던 차에, 본인이 회장으로 있는 대한의생명과학회 출판위원회의 연간사업으로 교재용 "의학용어"를 번역한다는 얘기를 듣고 시의적절하다 여겼습니다. 의사 국가시험을 비롯한 간호 · 보건계열학과의 국가시험에서의 의학용어 사용기준이 의학용어집 제5판(대한의사협회, 2009)을 기준으로 하고, 필요한 경우 원어를 병기하기로 한 것과도 맥을 같이 합니다.

의학용어는 의과대학뿐만 아니라 간호 · 보건계열학과를 전공하는 학생들에게는 필수적인 과목이며, 다양한 전공분야의 의료인 간의 의사소통에 매우 기본적이며 중요한 수단이기도 합니다. 그동안 수많은 의학용어 관련 도서가 출판, 번역되었으나 라틴어와 그리스어 어원의 생소한 용어들이 많아 학습하는 데 어려움이 있었습니다. 그러나 Suzanne S. FRUCHT 박사의 **「Medical Terminology** *get connected!*」의 번역서인 **「의학용어** *소통하기!*」는 책의 구성이 짜임새가 있고 쉽게 번역되어 학생들이 학습하기에 적합하다고 판단되어 추천합니다.

특히 본 도서는 딱딱한 의학용어를 쉽게 이해하고, 쉽게 공부할 수 있도록 구성되어 있어서, 의료 · 보건계열 각 전공분야를 공부하는 데 필요한 기초 확립에 큰 도움이 될 수 있으리라 확신합니다. 그런 면에서 의과대학뿐만 아니라 치의학, 수의학, 간호 · 보건계열학과를 비롯해 의생명과학 분야를 전공하는 분들에게도 도움이 되리라 생각됩니다.

바쁘신 가운데도 의료 · 간호 · 보건 및 의생명과학 분야의 발전과 후학들을 위하여 좋은 책의 번역을 맡아 수고해주신 김상호 출판위원장님을 비롯한 출판위원 여러분, 그리고 번역에 동참해주신 여러 교수님들의 노고에 격려와 감사를 드립니다. 특히 실무를 맡아 지난 1년 여간 고생하신 광양보건대학교의 김동운 교수님께 심심한 감사를 드립니다. 끝으로, 본서가 많은 교수님들과 독자들에게 오랫동안 사랑받는 책이 되기를 진심으로 기원합니다.

2013년 2월

대한의생명과학회 회장 김 명 희

저자 소개

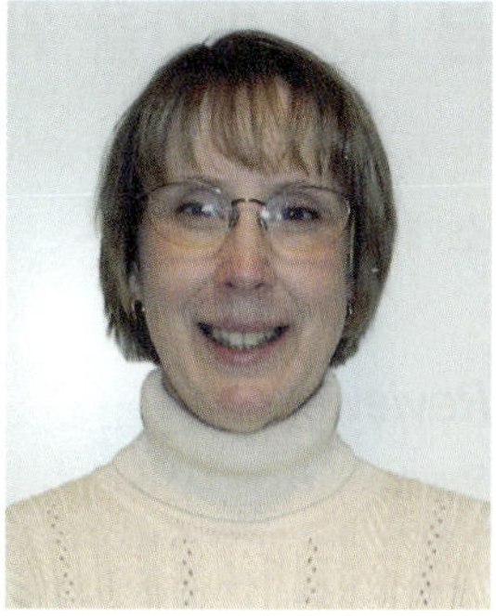

본 도서의 저자 ***Suzanne S. Frucht***는 Northwest Missouri State University (NWMSU)의 생리학 교수였으며, Indiana 대학교에서 생물학 및 물리치료 분야로 학사, NWMSU에서 생물학으로 석사, Missouri-Kansas 시립대학교에서 분자생물학 및 생화학으로 박사학위를 취득하였다. 저자는 14년간 여러 보건 진료기관에서 물리치료사로 근무했으며, 1988년부터 의학용어를 대학교에서 강의하기 시작해 의학용어 외에 인체해부학, 인체생리학, 동물해부학 및 생리학을 강의하다 2008년에 은퇴하였다. 2003년에는 뛰어난 강의 활동으로 주지사가 수여하는 상을 받았다.

본 도서의 일러스트 담당자들 소개

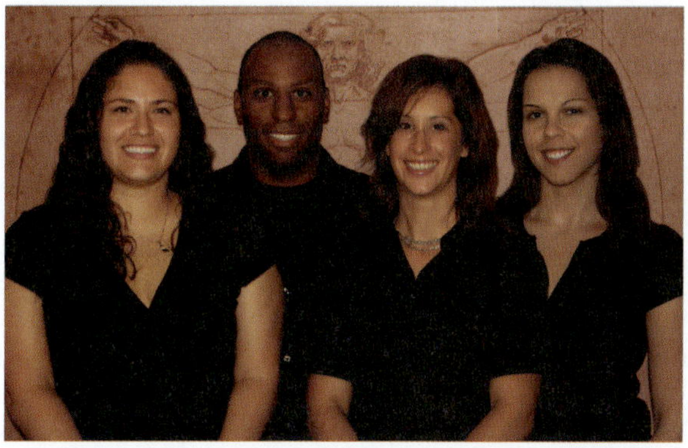

Body Scientific International 사의 ***Marcelo Oliver*** 회장과 그의 팀원들, ***Carol Gudanowski, Liana Bauman***과 ***Dawn Scheuerman***이 의학용어를 보다 쉽게 공부할 수 있도록 시각적으로 여러 다양한 그림들을 제작하였다. 좀더 자세한 정보는 ***www.bodyscientific.com***에서 얻을 수 있다.

감사의 글

본 도서의 편집 책임자인 Mark Cohen에게 이 자리를 빌어 감사를 드리고 싶다. 또한 편집과 교정을 담당한 Danielle Doller와 Melissa Kerian에게도 감사를 드린다. 본 도서의 그림들을 담당한 Body Scientific International 사의 Marcello Oliver와 그 팀원들에게도 감사를 드리며, Mary Siener에게도 감사를 드린다. 마지막으로 본 도서의 수많은 reviewer들에게 감사를 드린다.

—Suzanne Frucht

본 도서 발간을 위해 수고한 편집 팀

본 도서는 각 분야의 여러 전문가들의 피나는 노력과 열정으로 이루어진 것인데, 다음 아래에 이들을 소개하고자 한다.

Reviewers

Steven G. Bassett, Ph.D.
Seton Hill University
Greensburg, Pennsylvania

Karen Boriack, RN, BSN, MA Ed.
Porterville College
Porterville, California

Ranelle Brew, Ed.D
Grand Valley State University
Grand Rapids, Michigan

Amanda J. Davis
Meridian Community College
Meridian, Mississippi

Dianne Davis, MS
West Virginia University at Parkersburg
Parkersburg, West Virginia

Duane A. Dreyer, Ph.D.
Miller-Motte College
Cary, North Carolina

Marie A. Fenske, Ed.D., RRT
GateWay Community College
Phoenix, Arizona

Melissa Mapp Francisco, BA, MAOM
Suwanee Hamilton Technical Center
Live Oak, Florida

Elaine Garcia, RHIT
Spokane Community College
Spokane, Washington

Krista L. Hoekstra, R.N., M.A.
Hennepin Technical College
Brooklyn Park, Minnesota

Traci Hotard, RHFA
Louisiana Technical College
Morgan City, Louisiana

Donna M. Kubesh, BS, MA, Ph.D
Luther College
Decorah, Iowa

Anita Lane, M.Ed., OTR
Navarro College
Corsicana, Texas

Molly Lee, Ph.D.
Harrisburg Area Community College
Harrisburg, Pennsylvania

Tricia Leggett, MSEd, R.T.(R)(QM)
Zane State College
Zanesville, Ohio

Sue Moe, RN
Northwest Technical College
East Grand Forks, Minnesota

Cynthia K. Moore, Ph.D., R.D.
University of Arkansas — Fayetteville
Fayetteville, Arkansas

Paulette Nitkiewicz, BSN, RN, CMA
Westmoreland County Community College
Youngwood, Pennsylvania

Tonya Oakley, B.S., R.T.(R)
Forsyth Technical Community College
Winston-Salem, North Carolina

Michelle Parolise, MBA, OTR/L
Santa Ana College
Santa Ana, California

Karen Plawecki, PhD, RD, LDN
University of Illinois
Urbana, Illinois

Martha L. Rew, MS, RD, LD
Texas Woman' s University
Denton, Texas

Michael Sells, RN, Certified Surgical Tech
Kirkwood Community College
Cedar Rapids, Iowa

Don Steinert, MA, RRT, MT, CLS
University of the District of Columbia
Washington, D.C.

Halcyon Watkins, BS, DVM
Prairie View A&M University
Prairie View, Texas

Amy Way, Ph.D
Lock Haven University
Clearfield, Pennsylvania

Sherry B. Wilson, RN, MSN
Durham Technical Community College
Durham, North Carolina

Focus Group Members

Edward W. Kolk, DPM
Suffolk Community College
Brentwood, New York

Glenn Ross
The College of Westchester
White Plains, New York

Denise Vill' neuve, MA, RT(R)(CT)(M)
County College of Morris
Randolph, New Jersey

Photograph Contributors

Special thanks to the students of Keiser University who graciously provided profile photos for our use in the design of the objectives in each chapter. We are grateful to Alice Macomber, Regional Medical Assisting Program Director, for organizing this effort.

본 도서 내용의 정확성을 위한 편집팀의 노력

본 도서 내용의 정확성을 확보하기 위해 수많은 전문가들이 본 도서의 내용이나 그림들을 확인하는 과정을 거쳤다. 본 도서 내용에 대한 제안은

> Pearson Health Science Editorial,
> Medical Terminology Corrections,
> One Lake Street,
> Upper Saddle River, NJ 07458

로 해주기 바란다.

차례 CONTENTS

제 I 부 – Basic Word Building

제 Ⅱ 부 – Medical Specialties

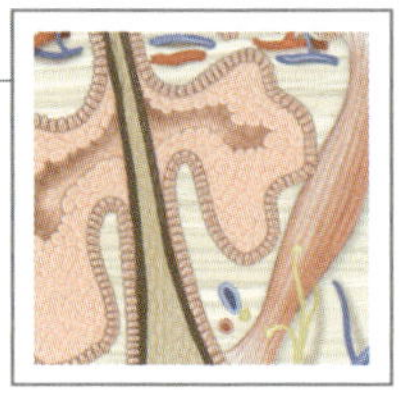

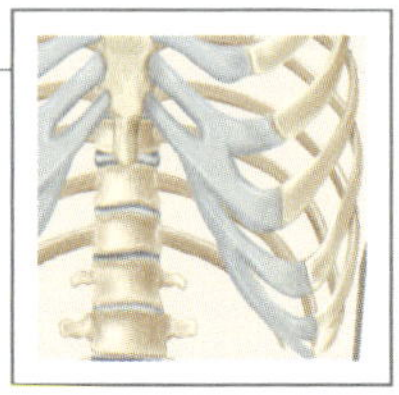

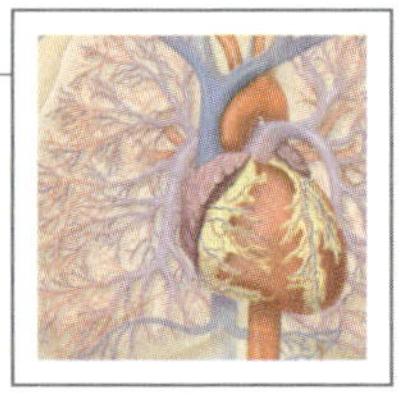

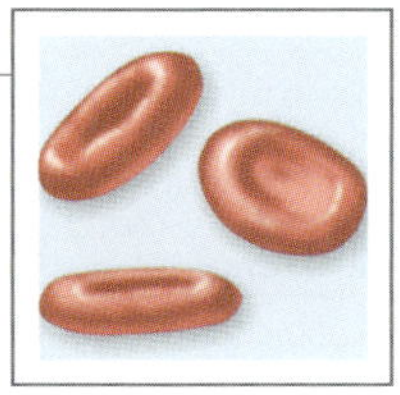

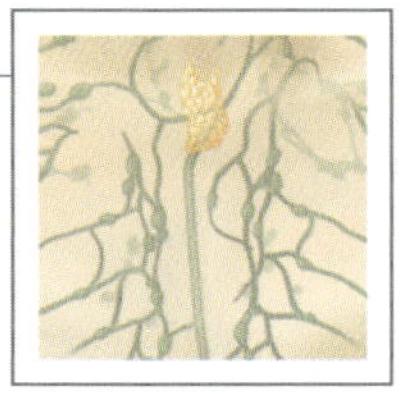

차례 CONTENTS

1

의학용어 개관

Introduction to Medical Terminology

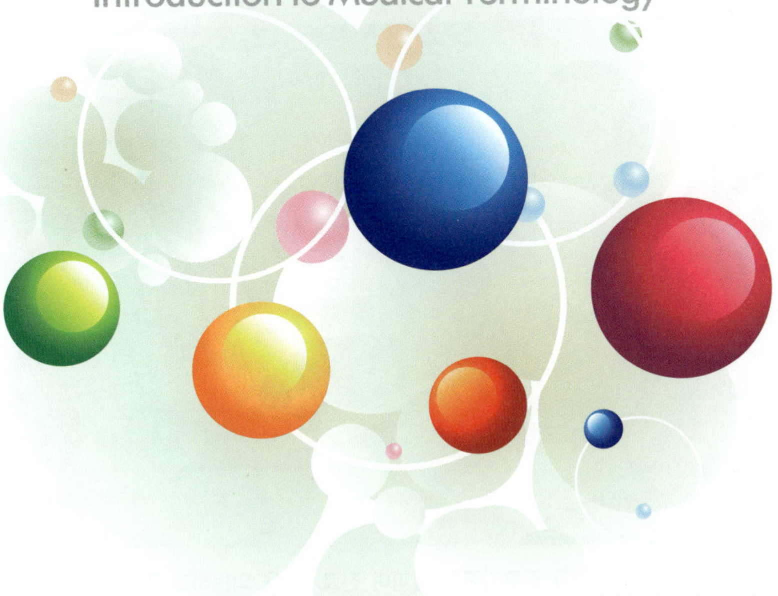

확인하기 세 가지 종류의 의학용어가 있다는 것을 기억하라 IDENTIFY

의학용어 개관 *A Brief Introduction to Medical Terminology*

일상생활에서 우리는 의학용어(medical terminology)를 쉽게 접하고 산다. 물론 의료인들은 서로간의 의사소통을 위해 의학용어를 사용한다(>그림 1.1). 우리는 병원에서나, 친구들과의 대화 도중에, 혹은 신문을 읽거나, TV를 시청할 때 등 쉽게 의학용어를 접하게 된다. 의학용어를 통해서 우리는 여러 중요한 정보들을 서로 교환할 수 있다. 각 의학용어들은 정확한 뜻을 갖고 있기 때문에 몇 개의 단어만으로도 금방 그 의학용어가 의미하는 정보를 얻을 수가 있는 것이다. 그러므로 우리는 의학용어를 어떻게 이해하고 어떻게 사용하는지를 배움으로써, 의료현장이나 일상생활에서 많은 도움을 받을 수 있다.

3가지 종류의 의학용어가 있다.

1. **라틴어(Latin)**나 **그리스어(Greek)**로 이루어진 단어들: 예 *cardiology(심장학), tonsillectomy(편도절제[술])*
2. 사람의 이름에 기초를 둔 단어들(**eponyms**이라고 함): 예 *Alzheimer disease(알츠하이머병),*

Parkinson disease(파킨슨병). eponyms을 사용하는 데 있어서 최근 경향은 사람 이름의 소유격형을 쓰지 않는 추세이기 때문에 본 도서도 이에 따른다.

3. **현대 영어** 단어들을 사용하는 단어들: 예 *magnetic resonance imaging(MRI, 자기공명영상), irritable bowel syndrome(과민성장증후군).*

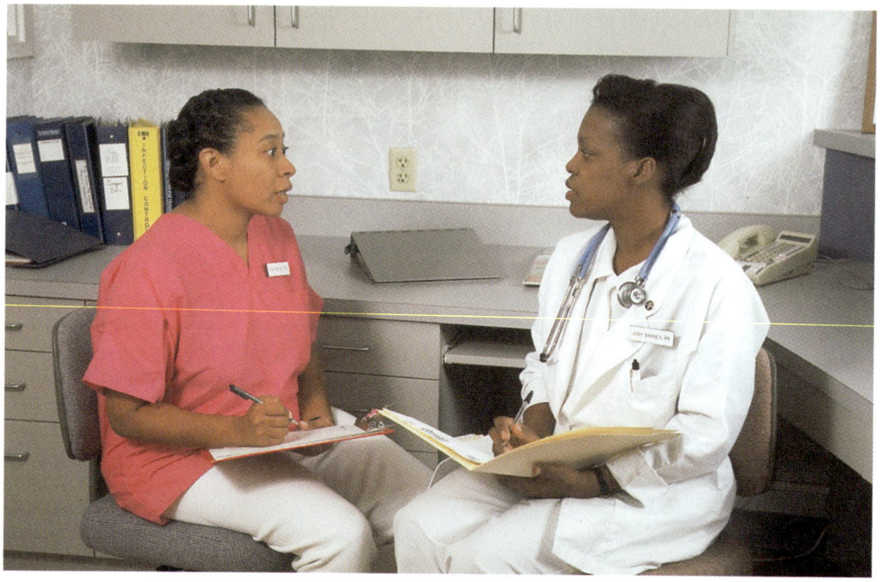

>그림 1.1 의료진들이 환자 진료기록을 살피며 진료계획을 의논하고 있다.

대부분의 의학용어들은 라틴어나 그리스어에 기초를 두고 있다. 이 장은 우리가 의학용어들을 어떻게 조합하고(만들고), 분석할 수 있는지에 대해 다룬다.

설명하기 접두사, 접미사, 어근 그리고 결합모음의 차이점 설명하기 EXPLAIN

라틴어와 그리스어에 기초를 둔 의학용어의 요소들

Elements of Latin- and Greek-Based Medical Terms

의학용어를 공부하는 것은 외국어를 공부하는 것과 비슷한데, 대부분의 의학용어가 라틴어나 그리스어에 기초를 두고 있기 때문이다. 의학용어를 공부하면서 여러분들은 다음 사항들을 기억하기 바란다.

- 각각의 낱말 요소(word part)들을 외우는 것으로 공부를 시작할 것
- 낱말 요소로부터 용어들을 분석하고 조합하는 법을 배울 것
- 의학용어들을 반복적으로 사용함으로써 테크닉과 자신감을 얻을 것
- 의학용어들을 의료현장에서 지속적으로 사용할 것

라틴어나 그리스어에 기초를 둔 의학용어들은 **어근(word root)**, **접미사(suffix)**, **접두사(prefix)** 그리고 **결합모음(combining vowel)**이란 네 종류의 서로 다른 낱말 요소들을 이용해 구성된다.

어근 *Word Root*

어근(word root)은 대부분의 의학용어들의 기초가 되며, 의학용어의 정확한 뜻(의미)을 나타낸다. 어근은 일반적으로 우리 몸의 구조나 기관 등을 의미한다. 그 예가 >표 1.1에 나와 있다.

>표 1.1 어근의 예

어근	뜻
cardi	heart(심장)
gastr	stomach(위)
hepat	liver(간)
rhin	nose(코, 비)
cephal	head(머리, 두)
arthr	joint(관절)
my	muscle(근육, 근)
oste	bone(뼈, 골)
electr	electricity(전기)
carcin	cancer(암)

접미사 *Suffix*

접미사(suffix)는 의학용어의 끝부분을 나타낸다. 접미사는 몸의 상태, 질병, 외과적 수술과정 또는 진단과정을 나타낸다. 모든 의학용어는 접미사를 반드시 포함한다. 그 예가 >표 1.2에 나와 있다. *접미사를 쓸 때는 붙임줄(hyphen, -)을 접미사 바로 앞에 표시한다.*

>표 1.2 접미사의 예

접미사	뜻	적용되는 의학용어	의학용어의 뜻
-ectomy	외과수술(제거) (surgical removal)	gastrectomy 위절제[술]	수술로 위 제거 (surgical removal of stomach)

-itis	염증, 염 (inflammation)	arthritis 관절염	관절의 염증 (joint inflammation)
-megaly	비대한 (enlarged)	hepatomegaly 간 비대	비대한 간 (enlarged liver)
-logy	연구, -학 (study of)	cardiology 심장학, 심장병학	심장의 연구 (study of the heart)
-gram	기록, 사진 (record or picture)	electrocardiogram 심전도	심장의 전기기록 (record of heart's electricity)
-pathy	병 (disease)	myopathy 근육병	근육병 (muscle disease)

접두사 *Prefix*

접두사(prefix)는 의학용어의 앞 부분에 온다. 접두사는 몸의 비정상적인 상태, 숫자, 위치 혹은 시간을 나타낸다. >표 1.3에 그 예들이 나와 있다. 많은 의학용어들은 접두사가 없다. *접두사를 표시할 때는 붙임줄(hyphen, -)이 접두사 바로 뒤에 온다.*

>표 1.3 접두사의 예

접두사	뜻	적용되는 의학용어	의학용어의 뜻
inter-	-사이 (between)	intervertebral 척추사이, 추간	척추 사이 (between vertebrae)
a-	-없이, 무 (without)	apnea 무호흡	호흡이 없음 (without breathing)
dys-	비정상의, 어려운, 고통스러운 (abnormal, difficult, painful)	dysuria 배뇨통, 배뇨장애	고통스러운 소변보기 (painful urination)
sub-	-아래, -밑에 (below, underneath)	subcutaneous 피부밑, 피하	피부밑 (underneath the skin)
bi-	두 개 (two)	bilateral 양측, 양쪽	양쪽, 양측 (two sides)
post-	-뒤에, -후 (after)	postsurgical 수술 후	수술 후 (after surgery)

결합모음 *Combining Vowel*

결합모음(combining vowel)은 낱말 요소(word parts)들을 연결시키거나, 의학용어들을 적기 쉽고, 발음하기 쉽게 하기 위해 사용한다. 결합모음은 어근과 접미사 사이에, 혹은 두 개의 어근 사이에 사용된다. 결합모음은 접두사와 어근 사이에는 사용하지 않는다. >표 1.4의 예들을 참고하기 바란다. *의학용어를 낱말 요소들로 나눌 때는 사선(slash, /)으로 표시한다.*

>표 1.4 결합모음의 예

결합모음을 가진 단어	뜻
rhin/o/plasty 코 성형[술]	수술로 코의 모양을 정상으로 만드는 것 (surgical repair of nose)
hepat/o/megaly 간비대	비대한 간 (enlarged liver)
electr/o/cardi/o/gram 심전도	심장의 전기기록 (record of heart's electricity)
oste/o/arthr/itis 뼈관절염, 골관절염	뼈와 관절의 염증 (bone and joint inflammation)

그러나 결합모음이 항상 필요한 것은 아니다.

- 어근과 접미사 사이에 결합모음이 필요한지를 결정할 때, 접미사의 첫 글자를 잘 살펴봐야 한다. 접미사가 모음에서 시작되는 경우에는 어근과 접미사 사이에 결합모음을 쓰지 않는다. 예를 들어, 어근 *arthr* 과 접미사 *-itis* 를 연결할 때 *arthr/itis* 라고 표기하지, *arthr/o/itis* 라고 쓰지 않는다.
- 그러나 두 번째 어근이 모음으로 시작되는 경우에는, 두 개의 어근 사이에 결합모음을 사용한다. 예를 들어, *gastr/o/enter/o/logy* 라고 표기하지, *gastr/enter/o/logy* 라고 쓰지 않는다.

결합형 Combining Form

결합형(combining form)은 한 개의 어근(word root)과 결합모음(combining vowel)으로 구성된다. 본 도서에서는 결합형은 두 개의 낱말 요소(word parts) 사이에 사선(/)이 있는 형태로 표시될 것이다. 예를 들어, *electr/o* 는 전기를 뜻하는 결합형이다. 우리 몸의 여러 부분을 나타내는 많은 결합형들이 >그림 1.2에 나와 있다. 어근은 원칙적으로 결합형으로 표시되는데, 그 이유는 발음하기가 더 쉽고, 기억하기도 쉽기 때문이다. 따라서 본 도서에서는 어근들이 결합형으로 표시될 것이다.

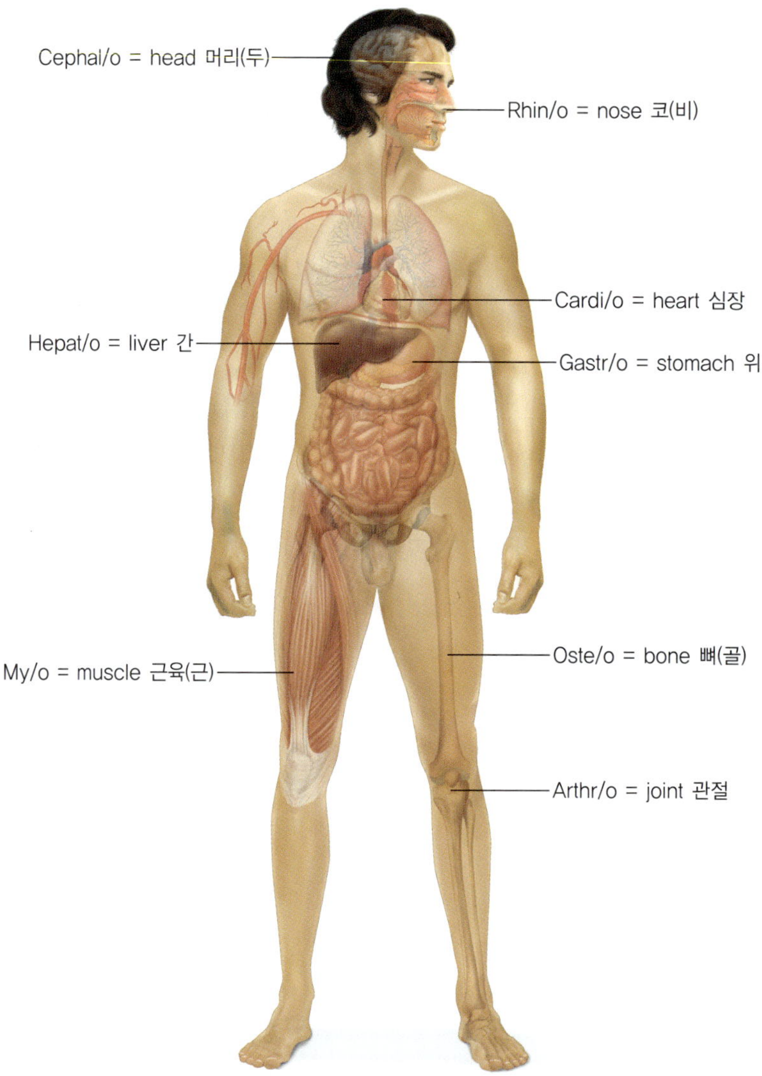

>그림 1.2 우리 인체 기관의 주요 결합형

설명하기 의학용어를 분석(조립하고 해석)하는 방법 설명하기 EXPLAIN

의학용어를 분석하는 방법 *Strategies for Analyzing Medical Terms*

우리는 다른 사람들이 사용하는 의학용어들의 뜻을 파악하는 방법을 배워야 하며, 동시에 의학용어들을 조립하는 방법을 배워야 한다. 이 두 가지를 배우기 위한 몇 가지 방법들을 다루고자 한다.

+ 용어의 어원 *TERMINOLOGY TIDBIT*

모든 의학용어들을 외우려고 하지 마라. 그 대신, 의학용어들이 어떻게 만들어지는지를 생각해 보라. 조금만 지나면, 어떤 새로운 의학용어를 접하게 될 때, 자동적으로 이 의학용어를 분석할 수 있게 될 것이다.

의학용어의 뜻을 파악하기 *Defining Medical Terms*

여러분들이 익숙치 않은 의학용어를 처음 접할 때 너무 두려워 하지 말라. 각각의 낱말 요소(word parts)들을 잘 살펴보면 그 의학용어의 뜻을 이해할 수 있을 것이다.

다음과 같이 시도해 보기를 바란다 :

1. 용어를 여러 개의 낱말 요소로 나누어 보라.
2. 각 낱말 요소의 뜻을 이해해 보라.
3. 각 낱말 요소의 뜻을 서로 합해서 그 의학용어가 어떤 뜻을 나타내는지 생각해 보라.

예를 들어, *dysmenorrhea(월경통)*라는 의학용어의 뜻을 이해하기 위해 다음과 같이 시도해 보기 바란다.

1. 이 용어를 여러 낱말 요소, 즉 dys / men / o / rrhea로 나누어 본다.
2. 각 낱말 요소의 뜻을 이해해 본다.
   - dys- 는 "비정상의", "고통스러운"을 뜻하는 접두사이다.
   - men/o 는 "월경"을 뜻하는 결합형이다.
   - -rrhea 는 "흐름"을 뜻하는 접미사이다.
3. 이 단어부분들을 합해 보면, 이 용어가 "비정상적인 (혹은 고통스러운) 월경 흐름" 이라는 뜻을 나타낸다고 알 수 있는 것이다. >그림 1.3 에 이 과정이 간단한 그림으로 표시되었다.

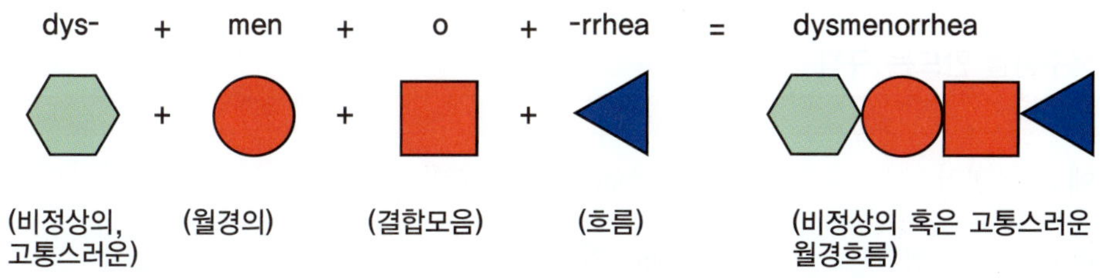

>그림 1.3 의학용어를 각 낱말 요소로 나눈 후, 각각의 낱말 요소가 지닌 뜻을 이해함으로써 해당 의학용어를 이해할 수 있다.

의학용어 만들기 *Building Medical Terms*

의학용어를 조립하는 과정은 의학용어의 뜻을 이해하는 과정의 반대 과정이다. 필요한 대로 낱말 요소(word parts)들을 선택한 후, 이 낱말 요소들을 올바른 순서로 연결하여 완전한 의학용어를 만드는 것이다.

예를 들어, "섬유성의 피부종양(fibrous skin tumor)"를 뜻하는 의학용어를 만들어 보기로 하자. 먼저 이 단어구(phrase)에 해당하는 다음 낱말 요소들을 선택한다.

즉,

- "섬유(fibrous)" 를 뜻하는 *fibr/o* 라는 결합형을 선택한다.
- "피부(skin)" 를 뜻하는 *dermat/o* 라는 결합형을 선택한다.
- "종양(tumor)" 을 뜻하는 *-oma* 라는 접미사를 선택한다.

이제, 이 세 개의 낱말 요소들을 올바른 순서로 연결하면 *dermatofibroma(피부섬유종)*라는 하나의 의학용어를 만들게 되는 것이다.

어근들의 모든 가능한 조합들을 적용한다고 해서 쉽게 의학용어들이 만들어지는 것은 아니다. 의학용어들을 만드는 초기단계에는 이 작업이 매우 힘들게 느껴지지만, 결코 포기하지 말아야 한다. 잠깐의 시간을 투자해서 의학용어를 조금만 접하게 되면 의학용어를 조립하는 일이 아주 쉽게 느껴질 것이다.

+ 용어의 어원 *TERMINOLOGY TIDBIT*

의학용어의 뜻을 빨리 이해하기 위해서는 용어의 뒷부분(접미사)부터 시작해 용어의 앞부분(접두사)쪽으로 가면서 읽어보도록 하자. 그러면서 어근을 찾도록 한다. 예를 들어, endocarditis(심장내막염)를 읽을 때, 먼저 *-itis*(염증)를, 그 다음 *endo-*(내부의), 그 다음 *cardi*(심장) 순으로 읽으며 그 뜻을 이해하도록 한다.

기술하기 의학용어의 복수형을 만드는 방법 기술하기 *DESCRIBE*

의학용어의 복수형을 만드는 규칙 *Rules for Building Plurals*

라틴어나 그리스어에 기초를 둔 의학용어들은 그 복수형을 만드는 방법이 영어와 다르다. 복수형을 만드는 규칙이 >표 1.5에 나와 있다.

>표 1.5 복수형을 만드는 규칙

단어가 다음 문자로 끝난다면	단수형	복수형
-a : a 다음에 e 를 첨가	vertebra 척추뼈(추골)	vertebrae
-ax : x 를 빼고, ces 를 첨가	thorax 가슴(흉부)	thoraces
-ex : ex 를 빼고, ices 를 첨가	apex 꼭지, 끝	apices
-ix : x 를 빼고, ces 를 첨가	appendix 막창자꼬리(충수)	appendices

-ma : ma 다음에 ta 를 첨가	sarcoma 육종	sarcomata
-is : is 를 빼고, es 를 첨가	metastasis 전이	metastases
-on : on 을 빼고, a 를 첨가	spermatozoon 정자	spermatozoa
-us : us 를 빼고, i 를 첨가	alveolus 허파꽈리(폐포)	alveoli
-um : um 을 빼고, a 를 첨가	ovum 난자	ova
-y : y 를 빼고, ies 를 첨가	biopsy 생검	biopsies
-x : x 를 빼고, ges 를 첨가	phalanx 가락뼈, 마디뼈	phalanges

이해하기 의학용어를 발음하는 법 배우기 UNDERSTAND

의학용어를 발음하는 법 *Pronouncing Medical Terms*

의학용어들은 낱말 요소(word parts)들이 우리에게 낯설거나, 영어에는 등장하지 않는 문자 조합이 있어서 발음하기가 어렵다. >표 1.6은 우리가 어떤 식으로 의학용어들을 발음해야 하는지를 보여 준다. 예에 제시되어 있는 용어들을 발음해 보면서 연습하기 바란다.

>표 1.6 의학용어를 발음하는 법

발음하는 법	예
-ae or -oe: 두 번째 단어만 발음함 (즉, e 만 발음함)	bursae [bə́:rsə] 윤활주머니, 윤활낭 coelom [sí:ləm] 체강
c 와 g 다음에 e, i, y 가 오면, c 와 g 를 부드럽게 발음함	cerebrum [séribrəm] 대뇌 gingivitis [dʒìndʒiváitis] 잇몸염, 치은염
c 와 g 다음에 (e, i, y 를 제외한) 다른 것들이 오면 세게 발음함	cardiac [kɑ́:diæk] 심장 gastric [gǽstrik] 위
단어 끝에 오는 e 나 es 는 독립적인 음절로 발음함	syncope [síŋkəpi] 실신 nares [nέəriz] 콧구멍
단어 앞에 오는 ch 는 센 k 로 발음함	cholesterol [kəléstəroul] 콜레스테롤 chemical [kémikəl] 화학물질
단어 끝에 오는 i 는 "eye" 로 발음함	bronchi [brɑ́ŋkai] 기관지 nuclei [njú:kliɑi] 핵

단어 앞에 오는 pn 은 "n" 만 발음함	pneumonia **[nju:móunjə]** 폐렴 pneumogram **[njú:mougræm]** 호흡운동곡선, 폐용량곡선
단어 중간에 오는 pn 은 센 p 와 센 n 으로 발음함	tachypnea **[tækipní:ə]** 빠른호흡, 빈호흡 hypopnea **[hɑipəpní:ə]** 호흡저하
단어 앞에 오는 ps 는 s 만 발음함	psychiatry **[saikáiətri]** 정신의학 psychology **[saikálədʒi]** 심리학

연습문제 *PRACTICE*

A. 의학용어 유형 분석 *Recognizing Types of Medical Terms*

아래의 의학용어들이 라틴어/그리스어인지, 에퍼님(eponym; 민족, 토지 등의 이름에 기원이 된 사람을 말함)인지, 혹은 현대 영어인지, 빈칸에 표시해 보라.

1. hepatitis(간염) ______
2. ball and socket(덩이, 공 / 확, 소켓) ______
3. Bell palsy(벨 마비) ______
4. arthrogram(관절조영상) ______
5. cardiomegaly(심장비대) ______
6. Addison disease(애디슨병) ______
7. activities of daily living(일상생활척도) ______
8. Hodgkin disease(호지킨병) ______
9. pacemaker(박동조율기) ______
10. gastritis(위염) ______

B. 복수형 만들기 *Forming Plurals*

아래 빈칸에 단수형 혹은 복수형을 쓰라.

단수형	복수형	
1. bursa	______	윤활주머니, 윤활낭
2. diverticulum	______	곁주머니, 게실

3. ______________ adenomata 샘종, 선종
4. ganglion ______________ 신경절, 결정종
5. index ______________ 지수, 집게손가락
6. ______________ diagnoses 진단
7. ______________ alveoli 허파꽈리, 폐포

C. 의학용어의 뜻 파악 연습 *Practice Defining Medical Terms*

다음 아래 여섯 개(1~6)의 의학용어들은 여러 낱말 요소(word parts)로 구분되어 표시되어 있는데, 각 낱말 요소가 어근, 접두사, 접미사, 결합모음 중 어느 것에 해당되는지를 빈칸에 쓰고, 그 다음, 모든 낱말 요소들을 조합해서 이 의학용어가 무엇을 뜻하는지 각 문제의 네 번째 빈칸에 쓰라.

1. encephal/o/malacia
   - encephal 은 뇌(brain)를 뜻하는 ______________ 이다.
   - o 는 ______________ 이다.
   - -malacia 는 부드러움(softening)을 뜻하는 ______________ 이다.
   - 따라서 *encephalomalacia*는 ______________(이)란 뜻이다.

2. sub/cutane/ous
   - sub-는 아래(underneath)를 뜻하는 ______________ 이다.
   - cutane 은 피부(skin)를 뜻하는 ______________ 이다.
   - -ous 는 -의 / -에 관한(pertaining to)을 뜻하는 ______________ 이다.
   - 따라서 *subcutaneous*는 ______________(이)란 뜻이다.

3. hyster/o/pexy
   - hyster 는 자궁(uterus)을 뜻하는 ______________ 이다.
   - o 는 ______________ 이다.
   - -pexy는 외과적 고정술(surgical fixation)을 뜻하는 ______________ 이다.
   - 따라서 *hysteropexy*는 ______________(이)란 뜻이다.

4. pan/sinus/itis
   - pan-은 모두(all)를 뜻하는 ______________ 이다.
   - sinus 는 코곁굴(부비동, sinuses)을 뜻하는 ______________ 이다.
   - -itis 는 염증(inflammation)을 뜻하는 ______________ 이다.
   - 따라서 *pansinusitis*는 ______________(이)란 뜻이다.

5. angi/o/rrhaphy

- angi 는 혈관(vessel)을 뜻하는 ______________________ 이다.
- o 는 ______________________ 이다.
- -rrhaphy 는 봉합(꿰맴, suture)을 뜻하는 ______________________ 이다.
- 따라서 *angiorrhaphy*는 ______________________(를)을 뜻한다.

6. inter/ventricul/ar

- inter-는 사이(between)를 뜻하는 ______________________ 이다.
- ventricul 은 심실(ventricles)을 뜻하는 ______________________ 이다.
- -ar 는 -의 / -에 관한(pertaining to)을 뜻하는 ______________________ 이다.
- 따라서 *interventricular*는 ______________________(이)란 뜻이다.

D. 의학용어 만들기 연습 *Practice Building Medical Terms*

아래의 낱말 요소(word parts)를 이용해서 의학용어를 만들어라. 아래 문제(1~6번)들의 각 빈칸에 어근, 접두사, 접미사, 결합모음인지를 써 가면서 의학용어를 만들어 보라.

용어	종류	뜻
-ar	접미사	-의, -에 관한(pertaining to)
arthr	어근	관절(joint)
intra-	접두사	-안에(within)
-logy	접미사	-연구, -학(study of)
laryng	어근	소리통(voice box)
muscul	어근	근육, 근(muscle)
neur	어근	신경(nerve)
o	결합모음	
-oma	접미사	종양(tumor)
ophthalm	어근	눈(eye)
-plasty	접미사	성형[술], 외과수술(surgical repair)
scapul	어근	어깨뼈(견갑골, shoulder blade)
-scope	접미사	관찰하는 장치(instrument for viewing)
sub-	접두사	-아래(below)

1. surgical repair of the voice box (소리통의 외과적 수술) — laryng / o / plasty
2. instrument for viewing a joint (관절을 보는 장치) — arthr / o / scope
3. pertaining to below the shoulder blade (어깨뼈의, 견갑하의) — sub / scapul / ar
4. study of the eye (눈 연구) — ophthalm / o / logy
5. nerve tumor (신경 종양) — neur / oma
6. pertaining to within a muscle (근육 속의, 근내의) — intra / muscul / ar

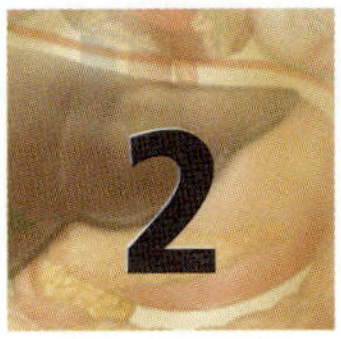

2

접 미 사

Suffixes

설명하기 의학용어를 만들(build) 때 접미사의 역할 설명하기 *EXPLAIN*

접미사 개관 *A Brief Introduction to Suffixes*

의학용어 끝에서 접미사는 용어에 특별한 뜻(의미)을 부여한다. 단어로부터 만들어지는 모든 의학용어는 접미사를 가진다. 이는 심장을 뜻하는 결합형 형태인 *cardi/o*로 설명할 수 있다. 서로 다른 접미사를 이용하여 cardi/o의 뜻을 바꾸어 보자.

- cardi/o(심장) + -logy(학문) = *cardiology(심장학)*
- cardi/o(심장) + -dynia(통증) = *cardiodynia(심장통)*
- cardi/o(심장) + -megaly(비대, 거대) = *cardiomegaly(심장비대)*

대부분의 접미사는 여러 의학전문 분야나 신체 계통(body system)과 관련이 있다. 따라서 하나의 접미사가 본 도서의 각 장에서 소개되는 새로운 결합형과 함께 사용되어 다양한 뜻을 나타내는 것이다. 접미사를 다음의 6종류로 분류할 수 있다.

- 질병이나 비정상적인 상태를 나타내는 접미사
- 외과적 과정을 나타내는 접미사
- 진단과정을 나타내는 접미사
- 일반 접미사

- 의학전공자나 개인을 뜻하는 접미사
- 어근을 형용사형으로 변환시키는 접미사

사용하기 질환이나 비정상적인 상태를 뜻하는 접미사 사용하기 USE

질환이나 비정상적인 상태를 나타내는 접미사

Suffixes Indicating Diseases or Abnormal Conditions

다음 접미사는 어근에 첨가하여 질환 상태나 신체의 이상을 뜻하는 데 사용된다.

접미사	뜻	예(정의)
-algia [-ǽldʒiə]	통증(pain)	gastralgia(위통증, 복통)
-asthenia [-æsθíːniə]	쇠약(weakness)	myasthenia(근무력증) **+ 용어의 어원** *TERMINOLOGY TIDBIT* 접미사 ***-asthenia***는 "없음"을 뜻하는 접두사 *a-*와 "강함"을 뜻하는 그리스어 *sthenos*가 결합하여 만들어졌다.
-cele [-sel, siːl]	헤르니아, 돌출 (hernia, protrusion)	cystocele(방광돌출)
-dynia [-díniə]	통증(pain)	cardiodynia(심장통증)
-cytosis [-saitóusis]	비정상적 세포상태(과다) (abnormal cell condition (too many))	erythrocytosis(적혈구증가[증])
-ectasis [-ékteisis]	확장, 팽창 (dilated, stretched out)	bronchiectasis(기관지확장[증])
-edema [-idíːmə]	부종(swelling)	lymphedema(림프부종)
-emesis [-émisis]	구토(vomiting)	hematemesis(토혈, 혈액구토)
-emia [-íːmiə]	혈액의 상태 (condition of the blood)	oxemia(혈액산소)
-ia [-jə]	상태, 조건(state, condition)	pneumonia(폐렴, 허파염)
-iasis [-iəsis]	비정상적 상태 (abnormal condition)	lithiasis(결석증, 돌증)

접미사	뜻	예(정의)
-ism [-izəm]	상태의, 조건 (state of, condition)	hypothyroidism(갑상샘저하증, 갑상선기능저하증)
-itis [-áitis]	염증(inflammation)	dermatitis(피부염)
-lith [-liθ]	돌(stone)	cystolith(방광결석, 방광돌)
-lysis [-lisis]	용해(destruction)	osteolysis(뼈용해, 골연화)
-lytic [-lítik]	용해(destruction)	thrombolytic(혈전용해, 혈전붕괴)
-malacia [-məléisiə]	비정상적 연화 (abnormal softening)	chondromalacia(연골연화[증])
-megaly [-mégəli]	비대, 거대 (enlargement, large)	cardiomegaly(심장비대)
-oma [-óumə]	종양, 덩이(tumor, mass)	carcinoma(암종, 암)
-osis [-óusis]	비정상적 상태 (abnormal condition)	cyanosis(청색증, 청람증)
-pathy [-pəθi]	질환(disease)	myopathy(근육병증, 근증)
-penia [-píːniə]	감소(too few)	cytopenia(혈구감소증) **+ 용어의 어원** *TERMINOLOGY TIDBIT* 접미사 ***-penia***는 그리스어로 "빈곤"을 뜻하는 *penia*에서 왔다.
-phobia [-fóubiə]	공포(fear)	photophobia(눈부심, 광선공포증)
-plegia [-plíːdʒiə]	마비(paralysis)	paraplegia(하반신마비, 양측마비)
-ptosis [-ptóusis]	늘어진(drooping)	proctoptosis(항문탈출[증], 탈항)
-rrhage [-ridʒ]	파열(bursting forth)	hemorrhage(출혈)
-rrhagia [-réidʒiə]	파열(bursting forth)	menorrhagia(월경과다)

접미사	뜻	예(정의)
-rrhea [-ríːə]	분비물, 흐름 (discharge, flow)	rhinorrhea(콧물, 비루) **+ 용어의 어원** TERMINOLOGY TIDBIT 접미사 *-rrhea*와 *-rrhagia*는 매우 비슷하지만 서로 다른 그리스어에서 유래하였다. ***-rrhea***는 "흐름"을 뜻하는 *rhoia*에서, ***-rrhagia***는 파열을 뜻하는 *rhegnymi*에서 유래하며 과다한 흐름을 나타낸다.
-rrhexis [-réksis]	파열(rupture)	hysterorrhexis(자궁파열)
-sclerosis [-sklirόusis]	경화(hardened condition)	arteriosclerosis(동맥경화증)
-spasm [-spǽzəm]	불수의적 연축 (involuntary muscle contraction)	bronchospasm(기관지연축, 기관지경련)
-stasis [-stéisis]	멈춤(stopping)	hemostasis(지혈)
-stenosis [-stinόusis]	좁아짐(narrowing)	angiostenosis(혈관협착)
-toxic [-tάksik]	독성(poison)	cytotoxic(세포독성)
-uria [-júːriə]	소변의 상태 (condition of the urine)	hematuria(혈뇨)

사용하기 외과적 과정을 뜻하는 접미사 사용하기 USE

외과적 과정을 나타내는 접미사 Suffixes Indicating Surgical Procedures

다음은 외과적 과정을 뜻하는 접미사이다. 어근은 수술 받는 신체의 부위를 뜻하는 외과적 접미사와 쌍을 이룬다.

접미사	뜻	예(정의)
-clasia [-kléiʒiə]	외과적 파괴 (surgical breaking)	osteoclasia(뼈파괴, 골파괴)
-desis [-dísis]	외과적 고정 (surgical fixation)	arthrodesis(관절고정술, 관절유합술)

접미사	뜻	예(정의)
-ectomy [-éktəmi]	외과적 제거, 절제 (surgical removal, excision)	gastrectomy(위절제술)
-ostomy [-ástəmi]	외과적 절개 (surgically create an opening)	colostomy(잘록창자창냄술, 결장창냄술)
-pexy [-péksi]	외과적 고정 (surgical fixation)	nephropexy(콩팥고정술, 신장고정술)
-plasty [-plǽsti]	외과적 복구(surgical repair)	dermatoplasty(피부성형술, 식피술)
-rrhaphy [-rəfi]	봉합(suture)	myorrhaphy(근육봉합술, 근봉합술)
-tome [-tóm]	절단을 위한 도구 (instrument to cut)	dermatome(피부절편기, 피부절제기)
-tomy [-təmi]	자름, 절개 (cutting into, incision)	thoracotomy(가슴절개술, 개흉술)
-tripsy [-trípsi]	파쇄(crushing)	lithotripsy(돌깸술, 쇄석술)

+ 용어의 어원 *TERMINOLOGY TIDBIT*

접미사 *-ectomy*와 *-tomy*는 매우 특별한 의미를 가지고 있으며 그리스어와 관련이 있다. ***-ectomy***는 "잘라낸다"는 *ektome*에서 유래한 반면 ***-tomy***는 '자르다'는 *tomia*에서 유래하였다.

사용하기 진단 절차를 뜻하는 접미사 사용하기 *USE*

진단 절차를 나타내는 접미사 *Suffixes Indicating Diagnostic Procedures*

다음은 일반적인 진단 절차들을 뜻하는 접미사이다.

접미사	뜻	예(정의)
-centesis [-sentí:sis]	천자, 뚫음 (puncture to withdraw fluid)	arthrocentesis(관절천자)
-gram [-græm]	기록, 사진(record or picture)	electrocardiogram(심전도)

+ 용어의 어원 *TERMINOLOGY TIDBIT*

접미사 ***-centesis***는 "찌르다, 관통하다"를 뜻하는 그리스어 *kentesis*에서 유래하였다.

접미사	뜻	예(정의)
-graph [-græf]	기록장치 (instrument for recording)	myograph(근육운동기록기)
-graphy [-grəfi]	기록과정, 기록법 (process of recording)	electrocardiography(심전도법, 심전도기록[법])
-manometer [-mənάmitər]	압력계 (instrument for measuring pressure)	sphygmomanometer(혈압계)
-meter [-mitər]	측정기 (instrument for measuring)	audiometer(듣기측정계, 청력계)
-metry [-mitri]	측정과정 (process of measuring)	audiometry(청력검사)
-scope [-skoup]	보는 기기 (instrument for viewing)	gastroscope(위내시경, 위보개)
-scopy [-skəpi]	관찰, 검사 (process of visually examining)	gastroscopy(위보개검사[법], 위내시경검사[법])

사용하기 일반 접미사를 사용하여 의학용어의 축소형 만들기 USE

일반 접미사 General Suffixes

일반 접미사는 낱말 요소들의 상태에 대한 일반적인 정보를 제공한다.

접미사	뜻	예(정의)
-cle [-kl]	작은(small)	vesicle(소포, 물집)
-cyesis [-saiíːsis]	임신(pregnancy)	salpingocyesis(자궁관임신, 난관임신)
-cyte [-sait]	세포(cell)	leukocyte(백혈구)
-derma [-dəːrmə]	피부(skin condition)	leukoderma(백색피부증, 백반)
-dipsia [-dípsiə]	갈증(thirst)	polydipsia(다음증, 다음다갈증)
-esthesia [-esθíːʒiə]	느낌, 감각(feeling, sensation)	anesthesia(마취, 무감각)

접미사	뜻	예(정의)
-gen [-dʒen]	생산(that which produces)	mutagen(돌연변이원)
-genesis [-dʒénisis]	생산하다, 만들다 (produces, generates)	osteogenesis(뼈형성, 골형성)
-genic [-dʒénik]	생산하는(producing)	carcinogenic(암형성의, 발암의)
-globin [-glóubin]	단백질(protein)	hemoglobin(혈색소, 혈액단백)
-globulin [-glάbjulin]	단백질(protein)	immunoglobulin(면역글로불린)
-gravida [-grǽvidə]	임신(pregnancy)	multigravida(다임신부)
-kinesia [-kiníːziə]	운동(movement)	bradykinesia(운동느림[증], 운동완만[증])
-oid [-ɔid]	닮은(resembling)	lipoid(지질성)
-ole [-oul]	작은(small)	arteriole(세동맥)
-opia [-óupiə]	시각(vision)	diplopia(겹보임, 복시)
-opsy [-άpsi]	보기(view of)	biopsy(생검)
-osmia [-ɔ́zmiə]	후각(sense of smell)	anosmia(후각상실증)
-oxia [-ɔksiə]	산소(oxygen)	anoxia(산소결핍증, 무산소증)
-para [-pərə]	분만(후손) (to bear (offspring))	nullipara(미분만부, 미경산부)
-partum [-pάːrtəm]	탄생, 분만(birth, labor)	postpartum(분만후, 산후)
-pepsia [-pépsiə]	소화(digestion)	bradypepsia(소화불량)
-phagia [-féiʒiə]	삼킴, 연하 (eating, swallowing)	dysphagia(삼킴곤란, 연하곤란)
-phasia [-féiʒə]	언어(speech)	aphasia(언어상실증, 실어증)

> **+ 용어의 어원** *TERMINOLOGY TIDBIT*
>
> 접미사 ***-genesis***, ***-genic*** 그리고 ***-gen*** 모두는 그리스어 "태어나다"를 뜻하는 *gignesthai*에서 유래하였다.

접미사	뜻	예(정의)
-phil [-fil]	좋아하는(attracted to)	eosinophil(호산구)
-phonia [-fóunjə]	소리(voice)	aphonia(소리못냄증, 실성증)
-plasm [-plæzəm]	형성, 발전 (formation, development)	neoplasm(신생물, 종양)
-pnea [-pní:ə]	호흡(breathing)	apnea(무호흡)
-poiesis [-pɔií:sis]	형성(formation)	hematopoiesis(조혈)
-porosis [-po:róusis]	구멍(porous)	osteoporosis(뼈엉성증, 골다공증)
-ptysis [-ptisis]	기침 (spitting up, coughing up)	hemoptysis(객혈)
-therapy [-θérəpi]	치료(treatment)	chemotherapy(화학요법)
-thorax [-θɔ́:ræks]	가슴(chest)	hemothorax(혈액가슴, 혈흉)
-trophic [-trάfik]	발달, 성장(development)	amyotrophic(근위축성의)
-trophy [-trəfi]	영양, 성장 (nourishment, development)	hypertrophy(과영양, 비대)
-ule [-ju:l]	작은(small)	venule(세정맥)

사용하기 의학전문 분야 또는 의료인을 뜻하는 접미사 사용하기 USE

의학전문 분야 및 의료인을 나타내는 접미사

Suffixes Indicating Medical Specialties or Personnel

다음 접미사와 결합하는 어근은 의료 전문가들이 일하는 분야를 뜻한다.

접미사	뜻	예(정의)
-er [-ə:r]	사람(one who)	radiographer(방사선촬영기사)
-iatric [-iǽtrik]	의학전문 분야 (medical specialty)	psychiatric(정신의학, 정신과)
-iatrist [-iətrist]	의사(physician)	psychiatrist(정신과전문의)

접미사	뜻	예(정의)
-iatry [-iətri]	치료, 약 (treatment, medicine)	podiatry(발치료, 족부치료)
-ician [-iʃən]	전문가(specialist)	pediatrician(소아과전문의)
-ist [-ist]	전문가(specialist)	pharmacist(약사)
-logist [-lədʒist]	학자(one who studies)	cardiologist(심장전문의)
-logy [-lədʒi]	학문(study of)	cardiology(심장학)

사용하기 어근을 형용사로 바꾸는 접미사 사용하기 USE

어근을 형용사로 바꾸는 데 사용되는 접미사

Suffixes Used to Convert Word Roots into Adjectives

다음은 어근을 형용사로 바꾸는 데 사용되는 접미사이다. 종종 ulcer와 같은 용어는 위치를 나타내는 두 번째 용어와 짝이 필요하다. 예를 들면, 위(stomach)의 형용사형을 만들기 위해서 *gastr/o*와 *-ic*가 결합하여 *gastric*이 된다. *Gastric*은 '위에 있는 궤양'을 의미하기 위해서 ulcer와 짝을 이룬다. 이러한 형용사형 어미들은 '*-의, -에 관한(pertaining to)*' 또는 '*-와 관계있는(relating to)*'을 뜻한다.

접미사	뜻	예(정의)
-ac [-æk]	-의, -에 관한(pertaining to)	cardiac(심장의)
-al [-əl]	-의, -에 관한(pertaining to)	duodenal(샘창자의, 십이지장의)
-an [-ən]	-의, -에 관한(pertaining to)	ovarian(난소의)
-ar [-ər]	-의, -에 관한(pertaining to)	ventricular(심실의)
-ary [-eri]	-의, -에 관한(pertaining to)	pulmonary(허파의, 폐의)
-atic [-ǽtik]	-의, -에 관한(pertaining to)	lymphatic(림프의)
-eal [-íːəl]	-의, -에 관한(pertaining to)	esophageal(식도의)
-ic [-ik]	-의, -에 관한(pertaining to)	gastric(위의)
-ine [-in]	-의, -에 관한(pertaining to)	uterine(자궁의)

접미사	뜻	예(정의)
-ior [-iər]	-의, -에 관한(pertaining to)	superior(위의, 상의)
-nic [-nik]	-의, -에 관한(pertaining to)	embryonic(배아의)
-ory [-oːri]	-의, -에 관한(pertaining to)	auditory(청각의)
-ose [-ous]	-의, -에 관한(pertaining to)	adipose(지방의)
-ous [-əs]	-의, -에 관한(pertaining to)	venous(정맥의)
-tic [-tik]	-의, -에 관한(pertaining to)	hepatic(간의)

연습문제 PRACTICE

A. 접미사의 분류 알기 *Recognizing Categories of Suffixes*

다음 각 빈칸에 접미사가 소속한 분류와 뜻을 쓰시오. 여기서 접미사의 분류는 질병/비정상 상태, 외과적(수술), 진단, 일반의 4종류를 말한다. 이 중 한가지를 고르시오.

	접미사	뜻	분류
1.	-plegia	______	______
2.	-metry	______	______
3.	-cyte	______	______
4.	-tomy	______	______
5.	-lith	______	______
6.	-scope	______	______
7.	-thorax	______	______
8.	-graphy	______	______
9.	-emesis	______	______
10.	-clasia	______	______
11.	-lysis	______	______
12.	-ectomy	______	______

B. 짝지우기 Matching

다음 접미사를 그 뜻과 짝을 지어라.

________	1. -pepsia	A. cell(세포)
________	2. -pnea	B. formation(형성), development(발전)
________	3. -phasia	C. movement(운동)
________	4. -cyesis	D. producing(생산하는)
________	5. -kinesia	E. digestion(소화)
________	6. -genic	F. speech(언어)
________	7. -dipsia	G. therapy(치료)
________	8. -cyte	H. pregnancy(임신)
________	9. -porosis	I. thirst(갈증)
________	10. -therapy	J. vision(시각)
________	11. -plasm	K. porous(구멍)
________	12. -opia	L. breathing(호흡)

C. 알맞은 형용사형 선택하기 Choosing the Correct Adjective Form

의학용어를 완벽하게 배우기 힘든 것 중의 하나가 정확한 형용사형을 사용하는 것이다. 이 형용사형을 배우는 데 있어서 특별한 규칙은 없다. 단지 알맞은 형용사형과 친해지는 수 밖에 없다.

다음은 이 과정을 연습하기 위한 것이다. 각 단어에 맞는 용어(영어)를 고른 후, 발음해 보면서 연습해 보기 바란다.

1. 심장의(pertaining to the heart)

cardiac cardial cardior carditic

2. 난소의(pertaining to the ovary)

ovarous ovariac ovarian ovarial

3. 샘창자의(십이지장의, pertaining to the duodenum)

duodenar duodenal duodeniac duodentic

4. 심실의(pertaining to the ventricle)

ventricultic ventriculous ventricular ventriculac

5. 허파[폐]의(pertaining to the lungs)

pulmonal   pulmontic   pulmonous   pulmonary

6. 식도의(pertaining to the esophagus)

esophageal   esophagic   esophagous   esophagar

7. 위의(pertaining to the stomach)

gastran   gastric   gastral   gastreal

8. 자궁의(pertaining to uterus)

uterior   uterary   uterotic   uterine

9. 정맥의(pertaining to a vein)

venous   ventic   venary   veniac

10. 간의(pertaining to the liver)

hapatar   hapatary   hepatic   hepatac

D. 의학용어 만들기 *Build Medical Terms*

이제부터 실제 의학용어를 만들어 보자. 다음의 형식을 이용하여 나머지 문장의 단어를 만들어 보자.

- 의학용어에 대한 절을 번역하시오.
- 접두사(필요시), 어근, 결합형 모음(필요시), 그리고 접미사로 나누시오.

예:

- 위를 보는 기구(instrument to view the stomach) gastr/o/scope (A)
- 간비대(enlarged liver) hepat/o/megaly (B)
- 콩팥의(신장의, pertaining to the kidney) ren/al (C)
- 피부염(inflammation of skin) dermat/itis (D)

결합형 모음의 사용 여부는 접미사의 첫 번째 글자에 의해 결정된다는 것을 명심하라. 만일 자음으로 시작한다면 결합형 모음(예; A, B)을 사용하고, 접미사가 모음으로 시작한다면 결합형 모음은 필요하지 않다(예; C, D). 이 법칙에 더 많은 도움이 필요하다면 제 1장을 참조하라. 마지막으로 이 장에서 배운 접미사를 사용하기 위해서는 결합형 모음의 예가 필요하다. 다음은 일반적인 결합형 모음의 예이다.

결합형	뜻	결합형	뜻
angi/o	혈관(vessel)	hepat/o	간(liver)
arteri/o	동맥(artery)	my/o	근육(muscle)
arthr/o	관절(joint)	nephr/o	신장(kidney)
bronch/o	기관지(bronchus)	neur/o	신경(nerve)
col/o	대장(colon)	rhin/o	코(nose)
cyst/o	방광(bladder)	thorac/o	가슴(chest)
dermat/o	피부(skin)	trache/o	기관(trachea)
gastr/o	위(stomach)		

1. 위절제[술](surgical removal of stomach) gastr / ectomy
2. 위내시경(instrument to view inside the stomach) gastr / o / scope
3. 위내시경검사[법](process of visually examining the stomach) gastr / o / scopy
4. 위통증(stomach pain) gastr / algia, 또는/gastr /o / dynia
5. 방광돌(방광결석, bladder stone) cyst / o / lith
6. 방광보개(방광경, instrument to view inside the bladder) cyst / o / scope
7. 방광경검사[법](process of visually examining the bladder) cyst / o / scopy
8. 방광탈출(방광류, surgically create an opening in the bladder) cyst / o / cele
9. 방광의(pertaining to the bladder) cyst / ic
10. 혈관성형술(surgical repair of a vessel) angi / o / plasty
11. 혈관종(vessel tumor) angi / oma
12. 혈관조영술(process of recording a vessel) angi / o / graphy
13. 혈관조영상(picture of a vessel) angi / o / gram
14. 혈관협착(narrowing vessel) angi / o / stenosis
15. 동맥경화(hardening of an artery) arteri / o / sclerosis
16. 동맥연축(involuntary muscle contraction in an artery) arteri / o / spasm

17. 동맥파열(ruptured artery) arteri / o / rrhexis

18. 세동맥(small artery) arteri / ole

19. 관절염(inflamed joint) arthr / itis

20. 관절보개(관절경, instrument to view inside a joint) arthr / o / scope

21. 관절경검사[법](process of visually examining a joint) arthr / o / scopy

22. 관절성형[술](surgical repair of a joint) arthr / o / plasty

23. 관절천자(puncture to withdraw fluid from a joint) arthr / o / centesis

24. 피부(과)학(study of the skin) dermat / o / logy

25. 피부과 전문의(one who studies the skin) dermat / o / logist

26. 피부염(inflamed skin) dermat / itis

27. 피부봉합술(suture the skin) dermat / o / rrhaphy

28. 피부병(abnormal condition of the skin) dermat / osis

29. 간염(inflamed liver) hepat / itis

30. 간암(liver tumor) hepat / oma

31. 간비대(enlarged liver) hepat / o / megaly

32. 간세포(liver cell) hepat / o / cyte

33. 간의(pertaining to the liver) hepat / ic

34. 콧물(비루, discharge from the nose) rhin / o / rrhea

35. 코성형[술](surgical repair of the nose) rhin / o / plasty

36. 코출혈(비출혈, bursting forth from the nose) rhin / o / rrhagia

37. 기관지염(inflamed bronchus) bronch / itis

38. 기관지보개(기관지경, instrument to view inside the bronchus)

bronch / o / scope

39. 기관지경술(process of visually examining the bronchus)

bronch / o / scopy

40. (외과적)기관절개술(surgically create an opening into the trachea)

trache / ostomy

41. 기관절개[술](cut into the trachea) trache / o / tomy

42. 기관류(protrusion of the trachea) trache / o / cele

43. 기관연화[증](softening of the trachea) trache / o / malacia

44. 기관의(pertaining to the trachea) trache / al

45. 대장창냄술(결장창냄술, surgically create an opening into the colon) col / ostomy

46. 결장절제술(surgical removal of the colon) col / ectomy

47. 결장고정술(surgical fixation of the colon) col / o / pexy

48. 신장학(study of the kidney) nephr / o / logy

49. 신장전문의(one who studies the kidney) nephr / o / logist

50. 신장연화[증](softening of the kidney) nephr / o / malacia

51. 콩팥증(신장증)(abnormal condition of the kidney) nephr / osis

52. 신장병[증](kidney disease) nephr / o / pathy

53. 콩팥고정술(surgical fixation of the kidney) nephr / o / pexy

54. 가슴절개술(개흉술, cut into the chest) thorac / o / tomy

55. 가슴(흉강)천자[술](puncture to withdraw fluid from the chest) thorac / o / centesis

56. 가슴통증(chest pain) thorac / o / dynia , 또는 thorac / algia

57. 신경학(study of the nerves) neur / o / logy

58. 신경과전문의(one who studies the nerves) neur / o / logist

59. 신경성형[술](surgical repair of a nerve) neur / o / plasty

60. 신경파쇄술(crushing a nerve) neur / o / tripsy

61. 신경통증(nerve pain) neur / algia , 또는 neur / o / dynia

62. 근육봉합[술](suture a muscle) my / o / rrhaphy

63. 근육병[증](muscle disease) my / o / pathy

64. 근육통증(muscle pain) my / o / dynia, 또는 my / algia

65. 근육분절(근육절단기, instrument to cut muscle) my / o / tome

66. 근육운동기록기(instrument for recording a muscle) my / o / graph

67. 근육운동도(record of a muscle) my / o / gram

68. 근육기록법(process of recording a muscle) my / o / graphy

3

접두사
Prefixes

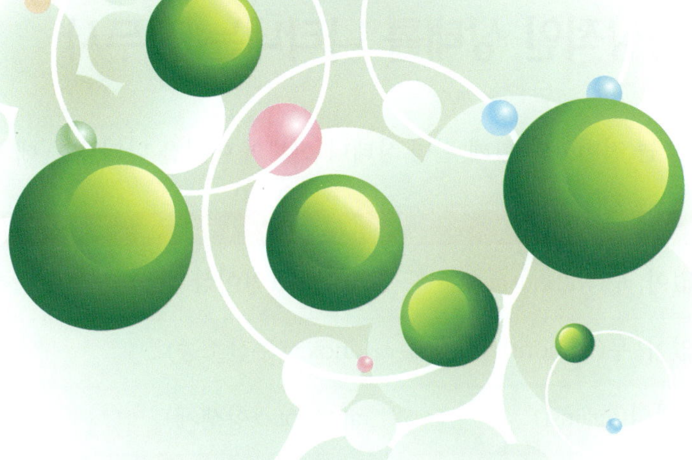

설명하기 의학용어를 만들(build) 때 접두사의 역할 설명하기 EXPLAIN

접두사 개관 *A Brief Introduction to Prefixes*

의학용어의 앞에 붙는 접두사는 용어에 특별한 정보를 준다. 좋은 예로, 발생(발달)을 뜻하는 접미사 *-trophy*를 들 수 있다. 다양한 접두사를 이용하여 각 의학용어의 뜻을 바꾸어 보자.

- *hyper-*(지나친, 과도한) + *-trophy* = *hypertrophy(과도한 발달, 비대)*
- *dys-*(비정상적인) + *-trophy* = *dystrophy(비정상적인 발달, 이상증, 영양장애)*
- *a-*(없는) + *-trophy* = *atrophy(발달이 이루어지지 않음, 위축[증])*

대부분의 접두사는 여러 의학전문 분야나 신체 계통과 관련이 있다. 따라서 하나의 접두사가 본 도서의 각 장에서 소개되는 새로운 결합형과 함께 사용되어 다양한 뜻을 나타내는 것이다. 접두사를 다음의 5종류로 분류할 수 있다.

- 질병이나 비정상적인 상태를 나타내는 접두사
- 방향이나 신체 위치를 나타내는 접두사
- 수나 양 측정을 나타내는 접두사
- 시간(시기)을 나타내는 접두사
- 일반 접두사

몇몇 접두사는 다양하게 번역된다. 예를 들어, 접두사 ***hypo-***는 *아래에(below)*, 또는 *부족한(insufficient)*이란 뜻으로 사용된다.

사용하기 질병이나 비정상적인 상태를 뜻하는 접두사 사용하기 USE

질병이나 비정상적인 상태를 나타내는 접두사

Prefixes Indicating Diseases or Abnormal Conditions

다음 접두사는 어근 또는 접미사와 함께 질병 상태나 신체의 이상을 나타내는 데 사용된다.

접두사	뜻	예(정의)
a- [æ-, ə]	-없이, 무(without)	aphasia(언어상실증)
an- [æn-, ən]	-없이, 무(without)	anoxia(무산소증)
anti- [ǽnti-]	반대의(against)	antibiotic(항생제)
brady- [brǽdi-]	느린(slow)	bradycardia(느린맥, 서맥)
de- [di-]	-없이, 무(without)	dehydration(탈수)
dys- [dis-]	고통의, 어려운 (painful, difficult)	dyspnea(호흡곤란) **+ 용어의 어원** *TERMINOLOGY TIDBIT* 접두사 ***dys-***는 그리스어 *dus*에서 유래되었으며, "나쁜, 어려운, 비정상적인, 잘못된 그리고 아픈" 등을 뜻한다.
pachy- [pǽki-]	두꺼운(thick)	pachyderma(피부비후)
tachy- [tǽki-]	빠른(fast)	tachycardia(빠른맥, 빈맥)

방향과 신체 위치를 나타내는 접두사

Prefixes Indicating Directions or Body Positions

다음 접두사는 어근 또는 접미사와 결합하여 방향과 신체 위치를 나타낼 때 사용된다.

접두사	뜻	예(정의)
ante- [ǽnti-]	앞의(in front of)	anteorbital(눈 앞의, 눈확 앞의)
endo- [éndou-]	안의, 내의(within, inner)	endoscope(내시경)
epi- [épi-]	위의, 앞의(above, upon)	epigastric(명치의, 상복부의)
ex- [ek-]	외형의(outward)	exophthalmos(눈돌출증)
extra- [ékstrə-]	밖의(outside of)	extraocular(눈바깥의, 안구외의)
hypo- [háipou-, háipə]	아래의(below)	hypogastric(아랫배의, 하복부의)
infra- [ínfrə-]	아래의(below, under)	infraorbital(눈확아래의, 안와하의, 안구내의)
inter- [íntəːr-]	사이의(between)	intervertebral(척추사이의, 추간의)
intra- [ìntrə-]	안의, 내의(inside, within)	intravenous(정맥내의) **+ 용어의 어원** TERMINOLOGY TIDBIT 접두사 ***inter-***와 ***intra-***는 흔히 혼란된다. 둘 다 라틴어에서 유래했으며, *intra*는 "안의" 그리고 *inter*는 "사이의"를 의미한다.
para- [pərά-, pǽrə]	옆에, 가까이(alongside, near)	paranasal(코곁의, 부비의)
peri- [péri-]	주위의, 가까이(around, near)	periodontal(치아주위의, 치주의)
retro- [rétrou-]	뒤의, 뒤에(backward, behind)	retroperitoneal(배막뒤의, 복막뒤의)
sub- [sʌb-]	아래의(beneath, under)	subcutaneous(피부밑의, 피하의)
supra- [sjúːprə-]	위의(above)	suprapubic(두덩위의, 치골상의)
trans- [trǽns-]	가로질러, 통하여(across, through)	transurethral(요도경유의, 경요도의)

수(number)나 양 측정을 뜻하는 접두사

Prefixes Indicating Numbers or Quantity Measurements

다음 접두사는 어근이나 접미사와 결합하여 수나 양 측정(양의 정도)을 나타낼 때 사용된다.

접두사	뜻	예(정의)
bi- [bai-]	둘(two)	bilateral(양쪽의, 양측의, 양면의)
di- [dai-]	둘(two)	diplegic(양쪽마비의)
hemi- [hémi-]	반(half)	hemiplegia(편마비, 반마비)
hyper- [háipər-]	지나친, 과도한 (excessive, more than normal)	hyperemesis(과다구토)
hypo- [háipou-, háipə]	불충분한 (insufficient, less than normal)	hypocalcemia(저칼슘혈증) **+ 용어의 어원** *TERMINOLOGY TIDBIT* 접두사 ***hypo-***는 종종 다른 뜻으로도 쓰인다. 그리스어 *hupo*에서 유래했으며, "아래"를 뜻하며, 정상 양보다 적다는 뜻으로도 쓰인다. 또한 다른 구조에서는 아래 위치를 뜻하기도 한다.
micro- [máikrou-]	작은(small)	microscope(현미경)
mono- [mánou-, mánə, mənά]	하나(one)	monoplegia(단일마비)
multi- [mʌ́lti-]	많은(many)	multigravida(다임신부)
nulli- [nʌ́li-]	없는(none)	nulligravida(미산부)
pan- [pæn-]	모든(all)	pansinusitis(온코곁굴염, 전부비동염)
poly- [páli-]	많은(many, much)	polyarteritis(여러동맥염, 다발동맥염)
primi- [prάimi-]	첫째(first)	primigravida(초임녀, 초임부)
quadri- [kwádri-]	넷(four)	quadriplegia(팔다리마비, 사지마비)
tri- [trái-]	셋(three)	triplegia(삼지마비)
ultra- [ʌ́ltrə-]	과한(excess)	ultrasound(초음파)
uni- [jú:ni-]	하나(one)	unilateral(한쪽, 편측)

사용하기 시간을 나타내는 접두사 사용하기 USE

시간을 나타내는 접두사 Prefixes Indicating Time

다음 접두사는 어근과 접미사와 함께 시간을 나타낼 때 사용된다.

접두사	뜻	예(정의)
ante- [ǽnti-]	이전의(before)	antepartum(분만전의, 산전의)
neo- [ní:ə-]	새로운(new)	neonate(신생아)
post- [poust-]	뒤의(after)	postpartum(분만후의, 산후의)
pre- [pri:-]	이전의(before)	premenstrual(첫월경전의)

사용하기 접두사로 더 많은 의학용어 만들기 USE

일반 접두사 General Prefixes

다음 일반 접두사는 이 접두사가 포함된 용어에 대한 일반적인 정보를 제공한다.

접두사	뜻	예(정의)
auto- [ɔ́:tou-, ɔ́:tə]	자신의(self)	autograft(자가이식)
eu- [ju:-]	정상의, 좋은(normal, good)	eupnea(정상호흡) **+ 용어의 어원** TERMINOLOGY TIDBIT 접두사 ***eu-***는 그리스어 *eu*에서 유래했으며 일반적인 긍정의 뜻을 가지고 있다. "좋은, 정상" 또는 "잘"의 뜻으로 해석이 된다. 반대어로 *dys-*가 있다.
hetero- [hétəròu-, hetərɑ́]	다른(different)	heterograft(이종이식)
homo- [hóumou-, hóumə]	같은(same)	homograft(동종이식)
per- [pə́:r-]	-을 통하여(through)	percutaneous(피부경유의, 경피의)

A. 접두사의 분류 알기 Recognizing Categories of Prefixes

다음 각 빈칸에 접두사가 소속한 분류와 뜻을 쓰시오. 여기서 접두사의 분류는 질병/비정상 접두사, 방향/신체 위치 접두사, 수 접두사, 시간의 접두사 4종류가 있다.

	접두사	뜻	분류
1.	dys-	______	______
2.	hypo-	______	______
3.	nulli-	______	______
4.	brady-	______	______
5.	an-	______	______
6.	neo-	______	______
7.	inter-	______	______
8.	post-	______	______
9.	macro-	______	______
10.	peri-	______	______
11.	epi-	______	______
12.	anti-	______	______

B. 짝지우기 Matching

다음 접두사를 그 뜻과 짝을 지어라.

______	1. auto-	A. 같은(same)
______	2. poly-	B. 넷(four)
______	3. per-	C. 빠른(fast, rapid)
______	4. homo-	D. 많은(many)
______	5. eu-	E. 첫째(first)
______	6. pan-	F. 안의(내의, inside, within)
______	7. primi-	G. 자가의, 자신의(self)
______	8. quadri-	H. 다른(different)
______	9. intra-	I. 과한, 정상을 넘은(excessive, above normal)
______	10. hetero-	J. 정상의, 좋은(normal, good)
______	11. hyper-	K. 모든(all)
______	12. tachy-	L. -을 통하여(through)

C. 의학용어 만들기 *Build Medical Terms*

이제부터 접두사를 이용하여 실제 의학용어를 만들어 보자. 아래에 어근과 접미사가 결합된 용어들이 제시되어 있는데, 이 용어에 접두사를 첨가해서 의학용어를 만드는 연습을 해 보아라.

어근 + 접미사	뜻
-cardia	심장(heart)
-carditis	심장염(heart inflammation)
-cellular	세포의(pertaining to cells)
-dermal	피부의(pertaining to skin)
-graft	피부이식(skin graft)
-lateral	쪽의(pertaining to the side)
-operative	작동(operation)
-para	임산부(woman who has given birth)
-pepsia	소화(digestion)
-phagia	삼킴(eating)
-plegia	마비(paralysis)
-pnea	호흡(breathing)
-scapular	어깨의(견갑골의, pertaining to the scapula)
-trophy	발생(development)
-uria	소변의 상태(condition of the urine)

1. 빠른맥(빈맥, fast heart) tachy / cardia
2. 느린맥(서맥, slow heart) brady / cardia
3. 심[장]내막염(inflammation inside the heart) endo / carditis
4. 심장막염(inflammation around the heart) peri / carditis
5. 전층심[장]염(inflammation of the entire heart) pan / carditis
6. 세포내의(pertaining to inside the cell) intra / cellular
7. 세포외의(pertaining to outside the cell) extra / cellular
8. 다세포의(pertaining to several cells) multi / cellular
9. 단세포의(pertaining to one cell) uni / cellular
10. (진)피내의(pertaining to within the skin) intra / dermal

연습문제 PRACTICE

11. 피부밑의(피하의, pertaining to beneath the skin) sub / dermal

12. 표피의(pertaining to above the skin) epi / dermal

13. 동종이식(graft from same source) homo / graft

14. 이종이식(graft from other source) hetero / graft

15. 자가이식(graft from self) allo / graft

16. 양쪽의(양측의, pertaining to two sides) bi / lateral

17. 한쪽의(pertaining to one side) uni / lateral

18. 수술전의(before an operation) pre / operative

19. 수술후의(after an operation) post / operative

20. 수술중의(within an operation) intra / operative

21. 초산녀(first birth) primi / para

22. 미분만부(no births) nulli / para

23. 다산부(many births) multi / para

24. 못삼킴증(연하불능[증], no eating) a / phagia

25. 삼킴곤란(연하곤란, abnormal eating) dys / phagia

26. 다식증(eating too much) poly / phagia

27. 소화불량(without digestion) a / pepsia

28. 소화곤란(abnormal digestion) dys / pepsia

29. 느린소화(slow digestion) brady / pepsia

30. 위축증(without development) a / trophy

31. 이상증(abnormal development) dys / trophy

32. 반신마비(편마비, half paralysis) hemi / plegia

33. 팔다리마비(사지마비, four paralysis) quadri / plegia

34. 단일마비(one paralysis) mono / plegia

35. 무호흡(no breathing) a / pnea

36. 정상호흡(normal breathing) eu / pnea

37. 빠른호흡(빈호흡, fast breathing) tachy / pnea

38. 느린호흡(서호흡, slow breathing)	brady / pnea
39. 과다호흡(excessive breathing)	hyper / pnea
40. 호흡저하(deficient breathing)	hypo / pnea
41. 어깨[뼈]아래의(견갑하의, below the scapula)	infra / scapular
42. 어깨[뼈]위의(견갑상의, above the scapula)	supra / scapular
43. 어깨뼈밑의(견갑골하의, beneath the scapula)	sub / scapular
44. 무뇨(condition of no urine)	an / uria
45. 다뇨(condition of much urine)	poly / uria
46. 배뇨장애(condition of abnormal urine)	dys / uria

4

해부학용어

Anatomical Terminology

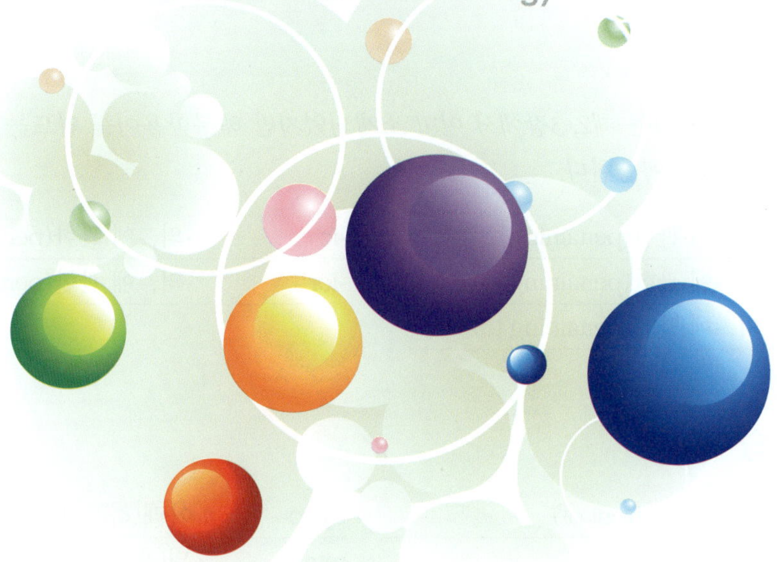

해부학 관련 결합형 *Anatomical Combining Forms*

결합형	뜻
abdomin/o	배(복부, abdomen)
anter/o	앞, 이마(전, 전두 front)
brachi/o	팔, 위팔(상지, arm)
caud/o	꼬리(미, tail)
cephal/o	머리(두, head)
cervic/o	목(경부, neck)
chondr/o	연골(cartilage)
crani/o	머리뼈(두개골, skull)
cubit/o	팔꿈, 팔꿈치(elbow)
dist/o	먼(원위, farthest; 구조물의 시작점으로부터 떨어진)
dors/o	등(배, back)
femor/o	넙다리뼈(대퇴골, femur, thigh bone)
gastr/o	위(stomach)
genit/o	생식의, 생식기관의(genitals)
glute/o	볼기, 궁둥이(둔부, buttocks)
infer/o	밑, 아래(하, below, lower)
inguin/o	샅굴(서혜, groin)
later/o	쪽, 측; 면; 곁, 부(side)
lumb/o	허리(요, low back)
medi/o	중간, 중앙(middle)
nas/o	코; 코안(비강, nose)
orbit/o	눈확(안와, eye socket)
or/o	입, 입안(구강, mouth)
ot/o	귀(이, ear)
patell/o	무릎뼈(슬개골, patella, kneecap)
proxim/o	가까운(근위, nearest; 구조물의 시작점에 가까운)
pelv/o	골반(pelvis)

poster/o	등(배, back)
thorac/o	가슴(흉부, chest)
scapul/o	어깨뼈(견갑골, scapula, shoulder blade)
spin/o	가시(극, spine), 척추, 척주
stern/o	복장뼈(흉골, sternum, breast bone)
super/o	위쪽의(상부의, above, upper)
ventr/o	배(복부, belly), 힘살
vertebr/o	척추뼈(척추골, vertebra, back bone)

접미사 복습 *Suffix Review*

아래의 접미사와 접두사는 제2, 3장에서 이미 소개되었지만 해부학용어를 만드는 데 특히 중요하기 때문에 이 장에서 다시 복습한다.

-al	-의, -에 관한(pertaining to)
-ar	-의, -에 관한(pertaining to)
-iac	-의, -에 관한(pertaining to)
-ic	-의, -에 관한(pertaining to)
-ior	-의, -에 관한(pertaining to)

접두사 복습 *Prefix Review*

ante-	앞(전방, in front of)
epi-	위(상부, above)
hypo-	아래(하부, below)
retro-	뒤(후방, behind)

보여주기 환자의 해부학자세의 모습 보여주기 VISUALIZE

해부학자세 *Anatomical Position*

몸의 자세, 방향 용어의 사용 등을 기술할 때 **해부학자세(anatomical position)**로 나타낸다(>그림 4.1). 그러므로 환자의 실제 자세로 나타낼 필요가 없다. 환자가 누워 있든지 앉아 있든지 혹은 건강한 사람이 환자의 옆에 있든지 문제가 되지 않는다. 특별한 언급이 없다면 해부학자세는 환자가:

+ 용어의 어원 *TERMINOLOGY TIDBIT*

anatomy는 두 개의 그리스어의 결합형으로 "떨어져서, 개별적으로(apart)"를 뜻하는 *ana*와 "자르다, 절단하다(to cut)"를 뜻하는 *tome*에서 왔다. 신체의 내부 구조를 한 부분씩 나누어 인체를 공부하기 위해 이 단어가 사용되었다.

- 똑바로 선다.
- 다리(leg)를 약간 벌린다.
- 발(foot)은 앞을 향한다.
- 팔(arm)은 내려뜨린다.
- 손바닥(palm)이 앞을 향하도록 한다.
- 눈(eye)은 똑바로 앞을 응시하는 자세이다.

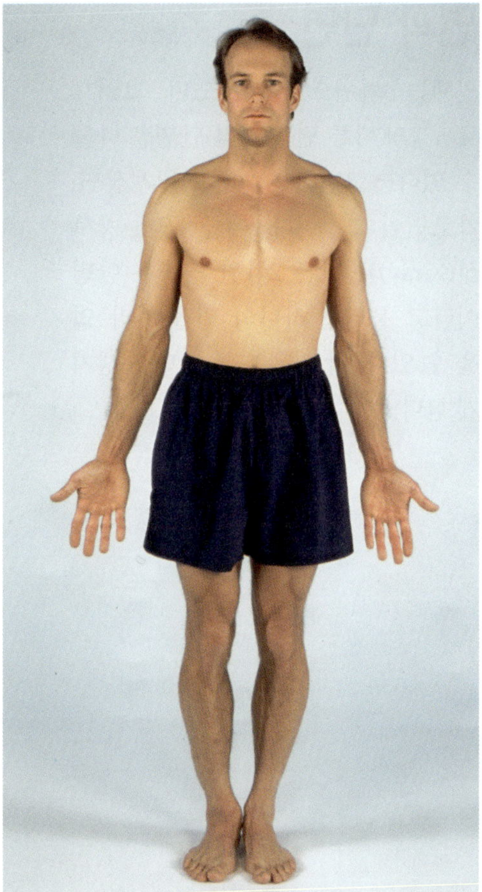

>그림 4.1 **해부학자세.** 똑바로 서서, 다리를 약간 벌린 채 발은 앞을 향하고, 팔은 자연스럽게 내려 손바닥이 앞을 향하도록 하며, 눈은 똑바로 앞을 응시하는 상태를 말한다.

면과 단면 *Planes and Sections*

인체는 3차원으로 되어 있다. 그러므로 3개의 다른 면을 따라 단면을 나눌 수 있다(>그림 4.2). 이마면, 시상면, 가로면이 그것이다. 예를 들어, 방사선(X-ray)과 같은 2차원 영상은 단면이라고 불리는 하나의 면을 따라 얻을 수 있다. 각 면은 다른 단면을 생기게 한다.

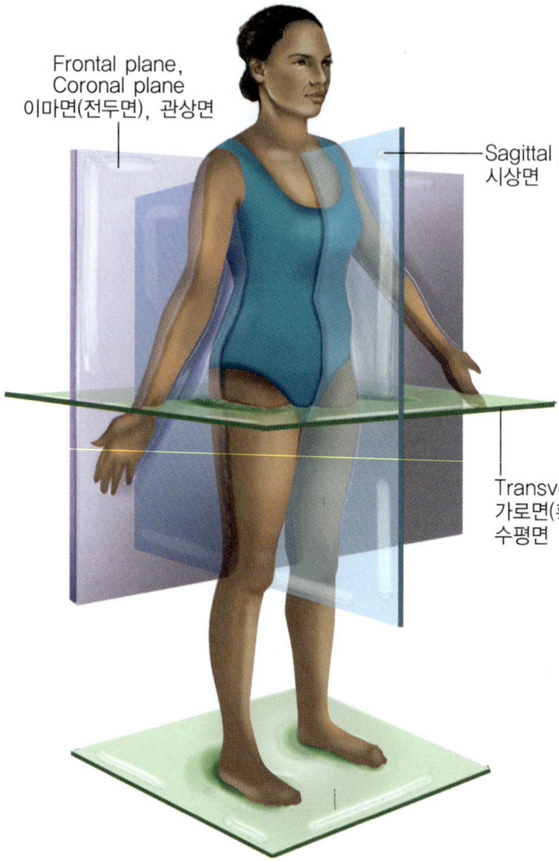

>그림 4.2 **인체의 면.** 시상면(sagittal plane)은 몸을 앞뒤로 지나며 좌우로 나누는 면을, 이마면(관상면, frontal plane)은 몸의 좌우로 지나며 앞뒤로 나누는 면을, 가로면(수평면, transverse plane)은 지표면과 평행한 면을 나타낸다.

1. **이마면(전두면, frontal plane)** 또는 **관상면(coronal plane):** 한쪽 옆면에서 다른 쪽 옆면으로 통과하는 수직면으로, 몸을 앞과 뒤쪽(전후)으로 나누는 면이다. 이마면으로 자르면 **이마단면(전두면, frontal section)** 혹은 **관상단면(coronal section)**이 생긴다(>그림 4.3A).

2. **시상면(sagittal plane):** 앞에서 뒤쪽으로 통과하는 수직면을 말하며, 몸을 오른쪽과 왼쪽(좌우)으로 나누는 면으로, 특히 인체를 좌우 대칭이 되도록 나누는 면을 정중시상면(midsagittal plane, median plane)이라고 한다. 시상면으로 자르면 **시상단면(sagittal section)**이 생긴다(>그림 4.3B).

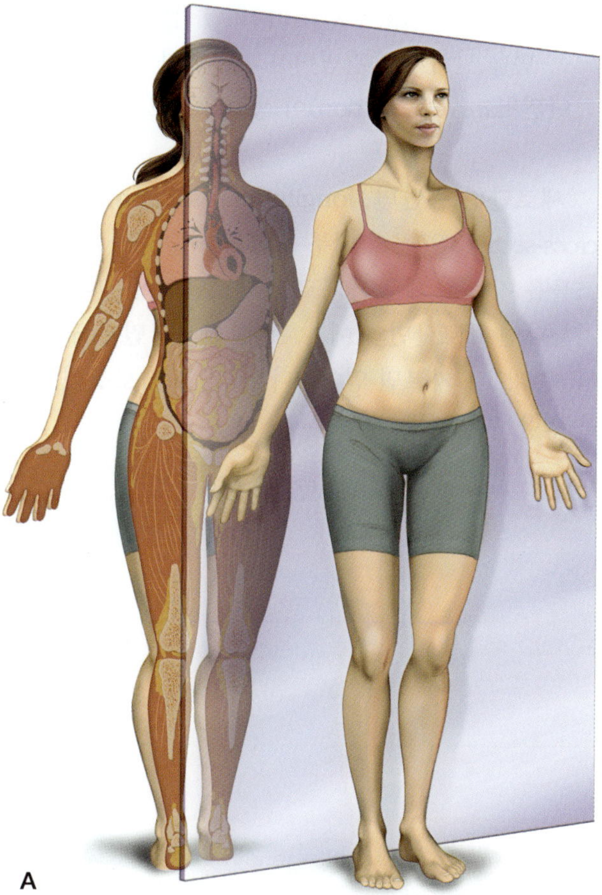

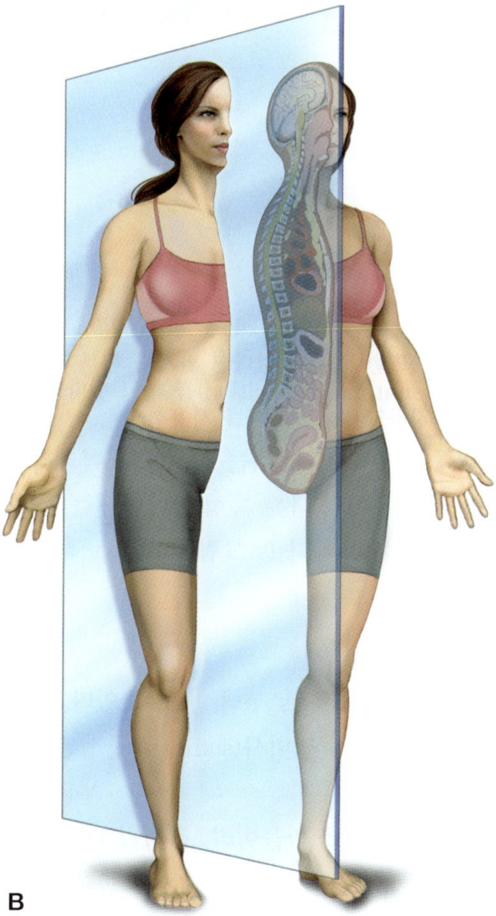

>그림 4.3 그림은 어떻게 인체의 단면이 다르게 만들어지는가를 보여준다. (A) 이마면(전두면; 관상면, frontal or coronal section), (B) 시상면(sagittal section), (C) 가로면(횡단면; 수평면, transverse plane).

3. 가로면(횡단면, transverse plane): 몸을 위 · 아래(상하)로 나누는 면을 말하며 수평면이라고도 한다. 수평면으로 자르면 **가로단면(transverse section)**이 생긴다(>그림 4.3C).

세로단면(종단면, longitudinal section)과 **가로단면(횡단면, cross-section)**은 몸의 내부 모습을 기술하는 데 종종 사용된다. 구조물을 장축을 세로로 자르면 세로단면이 얻어진다. 팔을 세로로 자른다면 세로단면의 예가 된다. 가로단면은 구조물의 장축을 따라 수직으로 자르면 얻어진다. 위팔을 가로질러 자르면 가로단면을 얻을 수 있다.

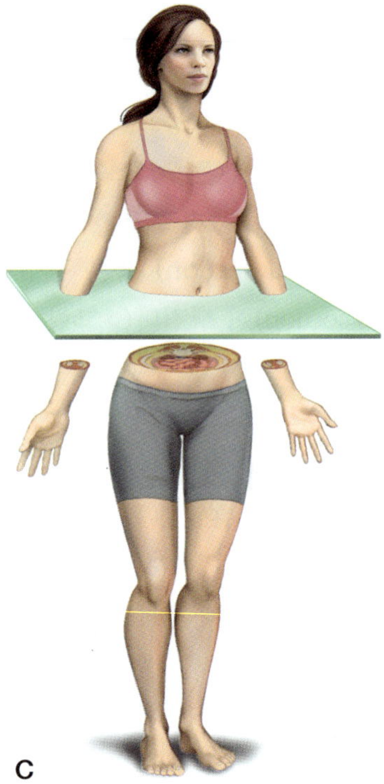

C

용어의 사용 방향과 관련된 용어를 정확하게 사용하기 USE

방향 용어 *Directional Terminology*

방향에 대한 용어는 다른 구조물에 대한 상대적인(relative) 어떤 구조물을 가리킨다. 예를 들어, 심장(heart)은 위(stomach)보다 위쪽에 있다. 이들 두 기관의 위치는 다음과 같이 상대적으로 나타낼 수 가 있다. "심장은 위보다 위쪽에 있다거나, 위는 심장보다 아래쪽에 있다"라고 나타낼 수가 있다(>그림 4.4). 이들 예는 방향에 대한 용어의 다른 특성을 나타내는데, 두 번째 용어는 첫 번째 사용된 단어와 반대의 뜻을 나타내는 용어가 사용된다.(>그림 4.4)

+ 용어의 어원 *TERMINOLOGY TIDBIT*

특별한 언급이 없다면 환자가 해부학자세(anatomical position)를 하고 있다고 가정하고, 방향 용어를 사용한다.

방향에 대한 용어 만들기 *Building Direction Terms*

대부분의 방향에 대한 용어는 라틴형의 용어이므로 낱말 요소(word parts)로부터 만들 수 있다. 이들 용어는 어근(word root)과 *-ic, -ior* 혹은 *-al(-의, -에 관한)* 같은 형용사형 접미사(suffix)로 구성된다.

다음에 주어진 어근과 접미사를 사용하여 해당하는 방향에 대한 용어를 만들어라. 용어가 단순히 정의된 낱말 요소만으로 구성되어 있지는 않다.

1. anter/o + -ior

a. 앞의(전면의, pertaining to front) anter / ior

2. caud/o + -al

a. 꼬리의(미측의, pertaining to the tail) caud / al

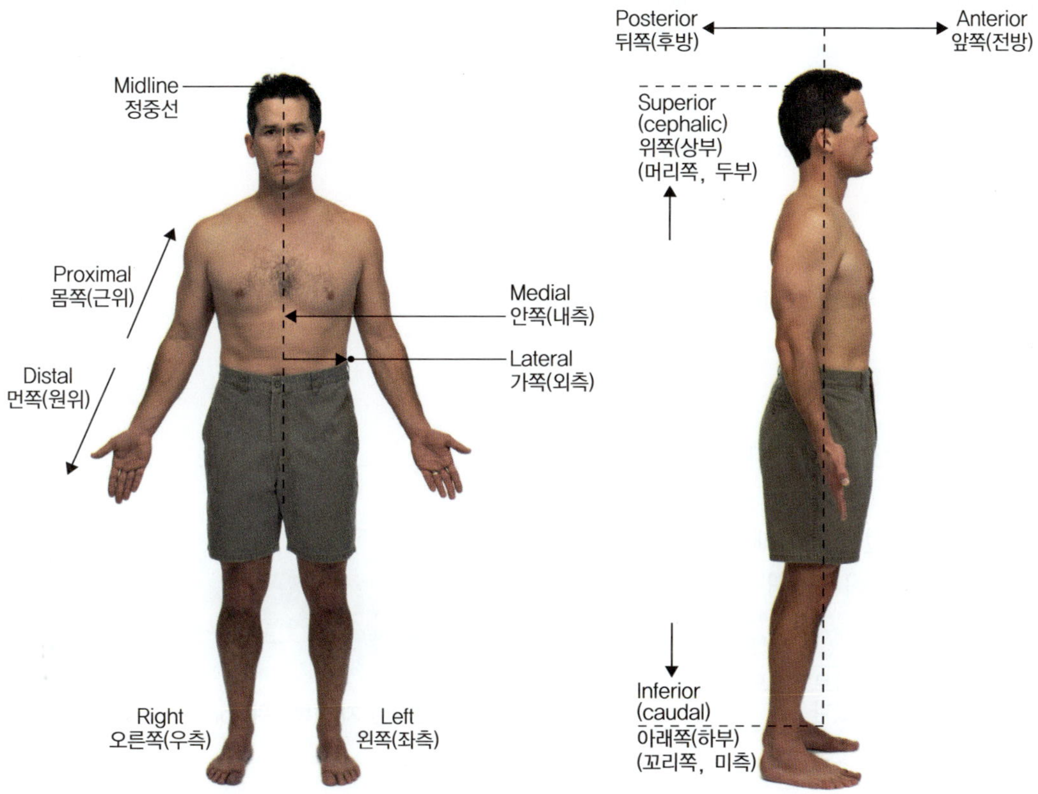

>그림 4.4 **방향의 용어를 설명하기 위한 몸의 앞면(전면)과 옆면(측면)의 모습**

3. cephal/o + -ic

a. 머리의(두측의, pertaining to the head) cephal / ic

4. **깊은(deep)** 표면으로부터 보다 아래를 뜻하는 용어

5. dist/o + -al

a. 먼쪽의(원위의, pertaining to farthest; 물체의 중심으로부터 멀리 떨어진) dist / al

6. dors/o + -al

+ 용어의 어원 *TERMINOLOGY TIDBIT*

*dors/o*이라는 단어는 라틴어로 "등(배)"을 뜻하는 *dorsum*에서 왔다.

a. 뒤쪽의(배측의, pertaining to back; 몸의 뒷면) ______ dors / al ______

7. infer/o + -ior

a. 아래의, 밑의(하부의, pertaining to below) ______ infer / ior ______

8. later/o + -al

a. 가쪽의(외측의, pertaining to the side) ______ later / al ______

9. medi/o + -al

a. 중앙의, 중심의(pertaining to the middle) ______ medi / al ______

10. poster/o + -ior

a. 뒤쪽의(배측의, pertaining to back) ______ poster / ior ______

11. **엎드린(prone)** 얼굴을 아래로 하고 누운 자세를 뜻하는 용어(>그림 4.5A)

+ 용어의 어원 *TERMINOLOGY TIDBIT*

prone라는 단어는 라틴어로 "앞으로(전방으로)"를 뜻하는 *pronus*에서 왔다.

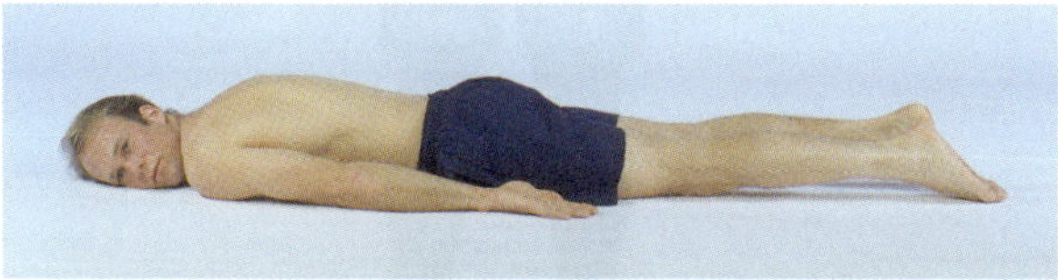

>그림 4.5A 엎드린 자세(복와위, prone position)

12. proxim/o + -al

a. 몸쪽의
(근위의, pertaining to nearest; 물체가 시작하는) ______ proxim / al ______

13. **표면의(superficial)** 표면 가까이를 뜻하는 용어

14. super/o + -ior

a. 위의(상부의, pertaining to above) ______ super / ior ______

15. **바로누운(supine)** 얼굴을 위로 향하여 누운 자세를 뜻하는 용어(>그림 4.5B)

용어의 어원 *TERMINOLOGY TIDBIT*

supine라는 단어는 라틴어로 "뒤쪽으로(후방으로)"를 뜻하는 *supinus*에서 왔다.

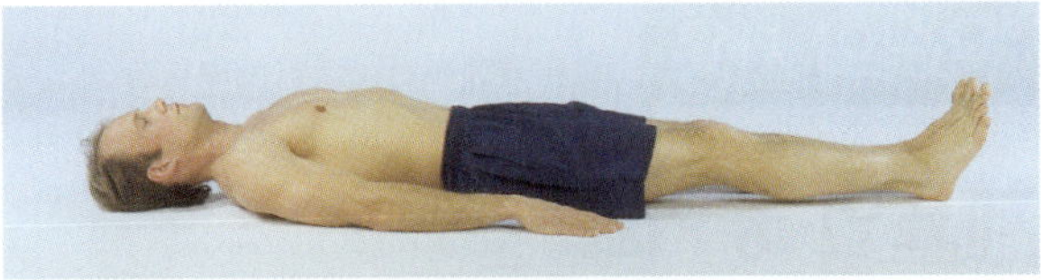

>그림 4.5B 바로누운 자세(앙와위, supine position)

---

16. ventr/o + -al

용어의 어원 *TERMINOLOGY TIDBIT*

ventr/o라는 단어는 라틴어로 "배(복부)"를 뜻하는 *venter*에서 왔다.

a. 배의(복부의, pertaining to belly) ventr / al

체표면 용어 *Body Surface Terminology*

신체의 다른 부위의 이름을 쉽고 정확하게 확인할 수 있도록, 각 신체 부위의 명칭을 나타내었다. 예를 들어, 복장부위(sternal region)는 복장뼈(흉골, sternum), 배부위(복부, abdominal region)는 배안(복강, abdominal cavity)으로 표기하였다(>그림 4.6).

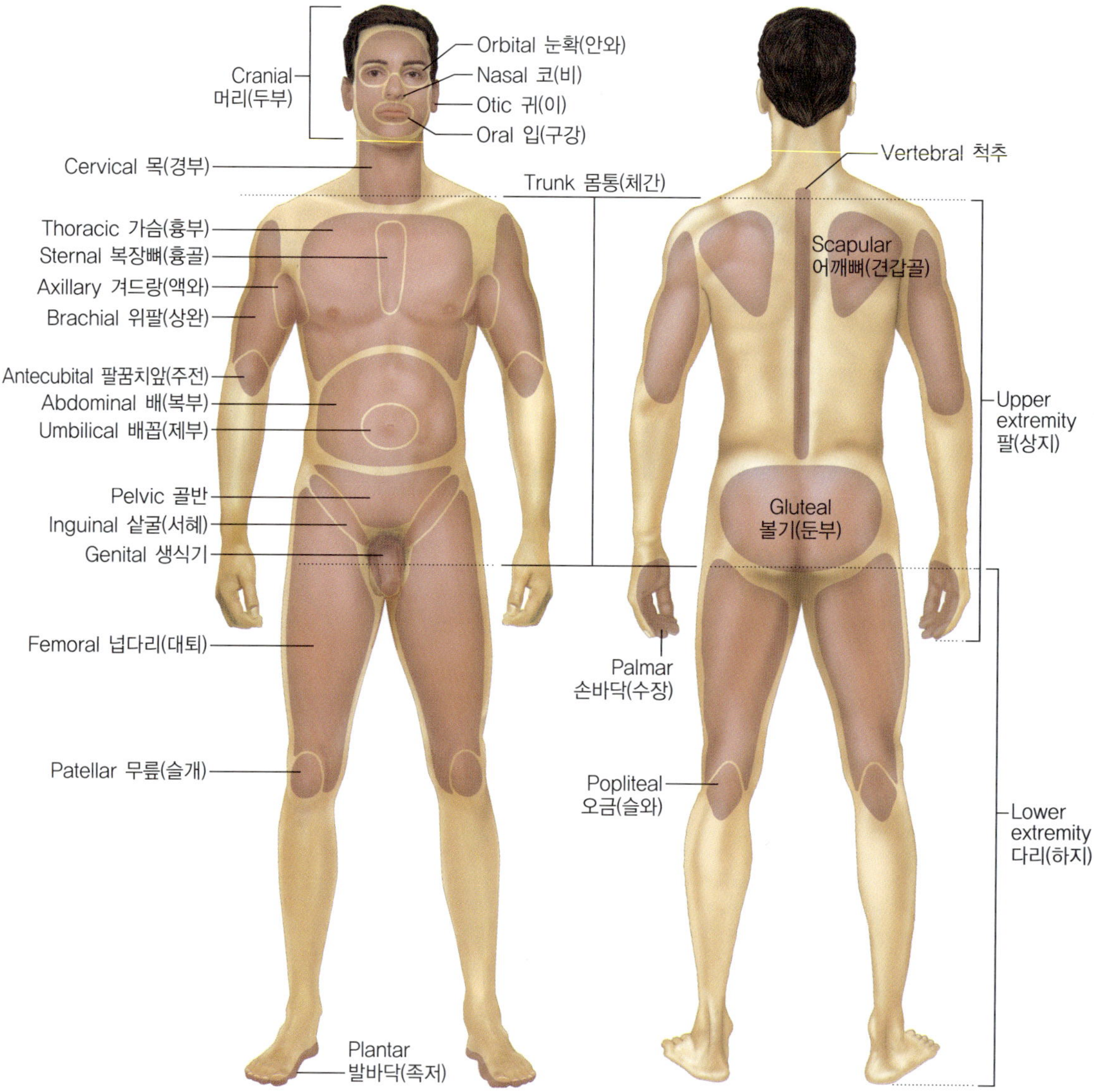

>그림 4.6 신체 부위의 위치를 설명하기 위한 몸의 앞면(전면)과 뒷면(후면)의 모습

체표면 용어 만들기 *Building Body Surface Terms*

방향에 관한 용어들과 많은 체표면 용어들은 어근과 접미사로 이루어진 라틴어 형태의 단어이다.

아래의 어근과 접미사를 이용하여 체표면 부위에 일치하는 용어를 만들어라. 단순히 정의된 낱말 요소로만 구성되어 있지는 않다. 제시된 용어의 일부는 낱말 요소로부터 구성되지 않았다는 점에 유의하라.

1. abdomin/o + -al

+ 용어의 어원 *TERMINOLOGY TIDBIT*

> 일반용어 대신 의학용어를 사용하는 것이 의학용어 학습에 있어서 매우 중요하다. 실제로 많은 사람들이 배(복부, *abdomen*: 신체의 부위 body region)를 뜻할 때 위(*stomach*: 기관 organ)라고 잘못 표현하기도 한다.

a. 배의(복부의, pertaining to the abdomen) abdomin / al

2. ante- + cubit/o + -al

a. 팔꿈치 앞의(pertaining to in front of the elbow) ante / cubit / al

3. **겨드랑의(액와의, axillary)** 겨드랑 밑부위를 뜻하는 용어

4. brachi/o + -al

a. 팔의(상지의, pertaining to the arm) brachi / al

5. cervic/o + -al

a. 목의(경부의, pertaining to the neck) cervic / al

6. crani/o + -al

a. 머리뼈의(두개골의, pertaining to the skull) crani / al

7. femor/o + -al

a. 넙다리의, 넓적다리의
(대퇴의, pertaining to the femur/thigh) femor / al

8. genit/o + -al

a. 생식기의(외음부의, pertaining to the genitals) genit / al

9. glute/o + -al

a. 볼기의(둔부의, pertaining to the buttocks) glute / al

10. inguin/o + -al

a. 샅부위의(서혜부의, pertaining to groin) inguin / al

11. **다리(하지, lower extremity)** 다리 전체를 뜻하는 구문

12. nas/o + -al

a. 코의(비강의, pertaining to the nose) nas / al

13. orbit/o + -al

a. 눈확의(안와의, pertaining to the eye socket) orbit / al

14. or/o + -al

a. 입의(구강의, pertaining to the mouth) or / al

15. ot/o + -ic

a. 귀의(pertaining to the ear) ot / ic

16. **손바닥의(수장의, palmar)** 손바닥을 뜻하는 용어

17. patell/o + -ar

a. 무릎의(슬개의, pertaining to the kneecap) patell / ar

18. pelv/o + -ic

a. 골반의(pertaining to the pelvis) pelv / ic

19. **발바닥의(plantar)** 발바닥을 뜻하는 용어

20. **오금의(슬와의, popliteal)** 무릎 뒤쪽의 주름진 부위를 뜻하는 용어

21. thorac/o + -ic

a. 가슴의(흉부의, pertaining to the chest) thorac / ic

22. scapul/o + -ar

a. 어깨뼈의(견갑골의, shoulder blade) scapul / ar

23. stern/o + -al

a. 가슴뼈의(pertaining to breast bone) stern / al

24. **몸통(체간, trunk)** 머리와 팔다리를 제외한 몸통(torso)을 뜻하는 용어

25. **배꼽의(제부의, umbilical)** 배꼽(navel) 주위 부위를 뜻하는 용어

26. **팔의(상지의, upper extremity)** 팔 전체를 뜻하는 구문

27. vertebr/o + -al

a. 척추뼈의(추골의, vertebra/back bone) vertebr / al

배치하기 몸안(체강, body cavity)의 내부 기관들을 정확히 배치하기 *PLACE*

몸안(체강) *Body Cavities*

인체의 주요 기관 혹은 **내장(viscera)**은 네 개의 몸안(체강, body cavity) 중 하나에 위치한다(>그림 4.7). **머리뼈안(두개강, cranial cavity)**과 **척주안(척주강, spinal cavity)**은 등쪽 공간에, **가슴안(흉강, thoracic cavity)**과 **배골반안(배골반강, abdominopelvic cavity)**은 배쪽 공간에 위치한다. 몸안에 위치한 기관(organ)들은 보통 보호막 주머니에 싸여 있다.

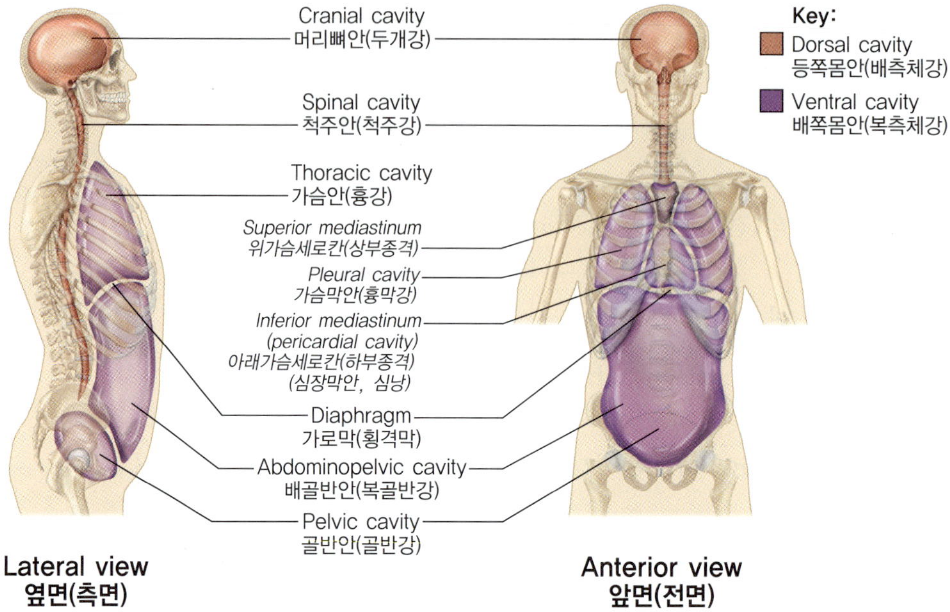

>그림 4.7 등쪽몸안(배측체강, dorsal cavity: 붉은색)과 배쪽몸안(복측체강, ventral cavity: 보라색)

용어	설명
Cranial [kréiniəl] 머리의(두부의) crani/o = 머리뼈(두개골) -al = -에 관한	등쪽공간(배측체강, dorsal cavity). 머리뼈안에는 뇌(brain)가 위치하며, 뇌는 **뇌막(수막, meninges)**으로 둘러싸여 보호를 받는다.
Spinal [spáinl] 척추뼈의 spin/o = 등뼈, 척주 -al = -에 관한	등쪽공간(배측체강, dorsal cavity). 척주관 속에 척수(spinal cord)를 수용하고 있으며, 척수는 뇌막에 의해 보호를 받는다.
Thoracic [θɔːrǽsik] 가슴의 thorac/o = 가슴, 흉곽 -ic = -에 관한	가슴안(흉강)은 배쪽몸안(복측체강)의 위쪽에 위치하며, 갈비뼈와 배골반안에서 배안과 가슴안을 구분하는 **가로막(횡격막, diaphragm)**에 의해 둘러싸여 있으며, 허파(폐, lung), 심장(heart), 식도(esophagus), 기관(trachea), 대동맥(aorta) 그리고 가슴샘(흉선, thymus gland) 등이 위치한다. 가슴안은 중앙부위와 바깥쪽의 두 부분으로 되어 있다. ■ **가슴세로칸(종격, mediastinum):** 가슴안의 중심부위로 심장, 식도, 기관, 대동맥 그리고 가슴샘이 있으며, 심장은 심장막(심낭, pericardial sac)에 둘러싸여 있다. ■ **가슴막안(흉막강, pleural cavity):** 가슴안의 양쪽 부위로 허파(폐, lung)가 위치하며, 허파를 보호하는 주머니(낭, sac)를 **가슴막(흉막, pleura)**이라 한다.

용어	설명
Abdominopelvic [æbdáminɔpélvik] 배골반의 abdomin/o = 배(복부) pelv/o = 골반 -ic = -에 관한	배골반안(abdominopelvic cavity)은 두 개의 배쪽몸안 중 아래쪽에 해당하며, 보통 배안과 골반안으로 나뉘지지만 구조적으로 명확한 경계는 없으며, 배골반안의 기관들은 **복막(배막, peritoneum)**으로 덮여 있어 보호를 받고 있다. ■ **배안(복강, abdominal cavity):** 위(stomach), 간(liver), 쓸개(담낭, gallbladder), 지라(비장, spleen), 이자(췌장, pancreas) 그리고 잘록창자(곧창자, colon) 및 창자(장, intestine)의 일부가 들어 있다. ■ **골반안(골반강, pelvic cavity):** 방광(urinary bladder), 요관(ureter), 요도(urethra)와 잘록창자 및 창자의 일부는 남녀 모두에 존재하지만, 여자의 경우는 자궁(uterus), 난소(ovary), 자궁관(난관, fallopian tube) 그리고 질(vagina)이 있으며, 남자의 경우는 전립샘(prostate gland), 정낭(seminal vesicle), 망울요도샘(구요도선, bulbourethral gland) 그리고 정관(vas deferens)의 일부가 들어 있다.

배골반안 주요 기관(장기, organ) 중 콩팥(신장, kidney)은 복막 바깥쪽에 위치하고 있다. 콩팥은 갈비뼈 바로 밑 척주뼈 앞에 위치한다. 복막 뒤에 위치하기 때문에 *배막뒤기관(복막후장기, retroperitoneal organ)*이라고 한다.

용어의 사용

배골반안을 설명하기 위하여 해부학적 분할 혹은 임상적 분할을 사용한다. USE

배골반안의 분할 Divisions of the Abdominopelvic Cavity

배골반안(abdominopelvic cavity)은 매우 크기 때문에 보통 **임상적 분할(clinical division)**과 **해부학적 분할(anatomical division)** 두 가지 방법으로 부위(region)를 나눈다.

배골반안을 임상적 분할로 나눌 때는 배꼽(제, navel)을 중심으로 열십자로 사분역(quadrant)으로 똑같이 나눈다(>그림 4.8). 각 사분역은 위치에 따라서 다음과 같이 나타낸다.

- **오른쪽위사분역(우상사분역, right upper quadrant; RUQ):** 간의 오른엽(간의 대부분), 오른콩팥(우신장), 오른쪽 요관의 윗부분, 이자(췌장, pancreas)의 일부분, 쓸개(담낭, gallbladder) 그리고 잘록창자(결장, colon) 및 창자(장, intestine)의 일부가 있다.
- **오른쪽아래사분역(우하사분역, right lower quadrant; RLQ):** 오른쪽 요관의 아랫부분, 잘록창자 및 창자의 일부, 막창자꼬리(충수, appendix), 오른쪽 난소와 자궁관(여성) 그리고 오른쪽 정관과 정낭(남성)이 들어 있다.
- **왼쪽위사분역(좌상사분역, left upper quadrant; LUQ):** 위(stomach), 지라(비장, spleen), 간의 왼엽(간의 일부분), 이자의 대부분, 왼콩팥(좌신장), 왼쪽 요관의 윗부분 그리고 잘록창자 및 창자의 일부가 들어 있다.

■ **왼쪽아래사분역(좌하사분역, left lower quadrant; LLQ):** 왼쪽 요관의 아랫부분, 잘록창자 및 창자의 일부, 구불잘록창자(S자결장, sigmoid colon), 왼쪽 난소와 자궁관(여성) 그리고 왼쪽 정관과 정낭(남성)이 들어 있다.

방광, 곧창자, 자궁(여성) 그리고 전립샘(남성)은 정중선(midline)에 걸쳐 있는 기관이므로 사분역 한 곳에만 수용되어 있는 것은 아니다.

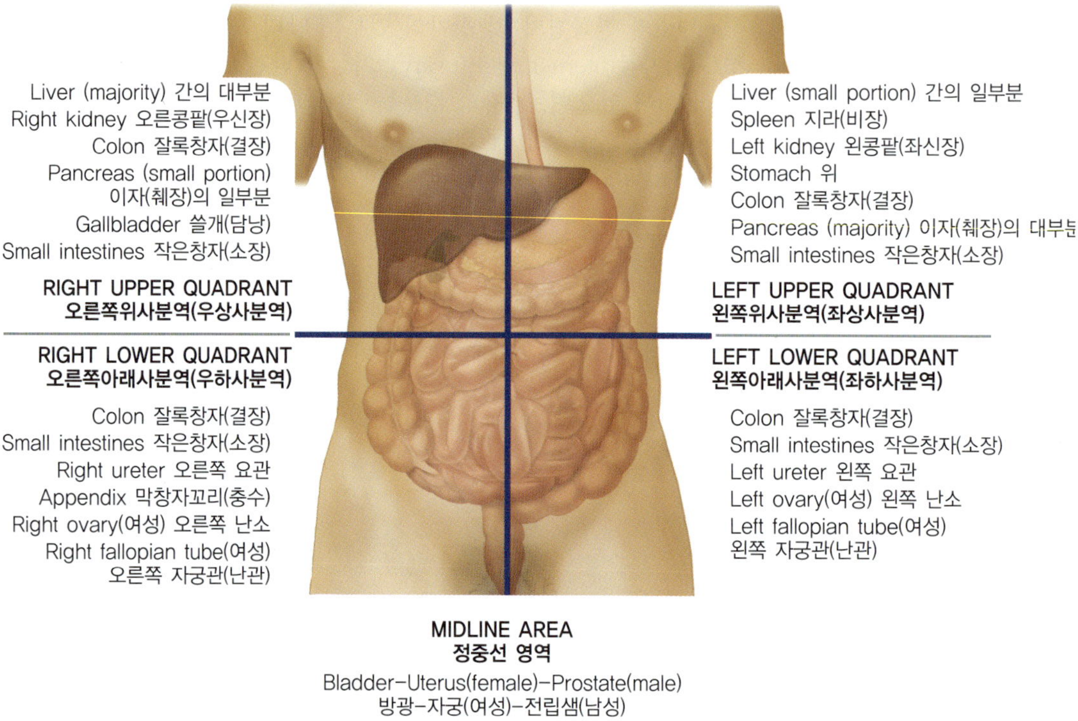

>그림 4.8 **배(복부, abdomen)의 임상적 분할.** 배골반안(abdominopelvic cavity)은 네 부분으로 나뉜다.

해부학적 분할은 더 세분화되어 배골반안으로 나뉘어 있다(>그림 4.9). 9개의 부위는 다음과 같다.

■ **오른갈비밑부위[우늑하부, right hypochondriac**(hypo- = -밑, -아래; chondr/o = 연골; -iac = -에 관한)**]:** 연골과 복장뼈(흉골, sternum)가 연결된 갈비뼈 선에서 오른쪽 부위.

■ **명치부위[상복부, epigastric**(epi- = -위의; gastr/o = 위; -ic = -에 관한)**]:** 배꼽주위 바로 위쪽, 위(stomach)가 위치하는 가운데 부위.

■ **왼갈비밑부위(좌늑하부, left hypochondriac):** 윗줄의 왼쪽 부위.

■ **오른허리부위[우요부, right lumbar**(lumb/o = 등의 아래쪽); -ar = -에 관한)**]:** 가운데 열 오른쪽 허리의 잘록한 부위.

■ **배꼽부위(제부, umbilical):** 배꼽(제, navel)이 있는 가운데 열의 중앙 부위로; *배꼽(umbilicus)*이라고도 함.

■ **왼허리부위(좌요부, left lumbar):** 가운데 열의 왼쪽 부위.

■ **오른엉덩부위[우장골부, right inguinal**(inguin/o = 샅, 서혜; -al = -에 관한)**]:** 샅(groin) 부근의 아래 열 오른쪽 부위.

■ **아랫배부위[하복부, hypogastric**(hypo- = -아래의; gastr/o = 위; -ic = -에 관한)**]:** 아래 열의 중앙 부위.

■ **왼엉덩부위(좌장골부, left inguinal) :** 아래 열의 왼쪽 부위.

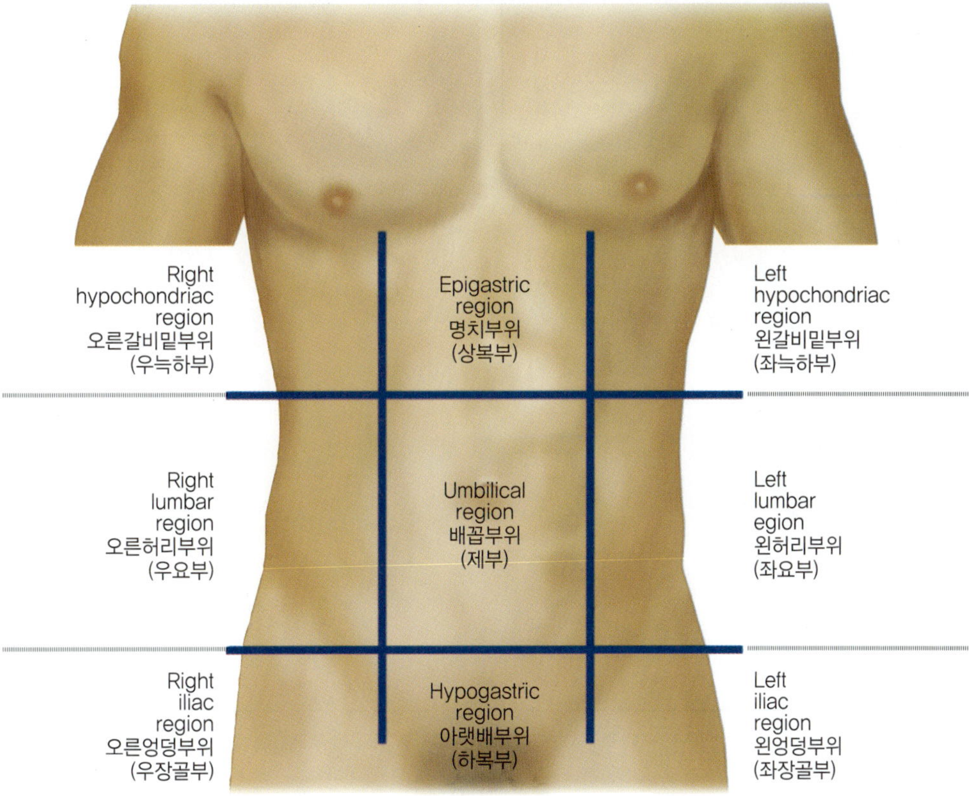

>그림 4.9 **배(복부, abdomen)의 해부학적 분할:** 배골반안(abdominopelvic cavity)은 9부분으로 나뉜다.

A. 명칭쓰기 연습–표면해부학 *Labeling Exercise–External Surface Anatomy*

다음 그림에서 번호에 해당하는 각 구조의 명칭을 쓰고, 공간을 적절히 활용하여 결합형을 쓰라.

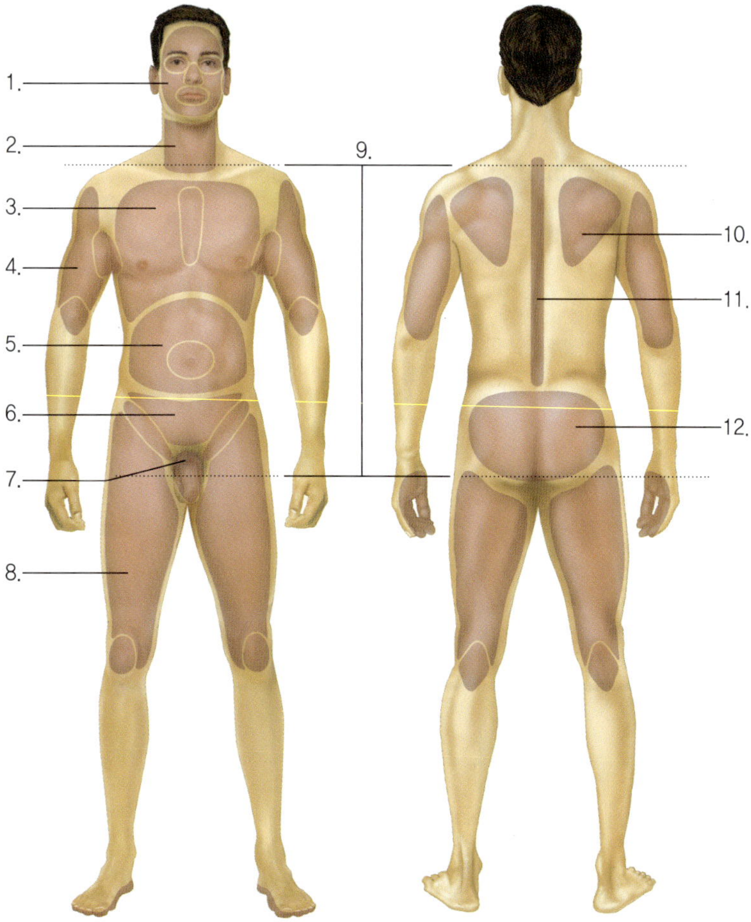

1. ______________________ 7. ______________________

2. ______________________ 8. ______________________

3. ______________________ 9. ______________________

4. ______________________ 10. ______________________

5. ______________________ 11. ______________________

6. ______________________ 12. ______________________

B. 명칭쓰기 연습–배골반안의 해부학적 분할

Labeling Exercise–Anatomical Divisions of the Abdominopelvic Cavity

다음 그림에서 번호에 해당하는 배골반안(abdominopelvic cavity)의 해부학적 분할(anatomical division)의 명칭을 써 넣어라.

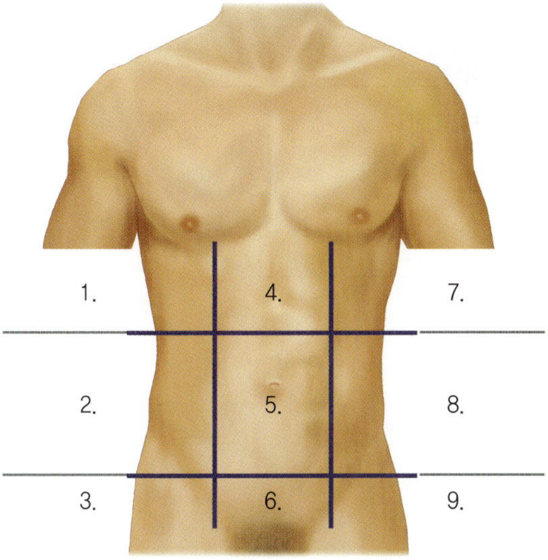

1. ______________________
2. ______________________
3. ______________________
4. ______________________
5. ______________________
6. ______________________
7. ______________________
8. ______________________
9. ______________________

C. 빈칸 채우기 *Fill in the Blank*

다음 문장을 완성하기 위해 빈칸에 알맞은 단어를 써 넣어라.

1. The ________________ cavity contains the spinal cord.
   (________ 안에는 척수가 들어 있다.)
2. The sac protecting the lungs is called the ________________.
   (허파를 보호하는 주머니를 ________이라고 한다.)
3. The cranial and spinal cavities are found on the ________________ side of the body.
   (머리뼈안과 척수안은 몸의 ________쪽에 위치한다.)
4. The ________________ is the only major abdominopelvic internal organ found outside the peritoneum.
   (________은 복막 뒤에 위치하고 있는 배골반안의 주요 기관이다.)
5. The heart, lungs, esophagus, aorta, and thymus gland are found in the ________________ cavity.
   (________안에는 심장, 허파, 식도, 대동맥 그리고 가슴샘이 위치한다.)
6. The ________________ protects the organs of the abdominopelvic cavity.
   (________은 배골반안의 기관을 보호한다.)

7. The cranial cavity contains the ________________.
(머리뼈안에는 ________가 수용되어 있다.)
8. The pericardium covers the ________________.
(심막은 ________을 싸고 있다.)
9. The urinary bladder is found in the ________________ cavity.
(방광은 ________안에 위치한다.)
10. The brain and spinal cord are protected by a sac called the ________________.
(________이라 불리는 주머니(낭, sac)는 뇌와 척수를 보호한다.)
11. The liver is found in the ________________ cavity.
(간은 ________안에 위치한다.)
12. The central region of the thoracic cavity is called the ________________.
(가슴안의 중앙부위를 ________이라고 한다.)

D. 방향 용어 *Directional Terms*

다음은 방향 용어이다. 반대 방향을 나타내는 용어를 써 넣어라.

1. anterior(앞의, 전방의)________________________________
2. caudal(꼬리쪽의, 미측의)________________________________
3. cephalic(머리쪽의, 두부의)________________________________
4. deep(깊은, 심부의)________________________________
5. distal(먼쪽의, 원위의)________________________________
6. dorsal(등쪽의, 배측의)________________________________
7. inferior(아래쪽의, 하부의)________________________________
8. lateral(가쪽의, 외측의)________________________________
9. medial(안쪽의, 내측의)________________________________
10. posterior(뒤쪽의, 후측의)________________________________
11. proximal(몸쪽의, 근위의)________________________________
12. superficial(얕은, 표재의, 표면의)________________________________
13. superior(위쪽의, 상부의)________________________________
14. ventral(배쪽의, 복측의)________________________________
15. supine(바로누운, 앙와위)________________________________

E. 용어 짝지우기–면과 단면 *Matching–Planes and Sections*

인체의 면(plane)과 단면(section)에 대한 용어를 정의와 짝을 지어라. 단, 보기의 답이 중복될 수 있다.

_______ 1. Also called the coronal plane (관상면이라고도 한다)

_______ 2. Section produced by cut at right angle to long axis of structure (구조물을 장축과 직각으로 자른 단면)

_______ 3. Plane that divides the body into left and right portions(인체를 왼쪽과 오른쪽으로 나누는 면)

_______ 4. The two vertical planes (두 개의 수직 단면)

_______ 5. Plane that divides body into anterior and posterior portions(인체를 앞뒤로 나누는 면)

_______ 6. Section produced by the coronal plane (관상면에 의해 만들어진 단면)

_______ 7. Divides the body into upper and lower portions (몸을 위・아랫부분으로 나누는 면)

_______ 8. The only horizontal plane (수평면 혹은 가로면)

_______ 9. Section cut along long axis of the structure (구조물을 장축으로 자른 단면)

A. Frontal plane (이마면, 전두면)

B. Sagittal plane (시상면)

C. Transverse plane (가로면, 횡단면)

D. Longitudinal section (세로단면, 종단면)

E. Frontal section (이마단면, 전두단면)

F. Cross-section (가로단면, 횡단면)

F. 용어 짝지우기–배골반안의 임상적 분할과 기관의 연결

Matching-Organs and Clinical Divisions of the Abdominopelvic Cavity

사분역(quadrant)에 위치하는 주요 기관을 서로 짝을 지어라.

_______ 1. liver(간, 간장)
_______ 2. left ureter(왼쪽 요관, 좌요관)
_______ 3. spleen(지라, 비장)
_______ 4. stomach(위)
_______ 5. colon(잘록창자, 결장)
_______ 6. gallbladder(쓸개, 담낭)
_______ 7. right ovary(오른쪽 난소)
_______ 8. sigmoid colon(구불잘록창자, S자결장)
_______ 9. left kidney(왼콩팥, 좌신장)
_______ 10. uterus(자궁)
_______ 11. pancreas(이자, 췌장)
_______ 12. small intestine(작은창자, 소장)
_______ 13. appendix(막창자꼬리, 충수)

A. RUQ(오른쪽위사분역, 우상사분역)
B. RLQ(오른쪽아래사분역, 우하사분역)
C. LUQ(왼쪽위사분역, 좌상사분역)
D. LLQ(왼쪽아래사분역, 좌하사분역)
E. In all quadrants(모든 사분역)
F. Midline(정중선)

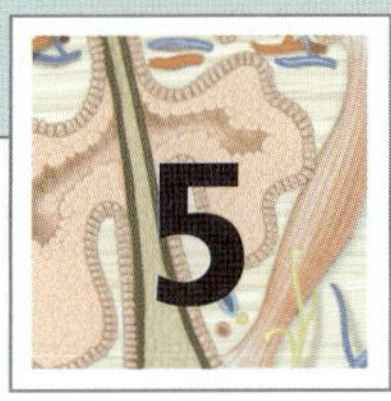

피부과학
Dermatology

외피계통
Integumentary System

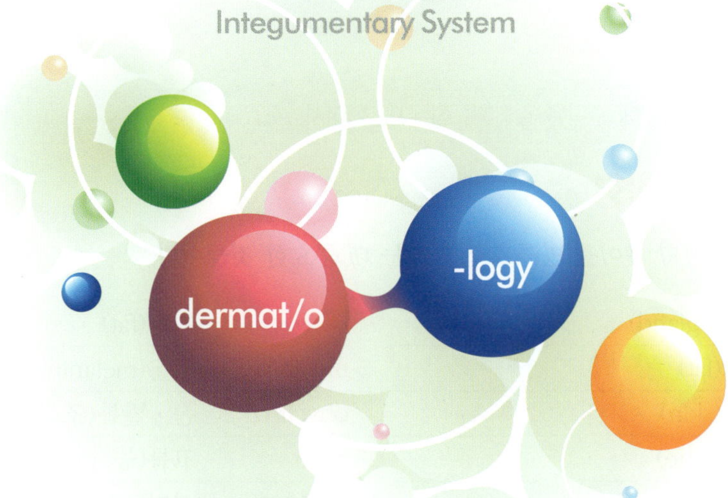

피부과학 개관 *A Brief Introduction to Dermatology*

이해하기 피부의 기능 이해하기 UNDERSTAND

피부(skin) 또는 **외피**(integument)는 평균 9.07 kg(20 파운드)의 무게를 가진 인체에서 가장 큰 장기이다. 피부는 몇 가지 중요한 기능을 제공한다.

- **인체보호**(protection)–피부는 인체에 침투하는 박테리아와 같은 병원균을 막고, 인체 밖으로 빠져 나가는 물과 같은 필수 물질의 유출을 막는 연속적인 양면 장벽이다.
- **체온조절**(temperature regulation)–만약 체온이 너무 높다면, 땀샘으로부터 땀 증발과 피부 혈관 확장을 통해 열을 내리는데 도움을 준다. 열을 보존하려면, 혈관은 수축한다. 가장 안쪽 피부밑층의 지질은 단열재로서 역할을 한다.
- **감각**(sensation)–피부는 촉각, 압각, 온도감각, 통각을 조절하는 뇌에 정보를 전달하는 다양한 감각 수용체를 가지고 있다.
- **노폐물 분비**(waste disposal)–과량의 염분과 같은 적은 양의 노폐물은 땀을 통해 몸 밖으로 배출된다.

기술하기 피부과학이라는 의학적 전문분야 DESCRIBE

피부과학(dermatology)은 피부와 그 부속 구조물(**털**과 **손·발톱**)의 상태를 진단하고 치료하는 의학의 한 분야이다. **피부과 전문의**(dermatologist)는 피부암, 외상과 화상으로 인한 피부 손상, 피부감염, 염증성 피부질환, 탈모와 흉터를 포함한 성형 장애, 노화에 의한 피부 변화를 전문적으로 다룬다.

성형수술(plastic surgery)은 피부기관 뿐만 아니라 근육뼈대계통, 머리와 얼굴, 손, 유방과 외부생식기 질환을 치료하는 의학의 한 분야이다. **성형외과 전문의**(plastic surgeons)는 손상을 입거나 소실된 인체 구조를 복원, 재생하거나 개선시킨다.

정의하기 피부과학에 관련된 결합형, 접두사, 접미사 DEFINE

피부과학 관련 결합형 Dermatology Combining Forms

다음 결합형은 피부과학 용어를 만들고 정의하는 데 중요한 것들이다.

aden/o	샘(선, gland)
adip/o	지방(fat)
cutane/o	피부(skin)
cyan/o	파란(blue)
dermat/o	피부(skin)
derm/o	피부(skin)
hidr/o	땀(sweat)
kerat/o	각질(keratin), 단단한(hard, hornlike)
lip/o	지방(fat)
melan/o	검은(melanin, black)
onych/o	손·발톱(조갑, nail)
py/o	고름(농, pus)
seb/o	피지(sebum, oil)
trich/o	털(hair)
ungu/o	손·발톱(조갑, nail)

다음 결합형은 피부과학과 직접 관련은 없지만, 피부과학 용어를 만들고 정의하는 데 중요한 것들이다.

bi/o	생명(life)
carcin/o	암(cancer)
chem/o	화학(chemical)
cry/o	동결(cold)
erythr/o	붉은(red)
ichthy/o	비늘(scaly)
leuk/o	흰(white)
myc/o	진균(fungus)
necr/o	괴사(death)
scler/o	딱딱한(hard)
vesic/o	방광(bladder, sac)
xanth/o	노란(yellow)
xer/o	마른(dry)

접미사 복습 Suffix Review

아래의 접미사는 제2장에서 이미 소개되었지만 피부과학 용어를 만드는 데 특히 중요하기 때문에 이 장에서 다시 복습한다.

-al	-의, -에 관한(pertaining to)
-cle	작은(small)
-cyte	세포(cell)
-derma	피부질환(skin condition)
-ectomy	절제, 제거(surgical removal)
-genic	생산하는(producing)
-ia	상태(state, condition)
-ic	-의, -에 관한(pertaining to)
-itis	염증(inflammation)
-logist	연구자(one who studies)
-logy	학문(study of)
-malacia	연화, 물렁해짐 (abnormal softening)
-megaly	확대(enlargement, large)
-oid	유사(resembling)
-oma	종양(tumor), 덩어리(mass)
-opsy	관찰(view of)
-ose	-의, -에 관한(pertaining to)
-osis	비정상적 상태 (abnormal condition)
-ous	-의, -에 관한(pertaining to)
-pathy	질병(disease)
-phagia	먹는 일(eating or swallowing)
-plasty	수복수술(surgical repair)
-rrhea	유출, 방출(flow, discharge)
-sclerosis	경화, 딱딱해짐 (hardened condition)
-tic	-의, -에 관한(pertaining to)
-tome	절개 기기(instrument used to cut)

접두사 복습 Prefix Review

아래의 접두사는 제3장에서 이미 소개되었지만 피부과학 용어를 만드는 데 특히 중요하기 때문에 이 장에서 다시 복습한다.

an-	-없이, 무(without)
epi-	-의 표면에, 위(above, upon)
hyper-	지나친, 위의(excessive, above)
hypo-	부족한, 아래(below)
intra-	속으로, 안쪽(inside, within)
pachy-	두꺼운(thick)
per-	-을 통한(through)
sub-	밑(beneath, under)
trans-	가로질러, 통한(across)

피부과학에서 다루는 기관 *Organs Commonly Treated in Dermatology*

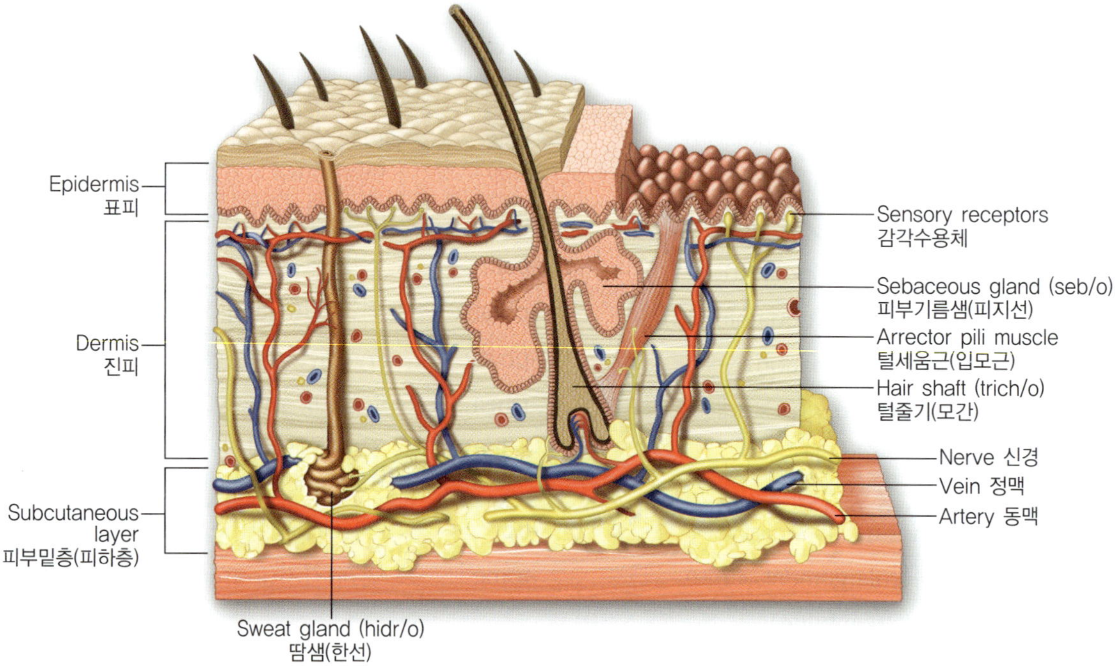

>그림 5.1 피부 구조

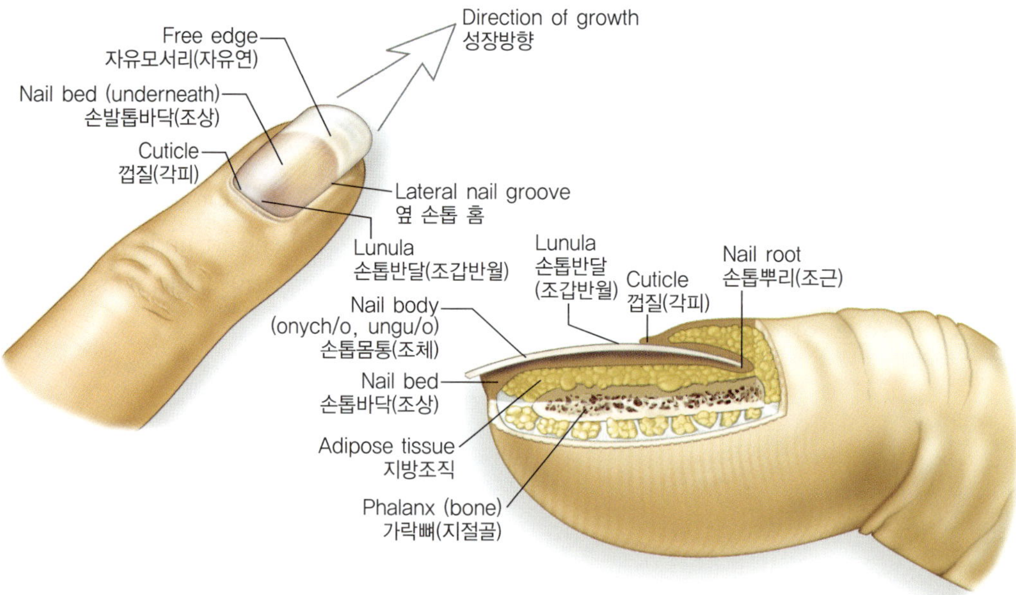

>그림 5.2 손 · 발톱 구조

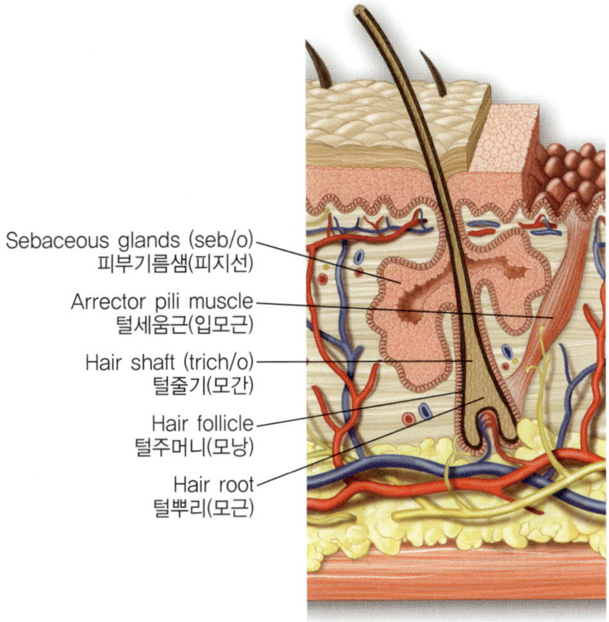

>그림 5.3 **털 구조**

용어 만들기 날말 요소로 피부과학 용어 만들기 BUILD

피부과학 용어 만들기 *Building Dermatology Terms*

이 단원은 피부과학 용어를 만드는 데 빈번히 사용하는 낱말 요소(word parts)를 제시한다. 용어의 설명을 따라하다 보면 어휘력이 향상될 것이다. 각 용어의 뜻을 파악하여 빈칸에 채워 넣어 하나의 의학용어를 완성하라. 사선(/)을 그어서 접두사(prefixes; p), 어근(word roots; r), 결합모음(combining vowels; cv), 접미사(suffixes; s)를 구분해 보자. 낱말 요소의 키를 찾는 데 도움을 주기 위하여 밑줄 아래에 r(어근), p(접두사), cv(결합모음), s(접미사)로 표시하였다. 모든 용어가 4가지 낱말 요소를 모두 가지고 있는 것은 아니라는 사실을 기억하라. 무엇을 사용할지 스스로 결정하라. 경험이 쌓일수록 이 과정은 더욱 쉬워질 것이다. 답안은 이 장의 말미에 수록하였다.

1. aden/o—**샘(gland)**을 뜻하는 결합형

샘은 어떤 물질을 분비하는 기관이다. 피부는 2가지 **땀(sweat glands)**과 **피지(피부기름, sebum)**를 분비한다.

a. 샘의 수술적 제거, 샘적출[술] aden / ectomy
r s

b. 샘에서의 염증(inflammation), 샘염(선염)] aden / itis
r s

c. 샘에서의 암(tumor), 샘종(선종) aden / oma
r s

d. 샘에서의 질병, 샘증(선증) aden / o / pathy
r cv s

e. 확대된 샘, 샘비대(선비대) aden / o / megaly
r cv s

2. adip/o—**지방**(fat)을 뜻하는 결합형

지방조직은 피부의 피하층을 구성하고 몸 전체적으로 연속적인 층을 이루며, 단열재, 에너지 저장소, 보호 완충재로서 역할을 한다.

a. 지방의(pertaining to fat) adip / ose
r s

b. 지방세포(fat cell) adip / o / cyte
r cv s

c. 지방으로 구성된 암(tumor), 지방종 adip / oma
r s

3. cutane/o—**피부**(skin)를 뜻하는 결합형

피부는 **외피**(integument)로 불려지고 몸을 보호하는 바깥층이며, 다음 3가지 층으로 구성되어 있다.

- **표피**(epidermis) : 바깥층; 박테리아와 그 외 병원균으로부터 몸을 보호하는 죽은 케라틴 세포로 주로 구성되어 있다.
- **진피**(dermis) : 중간층; 힘줄, 털주머니, 땀샘, 기름샘, 신경종말과 혈관을 위한 강하고 유연한 연결조직이다.
- **피부밑층**(**피하층**, **subcutaneous layer**) : 피부아래층; 주로 몸의 열손실을 막고, 보호하며 에너지를 저장하는 역할을 한다.

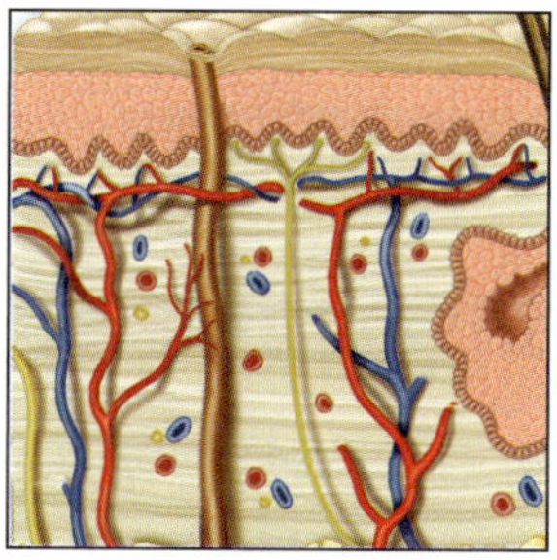

>그림 5.4 피부

a. 피부의(pertaining to the skin) cutane / ous
r s

b. 피부밑의(피하의, below the skin) sub / cutane / ous
p r s

c. 피부 관통에 관련된, 경피의 per / cutane / ous
p r s

4. cyan/o—**파란색**(blue)을 뜻하는 결합형

피부는 혈액 공급으로부터 산소가 결핍되면 파랗게 변한다.

a. 파랗게 되는 비정상 상태, 청색증 cyan / osis
r s

b. 파란색 변화에 관련된, 청색증의 cyan / o / tic
r cv s

5. -derma — **피부상태**(skin condition)를 뜻하는 접미사

피부상태의 접미사는 어떻게 피부가 관찰되고 느낄 수 있는지를 설명하는 결합형 및 접두사와 함께 사용된다.

a. 벗겨져 떨어지는 피부상태, 비늘증 — ichthy / o / derma (r cv s)

b. 딱딱한 피부상태, 피부경화증 — scler / o / derma (r cv s)

c. 노란색의 피부상태, 황색피부증 — xanth / o / derma (r cv s)

d. 건조한 피부상태, 건피증 — xer / o / derma (r cv s)

e. 두꺼워진 피부상태, 경피증 — pachy / derma (p s)

f. 붉은 피부상태, 홍피증 — erythr / o / derma (r cv s)

g. 고름(pus)이 생긴 피부상태, 농피증 — py / o / derma (r cv s)

h. 하얀 피부상태, 백반증 — leuk / o / derma (r cv s)

---

6. dermat/o — **피부**(skin)를 뜻하는 결합형

a. 피부 염증, 피부염 — dermat / itis (r s)

b. 피부에 관한 학문, 피부과학 — dermat / o / logy (r cv s)

c. 피부를 연구하는 사람, 피부과 전문의 — dermat / o / logist (r cv s)

d. 피부의 비정상 상태, 피부병 — dermat / osis (r s)

e. 피부의 외과적 수술, 피부성형술 — dermat / o / plasty (r cv s)

f. 비정상 피부 곰팡이 감염 상태, 피부진균증 — dermat / o / myc / osis (r cv r s)

g. 피부 질환, 피부병 — dermat / o / pathy (r cv s)

h. 경화한 피부 상태, 피부경화증 — dermat / o / sclerosis (r cv s)

---

7. derm/o — **피부**(skin)를 뜻하는 결합형

a. 피부의(pertaining to the skin) — derm / al (r s)

b. 피부 겉층의(표피의, over the skin)

epi /	derm /	al
p	r	s

c. 피부 내부의(within the skin)

intra /	derm /	al
p	r	s

d. 피부밑의(피하의, under the skin)

hypo /	derm /	ic
p	r	s

e. 피부경유의(경피의, across the skin)

trans /	derm /	al
p	r	s

8. hidr/o—**땀(sweet)**을 뜻하는 결합형

땀은 땀샘으로부터 분비된다. 주요 기능은 수분 증발로 피부의 온도를 낮추는 것이고, 땀은 염화나트륨, 요소, 암모니아 등과 같은 소량의 노폐물을 포함한다.

a. 땀 분비의 비정상적 상태, 다한증

hidr /	osis
r	s

b. 땀 분비가 부족한 비정상적 상태, 무한증

an /	hidr /	osis
p	r	s

c. 땀샘 염증, 땀샘염(한선염)

hidr /	aden /	itis
r	r	s

d. 땀 분비가 과다한 비정상적 상태, 다한증

hyper /	hidr /	osis
p	r	s

9. kerat/o—**케라틴, 경화, 각질**(keratin, hard, hornlike)을 뜻하는 결합형

이 경화 단백질은 **털(모, hair)**, **손·발톱(nails)**과 표피세포에서 발견되고 과도한 증식은 피부의 두꺼운 각질화를 유발한다.

a. 각질 피부상태, 각화증

kerat /	o /	derma
r	cv	s

b. 각질화된 비정상 피부상태, 각화증

kerat /	osis
r	s

c. 케라틴(keratin)을 생산하는, 각질형성의

kerat /	o /	genic
r	cv	s

10. lip/o—**지방(fat)**을 뜻하는 결합형

a. 지방 제거 수술, 지방절제[술]

lip /	ectomy
r	s

b. 유사 지방, 지질[성]의

lip /	oid
r	s

c. 지방 종양, 지방종

lip /	oma
r	s

d. 지방 세포

lip /	o /	cyte
r	cv	s

11. melan/o—**검은 멜라닌**(black melanin)을 뜻하는 결합형

멜라닌은 피부와 털(hair)을 검게 보이게 하는 **멜라닌세포**(melanocytes)에서 발견되는 검은 색소이다. 좀 더 많은 멜라닌은 털 또는 피부를 더 검게 보이게 하고 햇빛에 의한 손상으로부터 털과 피부를 보호한다.

a. 흑색 종양, 흑색종 — melan / oma
r s

b. 흑색 세포, 멜라닌세포 — melan / o / cyte
r cv s

c. 검게 되는 것과 관련한, 흑색증의 — melan / o / tic
r cv s

---

12. onych/o—**손 · 발톱**(nail)을 뜻하는 결합형

손 · 발톱은 손가락과 발가락을 덮고 있는 평평한 판 형태의 케라틴(keratin)이다.

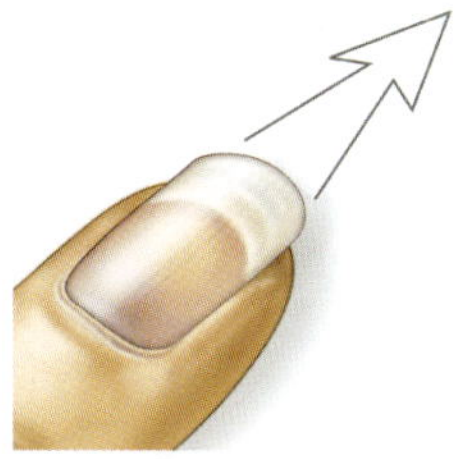

>그림 5.5 손톱

a. 손 · 발톱 제거 수술, 조갑절제술 — onych / ectomy
r s

b. 손 · 발톱의 염증, 조염 — onych / itis
r s

c. 손 · 발톱의 연화, 조갑연화[증] — onych / o / malacia
r cv s

d. 손 · 발톱의 진균 감염 상태, 조진균증 — onych / o / myc / osis
r cv r s

e. 손 · 발톱 물어뜯기, 교조증 — onych / o / phagia
r cv s

f. 손 · 발톱의 과도한 증식 상태, 조비후증 — hyper / onych / ia
p r s

---

13. py/o—**고름**(pus)을 뜻하는 결합형

고름은 세균 감염과 관련된 반고체의 액체이다. 조직액, 죽은 세균, 죽은 세포의 부스러기, 죽은 백혈구로 이루어진다.

a. 고름 생성, 화농의 — py / o / genic
r cv s

b. 고름의 흐름, 농후 — py / o / rrhea
r cv s

14. seb/o—**피지(oil)**를 뜻하는 결합형

피지(sebum)는 **기름샘(피지선, sebaceous glands)**의 오일 분비물이다. 피부를 갈라짐으로부터 보호하고 부드러움을 유지하도록 피부에 피지를 분비한다.

a. 기름 흐름, 지루 — seb / o / rrhea (r, cv, s)

15. trich/o—**털(hair)**을 뜻하는 결합형

털(hair)은 피부 표면 위 밖으로 털주머니를 통해 털뿌리로부터 자라나는 각질화된 세포가 수직 모양으로 이루어진 것이다.

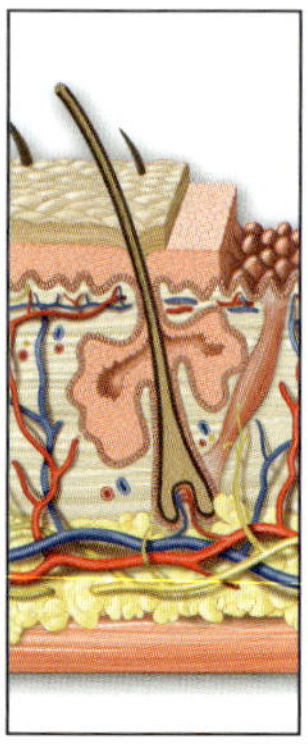

>그림 5.6 털

a. 비정상 털 진균 감염상태, 털진균증 — trich / o / myc / osis (r, cv, r, s)

b. 털 물어뜯기, 식모증 — trich / o / phagia (r, cv, s)

16. ungu/o—**손·발톱(nail)**을 뜻하는 결합형

a. 손·발톱의(pertaining to a nail) — ungu / al (r, s)

b. 손·발톱밑의(조갑하의, under a nail) — sub / ungu / al (p, r, s)

설명하기 피부과학 의학용어 설명하기 EXPLAIN

피부과학 어휘 *Dermatology Terms Vocabulary*

이 단원의 피부과학 용어는 단어의 어원, 현대식 영어 단어, 라틴어나 그리스어에서 온 낱말 요소(word parts)들을 포함하고 있지만, 전적으로 이런 낱말 요소로만 구성되어 있지는 않다. 그렇지만 이들 낱말 요소를 통해 용어의 뜻을 파악할 수 있는 힌트를 얻을 수 있다. 단어 내 이러한 힌트를 가진 낱말 요소를 찾아 용어의 뜻을 파악하라.

용어	설명
abrasion [əbréiʒən] 피부의 긁힘	피부 표면이 긁혀서 생긴 피부 손상.
abscess [ǽbses] 고름집(농양), 종기	고름을 형성하는 화농성 세균에 의한 감염. 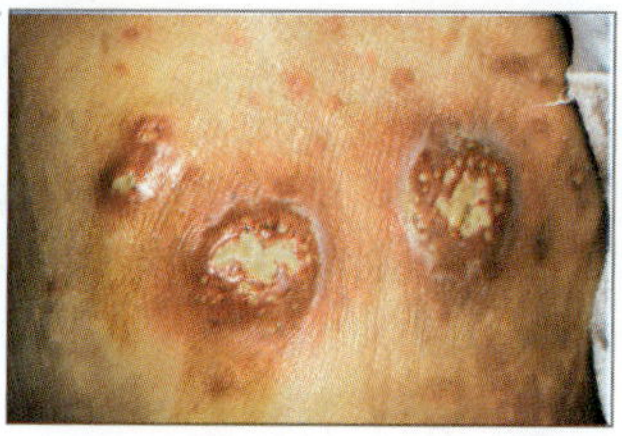 >그림 5.7 눈에 띄는 고름이 있는 종기
alopecia [æ̀ləpíːʃiə] 탈모증, 대머리	대머리. **+ 용어의 어원** TERMINOLOGY TIDBIT ***alopecia***이라는 단어는 그리스어로 털이 빠지는 "여우 피부병(fox mange)"을 뜻하는 *alopekia*에서 왔다.
basal cell carcinoma (BCC) [béisəl sel kὰːrsinóumə] 바닥세포암(기저세포암) carcin/o = 암 -oma = 종양	표피의 바닥세포층에 생기는 피부암. 햇빛 노출에 의해 생겨나는 매우 일반적인 암이지만 드물게 전이 또는 퍼져 나감. 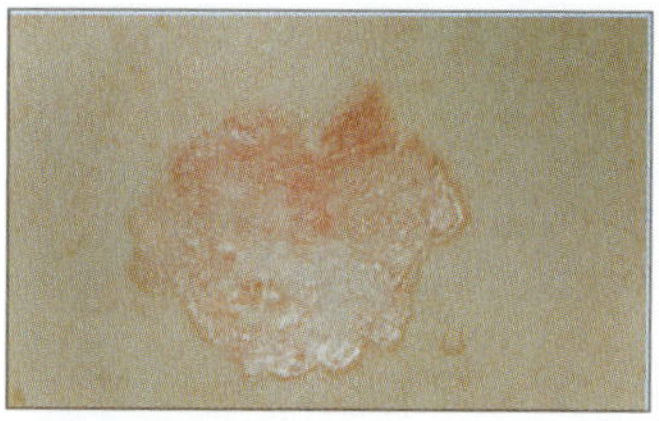 >그림 5.8 바닥세포암
biopsy (BX, bx) [báiɑpsi] 생검, 생체검사 bi/o = 생물 -opsy = 관찰, 검사	진단하기 위해 현미경으로 관찰하고자 바늘, 칼, 펀치 또는 브러시로 조직을 일부 떼어내는 수술.
boil [bɔil] 절, 부스럼	털주머니(모낭)의 세균감염. 종기라고 불리기도 함.

용어	설명
burn, 1st degree [bəːrn fəːrst digríː] 1도 화상	표피만 손상을 입은 가벼운 화상. 수포가 없고 홍반만을 유발하고, 일반적으로 흉터가 남지 않는다.
burn, 2nd degree [bəːrn sékənd digríː] 2도 화상	표피와 진피까지 확장된 피부 손상. 수포를 형성하고 흉터가 남을 수 있다.
burn, 3rd degree [bəːrn θəːrd digríː] 3도 화상	조직 아랫부분과 전체 피부 손상. 감염과 체액 손실이 주요 관심 증상이고, 보통 화상 부위를 덮는 피부 이식이 필요하며 흉터가 남는다.

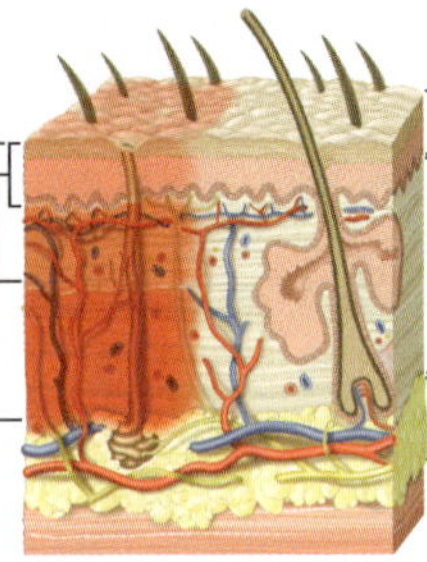

>그림 5.9 화상의 3가지 형태 비교 설명 모식도

용어	설명
cauterization [kɔːtəràizéiʃən] 지짐술, (출혈이나 감염을 막기 위해 상처를) 지지다	부식성 화학물질, 전기 전류, 레이저 또는 동결방법에 의한 조직의 의도적 손상.
cellulitis [sèljuláitis] 연조직염(봉와직염), 세포염	피부 연결 조직 세포의 염증.
chemabrasion [kemæbréiʃən] 화학연마[술], 화학적 피부벗김[술] chem/o = 화학적	화학물질을 이용해서 피부의 표면층 제거. *화학적 박리(chemical peel)*라고도 함.
contusion [kəntjúːʒən] 타박상, 좌상	멍이 생기는 피부 타박상. **+ 용어의 어원** *TERMINOLOGY TIDBIT* ***contusion***이라는 단어는 라틴어로 "타박상 또는 상처(bruise or crush)"를 뜻하는 *contusion*에서 왔다.
cryosurgery [kràiəsə́ːrdʒəri] 저온(냉동)수술 cry/o = 차가운	조직을 동결하고 파괴하기 위해 극한 차가움을 이용함.
culture and sensitivity (C&S) [kʌ́ltʃər ænd sènsətívəti] 배양과 감수성(민감도)	세균의 종류를 구별하기 위해 감염된 부위로부터 세균을 분리하여 세균 균락을 형성시키고 다양한 항생제에 대한 민감성을 테스트하는 실험.

용어	설명
cyst [sist] 주머니(낭), 낭종	피부 아래 액체가 차 있는 주머니.
debridement [diːbríːdmənt] 괴사조직제거	상처로부터 외부 물질과 죽거나 손상 받은 조직 제거.
decubitus ulcer (decub) [dikjúːbitəs ʌ́lsər] 욕창궤양	혈류의 흐름을 막는 뼈의 누르는 압력으로 생기는 아물지 않는 상처. 한 자세로 너무 오래 누워 있는 환자에게서 발생하고 치유되기 어렵다. 침대욕창(bedsore) 또는 압력욕창(pressure sore)으로 불리기도 한다.
dermabrasion [də̀ːrməbréiʒən] 박피[술], 피부박리술 derm/o = 피부	회전하는 와이어 브러시 또는 샌드페이퍼를 이용하여 피부를 매끄럽게 하기.
dermatome [də́ːrmətòum] 피부분절, 피부절편기 derm/o = 피부 -tome = 절개하기 위한 기구	피부의 작은 섹션을 절개하거나 이식하기 위해 피부를 얇게 자르기 위한 기구.
ecchymosis [èkimóusis] 반상출혈	외상 후 피부 아래 혈액이 모여 생긴 "검푸른" 피부 타박상 멍.
erythema [èriθíːmə] 홍반 erythr/o = 빨간색	빨갛게 된 피부.

+ 용어의 어원 *TERMINOLOGY TIDBIT*

decubitus라는 단어는 라틴어로 "욕창"의 뜻으로 사용될 수 있는 "눕다"를 뜻하는 *decumbo*에서 왔다.

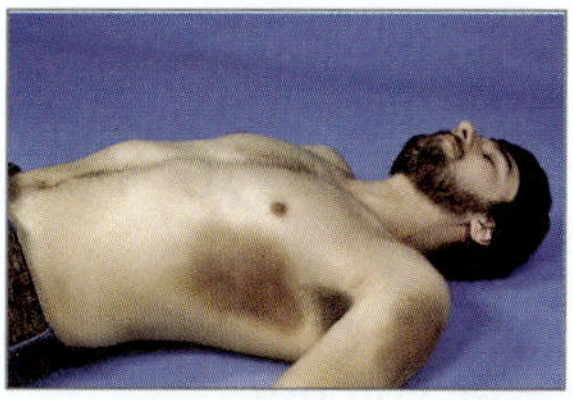

>그림 5.10 왼쪽 옆구리 가슴우리에 넓게 퍼진 반상출혈을 가지고 바닥에 누워 있는 남자

용어	설명
fissure [fíʃər] 열창	피부에 생긴 갈라진 손상.
gangrene [gǽŋgriːn] 괴저	혈액공급 부족으로 인한 조직의 괴사.

+ 용어의 어원 *TERMINOLOGY TIDBIT*

gangrene이라는 단어는 그리스어로 어떻게 염증이 더 깊고 넓게 생겨나는지를 설명하는 "내부에 생긴 종기"를 뜻하는 *gangraina*에서 왔다.

용어	설명
herpes simplex [hə́ːrpiːz símpleks] 단순포진	입술과 코 주변에 통증을 동반하고 수포를 유발하는 단순포진 바이러스(HSV)에 의한 감염. 주로 *열성수포(fever blisters)*로 불린다.

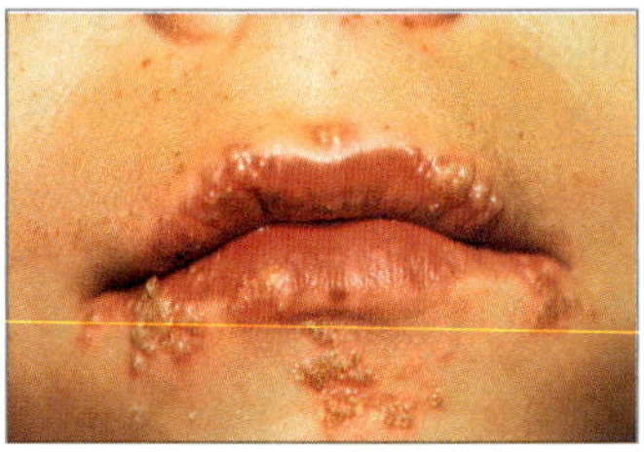

>그림 5.11 **단순포진 감염, 주로 "열성수포"로 불림.**

용어	설명
herpes zoster [hə́ːrpiːz zɔ́stər] 띠헤르페스, 대상포진	신경 통로를 따라 심한 통증을 동반한 수포가 생기는 신경근 바이러스 감염. *대상포진(shingles)*으로 불리기도 함.
impetigo [impitáigou] 고름딱지증(농가진)	갈라지고 딱딱해지는 고름집이 있는 염증성 피부질환.

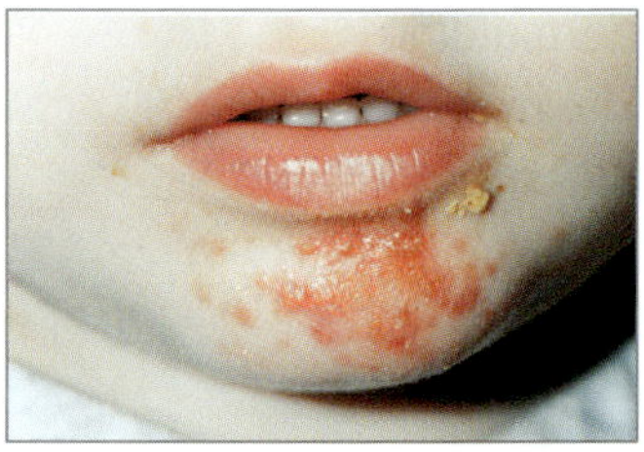

>그림 5.12 **농가진**

용어	설명
laceration [læ̀səréiʃən] 열상	피부가 찢어져서 가장자리가 울퉁불퉁한 피부 상처. 피부 절단을 의미하지는 않는다.
laser surgery [léizər sə́ːrdʒəri] 레이저 수술	레이저 빔을 이용하여 피부 병변과 점을 제거하는 수술.
lesion [líːʒən] 병터(병소), 병변	비정상적 조직의 몇 가지 형태를 일컫는 일반적인 용어.

+ 용어의 어원 *TERMINOLOGY TIDBIT*

lesion이라는 단어는 라틴어로 "상처를 입히다"를 뜻하는 *laedere*에서 왔다.

용어	설명
macule [mǽkju:l] 반점	피부 표면에 평평하면서 변색된 점. 예로는 주근깨 또는 점.
malignant melanoma (MM) [məlígnənt mèlənóumə] 악성흑색종 melan/o = 흑색 -oma = 암	멜라닌세포에서 유래된 피부암의 공격적인 형태. 전이 되거나 퍼지는 경향이 있다. 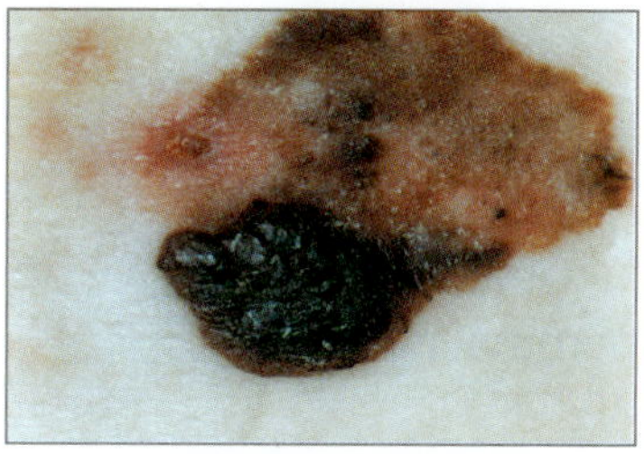 >그림 5.13 흑색종
necrosis [nekróusis] 괴사 necr/o = 죽음 -osis = 비정상적 상태	조직괴사의 영역. 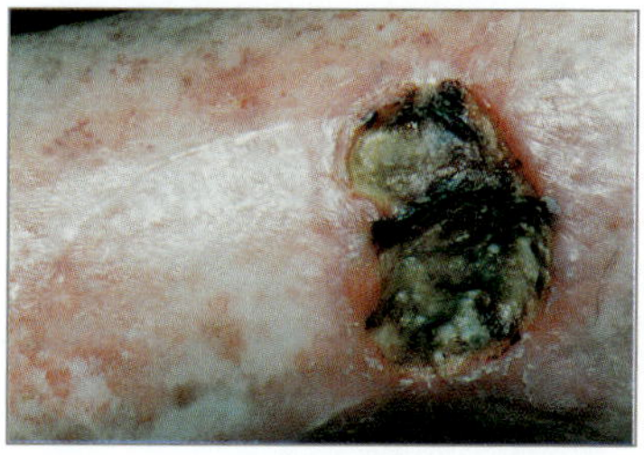 >그림 5.14 괴사
nevus [ní:vəs] 반점	색소가 침착된 피부 반점, 점 또는 사마귀.
nodule [nádʒu:l] 혹	고형, 피부세포 덩어리.
onychia [əníkiə] 손발톱염(조상염) onych/o = 손 · 발톱	손 · 발톱 염증.
papule [pǽpju:l] 뾰루지	피부 표면에 작고 고형으로 위로 융기된 병변.
petechiae [pətí:kiə] 점출혈	피부 아래의 출혈로 생긴 평편하고 바늘 구멍만한 자주색 점.
pruritus [pruəráitəs] 가려움[증](소양증)	극심한 가려움증.

용어	설명
psoriasis [sɔráiəsis] 마른버짐(건선)	둥근 영역으로 딱딱하고 평평한 병변을 형성하게 하는 만성적 염증상태. 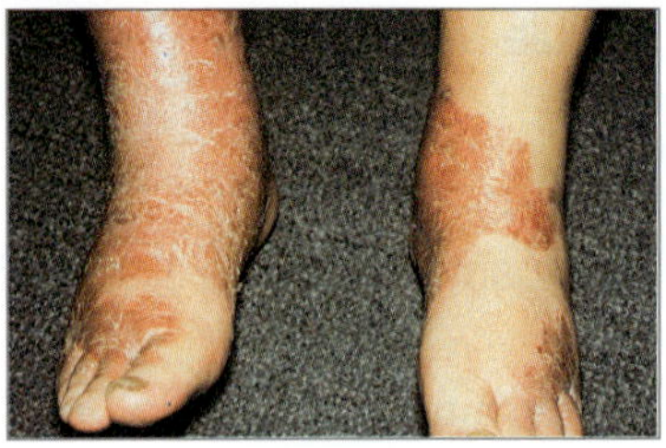 >그림 5.15 마른버짐
purpura [pə́:rpjurə] 자반병	약하고 쉽게 영향을 받는 피부를 가진 사람들에서 발생하는 자홍색 상처. 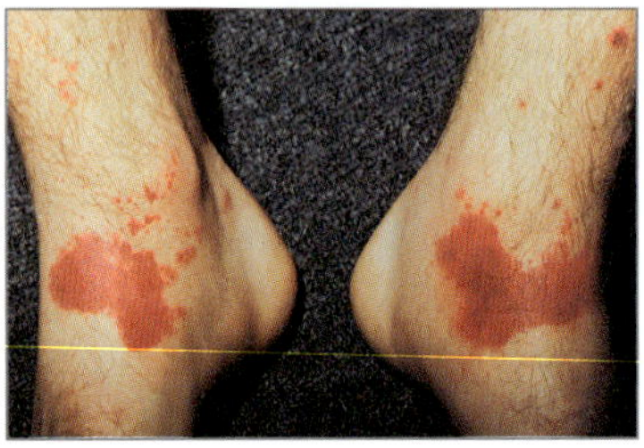 >그림 5.16 자반병
pustule [pʌ́stʃu:l] 고름집(농포)	고름을 포함한 피부 위의 융기.
skin graft (SG) [skin græft] 피부이식술	정상 영역으로부터 다른 영역으로의 피부 이식. 화상환자를 치료하거나 수술과정 후에 사용된다.
squamous cell carcinoma (SCC) [skwéiməs sel kɑ̀:rsənóumə] 편평상피암 carcin/o = 암 -oma = 종양	표피에서 시작하지만 더 깊은 조직에서 성장하고 일반적으로 다른 인체 부위로 전이가 되지 않는 피부암. 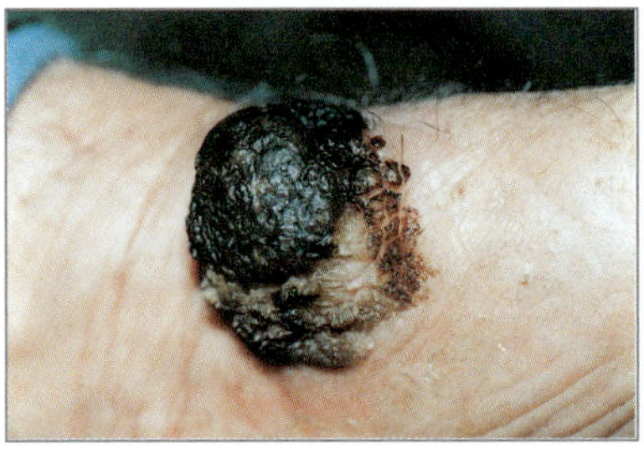 >그림 5.17 편평상피암
tinea [tíniə] 백선[증]	가렵고, 피부가 벗겨지는 병변이 있는 진균성 피부 질환. 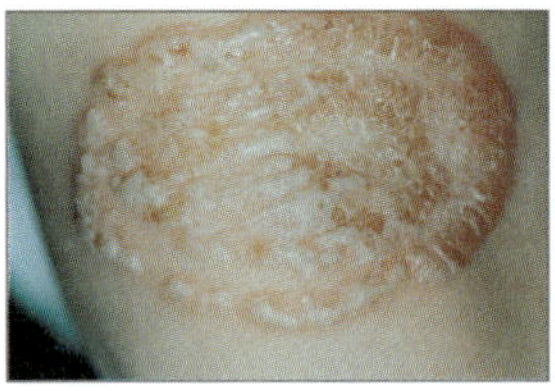 >그림 5.18 백선의 특징적인 둥근 발진
ulcer [ʌ́lsər] 궤양	피부 또는 점막에 구멍난 상처 또는 병변.

용어	설명
urticaria [ə:rtikέəriə] 두드러기	극심한 가려움을 동반한 옅은 빨간색의 피부발진. 주로 음식 알레르기, 스트레스 또는 약물반응과 관련된다.
varicella [værisélə] 수두	피부 발진을 보이는 바이러스 감염. 일반적으로 작은 마마(chickenpox)로 불려진다.
vesicle [vésikəl] 소포 vesic/o = 주머니 -cle = 작은	피부에 작고 용액으로 채워진 구조물.
wheal [hwi:l] 부스럼, 피부발진	피부에 작고 둥근 모양의 병변으로 가려움을 동반하고 흔히 알레르기 반응에서 관찰된다.

+ 용어의 어원 *TERMINOLOGY TIDBIT*

urticaria이라는 단어는 라틴어로 "쐐기풀"을 뜻하는 *urtica*에서 왔다.

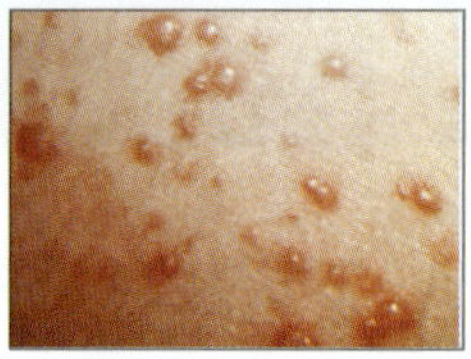

>그림 5.19 수두의 특징적 수포성 발진

약어의 사용 피부과학에 사용하는 약어 USE

피부과학 약어 *Dermatology Abbreviations*

다음 목록은 피부과학에서 자주 사용하는 약어이다.

BCC	basal cell carcinoma(바닥세포암, 기저세포암)
BX, bx	biopsy(생체검사, 생검)
C&S	culture and sensitivity(배양과 민감성)
decub	decubitus ulcer(욕창)
Derm	dermatology(피부과학)
HSV	herpes simplex virus(단순포진 바이러스)
I&D	incision and drainage(절개와 배농)
ID	intradermal(피내의)
MM	malignant melanoma(악성 흑색종)
SG	skin graft(피부이식술)
SCC	squamous cell carcinoma(편평상피암)

STSG	split-thickness skin graft(부분 층 피부이식술)
Subcu, Subq	subcutaneous(피하의)
SQ	subcutaneous(피하의)
ung	ointment(연고)

연습문제 PRACTICE

A. 명칭쓰기 연습 *Labeling Exercise*

다음 그림에서 번호에 해당하는 각 구조의 명칭을 쓰고, 공간을 적절히 활용하여 결합형을 쓰라.

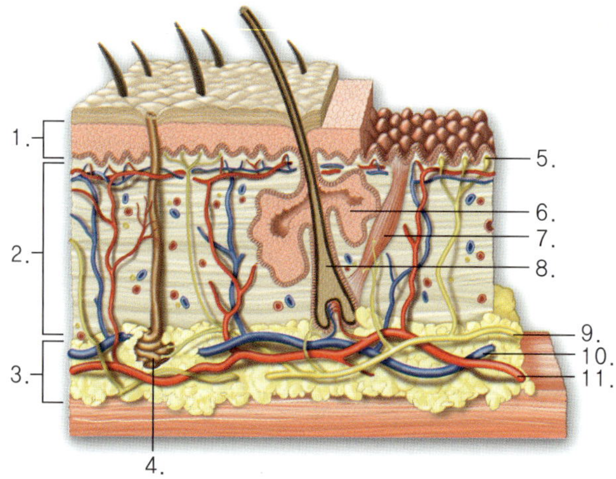

1. ______________________
2. ______________________
3. ______________________
4. ______________________
5. ______________________
6. ______________________
7. ______________________
8. ______________________
9. ______________________
10. ______________________
11. ______________________

B. 의학용어 만들기 Build Medical Terms

다음에 제시된 낱말 요소를 사용하여 지시하는 의학용어를 만들어라.

1. 접미사 *-derma* 는 피부상태(skin condition)를 뜻한다.

a. 건조한 피부상태, 피부건조증 ______________________

b. 붉은 피부상태, 홍색피부증 ______________________

c. 고름이 생긴 피부상태, 농피증 ______________________

d. 딱딱한 피부상태, 경피증 ______________________

e. 두꺼운 피부상태, 경피증 ______________________

2. 결합형 *hidr/o* 는 땀(sweet)을 뜻한다.

a. 땀샘 염증, 땀샘염(한선염) ______________________

b. 땀이 부족한 비정상적 상태, 무한증 ______________________

3. 결합형 *melan/o* 는 검정(black)을 뜻한다.

a. 흑색세포, 멜라닌세포 ______________________

b. 흑색종(black tumor) ______________________

4. 결합형 *dermat/o* 는 피부(skin)을 뜻한다.

a. 피부질환(skin disease) ______________________

b. 피부의 수술적 치료, 피부성형술 ______________________

c. 피부에 관한 학문, 피부과학 ______________________

5. 결합형 *onych/o* 는 손 · 발톱(nail)을 뜻한다.

a. 손 · 발톱 연화(nail softening), 조갑연화증 ______________________

b. 손 · 발톱 진균 감염 비정상적 상태, 조갑진균증 ______________________

c. 손 · 발톱 제거 수술, 손 · 발톱절제술 ______________________

C. 빈칸 채우기 Fill in the Blank

다음 문장을 완성하기 위해 빈칸에 알맞은 단어를 써 넣어라.

1. A(n)________________ is a cracklike break in the skin while a(n) ________________ is a jagged-edged skin wound.
(________는 가장자리가 울퉁불퉁한 피부이지만 ________은 피부에 생긴 갈라진 손상이다.)

2. Infection by the ________________ virus causes painful blisters around the lips.
(________ 바이러스에 의한 감염은 입술 주변에 통증을 동반하는 수포를 유발한다.)
3. Ms. Branch had her acne scars removed with ________________________.
(Branch 씨는 ________로 제거된 여드름 흉터를 가졌었다.)
4. A diagnosis of ________________ burn was made when the physician noted that the full thickness of skin was burned away.
(________ 화상의 진단은 의사가 화상으로 전체 피부가 손상되었다고 말했을 때 내려진다.)
5. A freckle is an example of a(n) ________________________.
(주근깨는 ________의 한 예이다.)
6. The severe area of necrosis required ________________ to remove the dead and damaged tissue.
(괴사가 심각한 부위는 죽고 손상된 조직을 제거하기 위해 ________을(를) 필요로 했다.)
7. An ________________ is a typical black and blue bruise from trauma.
(________는 외상적 충격으로부터 생기는 전형적인 검고 푸른 멍이다.)
8. The physician performed a(n) ________________ to obtain a sample of the infected tissue to examine under a microscope.
(의사는 현미경 검사를 하기 위해 감염된 조직 샘플을 떼어내는 ________을(를) 시행한다.)
9. A raised skin lesion that is solid is a(n) ________________, but if it contains pus, it is a(n) ________________.
(고형으로 피부에 융기된 병변은 ________ 이지만, 만약 고름을 포함하고 있다면, 그 병변은 ________이다.)
10. Unfortunately, the bedridden patient developed ________________ from being in one position too long.
(불행하게도, 침대에 누워 있는 그 환자는 같은 자세로 오래 누워 있어서 ________이 생겼다.)

D. 철자법 *Spelling*

다음에 제시된 용어 중 일부는 철자가 잘못되어 있다. 잘못된 곳을 찾아 빈칸에 바르게 고쳐 쓰라.

1. empetigo(고름딱지증, 농가진)________________
2. urticaria(두드러기) ________________
3. wheel(부스럼)________________
4. psoriasis(마른비늘증, 건선) ________________
5. fissure(열창)________________
6. tenia(백선)________________

7. peteckiae(점상출혈) ______________________
8. gangreen(괴저) ______________________
9. cauterization(지짐술, 소작술) ______________________
10. necrowsis(괴사) ______________________

E. 의학용어 분석 *Medical Term Analysis*

*다음 용어를 분석하라. 먼저 각 용어를 제시된 낱말 요소(**P=접두사**, **WR=어근**, **CF=결합형**, **S=접미사**)로 나누고, 각각의 낱말 요소별 뜻과 전체 용어의 뜻을 쓰라.*

1. adenomegaly
   CF ______________
   뜻 ______________
   S ______________
   뜻 ______________
   용어의 뜻 ______________

2. adipocyte
   CF ______________
   뜻 ______________
   S ______________
   뜻 ______________
   용어의 뜻 ______________

3. cyanosis
   CF ______________
   뜻 ______________
   S ______________
   뜻 ______________
   용어의 뜻 ______________

4. hypodermic
   P ______________
   뜻 ______________
   WR ______________
   뜻 ______________
   S ______________
   뜻 ______________
   용어의 뜻 ______________

5. keratogenic
   CF ______________
   뜻 ______________
   S ______________
   뜻 ______________
   용어의 뜻 ______________

6. lipectomy
   WR ______________
   뜻 ______________
   S ______________
   뜻 ______________
   용어의 뜻 ______________

7. pyorrhea

CF ______

뜻 ______

S ______

뜻 ______

용어의 뜻 ______

8. erythroderma

CF ______

뜻 ______

S ______

뜻 ______

용어의 뜻 ______

9. trichomycosis

CF ______

뜻 ______

WR ______

뜻 ______

S ______

뜻 ______

용어의 뜻 ______

10. subcutaneous

P ______

뜻 ______

WR ______

뜻 ______

S ______

뜻 ______

용어의 뜻 ______

F. 사진과 짝맞추기 *Photomatch Challenge*

다음 그림에 해당하는 용어를 〈보기〉에서 골라 빈칸에 써 넣어라.

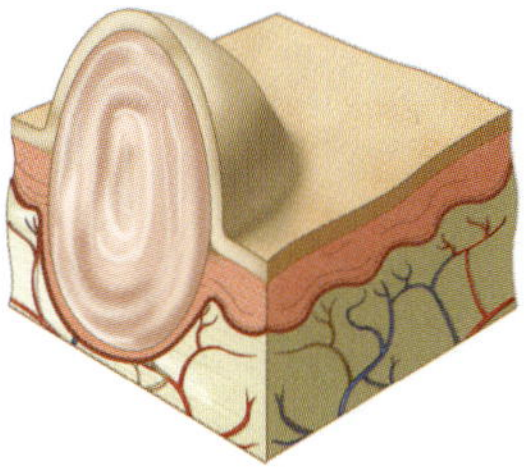

1. ____________________

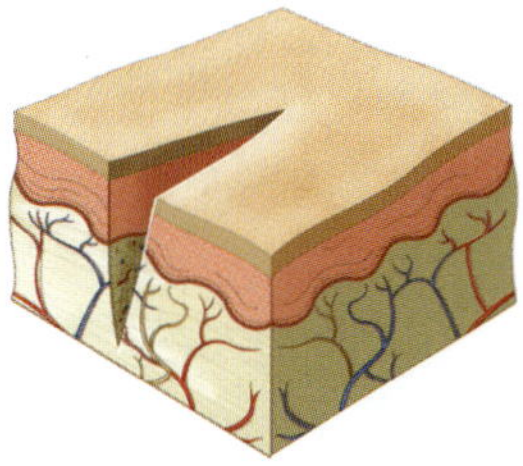

2. ____________________

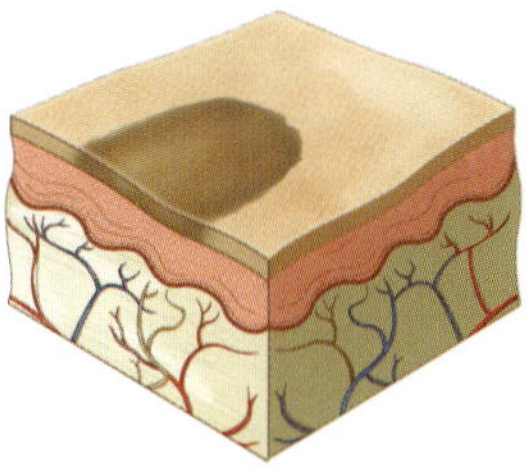

3. ____________________

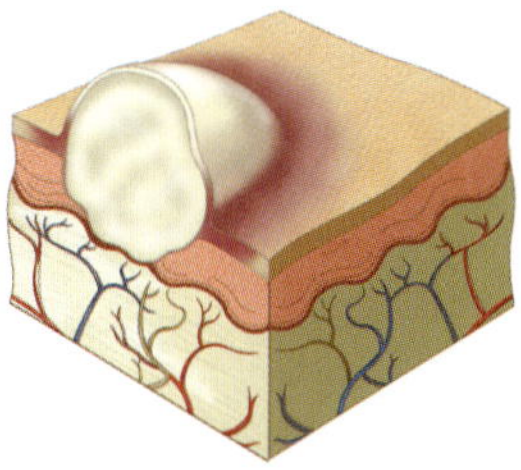

4. ____________________

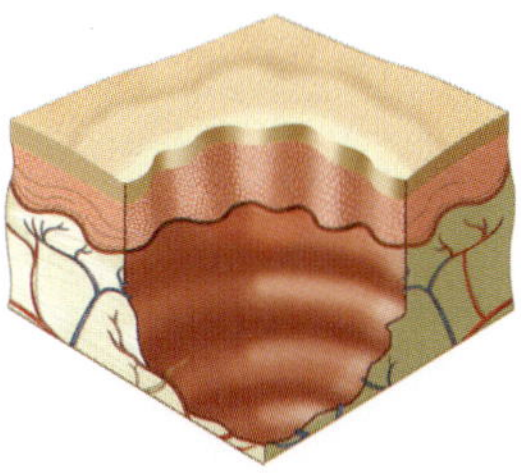

5. ____________________

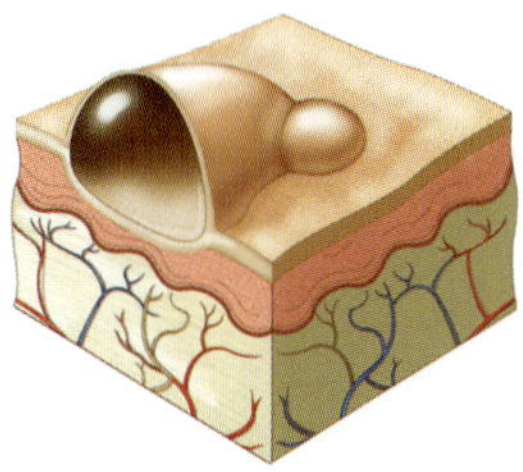

6. ____________________

보기:

Cyst(낭종)	Fissure(갈라짐, 균열)
Macule(반점)	Pustule(농포, 고름집)
Ulcer(궤양)	Vesicle(소낭, 소포)

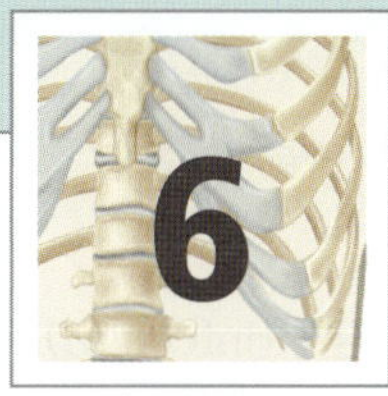

정형외과학
Orthopedics

근육뼈대계통
Musculoskeletal System

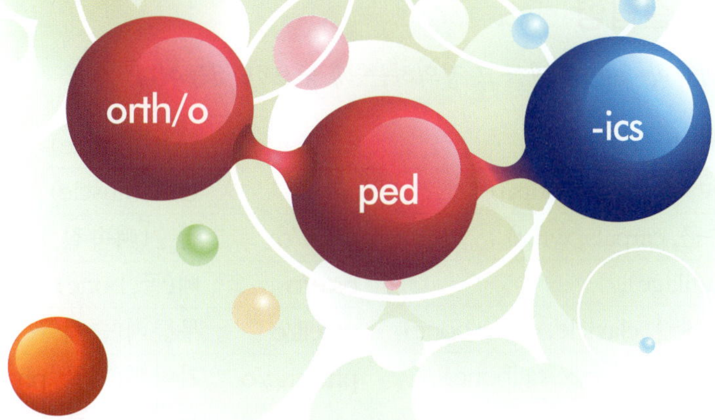

정형외과학 개관 *A Brief Introduction to Orthopedics*

이해하기 근육뼈대계통의 기능 이해하기 *UNDERSTAND*

근육뼈대계통(근골격계, musculoskeletal system)은 **뼈(골, bone)**와 **근육(muscle)** 그리고 **관절(joint)**로 이루어져 있다. **뼈대(골격, skeleton)**를 형성하는 뼈와 관절은 **인대(ligament)**로 연결되어 있다. 두 개의 뼈가 만나는 곳을 관절이라고 하며 움직일 수 있게 해준다. **힘줄(건, tendon)**에 의해 근육은 관절을 가로질러 뼈대에 붙어 있다. 이들 근육의 수축으로 인해 각 관절의 뼈가 움직인다.

> **+ 용어의 어원** *TERMINOLOGY TIDBIT*
>
> ***skeleton***이라는 단어는 그리스어로 "말리다, 말라붙다"를 뜻하는 *skeltos*에서 왔다. 원래 이 말은 깡마른 몸을 언급할 때 사용되지만, 시간이 지나면서 뼈(골, bone)에 대해서도 사용하게 되었

기술하기 정형외과학이라는 의학적 전문분야 *DESCRIBE*

정형외과학(Orthopedics 혹은 orthopedic surgery)은 근육뼈대계통의 질환을 다루는 의학의 한 분야이다. 이 분야의 의사를 **정형외과의사**(orthopedist or orthopedic surgeon)라고 하며, 전통적인 내과학 · 외과학 외에 신체의학 기술 등을 사용하여 뼈, 관절, 근육 등 근육뼈대계통 및 관련 구조의 기능 유지와 회복을 담당한다. 정형외과의사들이 다루는 영역은 다음과 같다.

- 척추갈림증(이분척추, spina bifida)과 같은 출생 결함
- 골절(fracture)과 같은 외상(trauma)
- 골수염(뼈속질염, osteomyelitis)과 같은 감염(infection)
- 뼈육종(골육종, osteogenic sarcoma)과 같은 종양(tumor)
- 관절염(arthritis)과 같은 염증상태(inflammatory condition)
- 근(육)디스트로피(muscular dystrophy)와 같은 근육 문제 등

정의하기 정형외과학에 관련된 결합형, 접두사, 접미사 DEFINE

정형외과학 관련 결합형 *Orthopedic Combining Forms*

다음 결합형은 정형외과학 용어를 만들고 정의하는 데 중요한 것들이다.

결합형	의미
arthr/o	관절(joint)
burs/o	윤활주머니(활액낭, bursa)
carp/o	손목(수근, carpals, wrist)
chondr/o	연골(cartilage)
clavicul/o	빗장뼈(쇄골, clavicle, collar bone)
coccyg/o	꼬리뼈(미골, coccyx, tailbone)
cost/o	갈비뼈(늑골, rib)
crani/o	머리뼈(두개골, skull)
femor/o	넙다리뼈(대퇴골, femur, thigh bone)
fibul/o	종아리뼈(비골, fibula; 종아리의 가느다란 뼈)
humer/o	위팔뼈(상완골, humerus; 위팔의 뼈)
ili/o	엉덩뼈(장골, ilium; 골반의 일부분)
ischi/o	궁둥뼈(좌골, ischium; 골반의 일부분)
mandibul/o	아래턱뼈(하악골, mandible; 아래턱)
maxill/o	위턱뼈(상악골, maxilla; 위턱)
metacarp/o	손허리뼈(중수골, metacarpus; 손의 뼈)
metatars/o	발허리뼈(중족골, metatarsus; 발의 뼈)
muscul/o	근육(muscle)
my/o	근육(muscle)
myel/o	골수(뼈속질, bone marrow)
oste/o	뼈(골, bone)
patell/o	무릎뼈(슬개골, patella, knee cap)
phalang/o	가락뼈(지골, phalanges; 손가락과 발가락)
pub/o	두덩뼈(치골, pubis; 골반의 일부분)
radi/o	노뼈(요골, radius; 아래팔부위)
sacr/o	엉치뼈(천골, sacrum)
scapul/o	어깨뼈(견갑골, scapula, shoulder blade)
spondyl/o	척추뼈(척추골, vertebra)
stern/o	복장뼈(흉골, sternum; 가슴뼈)
tars/o	발목뼈(족근골, tarsals; 발목)
ten/o	힘줄(건, tendon)
tendin/o	힘줄(건, tendon)
tibi/o	정강뼈(경골, tibia, shin; 종아리뼈의 큰 부분)
uln/o	자뼈(척골, ulna; 아래팔 부위)
vertebr/o	척추뼈(추골, vertebra)

다음 결합형은 정형외과학과 직접 관련은 없지만, 정형외과학 용어를 만들고 정의하는 데 중요한 것들이다.

cutane/o	피부(skin)	lord/o	앞쪽굽음(전만, bent forward)
electr/o	전기(electricity)	orth/o	곧은(straight)
fibr/o	섬유 모양의(fibrous)	path/o	병(질병, 질환, disease)
kyph/o	혹, 봉우리(후만, hump)	scoli/o	구부러진(만곡한, crooked, bent)

접미사 복습 Suffix Review

아래의 접미사와 접두사는 제2, 3장에서 이미 소개되었지만 정형외과학 용어를 만드는 데 특히 중요하기 때문에 이 장에서 다시 복습한다.

-ac	-의, -에 관한(pertaining to)
-al	-의, -에 관한(pertaining to)
-algia	고통, 아픔(pain)
-ar	-의, -에 관한(pertaining to)
-ary	-의, -에 관한(pertaining to)
-asthenia	허약함(weakness)
-centesis	체액을 빼내기 위한 천자 (puncture to withdraw fluid)
-clasia	외과적 파괴[절단] (surgical breaking)
-cyte	세포(cell)
-desis	외과적 고정(surgical fixation)
-dynia	고통, 아픔(pain)
-eal	-의, -에 관한(pertaining to)
-ectomy	외과적 제거(surgical removal)
-genic	생산(producing)
-gram	기록(record)
-graphy	기록법(process of recording)
-ic	-의, -에 관한(pertaining to)
-itis	염증(inflammation)
-kinesia	운동, 움직임(movement)
-malacia	연화(softening)
-metry	측정법(process of measuring)
-oma	암, 종양(tumor)
-osis	비정상적인 상태 (abnormal condition)
-ous	-의, -에 관한(pertaining to)
-pathy	병, 질병, 질환(disease)
-plasty	외과적 복원(surgical repair)
-porosis	다공성의(porous)
-rrhaphy	봉합, 꿰매기(suture)
-rrhexis	파열, 터짐(rupture)
-scope	보는 기계, 관찰 장비 (instrument for viewing)
-scopy	보는 법, 검사, 관찰 (process of visually examining)
-tome	절단 장비, 절제기 (instrument to cut)
-tomy	절단(cutting into)
-trophy	영양, 발육(development)

접두사 복습 *Prefix Review*

a-	-없이, 무(without)
brady-	느린(slow)
dys-	곤란한, 어려운(difficult)
inter-	-사이에(between)
intra-	-안의(내, within)
hyper-	과도한, 지나친(excessive)
per-	-을 통하여(through)
sub-	-의 아래에, -밑에(under)
supra-	-위에(상, above)

정형외과학에서 다루는 기관 *Organs Commonly Treated in Orthopedics*

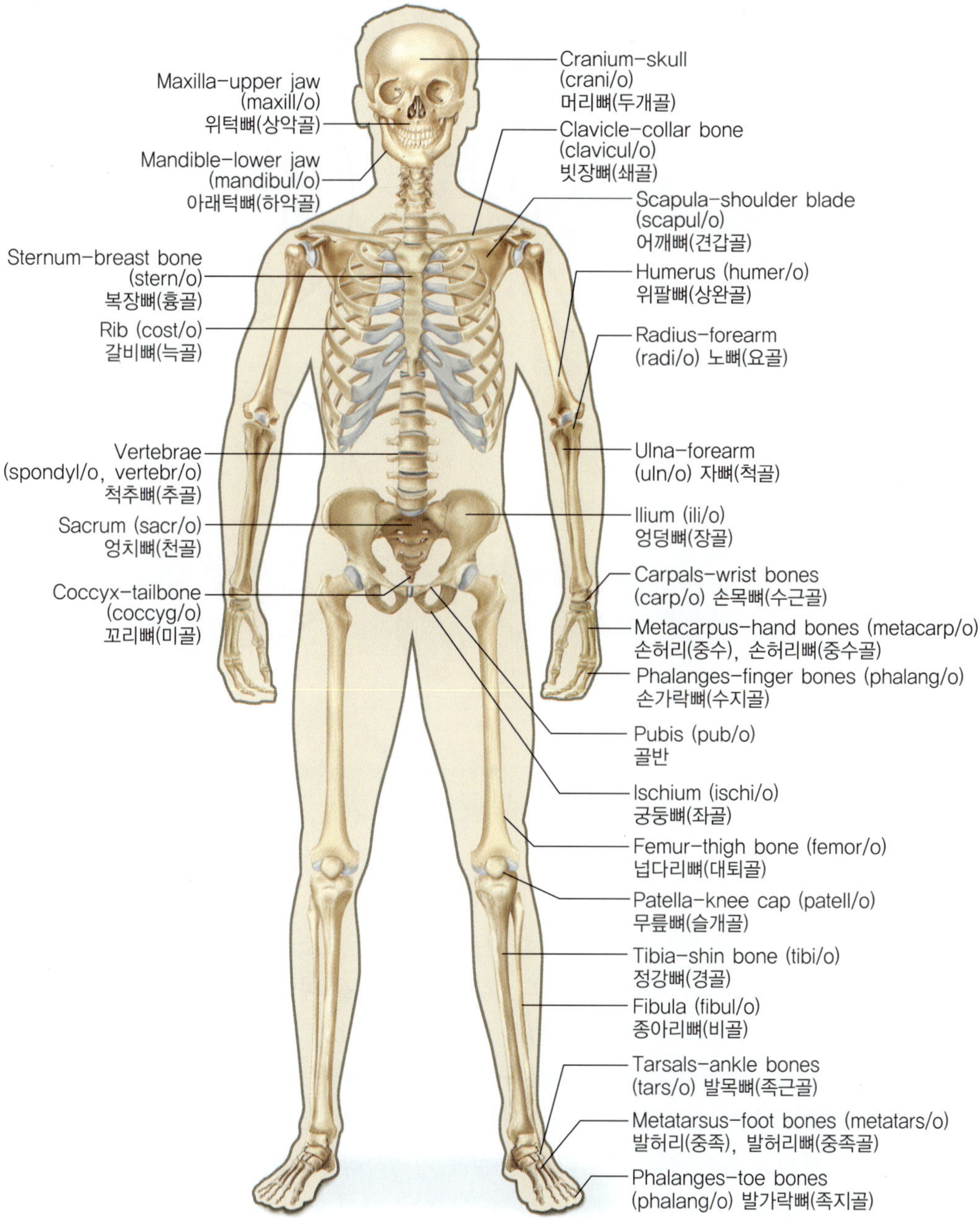

>그림 6.1 **뼈대(골격, skeleton)**

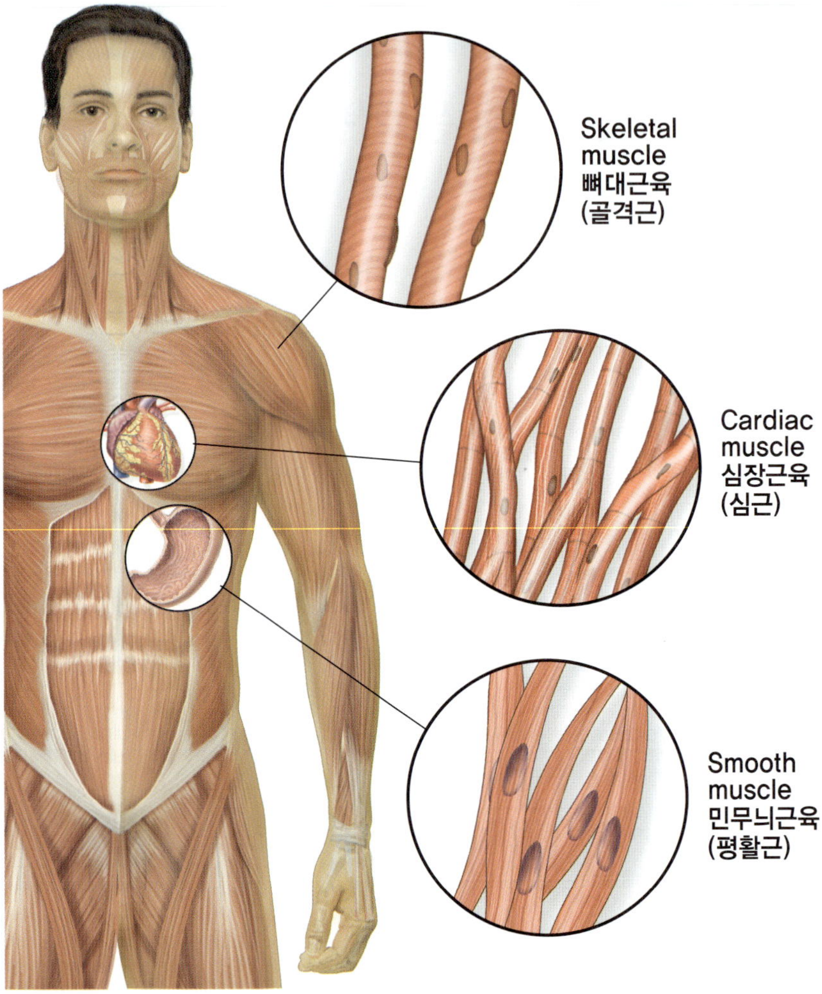

>그림 6.2 근육조직의 형태

용어 만들기 낱말 요소로 정형외과학 용어 만들기 BUILD

정형외과학 용어 만들기 *Building Orthopedic Terms*

이 단원은 정형외과학 용어를 만드는 데 빈번히 사용하는 낱말 요소(word parts)를 제시한다. 용어의 설명을 따라하다 보면 어휘력이 향상될 것이다. 각 용어의 뜻을 파악하여 빈칸에 채워 넣어 하나의 의학용어를 완성하라. 사선(/)을 그어서 접두사(prefixes; p), 어근(word roots; r), 결합모음(combining vowels; cv), 접미사(suffixes; s)를 구분해 보자. 낱말 요소의 키를 찾는 데 도움을 주기 위하여 밑줄 아래에 r(어근), p(접두사), cv(결합모음), s(접미사)로 표시하였다. 모든 용어가 4가지 낱말 요소를 모두 가지고 있는 것은 아니라는 사실을 기억하라. 무엇을 사용할지 스스로 결정하라. 경험이 쌓일수록 이 과정은 더욱 쉬워질 것이다. 답안은 이 장의 말미에 수록하였다.

1. -ac—-에 관한(pertaining to)을 뜻하는 접미사

뼈(골, bone)에 관한 결합형을 형용사로 바꾸기 위해 사용되는 접미사이다.

항목	분석	구성
a. 엉덩뼈의(장골의, ilium)	ili / ac	r / s
b. 엉덩밑의(장골하의, under the ilium)	sub / ili / ac	p / r / s

2. -al—-에 관한(pertaining to)을 뜻하는 접미사

뼈(골, bone)에 관한 결합형을 형용사로 바꾸기 위해 사용되는 접미사이다.

항목	분석	구성
a. 손목의(수근의, wrist)	carp / al	r / s
b. 갈비뼈의(늑골의, rib)	cost / al	r / s
c. 갈비뼈사이의(늑간의, between the ribs)	inter / cost / al	p / r / s
d. 넙다리뼈의(대퇴골의, femur)	femor / al	r / s
e. 위팔뼈의(상완골의, humerus)	humer / al	r / s
f. 궁둥뼈의(좌골의, ischium)	ischi / al	r / s
g. 손허리[뼈]의(중수[골]의, metacarpus)	metacarp / al	r / s
h. 발허리[뼈]의, 중족[골]의, metatarsus)	metatars / al	r / s
i. 노뼈의(요골의, radius)	radi / al	r / s
j. 엉치뼈의(천골의, sacrum)	sacr / al	r / s
k. 복장뼈의(흉골의, sternum)	stern / al	r / s
l. 복장밑의(흉골하의, under the sternum)	sub / stern / al	p / r / s
m. 발목뼈의(족근골의, tarsus)	tars / al	r / s
n. 정강뼈의(경골의, tibia)	tibi / al	r / s
o. 척추뼈의(추골의, vertebra)	vertebr / al	r / s
p. 척추사이의(추간의, between the vertebra)	inter / vertebr / al	p / r / s

3. -ar—-**에 관한(pertaining to)**을 뜻하는 접미사

뼈(골, bone)에 관한 결합형을 형용사로 바꾸기 위해 사용되는 접미사이다.

a. 빗장뼈의(쇄골의, clavicle) — clavicul / ar (r / s)

b. 종아리뼈의(비골의, fibula) — fibul / ar (r / s)

c. 아래턱뼈의(하악골의, mandible) — mandibul / ar (r / s)

d. 아래턱밑의(하악골하의, under the mandible) — sub / mandibul / ar (p / r / s)

e. 무릎뼈의(슬개골의, patella) — patell / ar (r / s)

f. 어깨뼈의(견갑골의, scapula) — scapul / ar (r / s)

g. 어깨뼈밑의(견갑골하의, under the scapula) — sub / scapul / ar (p / r / s)

h. 자뼈의(척골의, ulna) — uln / ar (r / s)

---

4. arthr/o—**관절(joint)**을 뜻하는 결합형

관절(joint)은 두 개 이상의 뼈가 만나 형성되며, **articulation**이라고도 한다. 인체의 대부분의 관절은 운동성이 있는 **윤활관절(활막성관절, synovial joint)**이다.

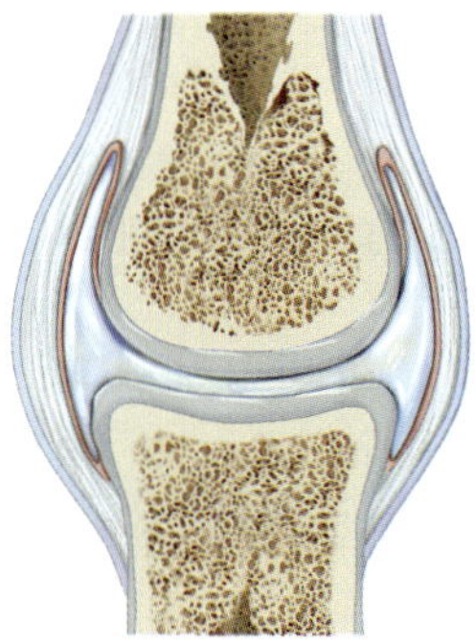

>그림 6.3 관절(joint)

a. 관절로부터 관절액 채취를 위한 뚫기, 관절천자 — arthr / o / centesis (r / cv / s)

b. 외과수술로 관절 절단, 관절강직단열[술] — arthr / o / clasia (r / cv / s)

c. 관절의 외과적 고정, 관절유합술 — arthr / o / desis (r / cv / s)

d. 관절에 대해 기록하는 과정, 관절조형[술] — arthr / o / graphy (r / cv / s)

e. 관절에 관한 기록, 관절조영상 — arthr / o / gram (r / cv / s)

f. 관절의 염증, 관절염 — arthr / itis (r / s)

g. 관절을 시각적으로 검사하는 과정, 관절염검사[법] — arthr / o / scopy (r / cv / s)

h. 관절을 시각적으로 검사하는 장치, 관절경 arthr / o / scope
r cv s

i. 관절의 외과적 복원, 관절성형[술] arthr / o / plasty
r cv s

j. 관절의 통증(joint pain), 관절염 arthr / algia
r s

5. -ary—-에 관한(pertaining to)을 뜻하는 접미사

뼈(골, bone)에 관한 결합형을 형용사로 바꾸기 위해 사용되는 접미사이다.

a. 위턱의(상악골의, maxilla) maxill / ary
r s

b. 위턱의 위에(above the maxilla) supra / maxill / ary
p r s

6. burs/o—**윤활주머니(활액낭, bursa)**를 뜻하는 결합형

윤활주머니(관절낭, bursa)는 힘줄(건, tendon)과 뼈(골, bone) 사이에서 마찰을 줄여주는 액체가 가득 찬 주머니(낭, sac)이다.

a. 윤활주머니의(활액낭의, bursa) burs / al
r s

b. 윤활주머니의 염증(bursa inflammation) burs / itis
r s

c. 윤활주머니의 외과적인 제거, 윤활낭절제[술] burs / ectomy
r s

7. chondr/o—**연골(cartilage)**을 뜻하는 결합형

연골은 뼈끝(골단)을 덮고 있는 질기고 유연한 결합조직으로 관절에서 충격을 흡수하는 역할을 한다.

a. 연골의(pertaining to cartilage) chondr / al
r s

b. 연골의 염증(cartilage inflammation) chondr / itis
r s

c. 연골의 외과적 제거, 연골절제[술] chondr / ectomy
r s

d. 연골의 연화(cartilage softening) chondr / o / malacia
r cv s

e. 연골의 악성종양, 연골암(cartilage tumor) chondr / oma
r s

f. 연골의 외과적 복원, 연골성형[술] chondr / o / plasty
r cv s

8. crani/o—**머리뼈(두개골, skull)**를 뜻하는 결합형

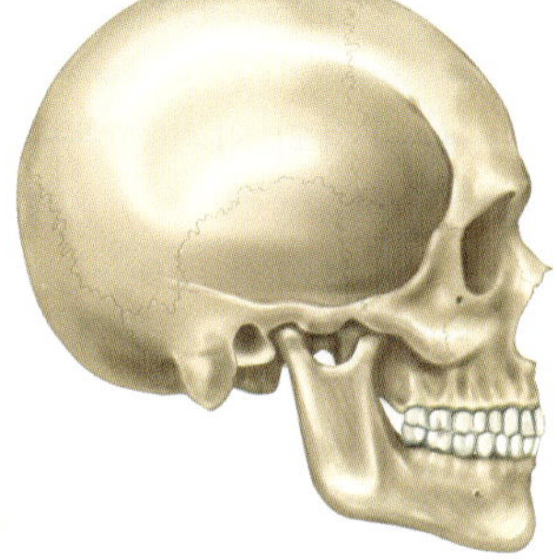

>그림 6.4 머리뼈(두개골, scull)

a. 머리뼈의(두개골의, skull) crani / al (r, s)

b. 머리뼈 안의(두개골 내의) intra / crani / al (p, r, s)

c. 머리뼈의 절개(개두술, cutting into the skull) crani / o / tomy (r, cv, s)

d. 머리뼈의 외과적 복원, 두개골성형[술] crani / o / plasty (r, cv, s)

9. -eal—**-에 관한(pertaining to)**을 뜻하는 접미사

뼈(골, bone)에 관한 결합형을 형용사로 바꾸기 위해 사용되는 접미사이다.

+ 용어의 어원 *TERMINOLOGY TIDBIT*

coccyx라는 단어는 그리스어로 "뻐국새"를 뜻하는 *kokkys*에서 왔으며, 엉치뼈(천골, sacrum)에 이어진 작은 뼈들이 새의 부리(bird's bill)를 닮아서 붙여진 이름이다.

a. 꼬리뼈의(미골의, coccyx) coccyg / eal (r, s)

b. 손가락뼈의(수지골의, phalanges) phalang / eal (r, s)

10. -ic—**-에 관한(pertaining to)**을 뜻하는 접미사

뼈(골, bone)에 관한 결합형을 형용사로 바꾸기 위해 사용되는 접미사이다.

a. 두덩뼈의(치골의, pubis) pub / ic (r, s)

b. 두덩뼈 위의(치골상의) supra / pub / ic (p, r, s)

11. -kinesia—**운동(움직임, movement)**을 뜻하는 접미사

a. 느린 움직임(완만한 운동, slow movement) brady / kinesia (p, s)

b. 움직임이 어려운(운동이상의, difficult movement) dys / kinesia (p, s)

c. 과도한 움직임(운동과다, excessive movement) hyper / kinesia
p s

12. muscul/o—**근육(muscle)**을 뜻하는 결합형

신체의 운동은 근육의 수축으로 일어난다. 우리 몸에는 3가지 형태의 근육이 있는데, **뼈대근육(골격근, skeletal muscle)**은 뼈대를 움직이게 하고, **민무늬근육(평활근, smooth muscle)**은 위(stomach)나 방광(bladder) 같은 내부 장기를 움직이게 하며, **심장근육(심근, cardiac muscle)**은 심장을 박동하게 한다.

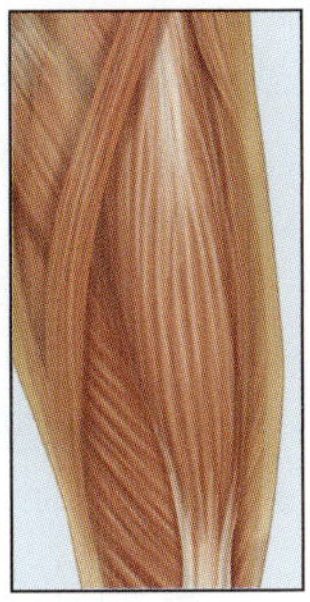

>그림 6.5 근육(muscle)

a. 근육의(pertaining to muscle) muscul / ar
r s

b. 근육 속의(within muscle) intra / muscul / ar
p r s

13. myel/o—**절색골수(적골수, red bone marrow)**를 뜻하는 결합형

적색골수는 뼈속에서 혈액세포(blood cell)를 생산하는 조직이다.

a. 적색골수(red bone marrow)의 악성종양(골수암) myel / oma
r s

b. 적색골수를 생산하는, 골수형성의 myel / o / genic
r cv s

c. 적색골수의 질병(disease of red bone marrow) myel / o / pathy
r cv s

14. my/o—**근육(muscle)**을 뜻하는 결합형

a. 근육의 통증(muscle pain) my / algia
r s

b. 근육이 약해짐, 근육무력증 my / asthenia
r s

c. 근육의 전기적 기록, 근전도 electr / o / my / o / gram
r cv r cv s

d. 근육의 전기적 기록 과정, 근전도검사[법] electr / o / my / o / graphy
r cv r cv s

e. 근육의 질병(muscle disease) my / o / pathy
r cv s

f. 근육의 봉합(suture a muscle) my / o / rrhaphy
r cv s

g. 찢어진 근육(근육파열, ruptured muscle) my / o / rrhexis
r cv s

15. oste/o—**뼈(골, bone)**를 뜻하는 결합형

뼈(골, bone)는 칼슘화 되어 있는 단단한 조직이다. 뼈는 신체의 지지와 운동뿐만 아니라, 심장(heart)·허파(폐, lung)·간(liver)·방광(bladder)과 같은 기관을 보호하고, 적색골수에서의 조혈작용 그리고 칼슘과 같은 중요한 무기질(mineral)을 저장하는 기능을 한다.

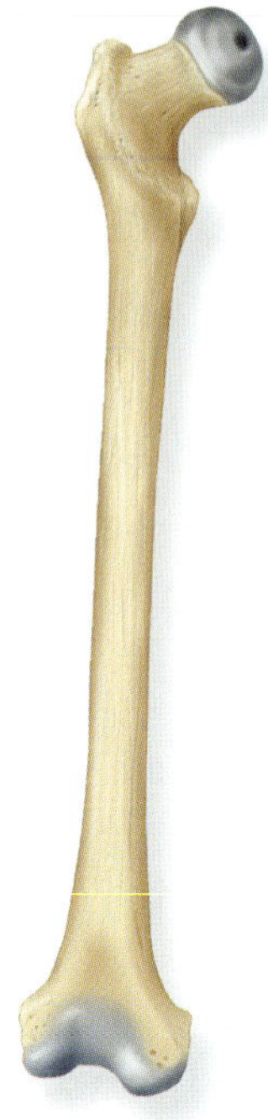

>그림 6.6 뼈

a. 뼈의 통증(bone pain) — oste (r) / algia (s)

b. 뼈세포(골세포, bone cell) — oste (r) / o (cv) / cyte (s)

c. 뼈를 생산하는, 골발생의 — oste (r) / o (cv) / genic (s)

d. 뼈와 관절의 염증, 골관절염 — oste (r) / o (cv) / arthr (r) / itis (s)

e. 뼈와 연골의 염증, 골연골염 — oste (r) / o (cv) / chondr (r) / itis (s)

f. 뼈와 연골의 악성종양, 골연골종 — oste (r) / o (cv) / chondr (r) / oma (s)

g. 뼈의 외과적 파괴, 골파괴 — oste (r) / o (cv) / clasia (s)

h. 뼈와 적색골수의 염증, 골수염 — oste (r) / o (cv) / myel (r) / itis (s)

i. 뼈의 질병, 골병증 — oste (r) / o (cv) / pathy (s)

j. 뼈를 절단하는 장비, 골절단기 — oste (r) / o (cv) / tome (s)

k. 뼈의 연화, 골연화증 — oste (r) / o (cv) / malacia (s)

l. 다공성의 뼈, 골다공증 — oste (r) / o (cv) / porosis (s)

16. spondyl/o—**척추뼈(추골, vertebra)**를 뜻하는 결합형

a. 척추뼈의 비정상적인 상태, 척추증 — spondyl (r) / osis (s)

b. 척추뼈의 염증, 척추염 — spondyl (r) / itis (s)

17. ten/o—**힘줄(건, tendon)**을 뜻하는 결합형

힘줄(건, tendon)은 근육(muscle)을 뼈(골, bone)에 고정시키는 질긴 결합조직이다.

a. 힘줄의 통증(tendon pain), 건통증 — ten (r) / algia (s)

b. 힘줄의 통증(tendon pain) — ten / o / dynia
   r / cv / s

c. 힘줄의 외과적 고정, 건고정[술] — ten / o / desis
   r / cv / s

d. 힘줄의 봉합, 건봉합[술] — ten / o / rrhaphy
   r / cv / s

18. tendin/o — **힘줄(건, tendon)**을 뜻하는 결합형

a. 힘줄의(건의, tendon) — tendin / ous
   r / s

b. 힘줄의 염증(tendon inflammation) — tendin / itis
   r / s

c. 힘줄의 외과적 복원, 건성형[술] — tendin / o / plasty
   r / cv / s

d. 힘줄의 비정상적인 상태, 건병증 — tendin / osis
   r / s

설명하기 정형외과학 의학용어 설명하기 EXPLAIN

정형외과학 어휘 Orthopedic Vocabulary

이 단원의 정형외과학 용어는 단어의 어원, 현대식 영어 단어, 라틴어나 그리스어에서 온 낱말 요소(word parts)들을 포함하고 있지만, 전적으로 이런 낱말 요소로만 구성되어 있지는 않다. 그렇지만 이들 낱말 요소를 통해 용어의 뜻을 파악할 수 있는 힌트를 얻을 수 있다. 단어 내 이러한 힌트를 가진 낱말 요소를 찾아 용어의 뜻을 파악하라.

용어	설명
bone graft [boun græft] 뼈이식(골이식)	두 뼈를 유합시키기 위해서나, 뼈가 파괴되어 결손된 경우 이를 대체하기 위하여 뼛조각을 이식하는 외과적 수술.
bone scan [boun skæn] 뼈스캔(골스캔)	뼈를 살펴보기 위하여 방사성 조영제를 사용한 핵의학적 스캔으로, 뼈암(골암, bone cancer)과 긴장[피로]골절(stress fracture)에 특히 유용하다.

용어	설명

carpal tunnel syndrome (CTS)
[kɑ́ːrpəl tʌ́nl síndroum]
손목굴증후군
(수근관증후군)
carp/o = 손목(수근)
-al = -에 관한

손목의 손목굴(수근관, carpal tunnel)을 지나가는 신경(정중신경)과 힘줄이 압력을 받아 생기는 반복운동장애이다.

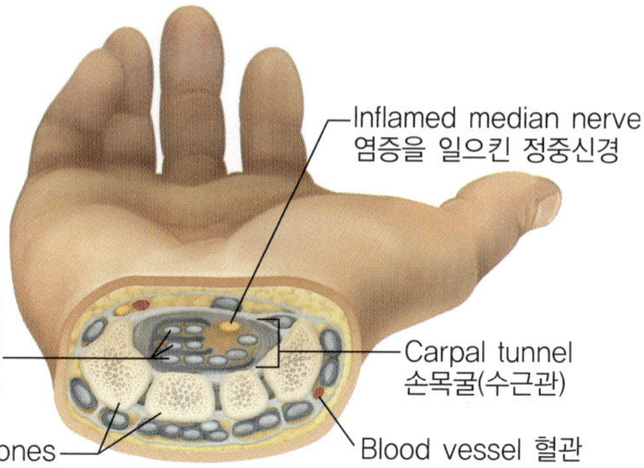

>그림 6.7 손목뼈와 힘줄에 의해 형성된 손목굴(수근관, carpal tunnel)로 둘러싸인 신경과 혈관

---

closed fracture
[klóuzd frǽktʃər]
폐쇄골절, 단순골절

피부에 상처가 생기지 않은 뼈의 부러짐으로 단순골절(simple fracture)이라고도 한다.

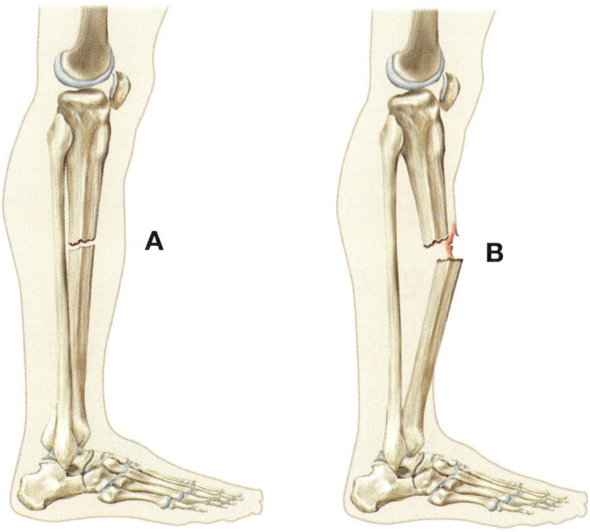

>그림 6.8 (A) 폐쇄(혹은 단순) 골절과 (B) 복합(혹은 개방)골절

---

comminuted fracture
[kɑ́mənjùːt frǽktʃər]
분쇄골절

여러 조각으로 부서진 뼈의 파괴 현상.

+ 용어의 어원 *TERMINOLOGY TIDBIT*

comminuted라는 단어는 라틴어로 "조각으로 부서지다"를 뜻하는 *comminuere*에서 왔다.

---

compound fracture
[kɑ́mpaund frǽktʃər]
복합골절, 개방골절

피부에 상처가 생긴 뼈의 부러짐으로 *개방골절(open fracture)*이라고도 한다.

---

compression fracture
[kəmpréʃən frǽktʃər]
압박골절

압박골절은 외부의 강한 충격이나 높은 곳에서 떨어지면서 강한 충격으로 인하여 척추마디가 찌그러지면서 골절된 것으로, 특히 나이 든 여성의 경우 뼈엉성증(골다공증, osteoporosis)으로 약해진 뼈에서 주로 나타난다.

용어	설명
contracture [kəntrǽktʃər] 구축, 오그라듦	근육조직, 힘줄, 결합조직이 비정상적으로 짧아진 현상으로 근육을 늘리기가 어렵게 된다.
creatine kinase (CK) [kríːətìːn káineis] 크레아틴키나아제	뼈대와 심장근육에서 발견되는 효소로 심장마비, 근육디스트로피, 기타 뼈대근육의 질환과 관련하여 혈액에서의 크레아틴키나아제의 농도가 높아진다.
deep tendon reflexes (DTR) [diːp téndən ríːfleks] 깊은힘줄반사 (심[부]건반사)	고무망치로 근육과 힘줄을 가격하여 생기는 불수의적인 근육수축 현상으로 근육이 적절히 반응하는지를 검사하는 시험이다. 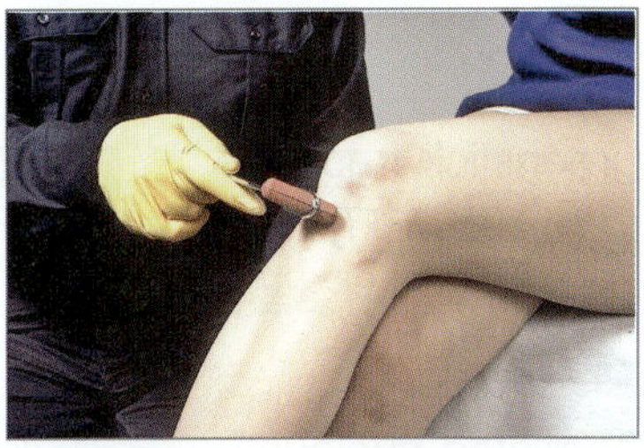 >그림 6.9 고무망치를 이용한 무릎반사(슬개건반사, patellar reflex) 실험
dislocation [dìsloukéiʃən] 어긋남, 탈구	관절을 형성하는 뼈들의 이탈로 생기며, 더 이상 뼈끝(골단)이 서로 접촉하지 않는다. 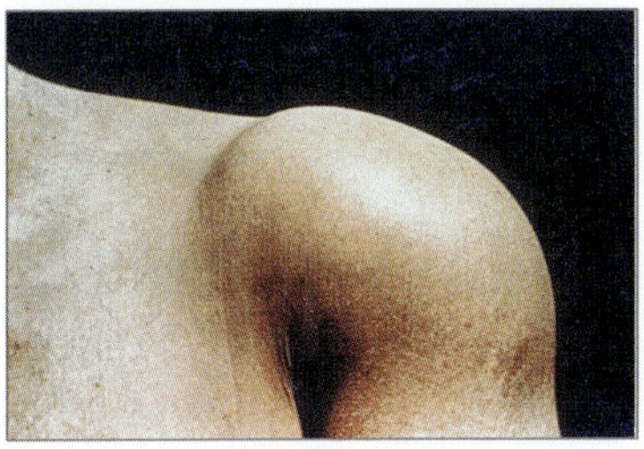 >그림 6.10 위팔뼈(상완골)의 탈구로 인해 어깨뼈(견갑골) 위부분이 크게 돌출됨
dual-energy absorptiometry (DXA) [djúːəl énərdʒi əbsɔ̀ːpʃəmítri] 이중에너지흡수계측[법] -metry = 측정법	뼈엉성증(골다공증, osteoporosis)의 진단을 위해, 방사선을 이용한 뼈밀도(골밀도, bone density) 측정 검사.
fibromyalgia [fàibroumaiǽldʒiə] 섬유근[육]통 fibr/o = 섬유 my/o = 근육 -algia = 통증, 고통, -통	근육과 섬유성연조직의 광범위한 쑤심과 통증이 있는 만성상태.

용어	설명
fixation [fíkséiʃən] 고정	골절된 뼈를 치료될 때까지 안정화시키는 방법. *외부고정(external fixation)*은 피부절개 없이 석고붕대, 부목, 핀 등을 사용하여 골절부위를 복원시키는 방법이고, *내부고정(internal fixationin)*은 외과적인 *개방정복술(open reduction)*을 통해 골절부위를 절개하여 부러진 뼈를 핀, 판, 막대, 나사, 철사 등으로 고정하는 방법이다.
fracture (FX, Fx) [frǽktʃər] 골절	뼈가 부러진 상태.
greenstick fracture [grí:nstìk frǽktʃər] 생나무골절(불완전굴곡골절)	불완전골절의 한 형태로 뼈의 한쪽은 부러지고 다른 한쪽은 굽어지면서 휘게 되는 골절로 뼈가 유연한 소아에게 잘 발생하는 골절이다.
herniated nucleus pulposus (HNP) [hə́:rnièitid njú:kliəs pʌlpóusəs] 속질핵탈출	두 개의 척추뼈 사이의 척추원반이 돌출된 것으로, 척수신경이 압박을 받으므로 외과적 수술이 필요하며, *추간판탈출증(herniated disk 혹은 ruptured disk)*이라고도 한다.
impacted fracture [impǽktid frǽktʃər] 끼임골절(감입골절)	골절된 한쪽의 뼛조각이 다른 쪽의 뼈에 박히는 골절.

+ 용어의 어원 *TERMINOLOGY TIDBIT*

fracture라는 단어는 라틴어로 "부서지다"를 뜻하는 *fractura*에서 왔다.

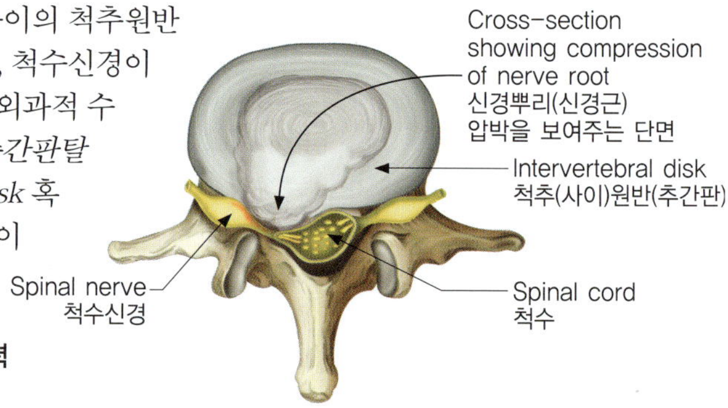

>그림 6.11 척수신경에 가해진 압력에 의한 척추원반(추간판)탈출

용어	설명
kyphosis [kaifóusis] 척주뒤굽음증(척주후만) kyph/o = 구부리다 -osis = 비정상적인 상태	등굽이(흉부만곡, thoracic spine)가 비정상적으로 돌출된 상태로 *곱사등(hunchback)* 혹은 *꼽추(humpback)*라고도 한다.

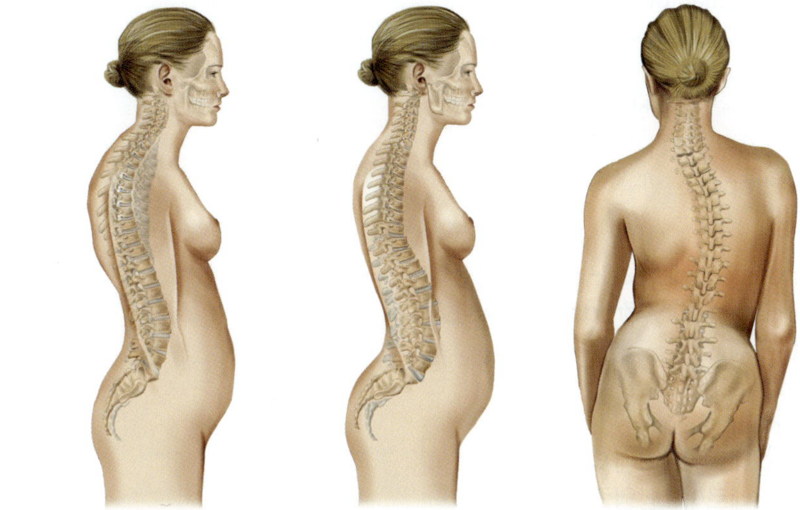

Kyphosis (excessive posterior thoracic curvature–hunchback) **척주뒤굽음증** (척주후만증: 뒤쪽으로 과도하게 굽어진 등굽이[흉부만곡])

Lordosis (excessive anterior lumbar curvature–swayback) **척주앞굽음증** (척주전만증: 앞쪽으로 과도하게 굽어진 허리굽이[요부만곡])

Scoliosis (lateral curvature) **척주옆굽음증** (척주측만증[가쪽굽이])

>그림 6.12 비정상적인 척주굽이(만곡): 척주뒤굽음증, 척주앞굽음증, 척주옆굽음증

용어	설명
lordosis [lɔːrdóusis] 척주앞굽음증(척주전만증) lord/o = 앞으로 굽어진 -osis = 비정상적인 상태	허리굽이(요부만곡)가 지나치게 앞으로 굽은 상태로, *척주전만증(swayback)*이라고도 한다(>그림 6.12).
muscle atrophy [mʌ́səl ǽtrəfi] 근[육]위축 a- = -없이 -trophy = 발육	근육질환, 신경계통질환 혹은 근육 사용의 부족으로 인한 근육 크기의 손실로 *근육소진(muscle wasting)*이라고도 한다.

용어	설명
muscular dystrophy (MD) [mʌ́skjulər dístrəfi] 근(육)디스트로피 muscul/o = 근육 -ar = -에 관한 dys- = 어려운 -trophy = 발육	점진적인 근육위축과 허약을 수반하는 일련의 선천적 유전병.
nonsteroidal anti-inflammatory drugs (NSAIDs) [nɑ̀nstérɔidəl æ̀ntiinflǽmətəri drʌg] 비스테로이드소염제, 비스테로이드항염증제	관절염(arthritis)과 같은 질환에서 통증작용과 항염증 작용을 하는 약(drug)이다.
oblique fracture [əblíːk frǽktʃər] 경사골절(사선골절)	골절선(fracture line)이 뼈의 축에서 어느 정도 각도를 이루면서 경사가 생긴 골절
orthosis [ɔːrθóusis] 보조기, 정형보조기구 orth/o = 곧은, 일직선	신체의 변형을 방지 혹은 교정하기 위해 사용하는 부목과 같은 외부 보조기. 보조기를 만들거나 조정하는 사람을 *교정전문가(orthotist)*라고 한다.

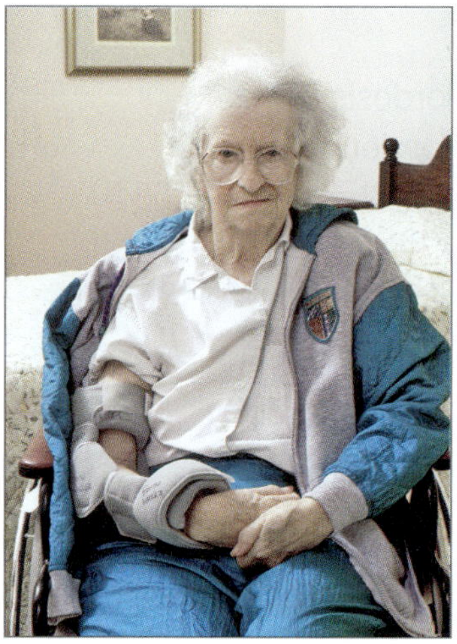

>그림 6.13 오른팔에 보조기(orthotic brace)를 착용한 뇌졸중 환자

용어	설명
osteoarthritis (OA) [àstiouɑːrθráitis] 뼈관절염(골관절염) oste/o = 뼈(골) arthr/o = 관절 -itis = 염증	관절에서 뼈를 덮고 있는 연골의 소실에 의한 관절염. 대부분 관절에 하중이 많이 걸려서 발생하며, 뼈끼리 부딪혀 마찰을 일으킨다.
osteogenic sarcoma [ɑ́stioudʒénik sɑːrkóumə] 뼈육종(골육종) oste/o = 뼈(골) -genic = -을 생성하는 -oma = 종양, 종창	뼈암(골암, bone cancer)의 대부분이 여기에 속하며, 뼈세포에서 시작하여 뼈끝(골단)에서 발견되는데, 10~25세의 사람에서 빈번히 발생한다.
pathologic fracture [pæ̀θəlɑ́dʒik frǽktʃər] 병적골절 path/o = 질병	뼈의 질병으로 인해 일어나는 골절이지만 외상성 증상(trauma)은 없다.
percutaneous discectomy [pə̀ːrkjuːtéiniəs disέktəmi] 피부경유척추원반절제[술] (경피추간판절제[술]) per- = -을 통한 cutane/o = 피부 -ous = -에 관한 -ectomy = 외과적 제거	피부를 통해 척추원반(추간판) 안으로 가느다란 카테터를 삽입하여 빠져나온 척추사이(추간)연골을 흡입하거나, 레이저를 사용하여 증발시키는 방법.
prosthesis [prɑ́sθəsis] 인공삽입물, 보철, 보형물; 의지	출생 시 혹은 질병이나 사고에 의해 소실된 신체의 일부분을 대체하는 인공 구조물로 인공다리(의족, artificial leg) 등이 있다. *보철전문가(prosthetist)*는 인공삽입물(보철)을 만드는 전문가를 말한다. **+ 용어의 어원** *TERMINOLOGY TIDBIT* ***prosthesis***라는 단어는 그리스어로 "더하다, 첨가하다"를 뜻하는 *prostithenai*에서 왔다.

용어	설명
radiography [rèidiágrəfi] 방사선촬영[술] **-graphy** = 기록법	신체의 내부 구조를 보기 위해 방사선을 사용한 영상촬영 진단 방법으로 뼈와 관절을 보는 데 특히 유용하다.

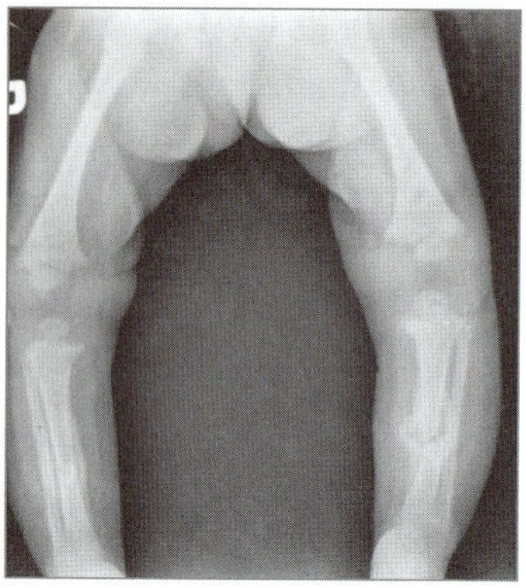

>그림 6.14 양쪽 정강뼈(경골, tibia)의 골절을 보여주는 다리의 방사선 사진

용어	설명
reduction [ridʌ́kʃən] 맞춤, 교정, 정복[술]; 축소[술]	뼈를 맞춰 골절이나 탈구를 교정하는 방법. *비개방정복술(폐쇄정복술, closed reduction)*은 피부 밖에서 조작하는 방법이고, *개방정복술(open reduction)*은 외과수술로 절개하여 뼈를 맞추는 방법이다. 보통 개방정복술은 뼛조각의 *내부고정(internal fixation)* 전에 시행한다.

+ 용어의 어원 TERMINOLOGY TIDBIT

reduction라는 단어는 라틴어로 "뒤로 이끌다"를 뜻하는 *reductio*에서 왔다.

용어	설명
repetitive motion disorder [ripétətiv móuʃən disɔ́ːrdər] 반복운동장애	장기간의 압박이나 진동 혹은 반복운동에 의해 야기되는 만성적인 힘줄, 근육, 신경의 손상.
rheumatoid arthritis (RA) [rúːmətɔ̀id ɑːrθráitis] 류마티스관절염 **arthr/o** = 관절 **-itis** = 염증	만성적인 연조직의 염증으로 야기되는 관절에서의 연골의 퇴화, 팽창, 경직, 통증을 수반하는 관절염으로, 신체가 심하게 변형되는 자가면역질환(autoimmune disease)이다.

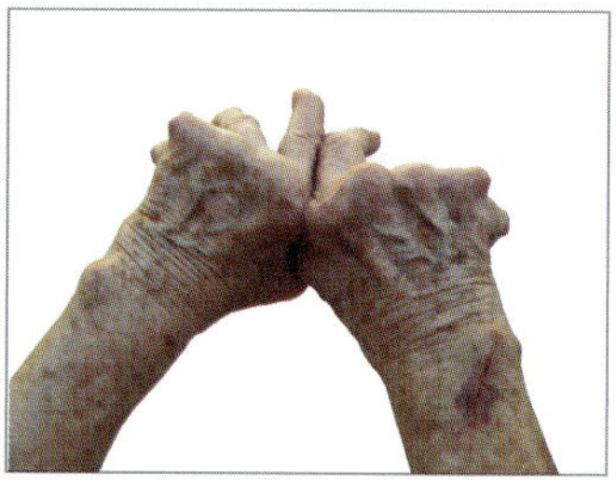

>그림 6.15 류마티스관절염(rheumatoid arthritis)에 의한 손과 손목의 뒤틀림 모습

용어	설명
scoliosis [skòulióusis] 척주옆굽음증(척주측만증) **scoli/o** = 옆으로 구부러진(만곡한) **-osis** = 비정상적인 상태	비정상적으로 척주가 옆으로 굽어진 변형(>그림 6.12).

용어	설명
spasm [spǽzəm] 연축, 경련수축	급격한 불수의적 근육수축.
spina bifida [spáinə báifidə] 척추갈림증(이분척추)	척수를 싸고 있는 척주의 형성 실패로 인해 발생하는 선천성 결함으로 가벼운 증상부터 심각한 증상까지 다양하며, 척수가 손상을 입었다면 마비(paralysis)가 온다.
spiral fracture [spáiərəl frǽktʃər] 나선형골절	간접적 외력에 의한 경우가 많고, 비교적 작은 연부조직 손상을 나타내며 골절선이 길고, 골절면이 넓다. 전위가 넓어서 불완전성 골절이라 한다.
sprain [sprein] 삠(염좌)	과신전(overstretching)에 의한 인대 손상으로 골절(bone fracture)이나 어긋남(탈구, joint dislocation)은 없는 상태이다.
strain [strein] 긴장, 염좌, 변형	과도한 사용이나 과신전에 의한 근육 혹은 힘줄의 손상.
stress fracture [stres frǽktʃər] 긴장골절, 피로골절	한 번의 외력에 의한 골절이 아니고, 달리기와 같은 미세한 외력이 반복되어 생기는 약한 골절.
total hip arthroplasty (THA) [tóutl hip ɑ́:θrɔplǽsti] 전체엉덩관절성형[술] (전고관절성형[술]) arthr/o = 관절 -plasty = 외과적 복구[술], 복원[술]	인공엉덩관절을 이용한 엉덩이의 외과적 복원 방법으로, *total hip replacement(THR)*이라고도 한다.

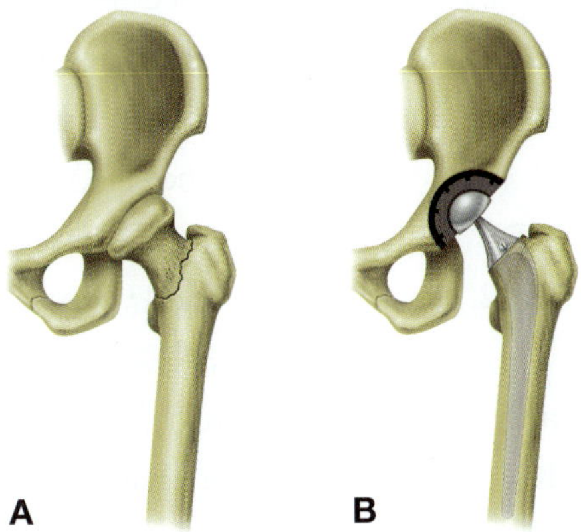

>그림 6.16 **골절된 넙다리뼈(대퇴골, femur)(A)와 전체 엉덩관절성형[술]로 복원된 모습(B)**

용어	설명
total knee arthroplasty (TKA) [tóutl niː ɑ́ːrθrɔplǽsti] 전체무릎관절성형[술] (전슬관절성형[술]) arthr/o = 관절 -plasty = 외과적 복구[술], 복원[술]	인공무릎관절을 이용한 무릎관절의 외과적 복원 방법으로, *total knee replacement(TKR)*이라고도 한다.
transverse fracture [trǽnzvə́ːrs frǽktʃər] 가로골절(횡골절)	뼈의 축에 수직인 골절.

약어의 사용 정형외과학에 사용하는 약어 USE

정형외과학 약어 *Orthopedic Abbreviations*

다음 목록은 정형외과학에서 자주 사용하는 약어이다.

AE	above elbow(팔꿉(팔꿈치) 위의)
AK	above knee(무릎 위의)
BDT	bone density testing(뼈(골)밀도측정)
BE	below elbow(팔꿉(팔꿈치) 아래의)
BK	below knee(무릎 아래의)
BMD	bone mineral density(뼈의 무기질 밀도)
C1, C2, etc.	first cervical vertebra, second cervical vertebra, etc. (첫째목뼈[경추], 둘째목뼈[경추] 등)
Ca	calcium(칼슘)
CK	creatine kinase(크레아틴 키나아제)
CTS	carpal tunnel syndrome(손목굴증후군, 수근관증후군)
DJD	degenerative joint disease(퇴행관절염)
DTR	deep tendon reflex(깊은힘줄반사, 심[부]건반사)
DXA	dual-energy absorptiometry(이중에너지흡수계측[법])
EMG	electromyogram(근전도, 근전도기록)
FX, Fx	fracture(골절)
HNP	herniated nucleus pulposus(속질핵탈출)

IM	intramuscular(근육내의)
JRA	juvenile rheumatoid arthritis(소아류마티스관절염)
L1, L2, etc.	first lumbar vertebra, second lumbar vertebra, etc. (첫째허리뼈[요추], 둘째허리뼈[요추] 등)
LE	lower extremity(다리, 하지)
LLE	left lower extremity(왼다리, 좌측 하지)
LUE	left upper extremity(왼팔, 좌측 상지)
MD	muscular dystrophy(근육디스트로피)
NSAID	nonsteroidal anti-inflammatory drug(비스테로이드소염제, 비스테로이드항염증제)
OA	osteoarthritis(뼈관절염, 골관절염)
ORIF	open reduction-internal fixation(개방정복[술]-내[부]고정)
Orth, ortho	orthopedics(정형외과학)
RA	rheumatoid arthritis(류마티스관절염)
RLE	right lower extremity(오른다리, 우측 하지)
RUE	right upper extremity(오른팔, 우측 상지)
T1, T2, etc.	first thoracic vertebra, second thoracic vertebra, etc. (첫째등뼈[흉추], 둘째등뼈[흉추] 등)
THA	total hip arthroplasty(전고관절성형[술], 전체엉덩관절성형[술])
THR	total hip replacement(전고관절치환[술], 전체엉덩관절치환[술])
TKA	total knee arthroplasty(전슬관절성형[술], 전체무릎관절성형[술])
TKR	total knee replacement(전슬관절치환[술], 전체무릎관절치환[술])
UE	upper extremity(팔, 상지)

A. 명칭쓰기 연습 *Labeling Exercise*

다음 그림에서 번호에 해당하는 각 뼈(골, bone)의 명칭을 쓰고, 공간을 적절히 활용하여 결합형을 쓰라.

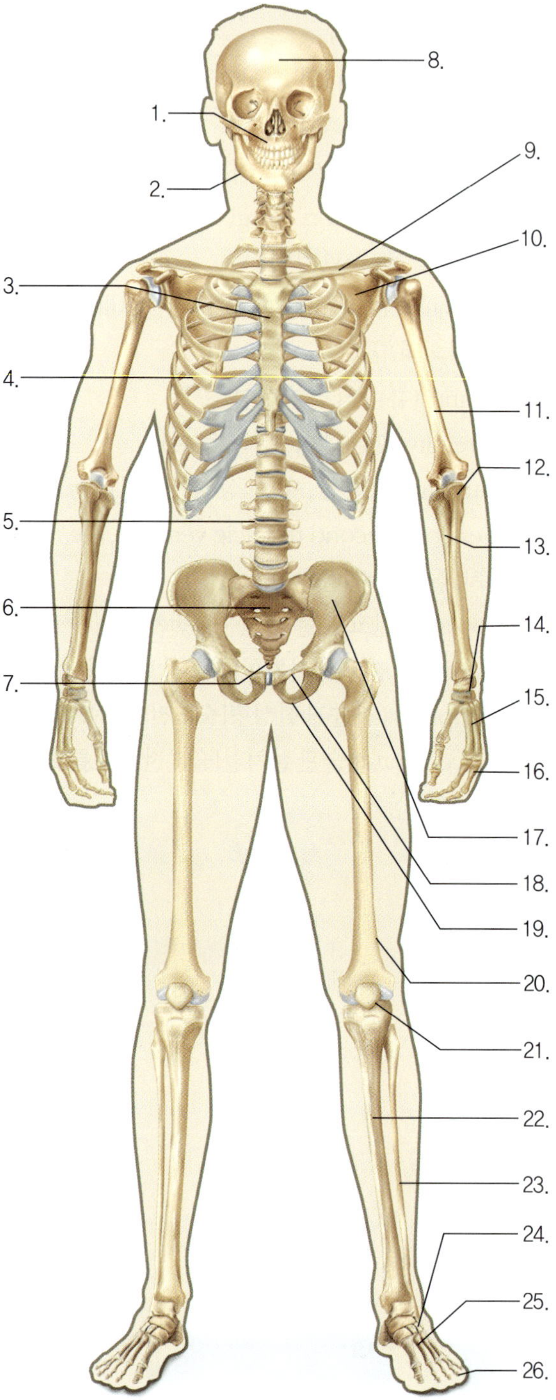

1. ______________________ 14. ______________________

2. ______________________ 15. ______________________

3. ______________________ 16. ______________________

4. ______________________ 17. ______________________

5. ______________________ 18. ______________________

6. ______________________ 19. ______________________

7. ______________________ 20. ______________________

8. ______________________ 21. ______________________

9. ______________________ 22. ______________________

10. ______________________ 23. ______________________

11. ______________________ 24. ______________________

12. ______________________ 25. ______________________

13. ______________________ 26. ______________________

B. 의학용어 만들기 *Build Medical Terms*

다음에 제시된 낱말 요소를 사용하여 지시하는 의학용어를 만들어라.

결합형 *arthr/o* 는 관절(joint)을 뜻한다.

1. 관절에서 관절액을 뽑아내기 위한 천자 ______________________
2. 관절의 염증(joint inflammation) ______________________
3. 관절을 시각적으로 검사할 수 있는 장치, 관절경 ______________________
4. 관절의 외과적 복원, 관절성형[술] ______________________
5. 관절을 촬영하고 기록하는 방법, 관절조형[술] ______________________

결합형 *my/o* 는 근육(muscle)을 뜻한다.

6. 근육이 약해짐(muscle weakness) ____________________
7. 근육의 봉합(muscle suture) ____________________

접미사 *-kinesia* 는 운동, 움직임(movement)을 뜻한다.

8. 과도한 운동(excessive movement) ____________________
9. 느린 운동(slow movement) ____________________

결합형 *oste/o* 는 뼈(골, bone)를 뜻한다.

10. 뼈를 자르는 기계(instrument to cut bone) ____________________
11. 다공성의 뼈(porous bone) ____________________
12. 뼈를 생산하는(bone producing) ____________________

결합형 *chondr/o* 는 연골(cartilage)을 뜻한다.

13. 연골의 연화(cartilage softening) ____________________
14. 연골의 악성종양, 연골종 ____________________
15. 연골의 외과적 복원, 연골성형[술] ____________________

C. 빈칸 채우기 *Fill in the Blank*

다음 문장을 완성하기 위해 빈칸에 알맞은 단어를 써 넣어라.

1. In a ____________________ fracture there is no open skin wound.
   (__________ 골절에서는 피부에 상처가 생기지 않는다.)
2. DXA is a diagnostic test for ____________________.
   (DXA는 __________을 진단하는 방법이다.)
3. The common name for ____________________ is hunchback.
   (__________의 일반적인 명칭은 곱사등(꼽추)이다.)
4. Braces and splints are examples of an ____________________.
   (버팀대와 부목은 __________의 예이다.)
5. ____________________ is an examples of a repetitive motion disorder affecting the wrist.
   (__________은 손목에 가해지는 반복운동장애의 한 예이다.)
6. A ____________________ is any medical device used to substitute for a body part.
   (__________은 신체의 일부분을 대체하는 데 사용되는 의료 기기이다.)

7. ______________________ fractures are most commonly seen in children.
(________ 골절은 아이들에게서 흔히 볼 수 있다.)

8. Bones are held together by ________________, while ________________ anchor muscles to bones.
(뼈들은 ________에 의해 연결되어 있는 반면, ________은 근육을 뼈에 고정한다.)

9. Pins, plates, and rods are examples of ________________________________.
(핀, 판, 막대 등은 ________ 물질의 예이다.)

10. A ______________ is a sudden, strong, involuntary muscle contraction.
(________은 급격한 불수의적 근육수축이다.)

D. 철자법 *Spelling*

다음에 제시된 용어 중 일부는 철자가 잘못되어 있다. 잘못된 곳을 찾아 빈칸에 바르게 고쳐 쓰라.

1. contracture(구축, 오그라듦) ________________________
2. bursektomy(윤활주머니(낭)절제[술]) ________________________
3. lordosis(척주앞굽음[증], 척주전만[증]) ________________________
4. nonsteroidal(비스테로이드의) ________________________
5. orthosis(보조기, 정형보조기구) ________________________
6. arthrocentesis(관절천자) ________________________
7. chondroectomy(연골절제[술]) ________________________
8. coxygeal(꼬리의, 꼬리뼈의) ________________________
9. diskinesia(운동이상[증], 이상운동[증]) ________________________
10. spondilosis(척추증, 척추관절강직증) ________________________

연습문제 PRACTICE

E. 의학용어 분석 *Medical Term Analysis*

다음 용어를 분석하라. 먼저 각 용어를 제시된 낱말 요소(P=접두사, WR=어근, CF=결합형, S=접미사)로 나누고, 각각의 낱말 요소별 뜻과 전체 용어의 뜻을 쓰라.

1. arthrodesis
   CF ______
   뜻 ______
   S ______
   뜻 ______
   용어의 뜻 ______

2. bursectomy
   WR ______
   뜻 ______
   S ______
   뜻 ______
   용어의 뜻 ______

3. electromyogram
   CF ______
   뜻 ______
   CF ______
   뜻 ______
   S ______
   뜻 ______
   용어의 뜻 ______

4. intracranial
   P ______
   뜻 ______
   WR ______
   뜻 ______
   S ______
   뜻 ______
   용어의 뜻 ______

5. osteomyelitis
   CF ______
   뜻 ______
   WR ______
   뜻 ______
   S ______
   뜻 ______
   용어의 뜻 ______

6. tenalgia
   WR ______
   뜻 ______
   S ______
   뜻 ______
   용어의 뜻 ______

7. spondylosis

WR ______

뜻 ______

S ______

뜻 ______

용어의 뜻 ______

______

8. substernal

P ______

뜻 ______

WR ______

뜻 ______

S ______

뜻 ______

용어의 뜻 ______

______

9. intervertebral

P ______

뜻 ______

WR ______

뜻 ______

S ______

뜻 ______

용어의 뜻 ______

______

10. supramaxillary

P ______

뜻 ______

WR ______

뜻 ______

S ______

뜻 ______

용어의 뜻 ______

______

F. 사진과 짝맞추기 *Photomatch Challenge*

다음 그림에 해당하는 용어를 〈보기〉에서 골라 빈칸에 써 넣어라.

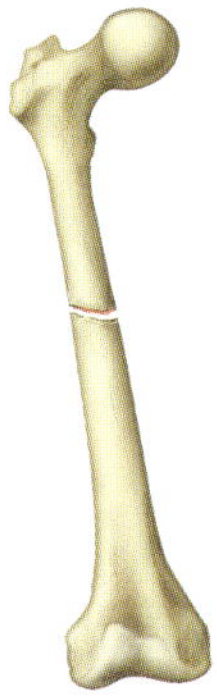

1. ______________________

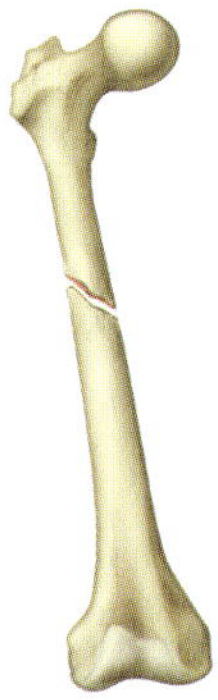

2. ______________________

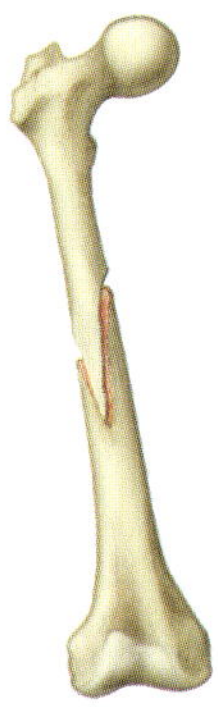

3. ______________________

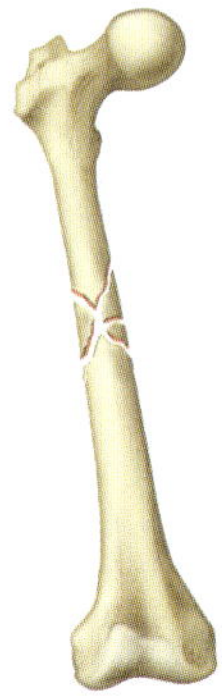

4. ______________________

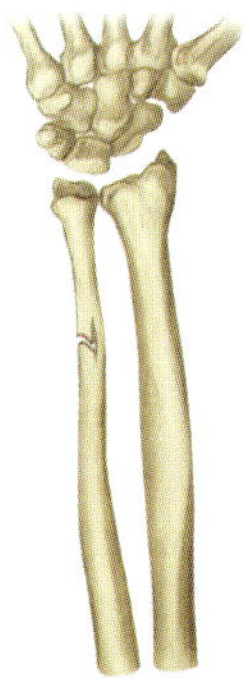

5. ______________________

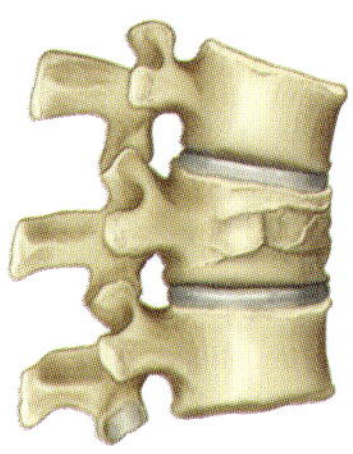

6. ______________________

보기:

Transverse fracture
(가로골절, 횡골절)

Oblique fracture
(경사골절, 사선골절)

Spiral fracture
(나선형골절)

Comminuted fracture
(분쇄골절)

Greenstick fracture
(생나무골절, 불완전굴곡골절)

Compression fracture
(압박골절)

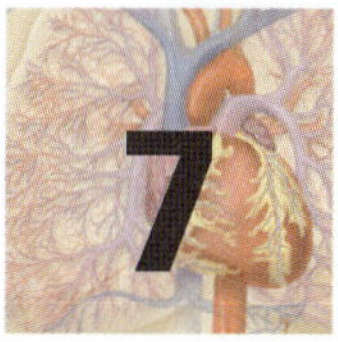

심 장 학

Cardiology

심장혈관계통

Cardiovascular System

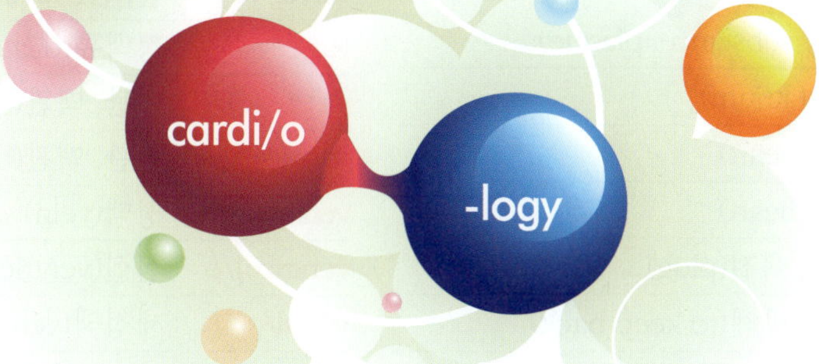

심장학 개관 *A Brief Introduction to Cardiology*

이해하기 심장혈관계통의 기능 이해하기 UNDERSTAND

심장혈관계통은 **심장**(heart)과 **혈관**(blood vessels)으로 이루어져 있다. 심장근육 조직으로 구성된 심장은 신체의 모든 부분에 산소, 영양분 및 노폐물과 같은 물질을 운반하기 위하여 혈관을 통해 혈액을 밀어낸다. 혈관은 **동맥**(arteries), **정맥**(veins) 그리고 **모세혈관**(capillaries)으로 되어 있다. 혈액은 심장에서 동맥으로 운반하고, 모세혈관까지 전달한다. 모세혈관은 가장 좁은 혈관으로 산소와 영양분을 전달하고 노폐물을 수거하는 곳이다. 모세혈관을 지나온 혈액은 다시 정맥을 통해 심장으로 이동한다.

기술하기 심장학이라는 의학적 전문분야 DESCRIBE

심장학(cardiology)은 심장혈관계통에 영향을 미치는 질병 및 상태를 진단하고 치료하는 학문이다. **심장전문의**(cardiologists)는 심장(관상)동맥질환, 부정맥, 고혈압, 심장판막질환, 선천심장 기형, 심근증, 울혈심장기능상실(울혈성심부전), 심근경색, 심장이식 및 말초혈관질환과 같은 질병을 치료한다.

심장혈관기사(cardiovascular technologists)는 심장전문의들과 함께 일하는 의료 전문가로 긴밀한 관계를 맺고 있다. 이들 기사는 심전도 검사, 심장초음파, 운동부하검사 및 심장 도관법을 포함한 진단 및 치료를 다양하게 시행한다.

정의하기 심장학에 관련된 결합형, 접두사, 접미사 DEFINE

심장학 관련 결합형 Cardiology Combining Forms

다음 결합형은 심장학 용어를 만들고 정의하는 데 중요한 것들이다.

angi/o	혈관(vessel)
aort/o	대동맥(aorta)
arteri/o	동맥(artery)
arteriol/o	세동맥(arteriole)
ather/o	죽종, 플라크 (fatty substance, plaque)
atri/o	심방(atrium)
cardi/o	심장(heart)
coron/o	심장(heart)
embol/o	마개, 색전(plug)
isch/o	억제, 방해(to keep back)
phleb/o	정맥(vein)
steth/o	가슴(흉부, chest)
thromb/o	혈전(clot)
valv/o	판, 관(valve)
valvul/o	판, 관(valve)
varic/o	정맥류(dilated vein)
vascul/o	혈관, 맥관(blood vessel)
vas/o	혈관, 맥관(blood vessel)
ven/o	정맥(vein)
ventricul/o	심실(ventricle)
venul/o	세정맥(venule)

다음 결합형은 심장학과 직접 관련은 없지만, 심장학 용어를 만들고 정의하는 데 중요한 것들이다.

cutane/o	피부(skin)
electr/o	전기(electricity)
esophag/o	식도(esophagus)
my/o	근육(muscle)
pulmon/o	허파(폐, lung), 공기(air)
son/o	소리(sound)
sphygm/o	맥박(pulse)

접미사 복습 Suffix Review

아래의 접미사와 접두사는 제2, 3장에서 이미 소개되었지만 심장학 용어를 만드는 데 특히 중요하기 때문에 이 장에서 다시 복습한다.

-ac	-의, -에 관한(pertaining to)
-al	-의, -에 관한(pertaining to)
-ar	-의, -에 관한(pertaining to)
-ary	-의, -에 관한(pertaining to)
-dynia	고통, 아픔, 통증(pain)
-eal	-의, -에 관한(pertaining to)
-ectomy	외과적 제거, 절제, 적출 (surgical removal)
-emia	혈액의 상태, 혈증(blood condition)
-genic	생성, 발생, 형성(producing)
-gram	기록, 조영상(record)
-graphy	기록과정, 조영[술] (process of recording)

-ia	상태, 조건, -증(state of, condition)
-ic	-의, -에 관한(pertaining to)
-ism	상태, 조건, -증(state of, condition)
-itis	염증, -염(inflammation)
-logist	-을 연구하는 사람, 연구자, -학자 (one who studies)
-logy	학문, -학(study of)
-lysis	용해, 분해, 파괴(destruction)
-lytic	용해, 분해, 파괴(destruction)
-manometer	압력을 측정하는 기계, 압력계 (instrument to measure pressure)
-megaly	비대, 확대, 거대(enlarged)
-ole	작은(small)
-oma	암, 종양(tumor)
-ose	-의, -에 관한(pertaining to)
-osis	비정상상태, -증 (abnormal condition)
-ous	-에 관한(pertaining to)
-pathy	질병, 질환, 병(disease)
-plasty	외과적 복원, 성형[술] (surgical repair)
-rrhaphy	봉합(suture)
-rrhexis	파열(rupture)
-sclerosis	경화, 굳음(hardening)
-scope	살피기위한 기구 (instrument for viewing)
-spasm	경련, 경축, 연축 (involuntary muscle contraction)
-stenosis	좁아짐, 협착(narrowing)
-tic	-의, -에 관한(pertaining to)
-tomy	절개[술], 절단[술](cutting into)
-ule	작은(small)

접두사 복습 *Prefix Review*

a-	-없이, 무(without)
brady-	느린, 늦은(slow)
endo-	-의 안에, 내부의(within)
hyper-	초과, 정상 이상(excessive)
hypo-	부족한, 정상 이하(insufficient)
inter-	-사이에(between)
intra-	안, 내(within)
per-	-을 통한(through)
peri-	주위(around)
poly-	많은(many)
tachy-	빠른(fast)
trans-	-을 통하여, -를 가로질러서, 전이 (across)
ultra-	초과(excess)

심장학에서 다루는 기관 *Organs Commonly Treated in Cardiology*

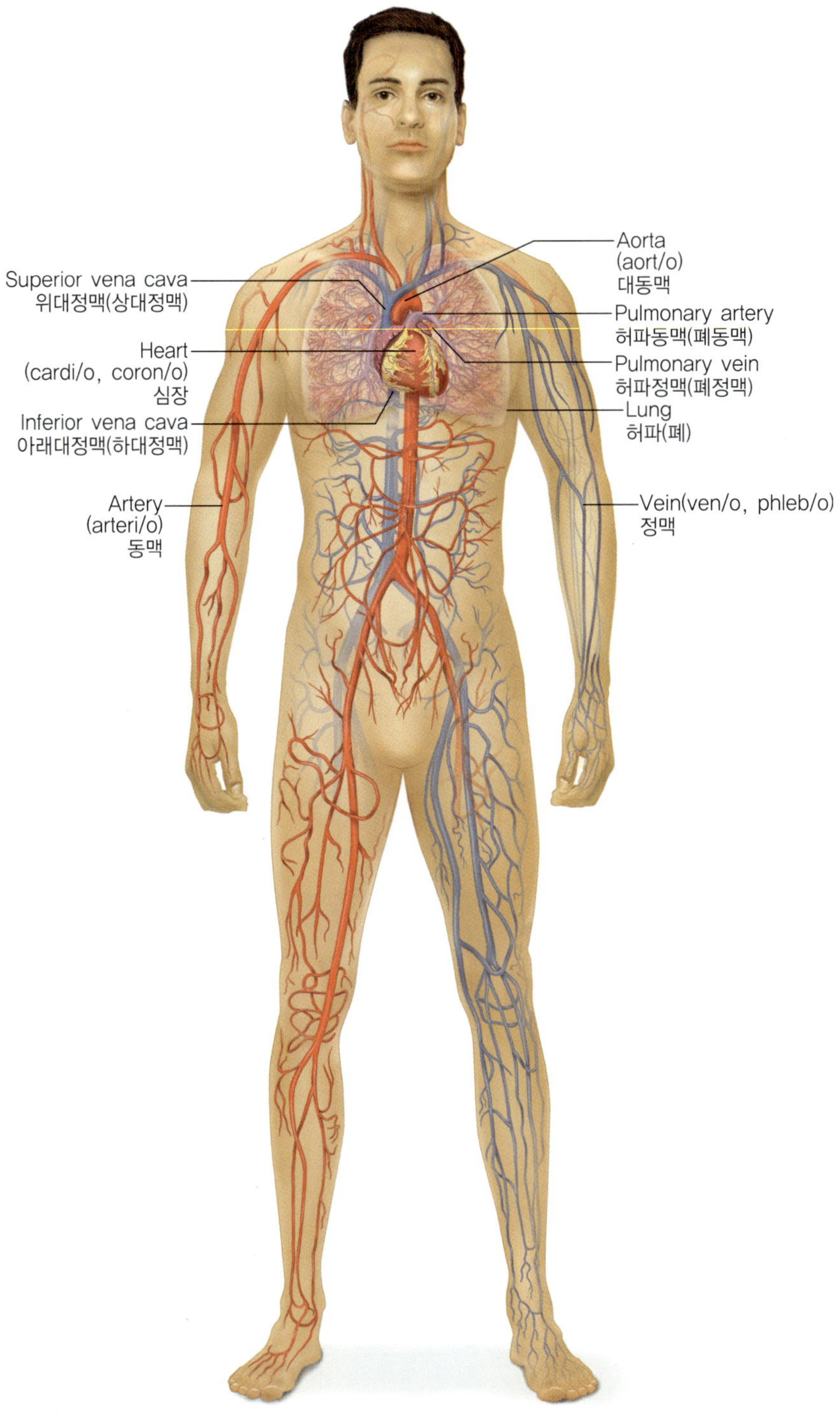

>그림 7.1 심장혈관계통

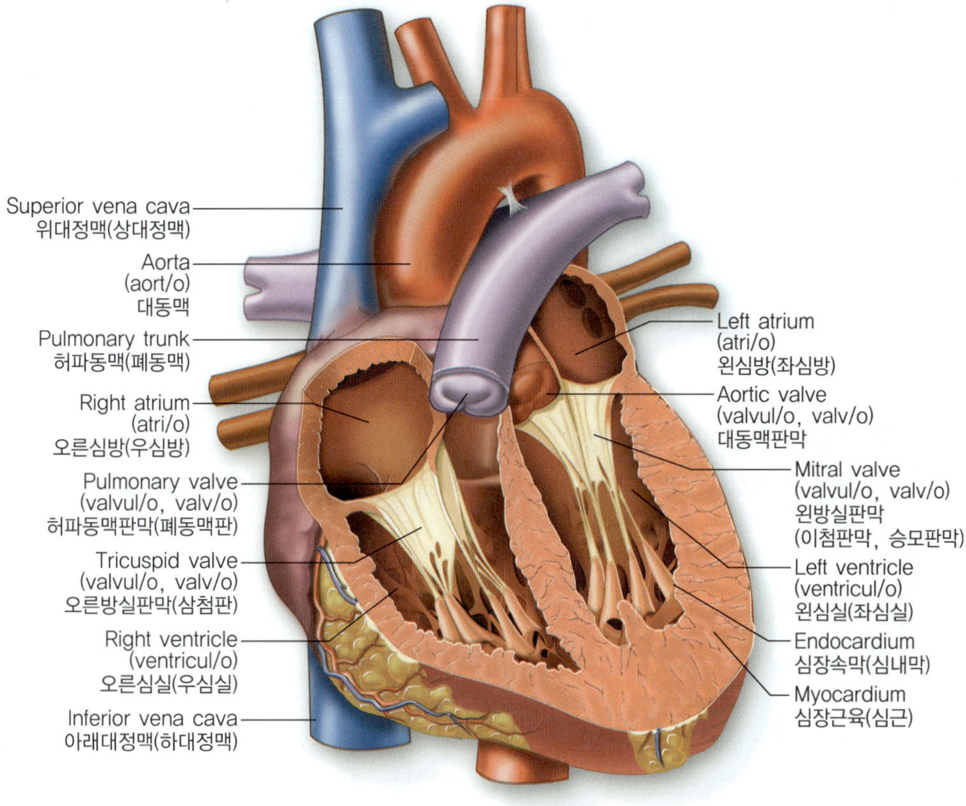

>그림 7.2 심장의 구조

용어 만들기 | 낱말 요소로 심장학 의학용어 만들기 | BUILD

심장학 용어 만들기 *Building Cardiology Terms*

이 단원은 심장학 용어를 만드는 데 빈번히 사용하는 낱말 요소(word parts)를 제시한다. 용어의 설명을 따라하다 보면 어휘력이 향상될 것이다. 각 용어의 뜻을 파악하여 빈칸에 채워 넣어 하나의 의학용어를 완성하라. 사선(/)을 그어서 접두사(prefixes; p), 어근(word roots; r), 결합모음(combining vowels; cv), 접미사(suffixes; s)를 구분해 보자. 낱말 요소의 키를 찾는 데 도움을 주기 위하여 밑줄 아래에 r(어근), p(접두사), cv(결합모음), s(접미사)로 표시하였다. 모든 용어가 4가지 낱말 요소를 모두 가지고 있는 것은 아니라는 사실을 기억하라. 무엇을 사용할지 스스로 결정하라. 경험이 쌓일수록 이 과정은 더욱 쉬워질 것이다. 답안은 이 장의 말미에 수록하였다.

1. angi/o—**혈관(vessel)**을 뜻하는 결합형

이 결합형은 혈관 혹은 림프관을 언급할 때 사용된다. 혈관의 형태(동맥, 정맥, 모세혈관)가 무엇인지를 나타내는 것은 아니다.

a. 혈관에 관한 기록, 혈관조영상 angi / o / gram
r cv s

b. 혈관에 관한 기록 과정, 혈관조영[술] angi / o / graphy (r / cv / s)

c. 혈관 종양(vessel tumor), 혈관종] angi / oma (r / s)

d. 혈관의 외과적 복원, 혈관성형[술]] angi / o / plasty (r / cv / s)

e. 혈관의 불수의적 수축, 혈관연축] angi / o / spasm (r / cv / s)

f. 많은 혈관의 염증, 다발혈관염] poly / angi / itis (p / r / s)

---

2. aort/o—**대동맥**(aorta)을 뜻하는 결합형

대동맥은 신체에서 가장 큰 동맥으로 산소로 포화된 혈액을 왼심실에서 온몸으로 운반한다.

a. 대동맥의(pertaining to the aorta)] aort / ic (r / s)

b. 대동맥의 외과적 복원, 대동맥성형[술]] aort / o / plasty (r / cv / s)

---

3. arteri/o—**동맥**(artery)을 뜻하는 결합형

동맥은 심장에서 모세혈관으로 혈액을 멀리 운반하는 혈관으로, 탈산소화된 혈액을 허파로 운반하고, 산소로 포화된 혈액을 온몸으로 운반한다.

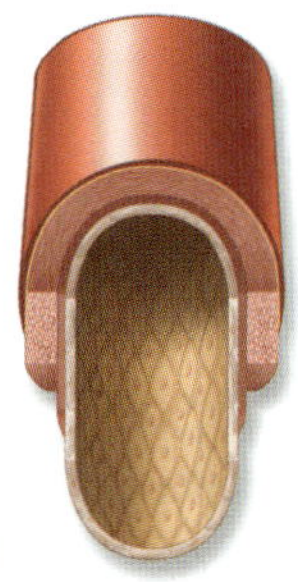

>그림 7.3 동맥

a. 동맥의(pertaining to an artery) arteri / al (r / s)

b. 동맥의 기록, 동맥조영상) arteri / o / gram (r / cv / s)

c. 동맥에 관한 기록 과정, 동맥조영[술]) arteri / o / graphy (r / cv / s)

d. 동맥의 봉합, 동맥봉합술) arteri / o / rrhaphy (r / cv / s)

e. 파열된 동맥, 동맥열) arteri / o / rrhexis (r / cv / s)

f. 동맥의 좁아짐, 동맥협착) arteri / o / stenosis (r / cv / s)

g. 작은 동맥, 세동맥(small artery)) arteri / ole (r / s)

---

4. arteriol/o — **세동맥(arteriole)**을 뜻하는 결합형

세동맥은 가장 작은 동맥으로, 동맥에서 모세혈관으로 혈액을 운반한다.

a. 세동맥의(pertaining to an arteriole) arteriol / ar
r s

5. ather/o — **죽종, 플라크(fatty substance, plaque)**을 뜻하는 결합형

혈관의 내벽을 따라서 축척된 부드럽고 노란 지방 침착물을 뜻하며, 이 침착물을 죽종*(plaque)* 이라고 한다.

a. 죽상 경화(hardening of plaque)[증] ather / o / sclerosis
r cv s

b. 죽종의 외과적 제거, 죽종절제[술] ather / ectomy
r s

6. atri/o — **심방(atrium)**을 뜻하는 결합형

심방은 심장의 위쪽 방으로 심장으로 되돌아오는 혈액을 받고, 왼심방은 허파로부터 산소가 풍부한 혈액을 받으며, 오른심방은 온몸으로부터 산소가 부족한 혈액을 받는다.

a. 심방의(pertaining to the atrium) atri / al
r s

b. 심방 사이의(between the artia) inter / atri / al
p r s

c. 심방(atrium)과 심실(ventricle)의 atri / o / ventricul / ar
r cv r s

7. cardi/o — **심장(heart)**을 뜻하는 결합형

심장은 심장근육(심근, myocardium)이라 불리는 심장근육조직으로 되어 있으며, 심장근육의 수축은 혈관으로 혈액을 보내는데 필요한 압력을 제공한다. **사이막(중격, septum)**에 의해 좌우 반으로 나뉜다. 위쪽 방은 심장으로 되돌아오는 혈액을 받는 **심방(atrium)**이고, 아래쪽 방은 심장에서 동맥으로 혈액을 공급하기 위한 수축력을 제공하는 **심실(ventricles)**이다.

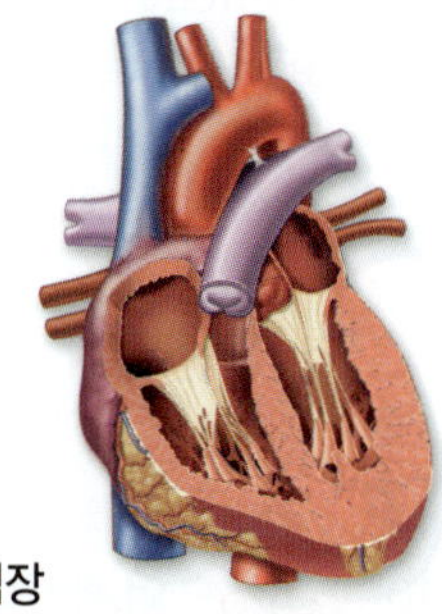

>그림 7.4 심장

a. 심장의(pertaining to the heart) cardi / ac
r s

b. 심장 통증(heart pain) cardi / o / dynia
r cv s

c. 심장의 전기적 기록, 심전도 electr / o / cardi / o / gram
r cv r cv s

d. 심장의 전기적 기록 과정, 심전도법 electr / o / cardi / o /graphy
r cv r cv s

e. 심장을 연구하는 사람, 심장전문의 — cardi / o / logist (r / cv / s)

f. 심장에 관한 학문, 심장학 — cardi / o / logy (r / cv / s)

g. 비대해진 심장(enlarged heart), 심장비대 — cardi / o / megaly (r / cv / s)

h. 심장근육의 질병, 심장근육병증 — cardi / o / my / o / pathy (r / cv / r / cv / s)

i. 심장 파열(ruptured heart) — cardi / o / rrhexis (r / cv / s)

j. 심장의 주위에 관한, 심장막의 — peri / cardi / al (p / r / s)

k. 심장 안에 관한, 심장내막의 — endo / cardi / al (p / r / s)

l. 심장근육에 관한, 심장근육의 — my / o / cardi / al (r / cv / r / s)

---

8. coron/o—**심장(heart)**을 뜻하는 결합형

용어의 어원 TERMINOLOGY TIDBIT

coronary라는 단어는 라틴어로 "왕관처럼"을 뜻하는 *coronarius*에서 왔다. 심장의 꼭대기에서 큰 혈관이 심장을 둘러싸는 방법을 설명한다.

a. 심장의(pertaining to the heart) — coron / ary (r / s)

---

9. embol/o—**마개, 색전(plug, embolus)**을 뜻하는 결합형

색전(embolus)은 혈전, 지방덩어리 혹은 세균의 부스러기 조각으로, 혈관을 떠 다니다가 작은 혈관을 막게 되면 혈액 흐름을 차단한다.

a. 색전의 외과적 제거, 색전제거술 — embol / ectomy (r / s)

b. 색전을 가지고 있는 상태, 색전증 — embol / ism (r / s)

---

10. isch/o—**억제하다, 방해하다(to hold back)**를 뜻하는 결합형

혈액의 흐름을 중단시키고 방해한다.

a. 혈액 흐름이 막힌 상태, 허혈 — isch / emia (r / s)

11. phleb/o—**정맥**(vein)을 뜻하는 결합형

정맥은 모세혈관에서 심장으로 혈액을 운반하는 혈관으로, 온몸으로부터 탈산소화된 혈액과 허파로부터 산소로 포화된 혈액을 운반한다.

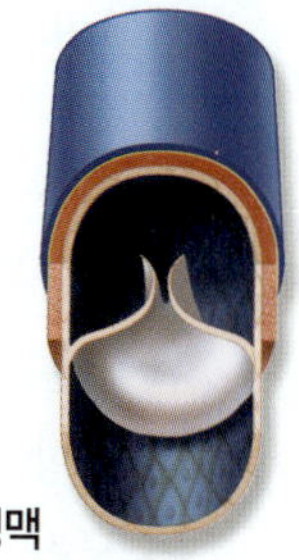

>그림 7.5 정맥

a. 정맥의 염증(vein inflammation), 정맥염 phleb / itis (r, s)

b. 정맥 절개(cutting into a vein), 정맥절개[술] phleb / o / tomy (r, cv, s)

c. 정맥의 기록(record of a vein), 정맥조영상 phleb / o / gram (r, cv, s)

d. 정맥의 기록 과정, 정맥조영[술] phleb / o / graphy (r, cv, s)

12. -sclerosis—**경화(굳음,** hardening)를 뜻하는 접미사

이 접미사는 심장혈관계통에 사용되는 것으로 콜레스테롤(cholesterol) 플라크가 형성되어 혈관벽이 딱딱해지고 유연성이 없어지는 것을 나타낸다.

a. 동맥이 단단해짐, 동맥경화증 arteri / o / sclerosis (r, cv, s)

13. steth/o—**가슴(흉부,** chest)을 뜻하는 결합형

a. 가슴(흉부)을 살피기 위한 기구, 청진기 steth / o / scope (r, cv, s)

14. thromb/o—**혈전**(blood clot, thrombus)을 뜻하는 결합형

혈관에 혈전이 형성되는 것을 의미한다. 혈전의 크기가 어느 정도 커지면 혈관을 통한 혈액의 흐름을 부분적 또는 완전히 차단하게 된다.

a. 혈전의(pertaining to a clot) thromb / o / tic (r, cv, s)

b. 혈전이 형성된 비정상 상태, 혈전증 thromb / o / sis (r, cv, s)

c. 혈전이 있는 혈관의 염증, 혈전혈관염 thromb / o / angi / itis (r, cv, r, s)

d. 혈전이 있는 정맥의 염증, 혈전정맥염 thromb / o / phleb / itis (r, cv, r, s)

e. 혈전형성(생성)(producing a clot) thromb / o / genic (r, cv, s)

f. 혈전용해 — thromb / o / lysis (r / cv / s)

---

15. valv/o—**판, 관(valve)**을 뜻하는 결합형

판막은 혈액의 역류를 방지하기 위해 단단히 닫혀진 플랩 라이크(flaplike) 구조로 되어 있어 혈액이 항상 정방향으로 흐를 수 있게 한다. 심장에는 4개의 판막인 **삼첨판막(tricuspid), 이첨판막(승모판, mitral), 허파(pulmonary)동맥판막** 그리고 **대동맥(aortic)판막**이 있으며, 정맥에도 많은 판막이 있다.

a. 판막의 외과적 복원, 판막성형[술] — thromb / o / plasty (r / cv / s)

b. 판막 절개술 — valv / o / tomy (r / cv / s)

c. 작은 판막(소판) — valv / ule (r / s)

---

16. valvul/o—**판, 관(valve)**을 뜻하는 결합형

a. 판막의(pertaining to a valve) — valvul / ar (r / s)

b. 판막의 염증, 판막염 — valvul / itis (r / s)

---

17. varic/o—**정맥류(dilated vein, varicosity)**를 뜻하는 결합형

판막의 고장으로 인해 정맥이 확장된 상태로, 다리의 얕은정맥에서 많이 발생하고 임신 또는 장시간 서 있는 직업에서 정맥류를 통한 혈액의 흐름이 매우 느리게 된다.

a. 정맥류를 갖는 비정상적 상태, 정맥류증 — varic / osis (r / s)

b. 정맥류의(pertaining to a varicosity) — varic / ose (r / s)

---

18. vascul/o—**혈관, 맥관(blood vessel)**을 뜻하는 결합형

a. 혈관의(pertaining to a blood vessel) — vascul / ar (r / s)

b. 심장(heart)과 혈관(blood vessel)의 — cardi / o / vascul / ar (r / cv / r / s)

19. vas/o—**혈관, 맥관**(blood vessel)을 뜻하는 결합형

a. 혈관의 불수의적 근육 수축, 혈관연축 — vas / o / spasm (r / cv / s)

---

20. ven/o—**정맥**(vein)을 뜻하는 결합형

a. 정맥의(pertaining to a vein) — ven / ous (r / s)

b. 정맥에 관한 기록, 정맥조영상 — ven / o / gram (r / cv / s)

c. 정맥에 관한 기록 과정, 정맥조영[술] — ven / o / graphy (r / cv / s)

d. 정맥 안의(정맥내의, within a vein) — intra / ven / ous (p / r / s)

e. 세정맥(small vein) — ven / ule (r / s)

---

21. ventricul/o—**심실**(ventricle)을 뜻하는 결합형

심장에서 심실은 매우 크고 펌프기능을 가진 근육성 방이다. 왼심실은 산소로 포화된 혈액을 온몸으로 펌프하고, 오른심실은 탈산소화된 혈액을 허파로 펌프한다.

+ 용어의 어원 *TERMINOLOGY TIDBIT*

ventricle라는 단어는 라틴어로 "작은 배"를 뜻하는 *venter*에서 왔다. 원래는 복부 그리고 위를 언급하고 기관 내 모든 빈 영역에서 유래되었다.

a. 심실의(pertaining to a ventricle) — ventricul / ar (r / s)

b. 심실 사이의(between the ventricles) — inter / ventricul / ar (p / r / s)

---

22. venul/o—**세정맥**(venule)을 뜻하는 결합형

세정맥은 가장 작은 정맥이다. 모세혈관으로부터 혈액을 받아 큰 정맥으로 운반한다.

a. 세정맥의(pertaining to a venule) — venul / ar (r / s)

심장학 어휘 Cardiology Vocabulary

이 단원의 심장학 용어는 단어의 어원, 현대식 영어 단어, 라틴어나 그리스어에서 온 낱말 요소(word parts)들을 포함하고 있지만, 전적으로 이런 낱말 요소로만 구성되어 있지는 않다. 그렇지만 이들 낱말 요소를 통해 용어의 뜻을 파악할 수 있는 힌트를 얻을 수 있다. 단어 내 이러한 힌트를 가진 낱말 요소를 찾아 용어의 뜻을 파악하라.

용어	설명
aneurysm [ǽnjurìzəm] 동맥류	동맥이 국소적으로 확장되고 동맥벽이 탄력을 잃어 부분적으로 약해져 생긴 질병으로 배대동맥(복대동맥)과 대뇌동맥에서 흔히 발생한다.

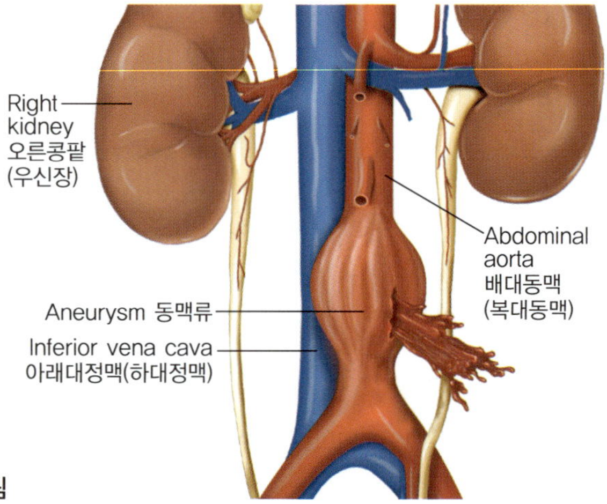

>그림 7.6 **파열된 배대동맥(복대동맥)의 큰 동맥류 그림**

용어	설명
angina pectoris [ændʒáinə péktəris] 협심증	심장근육의 국소 허혈로 인한 심한 가슴통증(흉통).

+ 용어의 어원 TERMINOLOGY TIDBIT

angina라는 단어는 그리스어로 "졸라"를 뜻하는 *ankhone*에서 왔다. 이는 협심증 발생시의 느낌을 설명한다.

용어	설명
arrhythmia [əríðmiə] 부정맥 a- = 아닌, 없음	불규칙한 심장박동.
auscultation [ɔ̀:skəltéiʃən] 청진	*청진기(stethoscope)*를 사용하여 심장이나 허파와 같은 몸 안에서 나는 소리를 진단하는 일.

+ 용어의 어원 TERMINOLOGY TIDBIT

auscultation이라는 단어는 라틴어로 "-에 귀를 기울이다"를 뜻하는 *auscultare*에서 왔다.

용어	설명
bacterial endocarditis [bæktíəriəl èndoukɑːrdáitis] 세균성 심내막염 endo- = -의 안에, 내부의 cardi/o = 심장 -itis = 염증, -염	세균으로 인한 심장내막의 염증으로 세균 증식물이 눈에 띄게 쌓여 생길 수 있다.
blood pressure (BP) [blʌd préʃər] 혈압	심장의 펌프 작용으로 혈액이 혈관벽에 미치는 힘.
bradycardia [brædikɑ́ːrdiə] 느린맥(서맥) brady- = 느린, 늦은 cardi/o = 심장 -ia = 상태, 조건, -증	분당 60회 이하 비정상적으로 느린 심장박동.
cardiac arrest [kɑ́ːrdiæ̀k ərést] 심장마비 cardi/o = 심장 -ac = -에 관한	전기 신호와 근육의 수축과 같은 모든 심장활동의 정지 상태.
cardiac catheterization (CC) [kɑ́ːrdiæ̀k kæ̀θətərizéiʃən] 심장도관법 cardi/o = 심장 -ac = -에 관한	팔, 다리 또는 목의 정맥을 통하여 심장에 작은 도관을 삽입하는 방법으로 혈액시료 채취, 심장내압 측정, 심장 이상검출에 사용한다.
cardiac enzymes [kɑ́ːrdiæ̀k énzaim] 심장 효소 cardi/o = 심장 -ac = -에 관한	심근경색 때 괴사되는 심장근육세포에서 심장근육의 성분들이 혈액 속으로 분비되어 나오게 된다. 이 성분을 검사함으로써 심근경색증이 진행되고 있는지를 알 수 있다. 심장근육이 괴사될 때 혈액으로 분비되어 나오는 대표적인 심장 효소는 CK, GOT, LDH이다.

용어	설명

cardiopulmonary resuscitation (CPR)
[kὰːrdiou*p*ʌ́lməneri risʌ́sətéiʃən]
심장허파(심폐)소생술
　cardi/o = 심장
　pulmon/o = 허파(폐), 공기
　-ary = -에 관한

심장과 호흡이 정지되어 있는 동안 혈액흐름을 유지하고 허파로 공기가 이동할 수 있도록 가슴우리(흉곽, rib cage)를 외부에서 압박하는 시술.

---

congenital septal defect (CSD)
[kɑndʒénətl séptəl difékt]
선천사이막결손
(선천성중격결손)

심장의 두 개의 방을 분리하는 벽에 출생 시 결함으로 두 개의 방 사이를 혈액이 통과하게 되는 상태로 심실사이막(심실중격)결손(VSD)과 심방사이막(심방중격)결손(ASD)이 있다.

+ 용어의 어원 TERMINOLOGY TIDBIT

congenital이라는 단어는 라틴어로 "-로 태어난"을 뜻하는 *congenitus*에서 왔다.

---

congestive heart failure (CHF)
[kəndʒéstiv hɑːrt féiljər]
울혈심장기능상실
(울혈성심부전)

심장에서 필요한 양의 혈액을 내보내지 못하게 된 상태로 신체의 혈류량이 감소되어, 건강 악화나 호흡곤란 및 부종이 나타나게 된다.

---

coronary artery bypass graft (CABG)
[kɔ́ːrənèri ɑ́ːrtəri báipæ̀s græft]
심장(관상)동맥우회술
　coron/o = 심장
　-ary = -에 관한

심장 절개 수술은 막힌 심장(관상)동맥을 우회하여 혈관을 이식하는 데, 주로 다리정맥을 이용한다.

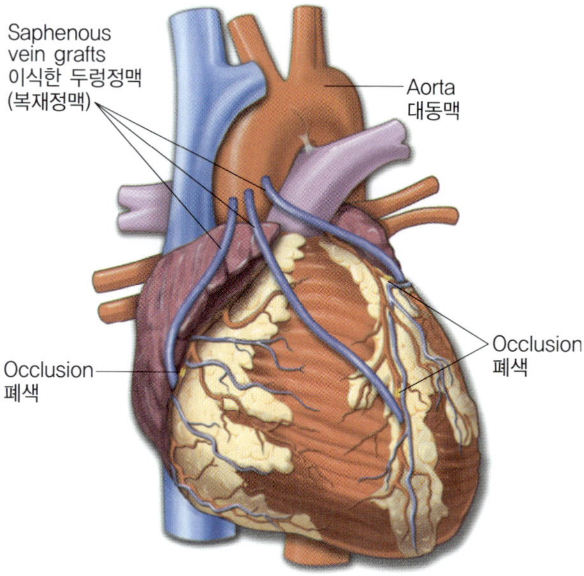

>그림 7.7 **3곳의 심장(관상)동맥우회술 그림.** 일반적으로 다리에서 '두렁정맥'이라는 커다란 정맥을 얻어 정맥의 한쪽 끝을 대동맥에 이식하고, 다른 쪽 끝을 막힌 심장동맥(관상동맥)에 연결한다.

용어	설명
coronary artery disease (CAD) [kɔ́ːrənèri ɑ́ːrtəri dizíːz] 심장동맥질환 (관상동맥질환) coron/o = 심장 -ary = -에 관한	심장(관상)동맥의 동맥경화나 죽상에 의한 만성 심장질환으로, *동맥경화성 심장병(arteriosclerotic heart disease; ASHD)*이라고도 한다.

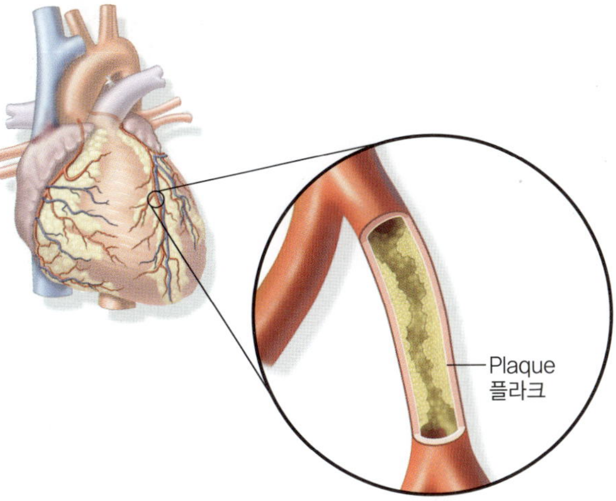

>그림 7.8 심장동맥질환, 협심증 및 심근경색으로 이어질 수 있는 심장동맥 내 동맥경화성 플라크의 형성

용어	설명
deep vein thrombosis (DVT) [diːp vein θrɑmbóusis] 깊은(심부)정맥혈전증 thromb/o = 혈전 -osis = 비정상 상태, -증	깊은정맥(심정맥)에 *색전(emboli)*이 형성되어 혈관에 피가 흐르지 못하게 막아 버리는 질환으로 보통 다리에서 발생한다.
defibrillation [diːfìbriléiʃən] 제세동, 잔떨림제거	*제세동기(defibrillator)*라는 기기를 사용하여 심장에 전기 충격을 가해 심장의 박동이 비정상적으로 뛰는 부정맥을 정상 심장박동으로 되돌리는 치료. *심율동전환(cardio version)*이라고 한다.

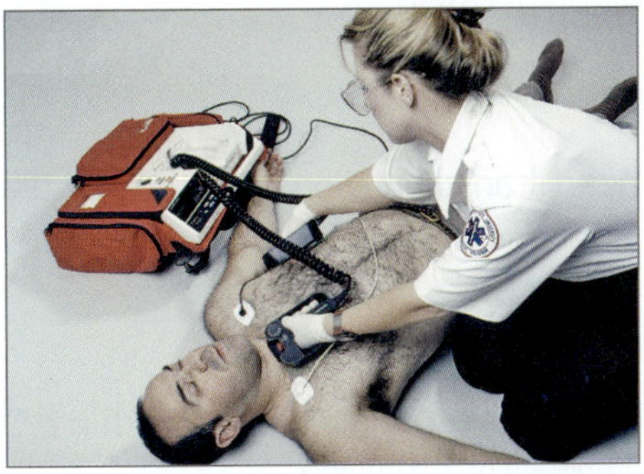

>그림 7.9 응급구조사가 바로 누운 남성 환자의 가슴 위에 제세동기의 패들을 올려 놓고 있다.

용어	설명
Doppler ultrasonography [ʌ̀ltrəsounɑ́grəfi] 도플러 초음파촬영[술] ultra- = 초과 son/o = 소리 -graphy= 기록 과정, 조영[술]	움직이는 영상을 얻기 위해 초음파를 사용한 영상 기술로 혈관을 통한 혈액의 흐름 상태, 심장판막의 움직임 그리고 수축 중 심장근육의 움직임 등의 평가에 이용된다.

용어	설명
electrocardiography [ilèktroukɑ̀ːrdiɑ́grəfi] 심전도[법] electr/o = 전기 cardi/o = 심장 -graphy = 기록 과정, 조영[술]	심장의 전기적 활동을 기록하는 진단방법으로, 심장동맥질환이나 심근경색으로 인한 심장 조직의 손상을 진단하는 데 사용된다.
endarterectomy [endɑ̀ːrtəréktəmi] 동맥내막절제술 endo- = -안에 arteri/o = 동맥 -ectomy = 외과적 제거, 절제, 적출	플라크를 제거하기 위한 동맥 내벽의 외과적 제거.
fibrillation [fàibriléiʃən] 세동, 잔떨림	심장의 심실섬유에서 일어나는 비정상적인 떨림 혹은 수축으로 인해 심장정지와 사망의 결과를 초래할 수 있으며, 제세동을 위한 응급장비 혹은 심장을 정상 박동으로 바꾸어 주는 것이 필요하다.
heart murmur [hɑːrt mə́ːrmər] 심장잡음	조용한 바람소리 혹은 거친 짤까닥 소리와 같은 비정상적인 심장음으로, 단지 청진기로만 들을 수 있는 조용한 소리일 수도 있고, 떨어진 거리에서도 들을 수 있는 거친 소리일 수도 있다.
heart transplantation [hɑːrt trænsplæntéiʃən] 심장이식	질병이 있거나 제대로 작동하지 않는 심장을 기증자의 심장으로 교체.
heart valve prolapse [hɑːrt vælv proulǽps] 심장판막탈출증	첨판이나 심장판막이 펄럭이거나 느슨해지는 질환으로 판막이 완전하게 닫히지 않아 소량의 혈액 역류가 일어난다. 일반적으로 왼방실판막(이첨판막, 승모판막)에서 발생하지만 모든 심장판막에 영향을 미칠 수 있다.
heart valve stenosis [hɑːrt vælv stənóusis] 심장판막협착증 -stenosis = 좁아짐, 협착[증]	첨판이나 심장판막이 너무 뻣뻣하고 완전히 열 수 없어 혈액의 흐름에 문제가 생긴다. 모든 심장판막에 영향을 미칠 수 있지만 대부분 이첨판막에 영향을 미친다.

용어	설명
Holter monitor [hoult mɑ́nitər] 홀터 모니터	사람이 일상생활을 하는 동안 심장과 맥박활동을 평가하기 위해 며칠, 몇 시간 동안 환자가 착용하는 휴대용 ECG 모니터로, 운동과 정상활동 시 가슴통증(흉통)과 비정상적인 심장활동을 경험한 환자를 평가하기 위해 사용한다.

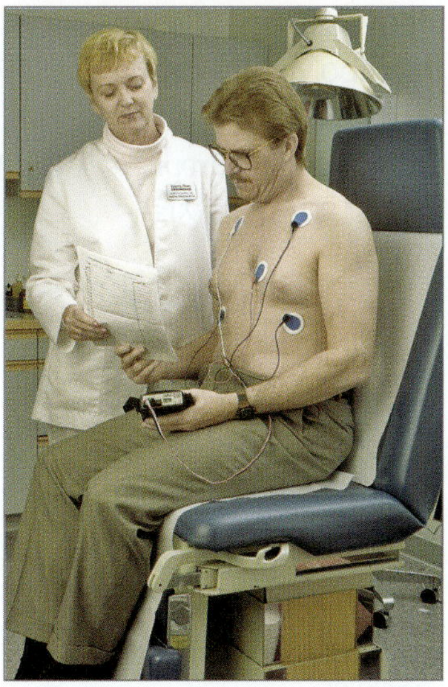

>그림 7.10 **환자의 홀터 모니터 착용 모습.** 가슴에 전극을 부착하고 작은 모니터와 연결하여 착용한다.

용어	설명
hypertension (HTN) [hàipərténʃən] 고혈압 hyper- = 초과, 정상 이상	정상 범위 이상의 혈압으로 보통 140mmHg 이상의 수축기 혈압과 90mmHg 이상의 확장기 혈압을 나타낼 때를 고혈압이라 함.
hypotension [hàipəténʃən] 저혈압 hypo- = 부족한, 정상 이하	혈압이 정상 이하로 떨어진 상태로, 충격, 감염, 암, 빈혈, 사망 직전에 발생할 수 있다.
implantable cardioverter defibrillator (ICD) [implǽntəbl kɑ̀:rdiəvə́:rtər di:fáibrəlèitər] 이식형 제세동기 cardi/o = 심장	심실세동과 같은 치명적인 부정맥을 치료하기 위해 신체 내에 삽입되는 의료기기로, 위급상황에서 환자의 생명을 살리는 매우 중요한 기능을 한다.
infarct [infɑ́:rkt] 경색	조직에 혈액순환이 정지되어 일어나는 국소적인 허혈성 괴사.

용어	설명
intravascular thrombolytic therapy [ìntrəvǽskjələr θrɑ̀mboulítik θérəpi] 혈관 내 혈전용해 치료 intra- = 안, 내 vascul/o = 혈관, 맥관 -ar = -에 관한 thromb/o = 혈전, 응고 -lytic = 파괴, 용해, 분해	혈관폐색 혈전치료는 스트렙토키나아제(streptokinase; SK)와 같은 약물이나 조직형 플라스미노겐(plasminogen; tPA) 활성화 물질을 혈관에 주입하여 화학적으로 혈전을 용해하는 처치법이다. 흔히 *혈전 용해제(clot-buster)*를 나타낸다.
myocardial infarction (MI) [màiəkɑ́ːrdiəl infɑ́ːrkʃən] 심근경색 my/o = 근육 cardi/o = 심장 -al = -에 관한	심장동맥 중 하나 이상이 폐색되어 심장근육이 죽어가는 질환이다. 증상으로는 협심증과 호흡곤란, *심장마비(heart attact)*가 나타날 수 있다.
myocardial ischemia [màiəkɑ́ːrdiəl iskíːmiə] 심근허혈 my/o = 근육 cardi/o = 심장 -al = -에 관한 isch/o = 억제, 방해 -emia = 혈액의 상태, 혈증	심장동맥의 폐색으로 인해 심장근육 조직에 혈액공급이 부족하게 되면, 협심증 혹은 심근경색이 일어날 수 있다.

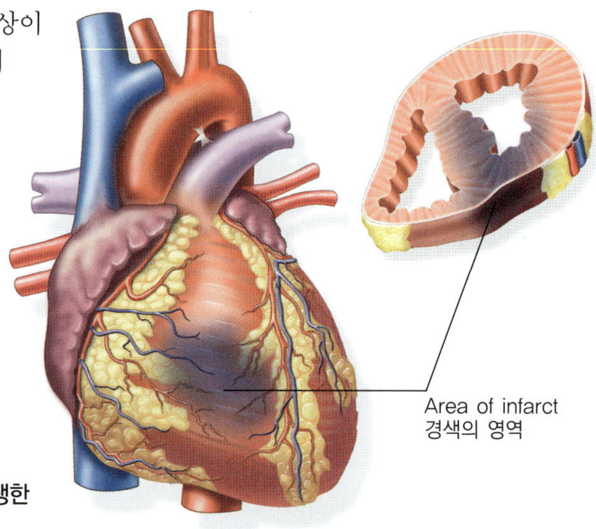

>그림 7.11 심근경색에 의해 발생한 경색의 외부 및 가로단면의 모습

용어	설명

occlusion [əklú:ʒən]
폐색

혈관이나 혹은 내강을 이루는 관이 막히는 경우로 혈전, 플라크 혹은 색전에 의해 생길 수 있다.

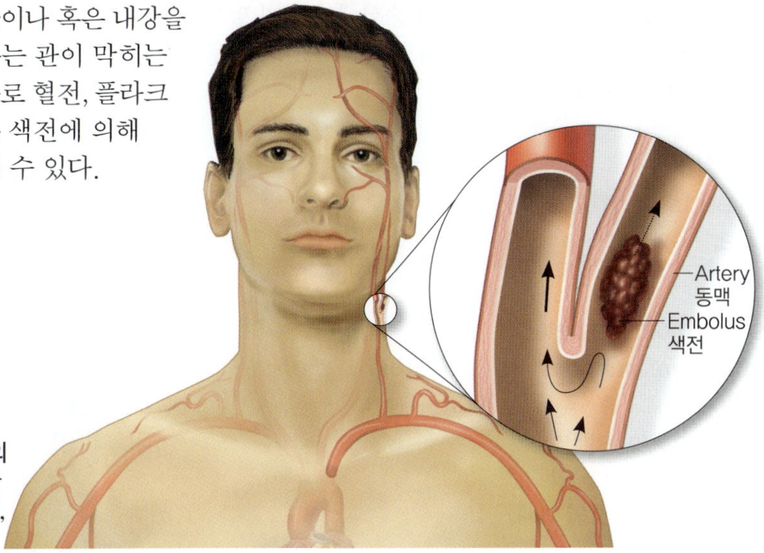

>그림 7.12 동맥에 떠 다니는 색전의 모습. 색전은 결국 색전 크기보다 작은 동맥에 머무르게 될 것이며, 동맥 폐색의 결과를 가져온다.

---

pacemaker
[péismeikər]
심장박동조율기

인위적으로 심장근육의 수축을 자극하는 전기장치로 느린맥(서맥, bradicardia)을 치료하는 데 사용한다.

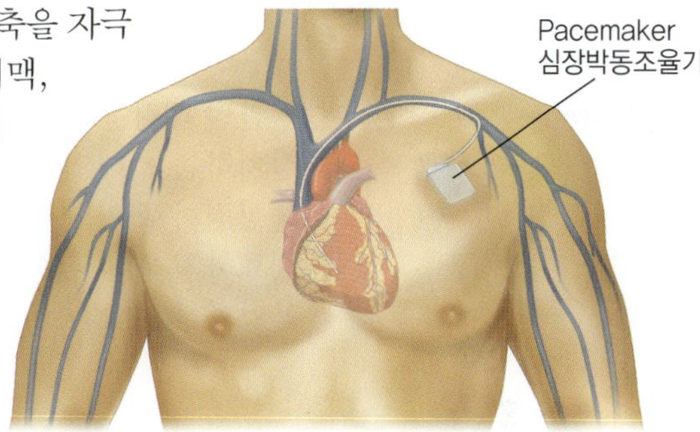

>그림 7.13 심장과 어깨 사이 피부 아래에 심장박동조율기를 이식하고 전극선은 심장근육에 연결되어 작동한다.

---

percutaneous transluminal coronary angioplasty (PTCA)
[pə̀:rkju:téiniəs trӕnslú:minəl kɔ́:rənèri ӕndʒiouplǽsti]
피부경유혈관경유 심장동맥성형술
(경피경관 관상동맥성형술)

- per- = -을 통한
- cutane/o = 피부
- -ous = -에 관한
- trans- = -을 통하여
- coron/o = 심장
- -ary = -에 관한
- angi/o = 혈관
- -plasty = 외과적 복원, 성형[술]

좁아진 심장동맥을 치료하는 방법으로, 심장동맥에 풍선카테터를 집어 넣은 후 좁아진 혈관을 확장시키기 위해 풍선을 부풀려 카테터를 팽창시킨다.

용어	설명
peripheral vascular disease (PVD) [pərífərəl vǽskjələr dizí:z] 말초혈관병 vascul/o = 혈관, 맥관 -ar = -에 관한	몸의 중심에서 멀리 떨어진 혈관질환으로, 일반적으로 다리에서 가장 많이 발병하고, 증상으로는 통증, 마비, 순환장애가 생길 수 있다.
sphygmomanometer [sfìgmoumənɑ́mitər] 혈압계 sphygm/o = 맥박 -manometer = 압력을 측정하는 기계(압력계)	혈압을 측정하는 기계로 혈압 커프(blood pressure cuff)라고도 함.
stent [sten] 스텐트	혈관의 내강을 넓히기 위하여 설치하는 스테인레스 튜브로, 죽상경화로 인한 심근허혈을 치료하기 위해 심장혈관에 사용할 수 있다.
stress test [stres test] 부하검사	심장혈관의 건강상태를 평가하기 위한 방법으로, 런닝머신 혹은 자전거를 이용해 환자의 운동강도를 서서히 증가시키면서, 운동 중 EKG와 산소 수준을 측정한다. 만약 EKG에서 비정상 상태가 나타나면 검사를 중단한다.
tachycardia [tæ̀kikɑ́:rdiə] 빠른맥(빈맥) tachy- = 빠른 cardi/o = 심장 -ia = 상태, 조건, -증	비정상적으로 빠른 심장박동으로 분당 100회 이상을 말한다.

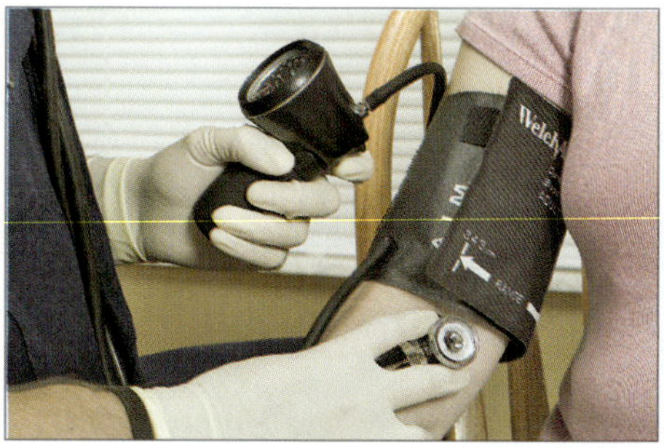

>그림 7.14 혈압계를 이용하여 혈압을 측정하고 있다.

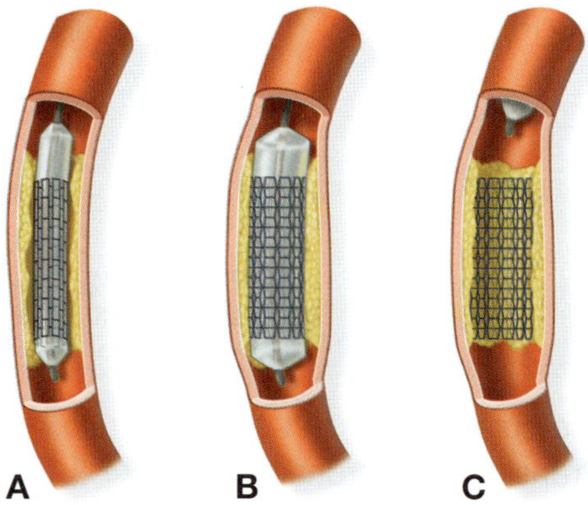

>그림 7.15 혈관에 스텐트를 시술하는 과정. (A) 카테터를 사용하여 접혀진 스텐트를 죽상경화 플라크에 위치시킨다. (B) 풍선을 부풀려 스텐트를 팽창시킨다. (C) 팽창된 스텐트를 남겨두고 카테터를 제거한다.

용어	설명
transesophageal echocardiography (TEE) [trænsisɑ̀fədʒíːəl èkoukɑ̀ːrdiɑ́grəfi] 식도경유 심장초음파검사 (경식도 심장초음파검사) trans- = -을 통하여 esophag/o = 식도 -eal = -에 관한 cardi/o = 심장 -graphy = 기록 과정, 조영[술]	식도경유(경식도) 심장초음파검사는 환자의 식도 내로 삽입한 소식자(probe)를 통해 환자 머리쪽에서 심장 초음파를 시행할 수 있기 때문에 심장 내부구조나 심장판막을 시각화해서 볼 수 있다.
varicose veins [vǽrikòus vein] 정맥류 varic/o = 정맥류	혈관 내압의 증가로 정맥이 비정상적으로 확장한 것으로, 다리에서 흔히 발생한다.
venipuncture [vènipʌ́ŋktʃər] 정맥천자 ven/o = 정맥	혈액을 채취하거나 약물 혹은 수액을 주사하기 위해 정맥을 천자함.

용어의 어원 *TERMINOLOGY TIDBIT*

varicose라는 단어는 라틴어로 "정맥류"를 뜻하는 *varix*에서 왔다.

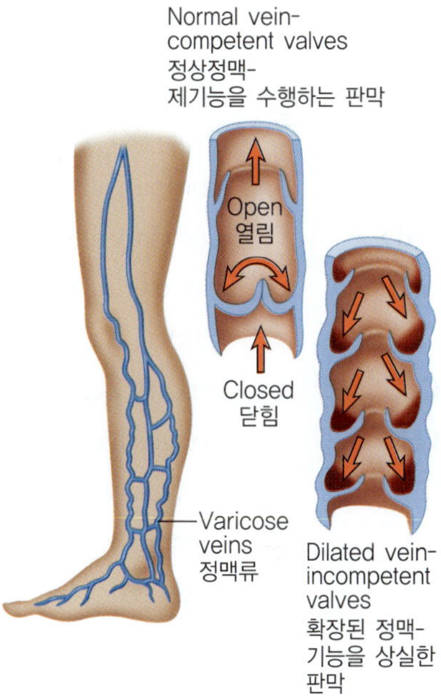

>그림 7.16 **정맥류는 판막이 혈류조절을 못할 때 발생하며, 정상 혈액량보다 많은 혈액이 얕은다리정맥에 모이게 된다.**

심장학 약어 Cardiology Abbreviations

다음 목록은 심장학에서 자주 사용하는 약어이다.

ACG	angiocardiography(심장혈관조영술)
AF	atrial fibrillation(심방잔떨림, 심방세동)
AS	aortic stenosis(대동맥판협착증), arteriosclerosis(동맥경화증)
ASCVD	arteriosclerotic cardiovascular disease(동맥경화 심장혈관병)
ASD	atrial septal defect(심방사이막결손, 심방중격결손)
ASHD	arteriosclerotic heart disease(동맥경화 심장병)
AV, A-V	atrioventricular(심방심실, 방실)
BP	blood pressure(혈압)
bpm	beats per minute(분당 맥박수)
CABG	coronary artery bypass graft(심장동맥우회술, 관상동맥우회술)
CAD	coronary artery disease(심장동맥병, 관상동맥병)
cath	catheterization(카테터삽입, 도관삽입)
CC	cardiac catheterization(심장카테터삽입, 심장도관삽입)
CCU	coronary care unit(심장동맥집중치료실, 관상동맥집중치료실)
CHD	congestive heart disease(울혈심장질환)
CHF	congestive heart failure(울혈심장기능상실, 울혈성심부전증)
CK	creatine kinase(크레아틴 키나아제)
CP	chest pain(가슴통증, 흉통)
CPR	cardiopulmonary resuscitation(심폐소생술, 심장허파소생술)
CSD	congenital septal defect(선천사이막결손, 선천성중격결손)
CV	cardiovascular(심장혈관)
DVT	deep vein thrombosis(깊은정맥혈전증, 심부정맥혈전증)
ECG	electrocardiogram(심전도)
ECHO	echocardiogram(심장초음파)
EKG	electrocardiogram(심전도)
GOT	glutamic oxaloacetic transaminase(글루타민산 옥살로아세트산 트랜스아미나아제)
HR	heart rate(심장박동수)
HTN	hypertension(고혈압)
ICD	implantable cardioverter defibrillator(삽입형제세동기, 이식형제세동기)
ICU	intensive care unit(중환자실, 집중치료실)

IV	intravenous(정맥내)
LDH	lactate dehydrogenase(젖산탈수소효소)
LVH	left ventricular hypertrophy(왼심실비대, 좌심실비대)
MI	myocardial infarction(심근경색증)
mmHg	millimeters of mercury(수은주로 나타낸 압력 단위)
MS	mitral stenosis(승모판협착증)
MVP	mitral valve prolapse(승모판탈출증)
NSR	normal sinus rhythm(정상굴리듬, 정상동리듬)
P	pulse(맥박)
PTCA	percutaneous transluminal coronary angioplasty(경피경관관상동맥성형술)
PVC	premature ventricular contraction(조기심실수축)
PVD	peripheral vascular disease(말초혈관병)
SA, S-A	sinoatrial(굴심방, 동방)
SGOT	serum glutamic oxaloacetic transaminase (혈청 글루타민산 옥살로아세트산 트랜스아미나아제)
SK	streptokinase(스트렙토키나아제)
SOB	shortness of breath(호흡곤란)
TEE	transesophageal echocardiograam(식도경유(경식도) 심장초음파검사)
tPA	tissue-type plasminogen activator(조직 플라스미노겐 활성제)
VFib	ventricular fibrillation(심실잔떨림, 심실세동)
VSD	ventricular septal defect(심실사이막결손, 심실중격결손)
VT, V-tach	ventricular tachycardia(심실빠른맥, 심실성빈맥)

A. 명칭쓰기 연습 *Labeling Exercise*

다음 그림에서 번호에 해당하는 각 구조의 명칭을 쓰고, 공간을 적절히 활용하여 결합형을 쓰라.

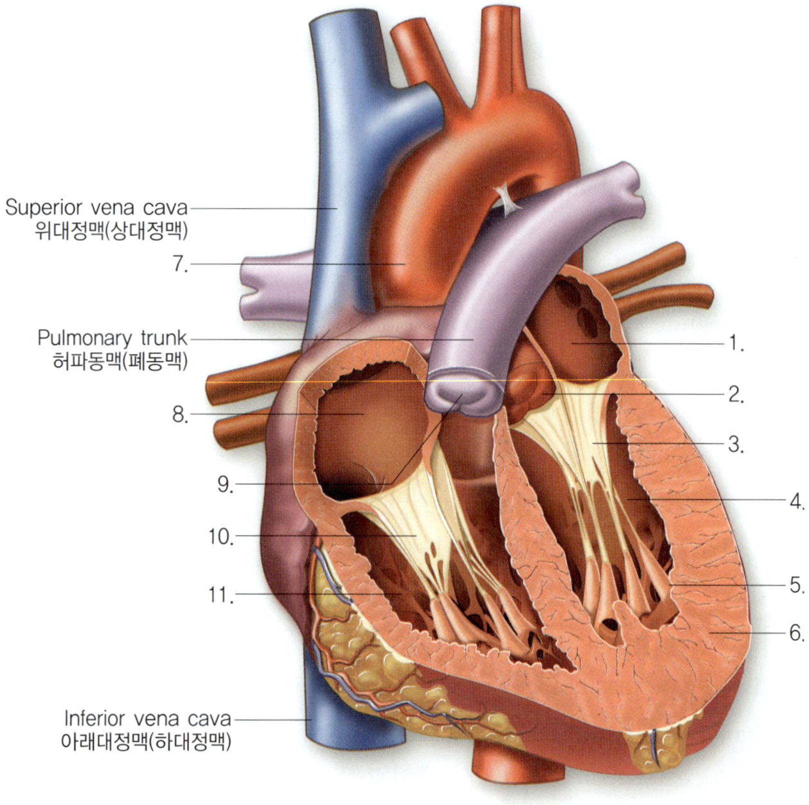

1. ______________________

2. ______________________

3. ______________________

4. ______________________

5. ______________________

6. ______________________

7. ______________________

8. ______________________

9. ______________________

10. ______________________

11. ______________________

B. 의학용어 만들기 *Build Medical Terms*

다음에 제시된 낱말 요소를 사용하여 지시하는 의학용어를 만들어라.

결합형 *cardi/o* 는 심장(heart)을 뜻한다.

1. 심장을 연구하는 학문, 심장학 ______
2. 심장의 비대(heart enlarged) ______
3. 심장 파열(heart rupture) ______
4. 심장 기록, 심장도 ______

결합형 *valv/o* 는 판막(valve)을 뜻한다.

5. 판막의 외과적인 복원, 판막성형[술] ______
6. 판막을 절단, 판막절개[술] ______

접미사 *-sclerosis* 는 경화(hardening)를 뜻한다.

7. 동맥경화[증] ______
8. 죽상경화[증] ______

결합형 *angi/o* 는 혈관(blood vessel)을 뜻한다.

9. 혈관 종양, 혈관종 ______
10. 혈관의 불수의적 수축, 혈관연축 ______

결합형 *arteri/o* 는 동맥(artery)을 뜻한다.

11. 동맥 봉합(artery suture) ______
12. 동맥의(pertaining to an artery) ______
13. 동맥 기록의 과정, 동맥조영술 ______

결합형 *thromb/o* 는 혈전(clot)을 뜻한다.

14. 혈전에 의한 정맥의 염증, 혈전정맥염 ______
15. 혈전 용해(clot destruction) ______

C. 빈칸 채우기 *Fill in the Blank*

다음 문장을 완성하기 위해 빈칸에 알맞은 단어를 써 넣어라.

1. An ____________________ is a localized wide spot in an artery.
(동맥에서 국소적으로 넓어진 곳을 ________라고 한다.)
2. Complete stoppage of all heart activity is called ______________________________.
(모든 심장 활동이 완전히 멈춘 상태를 ________라 한다.)
3. Auscultation uses an instrument called a(n) ______________________________.
(청진에는 ________라는 기구를 사용한다.)
4. A ____________________________________ is a portable EKG monitor worn by a person for several hours to a few days.
(________는 수시간에서 며칠 동안 착용하는 휴대용 EKG 모니터이다.)
5. A baby born with a(n) ____________________________________ has a birth defect in the wall separating the two chambers of the heart.
(________을(를) 가지고 태어난 아기는 심장의 두 방을 분리하는 벽에 선천성 결함을 갖는다.)
6. A(n) ___________________ is performed to withdraw blood or inject medication into a vein.
(혈액을 뽑거나 정맥으로 약물을 주입하기 위해 시행하는 것을 ________라 한다.)
7. Endocarditis may result in the visible growth of bacteria called ______________________.
(심내막염은 ________(이)라 불리는 세균의 시각적 증식의 결과일 수 있다.)
8. Drugs such as streptokinase are commonly called______________________________.
(스트렙토키나아제와 같은 약물을 보통 ________(이)라고 한다.)
9. A _____________________ is an abnormal heart sound such as soft blowing or harsh clicking.
(________ 은(는) 부드럽게 부는 또는 거칠게 클릭하는 것 같은 비정상적인 심장소리이다.
10. The paramedics performed ____ by compressing the rib cage to maintain blood flow.
(구급대원이 환자의 혈액 흐름을 유지시키기 위하여 가슴우리(흉곽)를 압박하는 ________을(를) 시행했다.)

D. 철자법 *Spelling*

다음에 제시된 용어 중 일부는 철자가 잘못되어 있다. 잘못된 곳을 찾아 빈칸에 바르게 고쳐 쓰라.

1. tackycardia(빠른맥, 빈맥) ______________________________
2. arrhythmia(부정맥) ______________________________
3. phlebotomy(정맥 절개) ______________________________

4. awscultation(청진) ______________________
5. atheriosclerosis(죽상경화증) ______________________
6. defibrillation(잔떨림제거기, 제세동기) ______________________
7. thrombophlebitis(혈전정맥염) ______________________
8. anurysm(동맥류) ______________________
9. angiohma(혈관종) ______________________
10. occlusion(폐색) ______________________

E. 의학용어 분석 *Medical Term Analysis*

다음 용어를 분석하라. 먼저 각 용어를 제시된 낱말 요소(P=접두사, WR=어근, CF=결합형, S=접미사)로 나누고, 각각의 낱말 요소별 뜻과 전체 용어의 뜻을 쓰라.

1. aortoplasty
   CF ______________________
   뜻 ______________________
   S ______________________
   뜻 ______________________
   용어의 뜻 ______________________

2. embolectomy
   WR ______________________
   뜻 ______________________
   S ______________________
   뜻 ______________________
   용어의 뜻 ______________________

3. cardiomyopathy
   CF ______________________
   뜻 ______________________
   CF ______________________
   뜻 ______________________
   S ______________________
   뜻 ______________________
   용어의 뜻 ______________________

4. endocardial
   P ______________________
   뜻 ______________________
   WR ______________________
   뜻 ______________________
   S ______________________
   뜻 ______________________
   용어의 뜻 ______________________

5. thromboangiitis

CF ______

뜻 ______

WR ______

뜻 ______

S ______

뜻 ______

용어의 뜻 ______

______

6. atherosclerosis

CF ______

뜻 ______

S ______

뜻 ______

용어의 뜻 ______

______

7. valvulotomy

CF ______

뜻 ______

WR ______

뜻 ______

S ______

뜻 ______

용어의 뜻 ______

______

8. interventricular

P ______

뜻 ______

WR ______

뜻 ______

S ______

뜻 ______

용어의 뜻 ______

______

9. cardiovascular

CF ______

뜻 ______

WR ______

뜻 ______

S ______

뜻 ______

용어의 뜻 ______

______

10. stethoscope

CF ______

뜻 ______

S ______

뜻 ______

용어의 뜻 ______

______

F. 사진과 짝맞추기 *Photomatch Challenge*

다음 그림에 해당하는 용어를 〈보기〉에서 골라 빈칸에 써 넣어라.

보기:
- Cardiopulmonary resuscitation (심폐소생)
- Venipuncture (정맥천자)
- Stress test (부하검사)
- Electrocardiography (심전도[법])

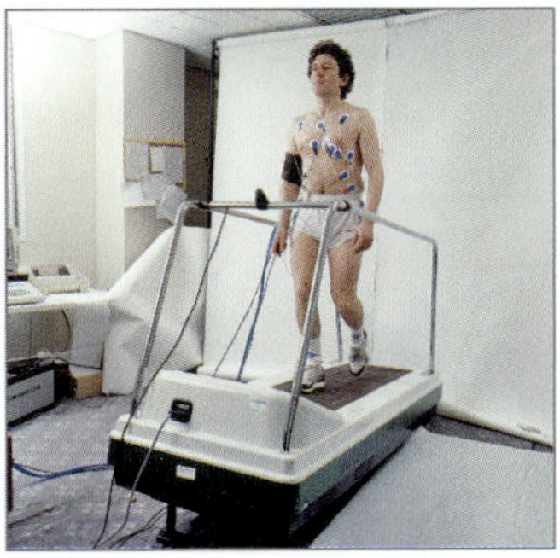

1. ____________________

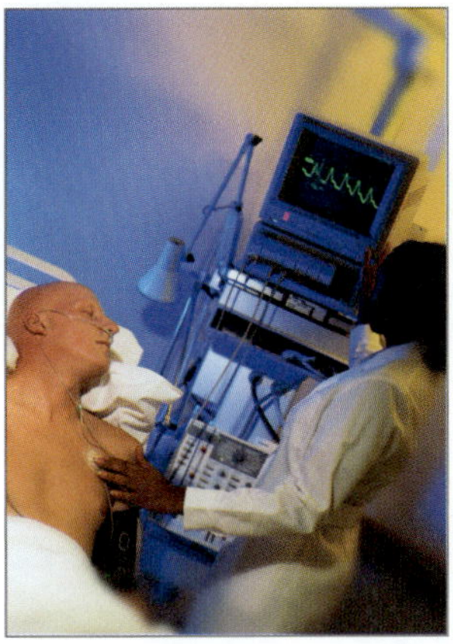

3. ____________________

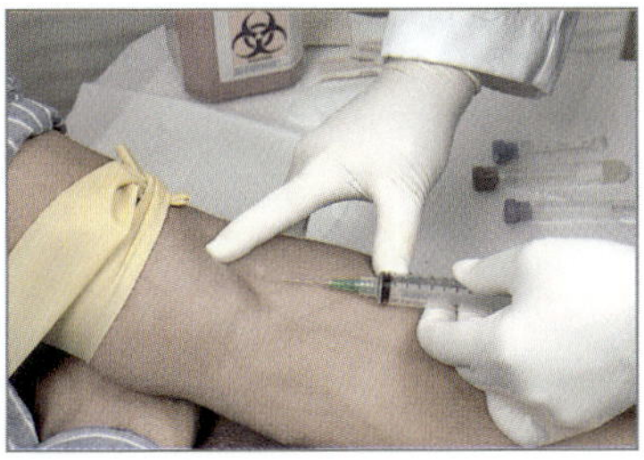

2. ____________________

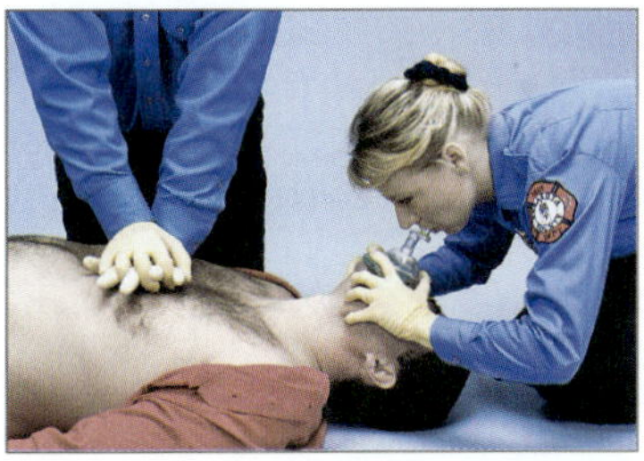

4. ____________________

접두사는 두 심전도 스트립을 구별하는 데 도움이 된다.
하나는 느린맥(서맥)이고, 다른 하나는 빠른맥(빈맥)이다.

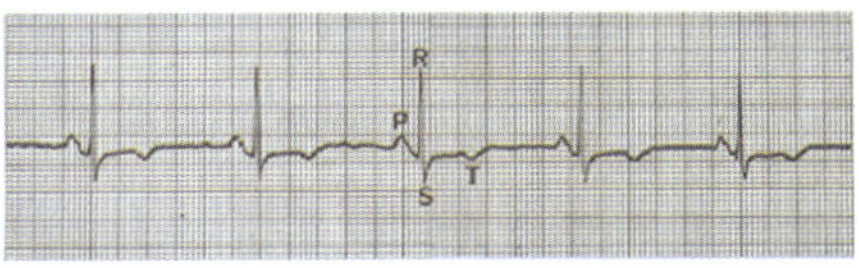

A

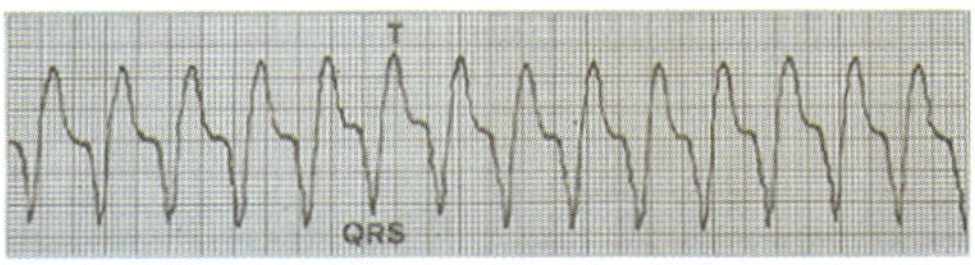

B

5. 접두사 brady-는 무슨 뜻이며, 느린맥(서맥)을 나타낸 것은?

____

6. 접두사 tachy-는 무슨 뜻이며, 빠른맥(빈맥)을 나타낸 것은?

____

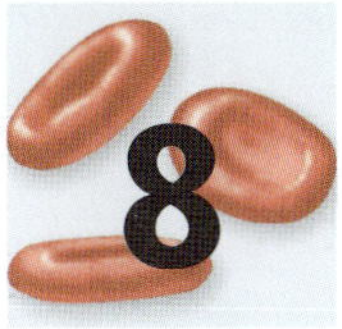

혈 액 학
Hematology

혈 액
Blood

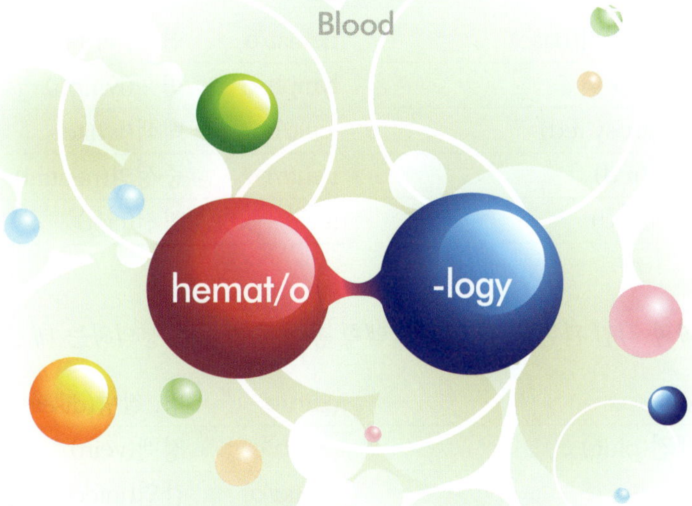

혈액학 개관 *A Brief Introduction to Hematology*

이해하기 혈액의 기능 이해하기 UNDERSTAND

혈액은 혈관 안쪽에서 발견되는 액체이다. 대략 혈액의 55%는 **혈장**(plasma)이라고 불리는 물같은 액체이다. **글루코오스**(glucose), **아미노산**(amino acids), **호르몬**(hormones) 그리고 **전해질**(electrolytes)과 같은 많은 중요한 물질들은 혈장에 용해된 채로 운반된다. 나머지 혈액의 45%는 혈장 안에 부유되어 있는 각종 세포성분으로 구성되어 존재한다. **적혈구**(red blood cells), **백혈구**(white blood cells), **혈소판**(thrombocytes)을 포함한 성분들로 이루어져 있다. 적혈구들은 혈색소(산소를 운반하는 단백)를 포함하고 있으며 백혈구, 즉 **호중구**(neutrophils), **호염기구**(basophils), **호산구**(eosinophils), **단핵구**(monocytes), **림프구**(lymphocytes)와 같은 5가지 유형의 세포들은 병원체에 대항하여 우리 몸을 보호하며, 혈소판은 큰 세포의 작은 원반 같은 파편이고 지혈(혈액응고 과정)을 개시한다. 모든 구성성분들은 **조혈**(hematopoiesis)이라고 일컬어지는 과정을 통해 적색골수에서 생성된다.

기술하기 혈액학이라는 의학적 전문분야 DESCRIBE

혈액학(hematology)은 혈액과 혈액을 만드는 조직, 그리고 이들 질환의 진단과 치료에 관련된 학문이다. **혈액학자(hematologist)**는 출혈성 질환, 혈액을 만드는 조직의 암, 빈혈의 치료뿐만 아니라 혈액검사의 해석과 수혈과학을 전문으로 한다.

정의하기 혈액학에 관련된 결합형, 접두사, 접미사 DEFINE

혈액학 관련 결합형 Hematology Combining Forms

다음 결합형은 혈액학 용어를 만들고 정의하는 데 중요한 것들이다.

bas/o	바닥(기저), 염기(base)
coagul/o	응고(clotting)
eosin/o	붉은, 적색(rosy red)
erythr/o	붉은, 적색(red)
hem/o	혈액, 피(blood)
hemat/o	혈액, 피(blood)
lymph/o	림프(lymph)
leuk/o	백색(white)
neutr/o	중성의(neutral)
thromb/o	혈전(clot)

다음 결합형은 혈액학과 직접 관련은 없지만, 혈액학 용어를 만들고 정의하는 데 중요한 것들이다.

cyt/o	세포(cell)
embol/o	마개, 색전(plug)
glyc/o	당(sugar)
lip/o	지방, 지질(fat)
path/o	병, 질병(disease)
phleb/o	정맥(vein)
septic/o	감염(infection)

접미사 복습 Suffix Review

아래의 접미사와 접두사는 제2, 3장에서 이미 소개되었지만 혈액학 용어를 만드는 데 특히 중요하기 때문에 이 장에서 다시 복습한다.

-cyte	세포(cell)
-cytosis	비정상적인 세포 상태(너무 많은)(abnormal cell condition ; too many)
-ectomy	수술적 제거, 절제(surgical removel)
-emia	혈액의 상태, 혈증(blood condition)
-globin	단백질(protein)
-ia	상태(condition), -증
-ic	-의, -에 관한(pertaining to)
-logist	-을 연구하는 사람, -학자, -연구자, -전문가(one who studies)
-logy	-에 관한 학문, -학(study of)
-lysis	분해, 용해, 파괴(destruction)
-lytic	분해, 용해, 파괴(destruction)
-meter	측정기, 계측기(instrument for measuring)
-metry	측정법, 계측법, 측정과정(process of measuring)
-oma	암, 종양, 덩어리(mass)

-osis	비정상적인 상태, 병적상태, -증(abnormal condition)
-penia	결핍, 감소(too few)
-phil	좋아하는, -에 끌리다(attracted to)
-plasm	형성(formation)
-poiesis	생성, 형성(formation)
-rrhage	출혈, 누출, 파열(bursting forth)
-stasis	멈춤, 정지(stopping)
-tic	-의, -에 관한(pertaining to)
-tomy	절개[술], 절단[술](cutting into)

접두사 복습 *Prefix Review*

a-	-없이, 무(without)
an-	-없이, 무(without)
anti-	대항, 반대(against)
auto-	자가, 스스로, 자신의(self)
hyper-	초과, 정상이상(excessive)
hypo-	불충분한, 부족한, 정상이하, 저하(insufficient)
mono-	하나(one)
pan-	모든, 전체(all)
poly-	다발, 다, 많은(many)

혈액의 구성성분 *Components of Blood*

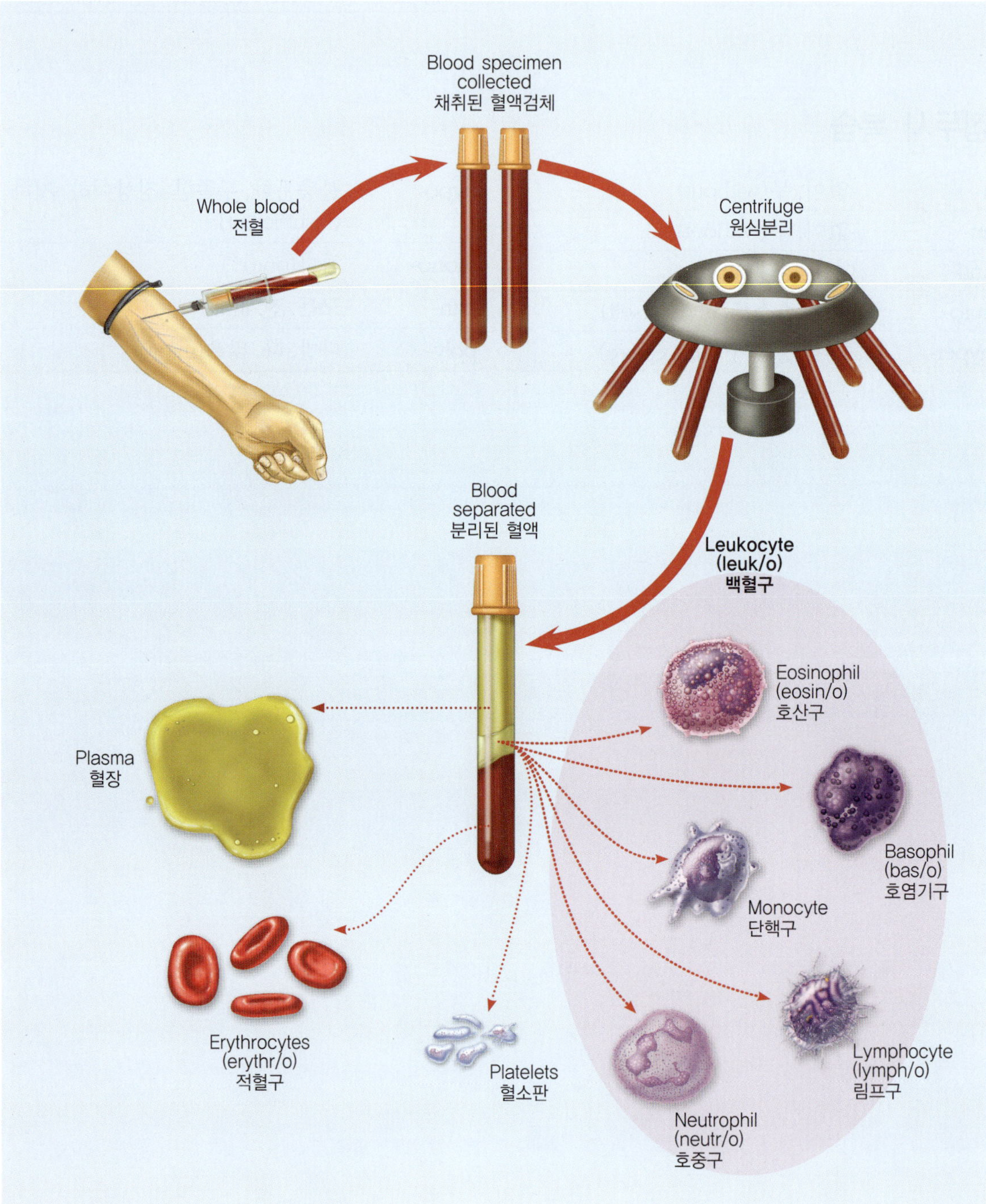

>그림 8.1 전혈(whole blood)의 구성성분

혈액학 용어 만들기 *Building Hematology Terms*

이 단원은 혈액학 용어를 만드는 데 빈번히 사용하는 낱말 요소(word parts)를 제시한다. 용어의 설명을 따라하다 보면 어휘력이 향상될 것이다. 각 용어의 뜻을 파악하여 빈칸에 채워 넣어 하나의 의학용어를 완성하라. 사선(/)을 그어서 접두사(prefixes; p), 어근(word roots; r), 결합모음(combining vowels; cv), 접미사(suffixes; s)를 구분해 보자. 낱말 요소의 키를 찾는 데 도움을 주기 위하여 밑줄 아래에 r(어근), p(접두사), cv(결합모음), s(접미사)로 표시하였다. 모든 용어가 4가지 낱말 요소를 모두 가지고 있는 것은 아니라는 사실을 기억하라. 무엇을 사용할지 스스로 결정하라. 경험이 쌓일수록 이 과정은 더욱 쉬워질 것이다. 답안은 이 장의 말미에 수록하였다.

1. -cyte—**세포**(cell)를 뜻하는 접미사

이 접미사는 유형성분(formed elements)을 나타낼 때 사용한다.

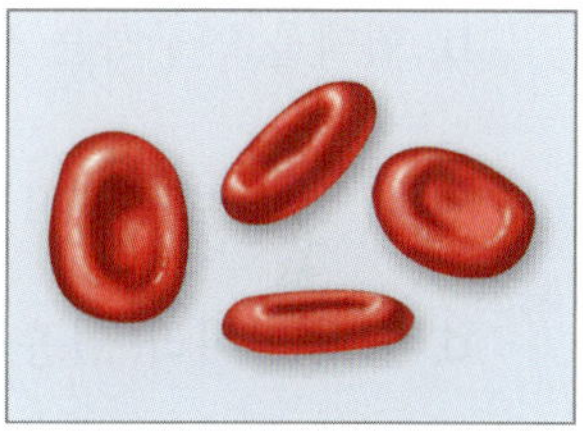

>그림 8.2 적혈구

a. 적혈구(red cell) — erythr / o / cyte (r, cv, s)

b. 백혈구(white cell) — leuk / o / cyte (r, cv, s)

c. 응고세포(clotting cell), 혈소판 — thromb / o / cyte (r, cv, s)

d. 하나의 핵을 가진 세포(one cell), 단핵구 — mono / cyte (p, s)

e. 림프세포(lymph cell), 림프구 — lymph / o / cyte (r, cv, s)

2. -cytosis—**비정상 세포 상태**(abnormal cell condition)를 뜻하는 접미사

이 접미사는 세포 수의 비정상적인 증가를 나타낼 때 사용한다.

a. 적혈구의 비정상적인 상태, 적혈구증가증 — erythr / o / cytosis (r, cv, s)

b. 백혈구의 비정상적인 상태, 백혈구증가증 — leuk / o / cytosis (r, cv, s)

c. 응고세포의 비정상적인 상태, 혈소판증가증 — thromb / o / cytosis (r, cv, s)

3. -emia—**혈액상태**(blood condition)를 뜻하는 접미사

a. 혈액이 부족한 상태, 빈혈
an / emia
p s

b. 당이 초과된 혈액상태, 고혈당증
hyper / glyc / emia
p r s

c. 당이 불충분한 혈액상태, 저혈당증
hypo / glyc / emia
p r s

d. 지방이 초과된 혈액상태, 고지질혈증
hyper / lip / emia
p r s

4. hemat/o—**혈액**(blood)을 뜻하는 결합형

a. 혈액에 관한 학문, 혈액학
hemat / o / logy
r cv s

b. 혈액을 연구하는 사람, 혈액학자
hemat / o / logist
r cv s

c. 혈액의(pertaining to blood)
hemat / ic
r s

d. 혈액 덩어리, 혈종
hemat / oma
r s

e. 혈액 질환에 관한 학문, 혈액병리학
hemat / o / path / o / logy
r cv r cv s

f. 너무 적은 혈액세포, 혈구감소증
hemat / o / cyt / o / penia
r cv r cv s

g. 혈액의 형성, 혈구형성, 조혈
hemat / o / poiesis
r cv s

5. hem/o—**혈액**(blood)을 뜻하는 결합형

a. 혈액세포(blood cell), 혈구
hem / o / cyte
r cv s

b. 혈액 단백질, 혈색소
hem / o / globin
r cv s

c. 혈액의 정지(정체), 지혈
hem / o / stasis
r cv s

d. 혈액이 밖으로 흘러 나옴, 출혈
hem / o / rrhage
r cv s

e. 혈액 성분의 파괴, 용혈
hem / o / lysis
r cv s

f. 혈액세포 파괴, 혈구세포 용해
hem / o / cyt / o / lysis
r cv r cv s

g. 혈액세포 덩어리, 혈액세포종
hem / o / cyt / oma
r cv r s

h. 혈액세포를 측정하는 장비, 혈구계 — hem / o / cyt / o / meter (r / cv / r / cv / s)

I. 혈액세포를 측정하는 법, 혈구계수[법] — hem / o / cyt / o / metry (r / cv / r / cv / s)

---

6. -penia—**결핍, 감소**(too few)를 뜻하는 접미사

이 접미사는 세포가 너무 적음을 나타낼 때 사용한다.

a. 적혈구가 너무 적음, 적혈구감소증 — erythr / o / penia (r / cv / s)

b. 백혈구가 너무 적음, 백혈구감소증 — leuk / o / penia (r / cv / s)

c. 응고세포가 너무 적음, 혈소판감소증 — throm / o / cyt / o / penia (r / cv / r / cv / s)

d. 모든 세포가 너무 적음, 범혈구감소증 — pan / cyt / o /penia (p / r / cv / s)

e. 호산구가 너무 적음, 호산구감소증 — eosin / o / penia (r / cv / s)

f. 호중구가 너무 적음, 호중구감소증 — neutr / o / penia (r / cv / s)

---

7. -phil—**-에 끌리는, -을 좋아하는**(attracted to)을 뜻하는 접미사

이 접미사는 백혈구들이 반응하는 염색 유형에 근거하여 백혈구를 3가지 형태의 이름으로 나눌 때 사용된다(화학적 결합에 의해).

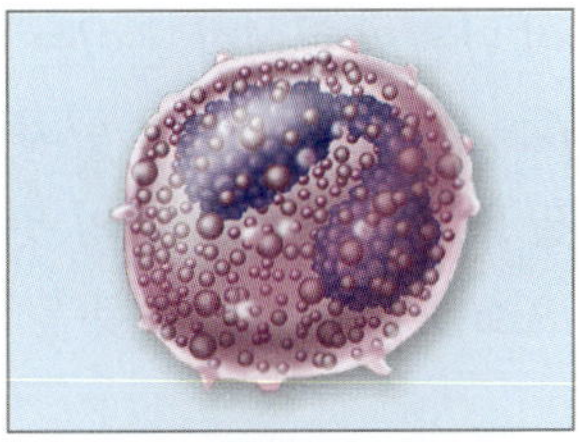

>그림 8.3 호산구

a. 적색에 이끌린, 호산구 — eosin / o / phil (r / cv / s)

b. 염기에 이끌린, 호염기구 — bas / o / phil (r / cv / s)

c. 중성에 이끌린, 중성구 — neutr / o / phil (r / cv / s)

---

8. -poiesis—**생성**(formation)을 뜻하는 접미사

이 접미사는 새로운 혈액세포가 생성되는 과정을 나타낼 때 사용한다.

a. 적혈구의 생성, 적혈구 형성 — erythr / o / poiesis (r / cv / s)

b. 백혈구의 생성, 백혈구 형성 — leuk / o / poiesis (r / cv / s)

c. 응고세포의 생성, 혈소판 형성 | thromb / o / poiesis
r cv s

9. thromb/o—**혈전**(clot)을 뜻하는 결합형
혈전은 지혈 또는 혈액응고 과정의 결과물로서 섬유소, 혈액세포, 조직 파편이 단단히 굳은 덩어리이다.

a. 혈전의 파괴, 혈전용해 | thromb / o / lysis
r cv s

b. 혈전의 외과적 제거, 혈전제거술 | thromb / ectomy
r s

c. 혈전의 비정상적인 상태, 혈전증 | thromb / osis
r s

설명하기 혈액학 의학용어 설명하기 EXPLAIN

혈액학 어휘 Hematology Vocabulary

이 단원의 혈액학 용어는 단어의 어원, 현대식 영어 단어, 라틴어나 그리스어에서 온 낱말 요소(word parts)들을 포함하고 있지만, 전적으로 이런 낱말 요소로만 구성되어 있지는 않다. 그렇지만 이들 낱말 요소를 통해 용어의 뜻을 파악할 수 있는 힌트를 얻을 수 있다. 단어 내 이러한 힌트를 가진 낱말 요소를 찾아 용어의 뜻을 파악하라.

용어	설명
anemia [əníːmiə] 빈혈 an- = –없이 -emia = 혈액상태	혈액 중 적혈구 수 또는 적혈구 내의 혈색소량이 줄어들어 생긴 혈액질환의 일종으로, 조직으로의 산소운반이 감소하게 된다. **+ 용어의 어원** TERMINOLOGY TIDBIT **anemia**라는 단어는 그리스어로 "–없이"를 뜻하는 접두사 *an*-과 "혈액"을 뜻하는 *haima*의 결합형이다. *h*는 "초과하여 잃는다"를 뜻한다.
anticoagulant [æntikouǽgjulənt] 항응고제 anti- = 대항, 반대 coagul/o = 응고	혈액응고를 방지하는 물질.

용어	설명
aplastic anemia [eiplǽstik əníːmiə] 재생불량빈혈 a- = –없이 -plasm = 형성 -tic = -에 관한 an- = –없이 -emia = 혈액상태	적색골수의 기능상실로 인한 심각한 상태의 빈혈로, 모든 혈액세포의 수가 감소되어 있어서 골수 이식이 필요하게 된다.
autotransfusion [ɔ̀ːtətrænsfjúːʒən] 자가수혈 auto- = 자가, 자기	수술 중 손실된 혈액을 보충하는 데 사용하기 위해 자기 자신의 혈액을 모아서 보관해 두는 것.
blood culture and sensitivity (C&S) [blʌd kʌ́ltʃər ænd sènsətívəti] 혈액배양 및 감수성	세균의 성장 유무를 확인하기 위해 혈액 검체를 배양한다. 만약 세균이 존재한다고 동정되고 나면, 가장 좋은 항생제 치료가 결정된다. **+ 용어의 어원** *TERMINOLOGY TIDBIT* ***culture***라는 단어는 라틴어로 "성장 또는 배양"을 뜻하는 *cultura*에서 왔다. 검사실에서 실험은 감염으로부터 세균을 성장시킨다.
blood transfusion [blʌd trænsfjúːʒən] 수혈	건강한 사람에게서 채취한 혈액을, 혈액이나 그 성분이 부족한 환자의 혈관 내에 주입하는 치료 방법. 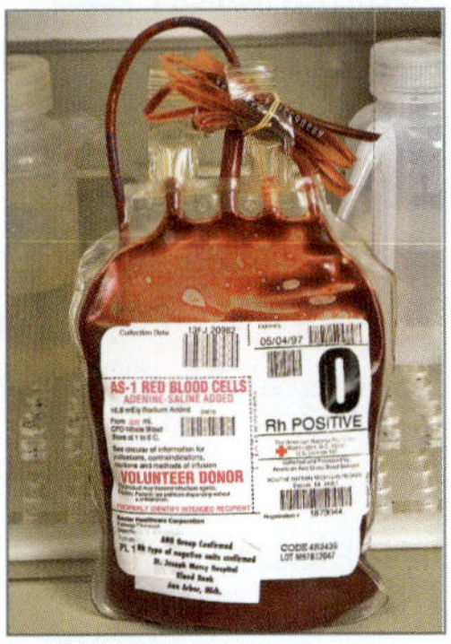 >그림 8.4 **수혈을 위해 준비된 혈액백.** 혈액백에는 식별번호와 혈액형 등이 명확하게 표시되어 있다.
bone marrow aspiration [boun mǽrou æ̀spəréiʃən] 골수천자	바늘을 이용하여 소량의 골수 검체를 채취하여 백혈병이나 재생불량빈혈과 같은 질환을 검사한다. 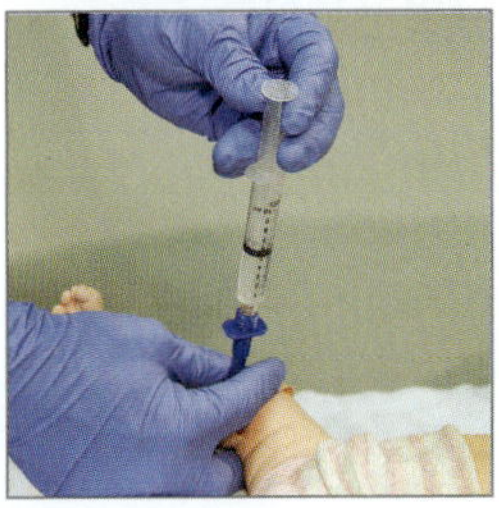 >그림 8.5 **백혈병 검사를 위해 신생아의 다리에서 골수를 채취하고 있다.**

용어	설명
bone marrow transplant (BMT) [boun mǽrou trænsplǽnt] 골수이식	방사선이나 화학요법에 의해 자기의 골수를 파괴시키고 난 후, 환자는 공혈자의 적색골수를 이식받는다.
coagulate [kouǽgjulèit] 응고하다 coagul/o = 응고	혈액응고의 형성.
complete blood count (CBC) [kəmplíːt blʌd kaunt] 전체혈구계산	적혈구, 백혈구, 혈색소, 적혈구 용적률, 백혈구 감별계산, 혈소판 측정 등을 포함한 종합적인 혈액검사이다.
embolus [émbələs] 색전 embol/o = 마개	일반적으로 *'부유혈전(floating clot)'*이라고 한다. 보통 작은 혈관을 막아 혈액의 흐름이 차단되기 전까지 부서져 떨어져 나온 혈전의 조각이 혈류를 통해 흘러 다닐 때를 말한다.
erythrocyte sedimentation rate (ESR, sed rate) [iríθrousàit sèdəmentéiʃən reit] 적혈구침강속도 erythr/o = 붉은, 적색 -cyte = 세포	혈액 중에서 적혈구가 침강하여 시험관의 바닥에 침전물을 형성하는 속도를 측정하는 혈액검사이다. 염증성 질환이 있음을 나타낸다.
hematocrit [himǽtəkrit] (HCT, Hct, crit) 적혈구용적률 hemat/o = 혈액	전체 혈액에 대한 적혈구의 용량비를 나타낸다.

+ 용어의 어원 *TERMINOLOGY TIDBIT*

coagulate라는 단어는 라틴어로 "응고"를 뜻하는 *coagulare*에서 왔다.

용어	설명
hematoma [hèmətóumə] 혈종 hemat/o = 혈액 -oma = 덩어리	혈관손상으로 인해 혈액이 조직으로 이동해 피부 밑에 모여 있는 상태로, 보통 *멍(타박상, bruise)*이라고 한다.

용어의 어원 TERMINOLOGY TIDBIT

hematoma이란 단어는 혼동되기 쉽다. 혈액종양이라고 간단히 번역된다. 혈종은 "혈액이 혈관 밖으로 누출되고 조직에 고인다"라는 뜻으로 더 자주 쓰인다. 예를 들어, 멍도 혈종의 한 예이다.

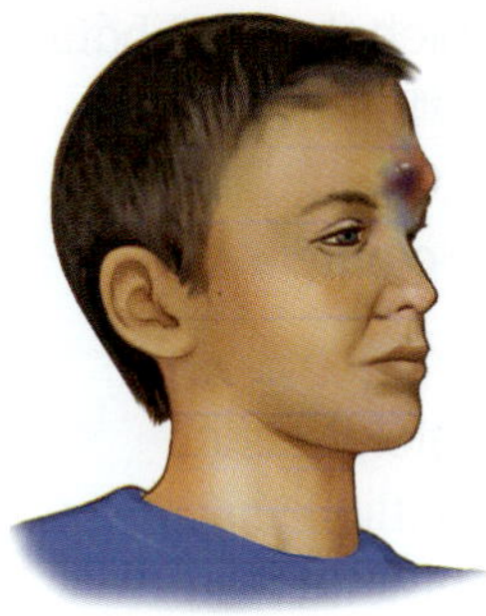

>그림 8.6 젊은 사람의 이마에 큰 혈종이 있다.

용어	설명
hemoglobin (Hgb, Hb) [hí:məglóubin] 혈색소 hem/o = 혈액 -globin = 단백질	혈액에 존재하는 혈색소의 양을 측정하기 위한 혈액검사로, 빈혈상태를 판단할 때 사용한다.
hemophilia [hì:məfíliə] 혈우병 hem/o = 혈액 -phil = 좋아하는	혈액응고 인자의 선천적 결함으로 발생하는 질환으로, 자발적 또는 경미한 외상에 의해서도 쉽게 출혈하며, 출혈 시 지혈이 잘 되지 않는다.
iron-deficiency anemia [áiərn difíʃənsi əní:miə] 철결핍빈혈 an- = –없이 -emia = 혈액상태	적혈구의 혈색소 합성에 필요한 철이 불충분하여 생기는 빈혈.
leukemia [lju:kí:miə] 백혈병 leuk/o = 백색 -emia = 혈액 상태	비정상적인 백혈구세포의 증식에 의해 일어나는 병적상태로, 순환혈액 속에 미분화 세포가 나타나며, 정상적인 적혈구세포와 백혈구세포, 혈소판의 감소로 인해 정상 세포의 기능이 감소함.
pernicious anemia (PA) [pə:rníʃəs əní:miə] 악성빈혈 an- = –없이 -emia = 혈액상태	소화기관에서 비타민 B_{12}의 불충분한 흡수로 인해 생긴 빈혈. 비타민 B_{12}는 적혈구의 생성에 필요하다.

용어의 어원 TERMINOLOGY TIDBIT

pernicious라는 단어는 라틴어로 "파괴"를 뜻하는 *pernicious*에서 왔다.

용어	설명
phlebotomy [flibɑ́təmi] 정맥절개술 phleb/o = 정맥 -otomy = 절개	검사를 위해 정맥에서 혈액 검체를 채취. 또한 *정맥천자(venipuncture)*라고 불린다.
platelet count [pléitlit kaunt] 혈소판 측정	혈액에서 혈소판의 수를 측정하는 혈액검사이다.
polycythemia vera [pɑ̀lisaiθí:miə vírə] 진성적혈구증가증 poly- = 많은 cyt/o = 세포 hem/o = 혈액 -ia = 상태	적혈구가 너무 많은 상태로, 혈액의 점성이 높아 혈관 안에서 쉽게 흐르지 못한다.
prothrombin time (Pro time, PT) [prou*θ*rɑ́mbin taim] 프로트롬빈 시간	프로트롬빈은 혈액응고 단백질로 활성화되어지며, 혈액이 응고되는 데 소요되는 시간을 측정하는 혈액검사이다.
red blood cell count (RBC) [red blʌd sel kaunt] 적혈구 측정	혈액에서 적혈구 수를 측정하는 혈액 시험으로, 빈혈에서는 감소하고, 진성적혈구증가증에서는 증가한다.
septicemia [sèptəsí:miə] 패혈증 septic/o = 감염 -emia = 혈액상태	혈류에 세균 또는 그들의 독소가 존재하는 상태로, 일반적으로 *패혈증(blood poisoning)*이라고 한다.
sequential multiple analyzer computer (SMAC) [sikwénʃəl mʌ́ltipl ǽnəlàizər kəmpjú:tər] 순차적 다중분석 컴퓨터	자동적으로 다수의 혈액, 화학적 검사를 수행하는 장비.

용어	설명
serum [síərəm] 혈청	유형성분(세포성분)과 응고인자(섬유소원)를 제거한 혈액성분.
sickle cell anemia [síkəl sel əní:miə] 낫(겸상)적혈구빈혈 an- = –없이 -emia = 혈액상태	적혈구가 비정상적인 굴곡을 갖거나 "낫" 모양을 가진 유전적인 혈액세포 질환. 세포들이 잘 깨지고 쉽게 손상을 받아 결과적으로 빈혈이 유발된다. 거의 대부분 아프리카 혈통의 사람에게서 발생한다.

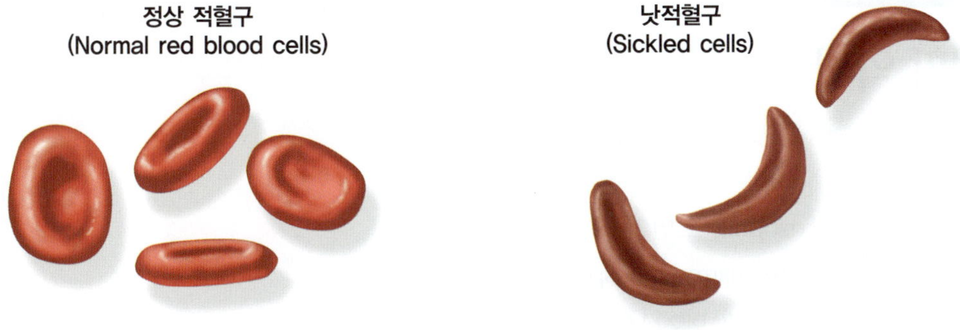

>그림 8.7 정상 적혈구와 비정상의 낫적혈구 형태 비교

용어	설명
thalassemia [θæləsí:miə] 지중해빈혈 -emia = 혈액상태	인체가 정상적인 혈색소를 만들 수 없는 유전적 혈액 질환으로 결과적으로 빈혈을 유발한다.
thrombolytic therapy [θrambálitik θérəpi] 혈전용해요법 thromb/o = 혈전 -lytic = 파괴, 용해	응고된 혈액을 용해시켜 정상적으로 혈액순환을 회복하게 하는 시술.
white blood cell count (WBC) [*h*wait blʌd sel kaunt] 백혈구 측정	혈액에서 백혈구 수를 측정하는 혈액검사로, 증가되면 감염이나 백혈병을 의심한다. 질병이나 방사선 치료, 화학요법에 의해 감소할 수 있다.

+ 용어의 어원 *TERMINOLOGY TIDBIT*

thalassemia라는 단어는 그리스어로 "바다"를 뜻하는 *thalassa*에서 왔다. 이 명칭은 지중해 부근에서 처음으로 알려져 사용되었다.

용어	설명
white blood cell differential (diff) [*h*wait blʌd sel dìfərénʃəl] 백혈구 감별계산	백혈구의 종류와 갯수를 측정하는 혈액검사.

약어의 사용 혈액학에 사용하는 약어 USE

혈액학 약어 *Hematology Abbreviations*

다음 목록은 혈액학에서 자주 사용하는 약어이다.

basos	basophils(호염기구)
BMT	bone marrow transplant(골수이식)
CBC	complete blood count(전체혈구계산)
diff	differential(감별계산)
eosins, eos	eosinophils(호산구)
ESR, SR, sed rate	erythrocyte sedimentation rate(적혈구침강속도)
HCT, Hct, crit	hematocrit(적혈구용적률)
Hgb, Hb, HGB	hemoglobin(혈색소)
lymphs	lymphocytes(림프구)
monos	monocytes(단핵구)
PA	pernicious anemia(악성빈혈)
PMN, polys	polymorphonuclear neutrophil(다형핵호중구)
PT, pro-time	prothrombin time(프로트롬빈시간)
RBC	red blood cell(적혈구)
Rh^+	Rh-positive(Rh 양성)
Rh^-	Rh-negative(Rh 음성)
segs	segmented neutrophils(분엽호중구)
SMAC	sequential multiple analyzer computer(순차적 다중분석 컴퓨터)
WBC	white blood cell(백혈구)

A. 명칭쓰기 연습 *Labeling Exercise*

다음 그림에서 번호에 해당하는 각 구조의 명칭을 쓰고, 공간을 적절히 활용하여 결합형을 쓰라.

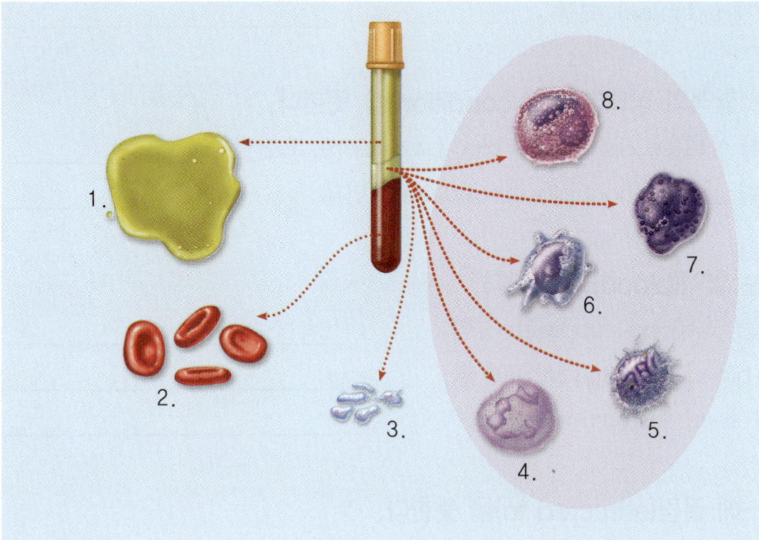

1. ______________________
2. ______________________
3. ______________________
4. ______________________
5. ______________________
6. ______________________
7. ______________________
8. ______________________

B. 의학용어 만들기 *Build Medical Terms*

다음에 제시된 낱말 요소를 사용하여 지시하는 의학용어를 만들어라.

결합형 *cyt/o* 는 세포(cell)를 뜻한다.

1. 적혈구(red cell) ______________________
2. 백혈구(white cell) ______________________
3. 응고세포(clotting cell), 혈소판 ______________________

결합형 *hemat/o* 는 혈액(blood)을 뜻한다.

4. 혈액에 대한 연구(study of blood), 혈액학 ______________________
5. 혈액의 생성(blood formation), 조혈 ______________________
6. 혈액의(pertaining to blood) ______________________
7. 혈액 덩어리(blood mass), 혈종 ______________________

접미사 *-emia* 는 혈액의 상태(blood condition)를 뜻한다.

8. 혈당의 과도한 상태(excessive sugar blood condition), 고혈당증 ______________________
9. 혈액이 부족한 상태(without blood condition), 빈혈 ______________________

결합형 *hem/o* 는 혈액(blood)을 뜻한다.

10. 혈액이 멈추는 것(blood stopping), 지혈 ______________________
11. 혈액의 누출(blood bursting forth), 출혈 ______________________
12. 혈액의 파괴(blood destruction), 용혈 ______________________

접미사 *-phil* 는 -에 끌림(attracted to)을 뜻한다.

13. 적색에 끌리는(rosy red attracted to), 호산구 ______________________
14. 염기에 끌리는(basic attracted to), 호염기구 ______________________
15. 중성에 끌리는(neutral attracted to), 호중구 ______________________

C. 빈칸 채우기 *Fill in the Blank*

다음 문장을 완성하기 위해 빈칸에 알맞은 단어를 써 넣어라.

1. ______________ anemia is caused by loss of functioning red bone marrow.
   (__________ 빈혈은 적색골수의 기능상실에 의해 유발된다.)
2. The medical term for *floating clot* is ______________________.
   (부유 혈전에 대한 의학용어는 __________이다.)
3. Receiving medication to dissolve a blood clot is called ______________________ therapy.
   (혈전 용해를 위해 받는 약물치료를 __________요법이라 한다.)
4. Polycythemia vera is a condition marked by ______________ erythrocytes.
   (진성적혈구증가증은 혈액 중에 적혈구가 고도로 __________ 상태이다.)
5. Another term for *phlebotomy* is ______________________.
   (정맥절개술에 대한 다른 용어는 __________이다.)

6. A blood ____________________ is a test to check for bacterial growth.
(혈액________은 박테리아 성장을 확인하는 검사이다.)
7. A(n) ____________ is a test that measures the volume of red blood cells.
(________은 적혈구의 용적을 측정하는 검사이다.)
8. Cancer of the leukocyte-forming bone marrow is called ____________________.
(백혈구를 형성하는 골수의 암을 ________이라 한다.)
9. Pernicious anemia is caused by insufficient ____________________.
(악성빈혈은 불충분한 ________이(가) 원인이다.)
10. Septicemia is commonly called ____________________.
(패혈증은 일반적으로 ________라 불리운다.)

D. 철자법 *Spelling*

다음에 제시된 용어 중 일부는 철자가 잘못되어 있다. 잘못된 곳을 찾아 빈칸에 바르게 고쳐 쓰라.

1. hypoglysemia(저혈당[증]) ____________________
2. pernicious(악성) ____________________
3. anticoagulant(항응고제) ____________________
4. septecemia(패혈증) ____________________
5. thalassemia(지중해빈혈) ____________________
6. platlet(혈소판) ____________________
7. polycytemia vera(진성적혈구증가증) ____________________
8. phlebotomy(정맥절개[술]) ____________________
9. thrombocytopenia(혈소판감소[증]) ____________________
10. eyrthropoiesis(적혈구형성) ____________________

연습문제 PRACTICE

E. 의학용어 분석 Medical Term Analysis

다음 용어를 분석하라. 먼저 각 용어를 제시된 낱말 요소(P=접두사, WR=어근, CF=결합형, S=접미사)로 나누고, 각각의 낱말 요소별 뜻과 전체 용어의 뜻을 쓰라.

1. erythrocytosis

CF ______________________

뜻 ______________________

S ______________________

뜻 ______________________

용어의 뜻 ______________________

____

2. hematologist

CF ______________________

뜻 ______________________

S ______________________

뜻 ______________________

용어의 뜻 ______________________

____

3. hematopathology

CF ______________________

뜻 ______________________

CF ______________________

뜻 ______________________

S ______________________

뜻 ______________________

용어의 뜻 ______________________

____

4. hyperlipemia

P ______________________

뜻 ______________________

WR ______________________

뜻 ______________________

S ______________________

뜻 ______________________

용어의 뜻 ______________________

____

5. hemocytometer

CF ______________________

뜻 ______________________

CF ______________________

뜻 ______________________

S ______________________

뜻 ______________________

용어의 뜻 ______________________

____

6. leukopoiesis

CF ______________________

뜻 ______________________

S ______________________

뜻 ______________________

용어의 뜻 ______________________

____

연습문제 PRACTICE

7. lymphocyte

CF ____________________

뜻 ____________________

S ____________________

뜻 ____________________

용어의 뜻 ____________________

8. hemoglobin

CF ____________________

뜻 ____________________

S ____________________

뜻 ____________________

용어의 뜻 ____________________

9. pancytopenia

P ____________________

뜻 ____________________

CF ____________________

뜻 ____________________

S ____________________

뜻 ____________________

용어의 뜻 ____________________

10. thrombectomy

WR ____________________

뜻 ____________________

S ____________________

뜻 ____________________

용어의 뜻 ____________________

F. 사진과 짝맞추기 *Photomatch Challenge*

다음의 정맥절개술 사진을 보고, 아래의 빈칸에 절개술 과정 순서에 맞게 문자(A~F)를 써 넣어라.

A

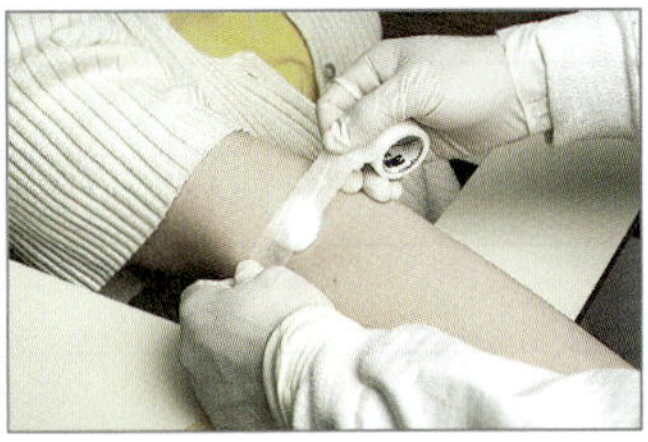

B

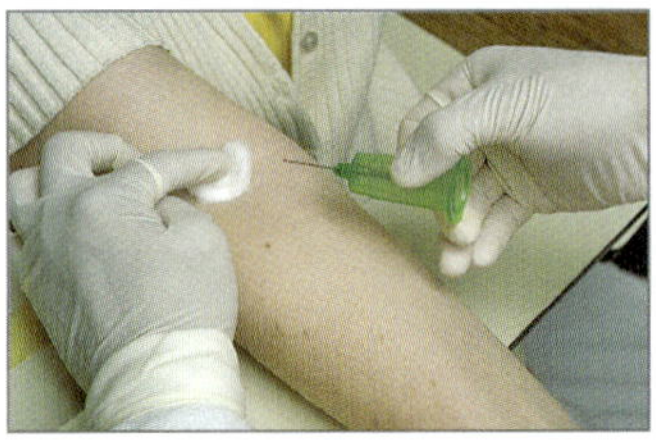

C

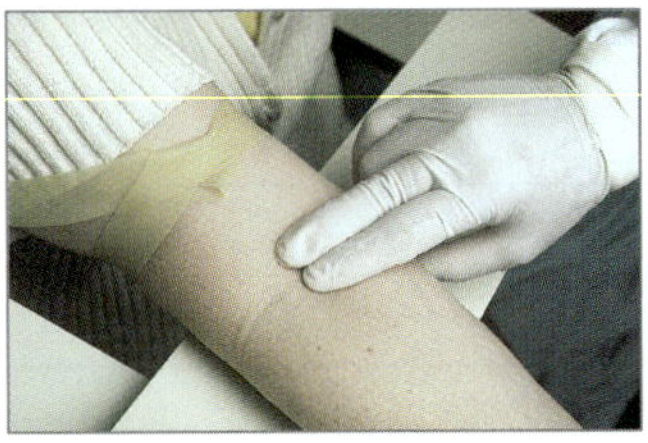

D

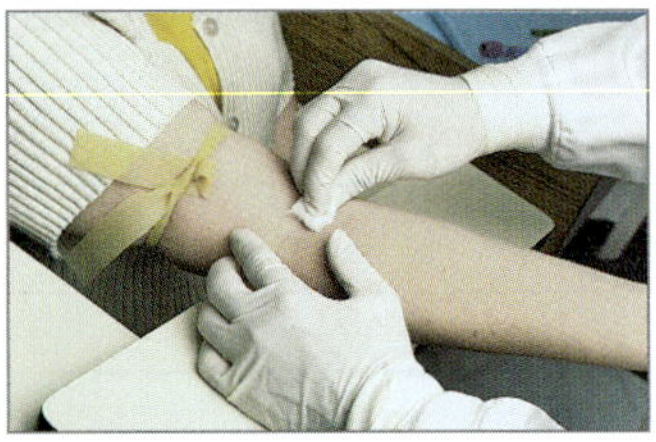

E

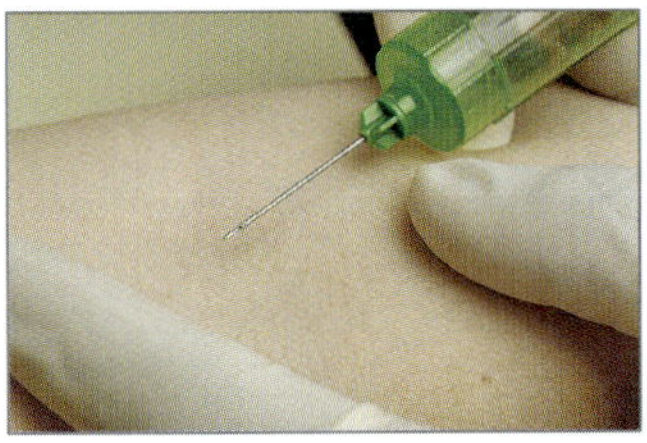

F

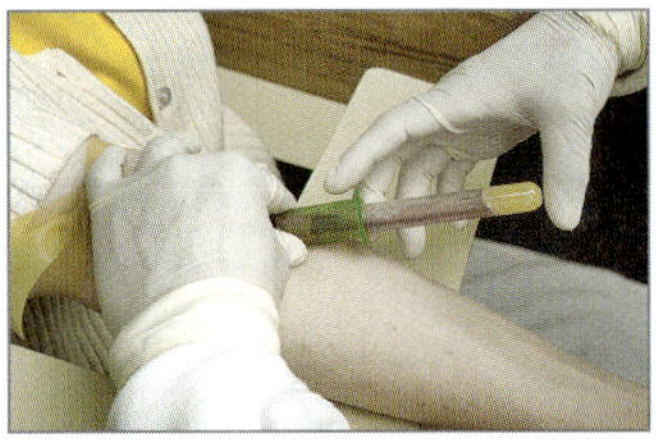

1. ________________
2. ________________
3. ________________
4. ________________
5. ________________
6. ________________

9

면 역 학
Immunology

면역계통
Immune Systems

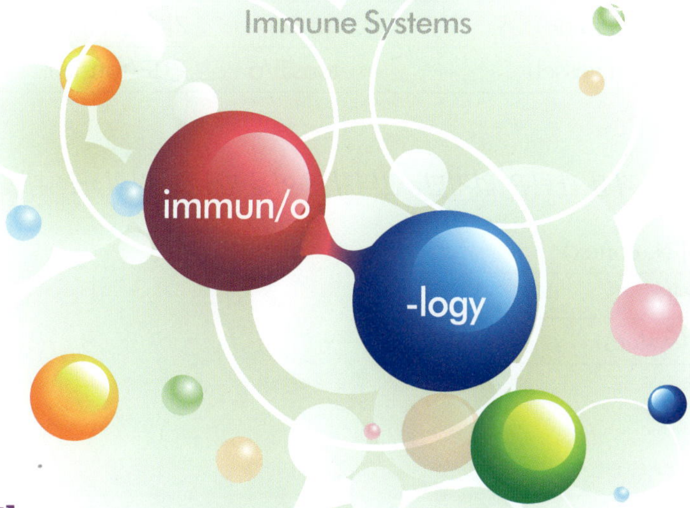

면역학 개관 *A Brief Introduction to Immunology*

이해하기 면역과 림프계통의 기능 이해하기 *UNDERSTAND*

면역계통(immune system)은 바이러스, 박테리아, 독소, 암세포 등을 포함하여 신체에 손상을 줄 수 있는 **병원체**(pathogens)로부터 신체를 보호하기 위한 세포, 조직, 기관들의 네트워크이다. 면역계통의 많은 기능은 **림프구**(lymphocytes)라고 불리는 백혈구에 의해 수행된다. 이러한 세포들은 신체의 림프절, 편도, 가슴샘, 지라(비장)와 같은 **림프계통**(lymphatic system)에 집중되어 있다.

+ 용어의 어원 *TERMINOLOGY TIDBIT*

immune이라는 단어는 라틴어로 "자유"를 뜻하는 *immunis*에서 왔다. 질병으로부터의 벗어남을 의미한다.

기술하기 면역학이라는 의학적 전문분야 *DESCRIBE*

면역학(immunology)은 면역계통과 관련된 상태를 진단하고 치료하는 의학의 한 갈래이다. **면역학자**(immunologists)는 알레르기, 면역결핍질환, 자가면역질환, 면역계통의 암 등을 주로 치료한다. **알레르기전문가**(allergist)는 알레르기 치료에 대하여 전문적인 수련을 받은 면역학자이다.

면역학 관련 결합형 Immunology Combining Forms

다음 결합형은 면역학 용어를 만들고 정의하는 데 중요한 것들이다.

adenoid/o	아데노이드, 인두편도(adenoids)
immun/o	방어(protection)
lymph/o	림프(lymph)
lymphaden/o	림프절(lymph node)
lymphangi/o	림프관(lymph vessel)
path/o	병, 질병, 질환(disease)
phag/o	포식(eating)
splen/o	지라(비장, spleen)
thym/o	가슴샘(흉선, thymus)
tonsill/o	편도(tonsils)

다음 결합형은 면역학과 직접 관련은 없지만, 면역학 용어를 만들고 정의하는 데 중요한 것들이다.

cortic/o	겉질(피질, cortex)
cyt/o	세포(cell)
system/o	시스템(system)

접미사 복습 Suffix Review

아래의 접미사와 접두사는 제2, 3장에서 이미 소개되었지만 면역학 용어를 만드는 데 특히 중요하기 때문에 이 장에서 다시 복습한다.

-ar	-의, -에 관한(pertaining to)
-atic	-의, -에 관한(pertaining to)
-cyte	세포(cell)
-ectasis	팽창, 확장, 팽대(dilated)
-ectomy	수술적 제거, 절제 (surgical removal)
-edema	부기, 부종, 종창(swelling)
-gen	생산(that which produces)
-genic	생산, 발생(producing)
-globulin	단백질(protein)
-gram	기록, 사진, 조영상(record)
-graphy	기록과정, 조영[술], 기록[술], 촬영[술](process of recording)
-iasis	비정상상태, -증 (abnormal condition)
-ic	-의, -에 관한(pertaining to)
-ist	전문가(specialist)
-itis	-염, 염증(inflammation)
-logist	-을 연구하는 사람, -학자, -연구자 (one who studies)
-logy	-에 관한 학문, -학(study of)
-malacia	연화[증], 물렁해짐(softening)
-megaly	거대, 비대(enlarged)
-oid	닮은, 유사(resembling)
-oma	암, 종양(tumor)

-osis	비정상상태, -증 (abnormal condition)
-pathy	병, 질병(disease)
-pexy	외과적 고정, 고정[술] (surgical fixation)
-plasty	외과적 복원(재건)(surgical repair), 봉합[술], 성형[술]
-rrhaphy	꿰매기, 봉합(suture)
-stasis	멈춤, 정지(stopping)
-therapy	치료(treatment)
-toxic	독성, 독(poison)

접두사 복습 *Prefix Review*

anti-	반대, 대항(against)
auto-	자가, 스스로, 자신의(self)
mono-	하나(one)

면역학에서 다루는 기관 *Organs Commonly Treated in Immunology*

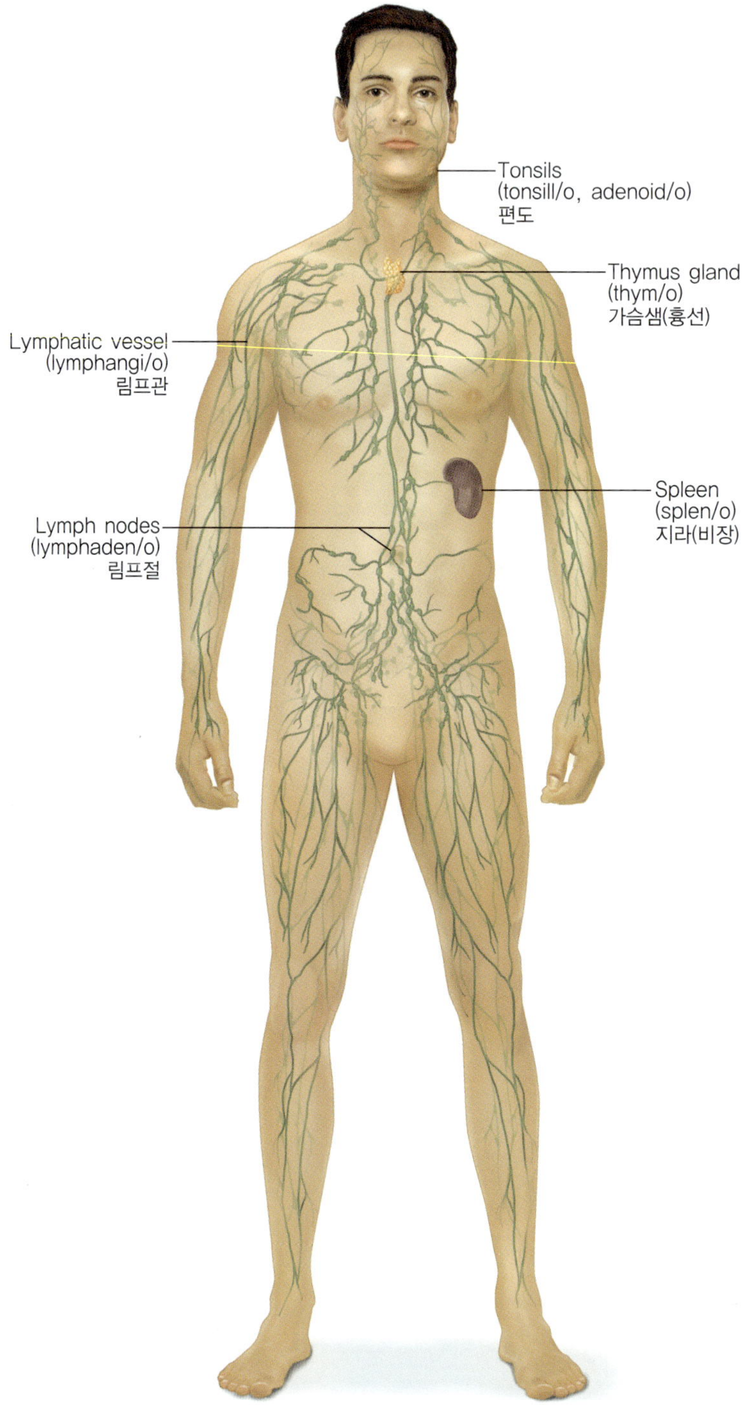

>그림 9.1 림프계통의 기관

면역학 용어 만들기 *Building Immunology Terms*

이 단원은 면역학 용어를 만드는 데 빈번히 사용하는 낱말 요소(word parts)를 제시한다. 용어의 설명을 따라하다 보면 어휘력이 향상될 것이다. 각 용어의 뜻을 파악하여 빈칸에 채워 넣어 하나의 의학용어를 완성하라. 사선(/)을 그어서 접두사(prefixes; p), 어근(word roots; r), 결합모음(combining vowels; cv), 접미사(suffixes; s)를 구분해 보자. 낱말 요소의 키를 찾는 데 도움을 주기 위하여 밑줄 아래에 r(어근), p(접두사), cv(결합모음), s(접미사)로 표시하였다. 모든 용어가 4가지 낱말 요소를 모두 가지고 있는 것은 아니라는 사실을 기억하라. 무엇을 사용할지 스스로 결정하라. 경험이 쌓일수록 이 과정은 더욱 쉬워질 것이다. 답안은 이 장의 말미에 수록하였다.

1. adenoid/o—**아데노이드**(adenoids)를 뜻하는 결합형

아데노이드는 일반적으로 **인두편도**(pharyngeal tonsils)라는 용어로 사용된다. 위쪽 목구멍의 뒤벽에 위치한다.

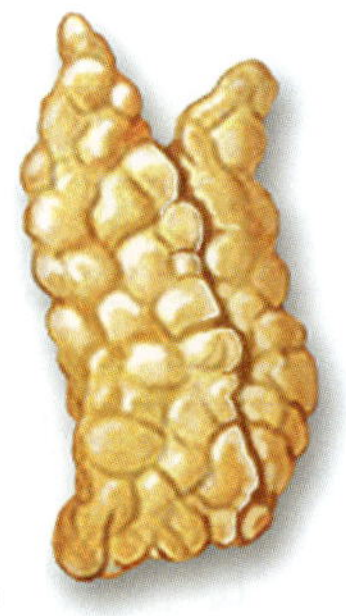

>그림 9.2 아데노이드

a. 아데노이드의 외과적 제거, 아데노이드절제[술] adenoid / ectomy (r / s)

b. 아데노이드의 염증, 아데노이드염] adenoid / itis (r / s)

2. immun/o—**보호**(protection), **면역**(immunity)을 뜻하는 결합형

면역계통은 병원체에 대항하여 신체를 보호하고, 손상된 세포를 제거하는 역할을 한다.

a. 면역을 연구하는 사람, 면역학자] immun / o / logist (r / cv / s)

b. 면역에 관한 학문, 면역학] immun / o / logy (r / cv / s)

c. 보호 단백(protection protein), 면역글로불린] immun / o / globulin (r / cv / s)

d. 항체를 생산하는, 면역원] immun / o / genic (r / cv / s)

e. 면역치료(immunity treatment), 면역요법] immun / o / therapy (r / cv / s)

3. lymph/o—**림프(lymph)**를 뜻하는 결합형

림프는 림프관에 의해 신체의 조직으로부터 수집된 맑은 액체이다. 림프관을 따라 흐르다가 정맥순환에 반환된다.

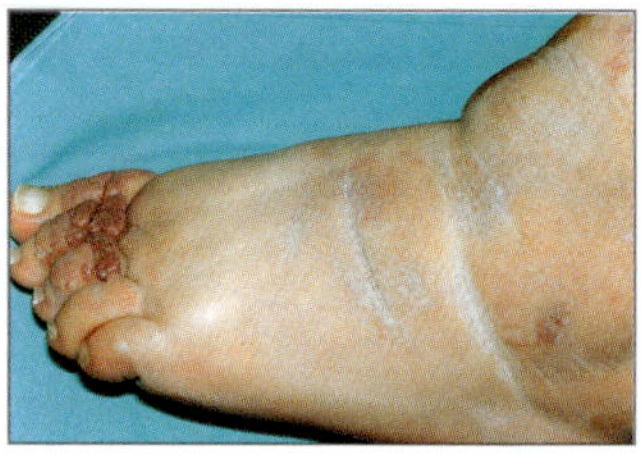

>그림 9.3 일반적으로 종아리(무릎관절과 발목 사이)에 발생하는 림프부종

용어의 어원 TERMINOLOGY TIDBIT

lymph라는 단어는 라틴어로 "맑은 샘물"을 뜻하는 *lympha*에서 왔다.

a. 림프의(pertaining to lymph) — lymph (r) / atic (s)

b. 림프종양, 림프종(lymph tumor) — lymph (r) / oma (s)

c. 림프종창(팽윤)(lymph swelling), 림프부종 — lymph (r) / edema (s)

d. 림프세포(lymph cell), 림프구 — lymph (r) / o (cv) / cyte (s)

e. 림프세포의, 림프구의 — lymph (r) / o (cv) / cyt (r) / ic (s)

f. 림프세포 종양(lymph cell tumor), 림프구종 — lymph (r) / o (cv) / cyt (r) / oma (s)

g. 림프 생성(producing lymph) — lymph (r) / o (cv) / genic (s)

h. 유사림프(resembling lymph) — lymph (r) / oid (s)

I. 림프 정지(stopping lymph), 림프정체 — lymph (r) / o (cv) / stasis (s)

---

4. lymphaden/o—**림프절(lymph node)**을 뜻하는 결합형

이 결합형의 간단한 번역은 '림프샘' 이다. 하지만 이들 기관은 실제로 샘(선, gland)은 아니다. 림프절은 작고 둥근 기관으로 림프관의 경로를 따라 위치하며, 림프구와 그 외 백혈구의 저장소이다. 림프절을 통한 림프의 흐름에 따라 병원체와 손상된 세포들은 림프구와 백혈구에 의해 제거될 수 있다.

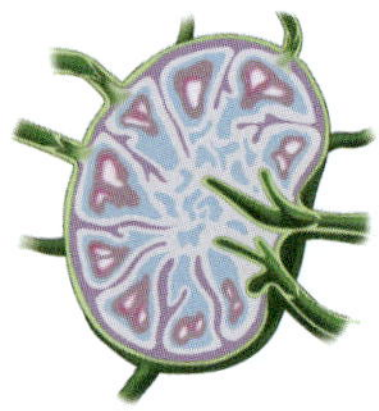

>그림 9.4 림프절

a. 림프절의 외과적 제거, 림프절제[술] — lymphaden (r) / ectomy (s)

b. 림프절의 질병, 림프절병[증] — lymphaden (r) / o (cv) / pathy (s)

c. 림프절을 기록하는 과정, 림프절조영술 — lymphaden (r) / o (cv) / graphy (s)

d. 림프절의 기록, 림프절 조영사진 — lymphaden (r) / o (cv) / gram (s)

e. 림프절 염증, 림프절염 — lymphaden (r) / itis (s)

f. 림프절의 비정상 상태, 림프샘증 | lymphaden (r) / osis (s)

5. lymphangi/o—**림프관(lymph vessel)**을 뜻하는 결합형

조직에서 과잉의 액체가 림프관으로 유입되고 그것을 다시 순환계통으로 되돌려 보낸다.

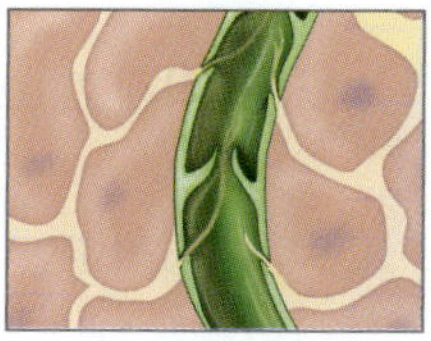

>그림 9.5 림프관

a. 림프관의 염증, 림프관염 | lymphangi (r) / itis (s)

b. 림프관의 질병, 림프혈관병[증] | lymphangi (r) / o (cv) / pathy (s)

c. 림프관의 종양(lymph vessel tumor), 림프관종 | lymphangi (r) / oma (s)

d. 림프관 기록 과정, 림프관조영[술] | lymphangi (r) / o (cv) / graphy (s)

e. 림프관 기록, 림프관 조영사진 | lymphangi (r) / o (cv) / gram (s)

f. 림프관의 외과적 제거, 림프관절제[술] | lymphangi (r) / ectomy (s)

g. 확장된 림프관, 림프관 확장 | lymphangi (r) / ectasis (s)

h. 림프관의 외과적 복원(재건), 림프관성형[술] | lymphangi (r) / o (cv) / plasty (s)

6. path/o—**질병(disease)**을 뜻하는 결합형

+ 용어의 어원 *TERMINOLOGY TIDBIT*

path/o라는 결합형은 그리스어로 "고통"을 뜻하는 *pathos*에서 왔다.

a. 질병을 일으키는, 병원성의 | path (r) / o (cv) / genic (s)

b. 질병을 일으키는 물질, 병원체 | path (r) / o (cv) / gen (s)

c. 질병에 관한 학문, 병리학 | path (r) / o (cv) / logy (s)

d. 질병을 연구하는 사람, 병리학자 | path (r) / o (cv) / logist (s)

7. phag/o—**포식(eating)**을 뜻하는 결합형

단핵구(monocytes)와 같은 백혈구는 병원체나 손상된 세포를 완전히 둘러싼 후 포식하기 때문에 면역계통에서 중요하다.

a. 포식세포(eating cell) — phag / o / cyte (r / cv / s)

b. 포식의(pertaining to an eating cell) — phag / o / cyt / ic (r / cv / r / s)

8. splen/o—**지라(비장, spleen)**를 뜻하는 결합형

지라는 림프기관이며, 위배부위의 왼쪽 면에 위치하고 있으며, 혈액을 여과하고 노후된 적혈구를 파괴하는 기능을 수행하는 백혈구 저장소이다.

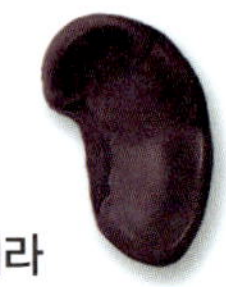
>그림 9.6 지라

a. 지라의(비장의, pertaining to the spleen) — splen / ic (r / s)

b. 지라의 염증, 비장염 — splen / itis (r / s)

c. 지라모양의, 비장모양의 — splen / oid (r / s)

d. 지라 종양(spleen tumor), 비장종 — splen / oma (r / s)

e. 지라의 외과적 제거, 비장절제술 — splen / ectomy (r / s)

f. 지라 종대(enlarged spleen), 비장비대 — splen / o / megaly (r / cv / s)

g. 지라의 연화, 비장연화[증] — splen / o / malacia (r / cv / s)

h. 지라의 외과적 고정, 비장고정[술] — splen / o / pexy (r / cv / s)

i. 지라 봉합, 비장봉합[술] — splen / o / rrhaphy (r / cv / s)

9. thym/o—**가슴샘(흉선, thymus gland)**을 뜻하는 결합형

가슴샘은 복장뼈 뒤 허파 종격부(양쪽 허파 사이)에 위치하고 있으며, 젊을 때는 면역계통의 적절한 성장에 필요하고 사춘기 이후 퇴화되기 시작한다.

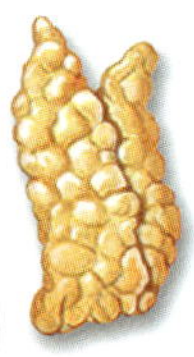
>그림 9.7 가슴샘

+ 용어의 어원 *TERMINOLOGY TIDBIT*

thymos라는 단어는 그리스어로 "울퉁불퉁한(warty)"을 뜻하는 것으로 가슴샘의 외관을 묘사할 때 사용되었다.

a. 가슴샘의(흉선의, pertaining to the thymus gland) — thym / ic (r / s)

b. 가슴샘의 외과적 제거, 흉선절제[술] thym / ectomy (r / s)

c. 가슴샘 종양(thymus gland tumor), 흉선종 thym / oma (r / s)

10. tonsill/o — **편도(tonsils)**를 뜻하는 결합형

편도의 3가지 세트인 입천장, 인두, 혀편도는 목구멍(인후) 안에 위치하고 있으며, 호흡할 때나 음식을 섭취할 때 존재하는 병원체로부터 신체를 방어하는 림프조직을 포함하고 있다.

a. 편도의(pertaining to the tonsils) tonsill / ar (r / s)

b. 편도의 외과적 제거, 편도절제[술] tonsill / ectomy (r / s)

c. 편도의 염증, 편도염 tonsill / itis (r / s)

설명하기 면역학 의학용어 설명하기 EXPLAIN

면역학 어휘 *Immunology Vocabulary*

이 단원의 면역학 용어는 단어의 어원, 현대식 영어 단어, 라틴어나 그리스어에서 온 낱말 요소(word parts)들을 포함하고 있지만, 전적으로 이런 낱말 요소로만 구성되어 있지는 않다. 그렇지만 이들 낱말 요소를 통해 용어의 뜻을 파악할 수 있는 힌트를 얻을 수 있다. 단어 내 이러한 힌트를 가진 낱말 요소를 찾아 용어의 뜻을 파악하라.

용어	설명
AIDS-related complex (ARC) [éidz riléitid kámpleks] AIDS와 관련된 콤플렉스	사람면역결핍바이러스(HIV) 감염의 초기에는 림프샘 장애, 피로, 발열, 오한, 체중감소, 설사와 같은 경미한 증상이 나타난다.
acquired immunodeficiency syndrome (AIDS) [əkwáiərd imjunoudifíʃənsi síndroum] 후천면역결핍증후군 immun/o = 보호	HIV 감염의 후기에는 면역계통의 세포들이 감염에 대항하여 싸울 수 있는 능력을 상실한다. 환자는 *Pneumocystis carinii*에 의한 폐렴이나 카포시육종(Kaposi sarcoma)과 같은 기회감염에 저항할 수 없게 된다.

용어	설명
allergist [ǽlərdʒist] 알레르기전문가 -ist = 전문가	알레르기(allergy)의 진단과 치료를 전문으로 하는 의사.
allergy [ǽlərdʒi] 알레르기	음식이나 약물, 환경에 존재하는 특정 물질(꽃가루와 같은)에 대한 과민반응.
anaphylactic shock [ӕnəfilǽktik ʃαk] 아나필락시스 쇼크	심장혈관계통이나 호흡계통에 문제를 유발하는 심한 알레르기 반응으로 생명에 위협적인 상태를 초래하며, 벌에 쏘여 유발되거나 약물, 음식 등이 원인이 된다. *아나필락시스(과민증, anaphylaxis)*라고도 불린다.
antihistamine [ӕntihístəmiːn] 항히스타민제 anti- = 대항, 반대	알레르기 반응 동안 인체에서 분비된 히스타민(histamine)의 효과를 차단하는 약물.
antinuclear antibody titer (ANA) [ӕntinjúːkliər ǽntibαdi táitər] 항핵항체역가 anti- = 대항, 반대	혈류 내에 존재하는 세포핵에 대한 항체의 역가를 측정하는 혈액검사이며, 자가면역 상태에서 상승한다.
autoimmune disease [ɔ̀ːtouimjúːn dizíːz] 자가면역질환 auto- = 자가	자기 세포를 마치 병원체인 것처럼 인식하여 면역체계가 인체를 공격하여 초래되는 질환이며, 전신홍반루푸스(전신성홍반성낭창, systemic lupus erythematosus; SLE)과 사르코이드증(유육종증, sarcoidosis)이 그 예이다.
corticosteroids [kɔːtikoustérɔidz] 코르티코스테로이드 cortic/o = 겉질	부신겉질에서 생산되는 호르몬이고, 아주 강력한 항 염증성이 있어 자가면역질환 치료를 위해 약제로 사용된다.
cytotoxic cells [saitətάksik selz] 세포독성세포 cyt/o = 세포 -toxic = 독성	병원체나 질병에 감염된 세포들을 물리적으로 공격하거나 죽이는 능력이 있는 세포.

용어	설명
elephantiasis [èlifəntáiəsis] 코끼리피부병(상피병) -iasis = 비정상 상태	림프관이 차단됨으로써 심장에서 가장 먼 신체 부위 조직에 부종이 유발된다.

+ 용어의 어원 *TERMINOLOGY TIDBIT*

상피병(elephantiasis)은 다리부위가 아주 심하게 부어올라 무릎과 발목을 사라지게 만들어 마치 코끼리의 다리처럼 보인다.

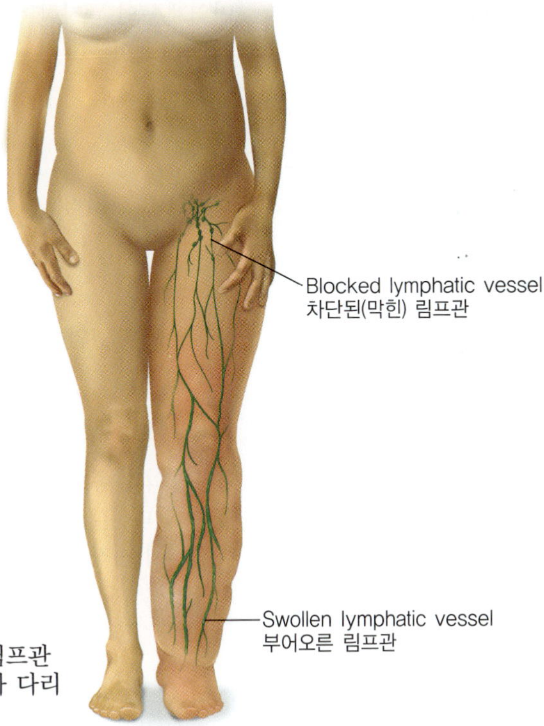

>그림 9.8 **상피병.** 림프관이 차단되어 액체가 다리에 모인다.

용어	설명
enzyme-linked immunosorbent assay (ELISA) [énzaim líŋkd] [imjunousɔ́:rbənt əséi] 효소결합면역흡착분석법	후천면역결핍증후군(acquired immunodeficiency syndrome; AIDS) 바이러스에 대한 항체를 검출하는 혈액검사로 양성결과는 사람이 바이러스에 감염되었음을 의미한다.
hives [háivz] 두드러기(담마진)	알레르기 반응 동안 나타나는 피부 발진의 일반적인 명칭.
Hodgkin disease (HD) [hádʒkin dizí:z] 호지킨병	림프절에서 발견되는 림프세포암으로 *호지킨림프종(Hodgkin lymphoma)*이라고도 불린다.
Immunodeficiency [ìmjunoudifíʃənsi] 면역결핍(면역부전) immun/o = 보호	병원체에 제대로 대응하지 못하는 면역계통을 갖는 것으로 *면역손상(면역약화, immunocompromised)*이라고도 불린다.

용어	설명
immunosuppressant [ìmjunousəprésənt] 면역억제제 immun/o = 보호	면역계통의 특정한 반응을 차단하는 약제로 이식된 장기의 거부반응을 막을 때 사용된다.
inflammation [ìnfləméiʃən] 염증, 염	손상에 대한 조직반응으로 발적, 동통, 종창, 접촉 시 열감이 특징. 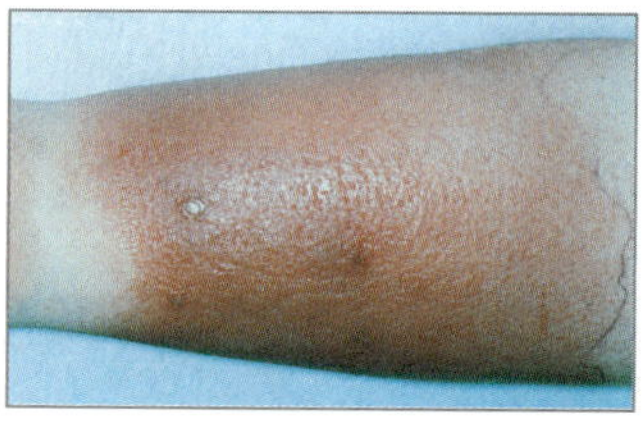 >그림 9.9 아래팔의 연조직염(봉와직염)에 의한 염증 사진. 그 부위는 빨갛게 부어 오르며, 또한 통증이 있으며 접촉 시 열기가 있다.
Kaposi sarcoma (KS) [kæpɔ́:si sɑərkóumə] 카포시육종 -oma = 종양	피부암의 일종으로 AIDS 환자에게서 자주 볼 수 있다. 갈색을 띠는 자주색의 구진이 피부에서 시작하여 내부 장기에까지 퍼져 있다. 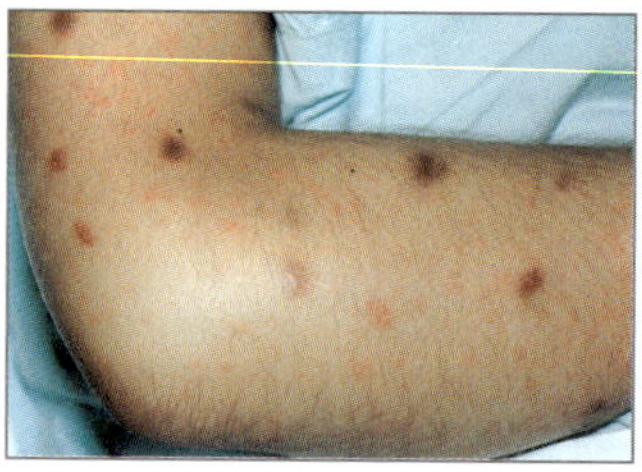 >그림 9.10 카포시육종(Kaposi sarcoma)의 특징적인 피부병변
mononucleosis(mono) [mɑ̀nənjù:klióusis] 단핵구증 mono- = 하나 -osis = 비정상 상태	림프조직의 급성 바이러스 감염으로 아주 많은 비정상의 백혈구가 혈류에 나타난다.
non-Hodgkin lymphoma (NHL) [nɑn hɑ́dʒkin limfóumə] 비호지킨림프종 lymph/o = 림프 -oma = 종양	호지킨림프종(Hodgkin lymphoma) 이외의 다른 림프조직의 암. 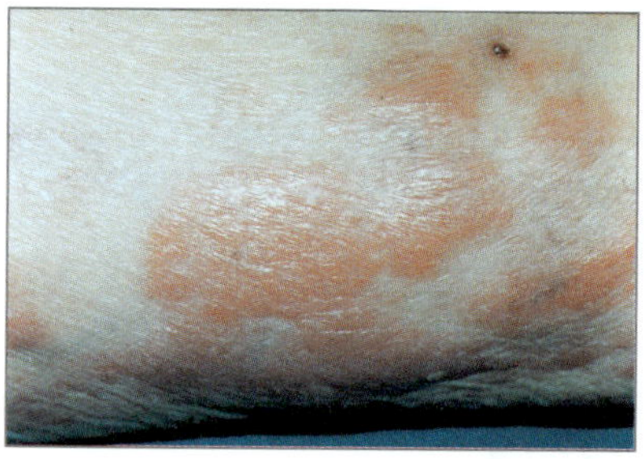 >그림 9.11 림프종(lymphoma)
opportunistic infections [apɔ:tjunístik infékʃənz] 기회감염	약화된 면역계통을 가진 환자에서 볼 수 있는 감염.

용어	설명
Pneumocystis carinii pneumonia (PCP) [njù:məsístis kərάiniὰi nju:móuniə] 주폐포자충폐렴	보통 면역결핍 환자에게서 볼 수 있는 기회감염이고, 곰팡이 *Pneumocystic jirovecii*에 의해 유발된다.
sarcoidosis [sὰkɔidóusis] 사르코이드증(유육종증) -osis = 비정상 상태	자가면역질환을 가진 환자의 림프절, 간, 피부, 허파(폐), 지라(비장), 눈 그리고 손이나 발의 작은 뼈에 형성되는 섬유화된 병소.
scratch test [skrætʃ test] 긁은자극검사	신체의 알레르기 검사 일종으로 피부를 가볍게 긁어 알러겐(allergens)에 노출시킨다.
severe combined immunodeficiency syndrome (SCIDS) [sivíər kəmbáind ìmjunoudifíʃənsi síndroum] 중증복합면역결핍증후군 immun/o = 보호	무균실에 거주해야만 하는 면역계통 기능상실을 갖고 태어난 아이의 유전적 상태.
systemic lupus erythematous (SLE) [sistémik lú:pəs èriθí:mətəs] 전신홍반루푸스 (전신성홍반성낭창) system/o = 전신 -ic = -에 관한	관절, 피부와 같은 체내의 결합조직을 면역 시스템이 공격하는 자가면역질환.
urticaria [ə̀:rtikéiriə] 두드러기(담마진)	두드러기(hives)와 관련된 심한 가려움으로 음식, 스트레스, 약물에 대한 알레르기 반응에서 볼 수 있다.

용어	설명
vaccination [væ̀ksinéiʃən] 예방접종	면역반응과 항체 생성을 자극하기 위해 약독화시킨 병원체에 노출시켜 질병에 대항하여 신체를 보호하는 것으로 *면역화(immunization)*라고도 불린다.
Western blot test [wéstərn blɑt test] 웨스턴 블롯 검사	사람면역결핍바이러스(HIV) 항체와 같이 혈류 내의 다양한 항체를 검출하는 혈액검사이고, ELISA 보다 더 정확하다.

+ 용어의 어원 *TERMINOLOGY TIDBIT*

vaccination이라는 단어는 라틴어로 "소에 관한"을 뜻하는 *vaccinus*에서 왔다. 최초의 백신은 천연두에 대한 보호를 제공하는 것이었다. 백신은 천연두와 밀접하게 관련된 상태의 우두에 걸린 소의 배농물에서 만들어졌다.

약어의 사용 면역학에 사용하는 약어 USE

면역학 약어 *Immunology Abbreviations*

다음 목록은 면역학에서 자주 사용하는 약어이다.

AIDS	acquired immunodeficiency syndrome(후천면역결핍증후군)
ANA	antinuclear antibody titer(항핵 항체역가)
ARC	AIDS-related complex(후천면역결핍증후군과 관련된 콤플렉스)
ELISA	enzyme-linked immunosorbent assay(효소결합면역흡착분석법)
HD	Hodgkin disease(호지킨병)
HIV	human immunodeficiency virus (causes AIDS)(사람면역결핍바이러스)
Ig	immunoglobulins (IgA, IgD, IgE, IgG, IgM)(면역글로불린)
KS	Kaposi sarcoma(카포시육종)
mono	mononucleosis(단핵구증)
NHL	non-Hodgkin lymphoma(비호지킨림프종)
PCP	*Pneumocystis carinii* pneumonia(주폐포자충폐렴)
SCIDS	severe combined immunodeficiency syndrome(중증복합면역결핍증후군)
T&A	tonsillectomy and adenoidectomy(편도절제술 및 아데노이드절제술)

A. 명칭쓰기 연습 *Labeling Exercise*

다음 그림에서 번호에 해당하는 각 구조의 명칭을 쓰고, 공간을 적절히 활용하여 결합형을 쓰라.

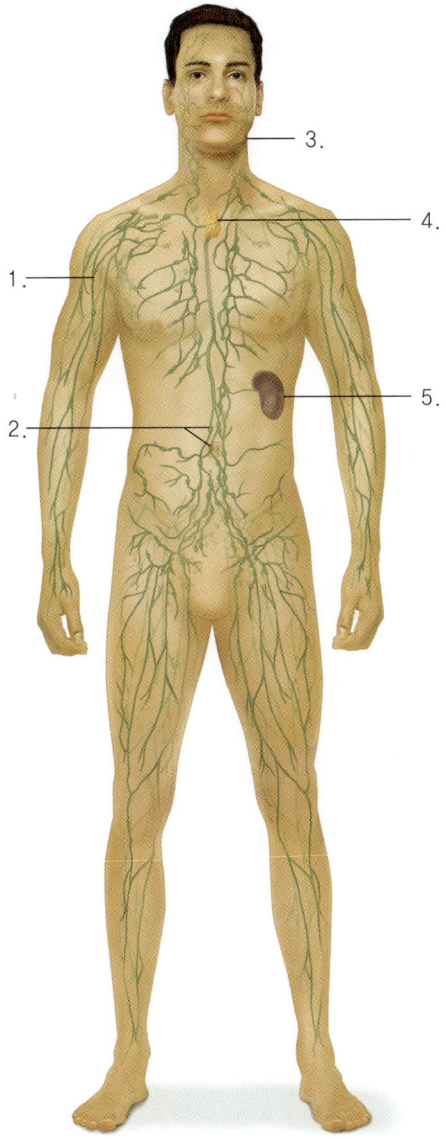

1. ______________________

2. ______________________

3. ______________________

4. ______________________

5. ______________________

연습문제 PRACTICE

B. 의학용어 만들기 Build Medical Terms

다음에 제시된 낱말 요소를 사용하여 지시하는 의학용어를 만들어라.

결합형 *lymphaden/o* 는 림프절(lymph node)을 뜻한다.

1. 림프절의 외과적 제거, 림프절절제[술] ____________________
2. 림프절 기록, 림프절 조영사진] ____________________
3. 림프절 질병(lymph node disease)] ____________________

결합형 *immun/o* 는 보호(protection) 또는 면역(imnunity)을 뜻한다.

4. 보호단백(protection protein), 면역글로불린] ____________________
5. 면역학을 연구하는 사람, 면역학자] ____________________

결합형 *splen/o* 는 지라(spleen)를 뜻한다.

6. 지라의 종대(enlarged spleen)] ____________________
7. 지라모양의(spleen resembling)] ____________________
8. 지라의(비장의, pertaining to the spleen)] ____________________

결합형 *tonsill/o* 는 편도(tonsils)를 뜻한다.]

9. 편도 염증(tonsil inflammation)] ____________________
10. 편도의 외과적 제거, 편도절제[술]] ____________________
11. 편도의(pertaining to tonsils)] ____________________

결합형 *lymphangi/o* 는 림프관(lymph vessel)을 뜻한다.

12. 림프관 염증(lymph vessel inflammation)] ____________________
13. 림프관의 외과적 복구(치유), 림프관성형[술]] ____________________
14. 림프관 기록 과정, 림프관조영[술]] ____________________
15. 림프관 종양(lymph vessel tumor)] ____________________

C. 빈칸 채우기 *Fill in the Blank*

다음 문장을 완성하기 위해 빈칸에 알맞은 단어를 써 넣어라.

1. The ______________ is a physician specializing in treating allergies.
   (________는 알레르기를 치료하는 전문 의사이다.)
2. A(n) ______________ disease results when the body's own immune system attacks itself.
   (________은 자신의 면역계통이 자기자신을 공격하여 유발되는 질병이다.)
3. Elephantiasis occurs when ____________________________ become blocked causing extreme tissue__________________________________.
   (상피병은 말초조직의 ________이 차단되어 유발된다.)
4. Hives are the common name for ___________________ that appear during an allergic reaction.
   (두드러기는 알레르기 반응동안 나타나는 ________의 일반명칭이다.)
5. ____________________________ are hormones that can be used to treat autoimmune diseases.
   (________는 자가면역질환의 치료에 사용되어지는 호르몬이다.)
6. The early stage of an HIV infection with mild symptoms is called__________________________.
   (HIV 감염 초기의 경미한 증상을 ________라고 불린다.)
7. Vaccinations may also be called ____.
   (예방접종은 또한 ________라고 불린다.)
8. Kaposi sarcoma is a type of ___________________ cancer seen in AIDS patients.
   (카포시육종은 AIDS 환자에게 관찰되는 ________ 암의 유형이다.)
9. ______________________________________ is a life-threatening severe allergic reaction.
   (________는 생명을 위협하는 심한 알레르기 반응이다.)
10. The ____ is considered more sensitive than an ELISA.
    (________는 ELISA 보다 더 민감하다고 알려져 있다.)

D. 철자법 *Spelling*

다음에 제시된 용어 중 일부는 철자가 잘못되어 있다. 잘못된 곳을 찾아 빈칸에 바르게 고쳐 쓰라.

1. urticoria(두드러기) ______________________
2. sarcoidosis(사르코이드종) ______________________
3. corticosteroids(코르티코스테로이드) ______________________
4. anaphylactic(아나필락시스) ______________________
5. lymphadanosis(림프선증) ______________________
6. immunosuppressents(면역억제제) ______________________
7. splenomalasia(지라연하증) ______________________
8. tonsilitis(편도염) ______________________
9. mononucleosis(단핵구증) ______________________
10. antihistamine(항히스타민) ______________________

E. 의학용어 분석 *Medical Term Analysis*

다음 용어를 분석하라. 먼저 각 용어를 제시된 낱말 요소(P=접두사, WR=어근, CF=결합형, S=접미사)로 나누고, 각각의 낱말 요소별 뜻과 전체 용어의 뜻을 쓰라.

1. adenoiditis

   WR ______________________
   뜻 ______________________
   S ______________________
   뜻 ______________________
   용어의 뜻 ______________________
   ____

2. lymphogenic

   CF ______________________
   뜻 ______________________
   S ______________________
   뜻 ______________________
   용어의 뜻 ______________________
   ____

연습문제 PRACTICE

3. immunotherapy

CF ____________

뜻 ____________

S ____________

뜻 ____________

용어의 뜻 ____________

4. lymphocytoma

CF ____________

뜻 ____________

WR ____________

뜻 ____________

S ____________

뜻 ____________

용어의 뜻 ____________

5. phagocytic

CF ____________

뜻 ____________

WR ____________

뜻 ____________

S ____________

뜻 ____________

용어의 뜻 ____________

6. lymphadenopathy

WR ____________

뜻 ____________

S ____________

뜻 ____________

용어의 뜻 ____________

7. pathology

CF ____________

뜻 ____________

S ____________

뜻 ____________

용어의 뜻 ____________

8. lymphangiectasis

WR ____________

뜻 ____________

S ____________

뜻 ____________

용어의 뜻 ____________

9. thymectomy

WR ____________

뜻 ____________

S ____________

뜻 ____________

용어의 뜻 ____________

10. lymphedema

WR ____________

뜻 ____________

S ____________

뜻 ____________

용어의 뜻 ____________

F. 사진과 짝맞추기 *Photomatch Challenge*

다음의 염증 발생과정 그림을 보고, 아래의 빈칸에 발생과정 순서에 맞게 문자(A~F)를 써 넣어라.

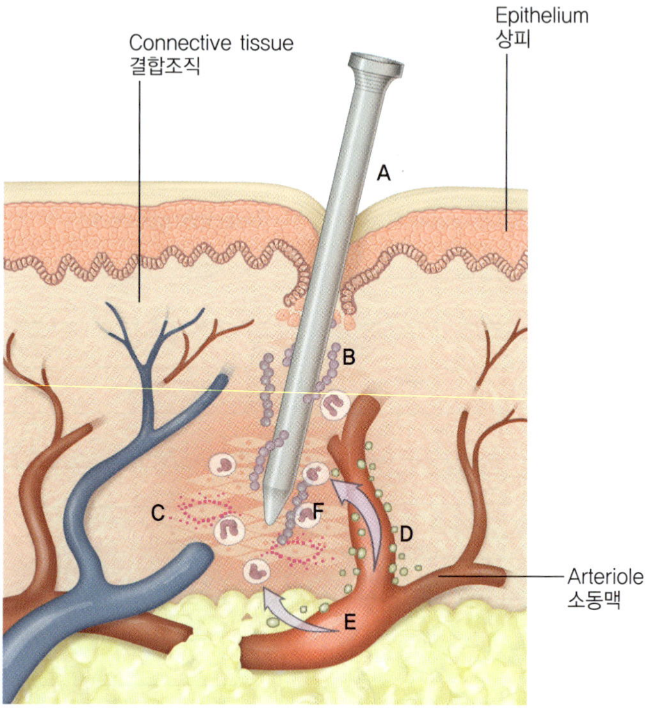

______1. Bacteria enter and multiply(박테리아 침입과 증식)

______2. Arterioles dilate and become leaky(소동맥 확장과 누출)

______3. Dirty nail punctures skin(더러운 못이 피부를 뚫음)

______4. Injured cells release chemicals(손상된 세포들에서 화학물질 분비)

______5. Materials are released into damaged tissue to begin repairs(치유를 시작하기 위해 손상된 조직으로 물질 분비)

______6. White blood cells destroy the bacteria(백혈구가 박테리아를 파괴)

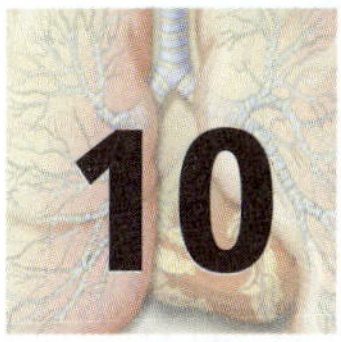

10

허파(폐)학
Pulmonology

호흡계통
Respiratory System

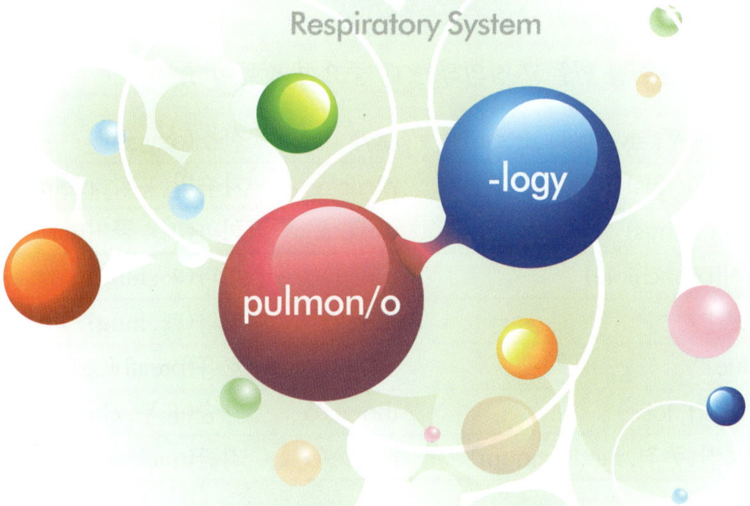

허파(폐)학 개관 *A Brief Introduction to Pulmonology*

이해하기 호흡계통의 기능 이해하기 UNDERSTAND

세포 활동에 필요한 에너지를 생산하기 위해서 신체의 모든 세포들은 지속적으로 **산소**(oxygen; O_2)를 공급받아야 한다. 호흡계통은 허파(폐, lung) 속에 신선한 산소를 공급하여 혈액을 통해 신체 각 기관으로 분배한다. 그리고 혈액은 세포들로부터 허파로 돌아와 허파꽈리(폐포, alveoli)로 이동해서 에너지 생산의 노폐물인 **이산화탄소**(carbon dioxide; CO_2)를 내보낸다.

기술하기 허파(폐)학이라는 의학적 전문분야 DESCRIBE

허파학(**폐학**, pulmonology)은 **기관**(trachea), **기관지**(bronchi), **허파**(**폐**, lung), **가슴막**(**흉막**, pleula)을 포함하는 가슴안(흉강)과 하부 호흡계통에 영향을 미치는 상태들과 질병들을 진단하고 치료하는 학문이다. 그러므로 허파학은 혈류와 허파꽈리(폐포) 사이에서 산소와 이산화탄소의 교환에 중요한 역할을 하는 구조들과 연관되어 있다. 허파(폐) 전문의사는 암, 감염, 폐쇄성폐질환, 허파손상, 호흡기능상실(호흡부전), 환경적 · 직업적 폐질환, 가슴막질환의 증상을 치료한다. **흉부외과의사**(thoracic surgeon)는 가슴안의 상태와 허파의 외과적 치료를 수행한다. 수술의 하위 전문분야는 허파, 기관, 식도, 가슴벽, 심장, 가슴안 다른 장기들의 외과수술을 포함한다.

호흡기 치료에 관련된 다른 의료인은 산소요법 관리, 폐활량 측정, 산소와 이산화탄소의 혈중농도 관찰, 호흡치료 관리, 산소호흡기 환자를 위한 치료 제공의 임무를 수행하는 **호흡기 치료사(respiratory therapist)**이다.

정의하기 허파(폐)학에 관련된 결합형, 접두사, 접미사 DEFINE

허파(폐)학 관련 결합형 Pulmonology Combining Forms

다음 결합형은 허파(폐)학 용어를 만들고 정의하는 데 중요한 것들이다.

alveol/o	허파꽈리(폐포, alveolus; air sac)
bronch/o	기관지(bronchus)
bronchi/o	기관지(bronchus)
bronchiol/o	세기관지(bronchiole)
coni/o	먼지(dust)
cyan/o	청색(blue)
lob/o	허파엽(폐엽, lobe)
mediastin/o	가슴세로칸(종격, mediastinum)
ox/i	산소(oxygen)
pleur/o	가슴막(흉막, pleura)
pneum/o	허파(폐), 공기(air)
pneumon/o	허파(폐, lung)
pulmon/o	허파(폐, lung)
spir/o	호흡(breathing)
thorac/o	가슴(흉부, chest)
trache/o	기관(trachea), 숨길(windpipe)

다음 결합형은 허파(폐)학과 직접 관련은 없지만, 허파(폐)학 용어를 만들고 정의하는 데 중요한 것들이다.

angi/o	혈관(vessel)
arteri/o	동맥(artery)
atel/o	불완전한(incomplete)
carcin/o	암(cancer)
cardi/o	심장(heart)
cyt/o	세포(cell)
embol/o	색전(plug)
fibr/o	섬유(fibrous)
hem/o	혈액(blood)
orth/o	곧은, 똑바른(straight)
py/o	고름(농, pus)

접미사 복습 Suffix Review

아래의 접미사와 접두사는 제2, 3장에서 이미 소개되었지만 허파(폐)학 용어를 만드는 데 특히 중요하기 때문에 이 장에서 다시 복습한다.

-al	-의, -에 관한(pertaining to)
-algia	고통, 통증(pain)

-ar	-의, -에 관한(pertaining to)
-ary	-의, -에 관한(pertaining to)
-centesis	천자, 뚫음 (puncture to withdraw fluid)
-dynia	고통, 통증(pain)
-ectasis	팽창한, 확장(dilated, expansion)
-ectomy	절제(surgical removal)
-genic	형성(producing)
-gram	기록(record)
-graph	기록장치 (instrument for recording)
-graphy	기록방법(process of recording)
-ia	(병적, 질병)상태(state of)
-ic	-의, -에 관한(pertaining to)
-itis	염증(inflammation)
-logist	학자, 연구자(one who studies)
-logy	학문(study of)
-meter	계측기(instrument to measure)

-metry	측정법(process of measuring)
-ole	작은(small)
-oma	종양(tumor)
-osis	비정상적인 상태 (abnormal condition)
-ostomy	개구수술, 새로운 문 형성 (create a new opening)
-oxia	산소증(oxygen)
-plasty	성형술(surgical repair)
-pnea	호흡(breathing)
-ptysis	뱉다, 토하다(spitting)
-scope	관찰기구(instrument for viewing)
-scopy	관찰법 (process of visually examining)
-spasm	연축, 수축(involuntary, strong muscle contraction)
-thorax	가슴(흉부, chest)
-tomy	절개(cutting into)

접두사 복습 *Prefix Review*

a-	-없이, 무(without)
an-	-없이, 무(without)
brady-	느린(slow)
dys-	비정상적인, 부자연스런 (abnormal, labored)
endo-	-안에(within)
eu-	정상의(normal)
hyper-	과도한(excessive)
hypo-	불충분한(insufficient)
tachy-	빠른(fast)

허파(폐)학에서 다루는 기관 *Organs Commonly Treated in Pulmonology*

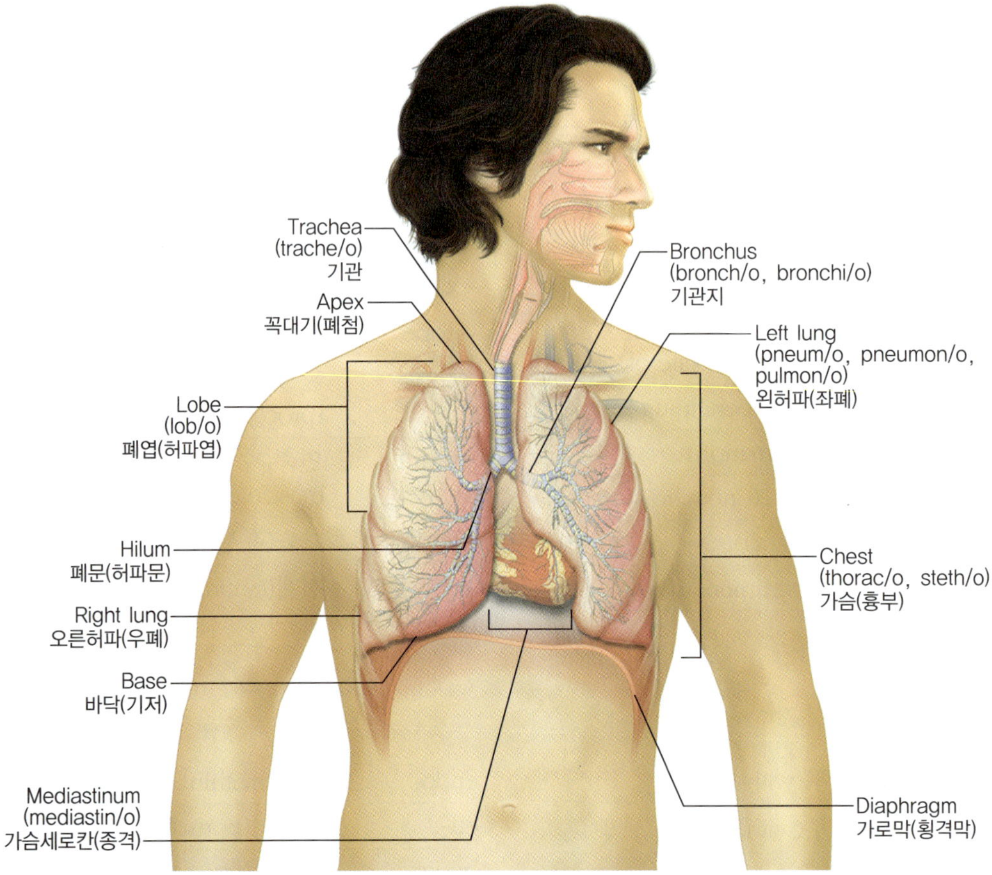

>그림 10.1 **가슴안(흉강)의 호흡기 장기**

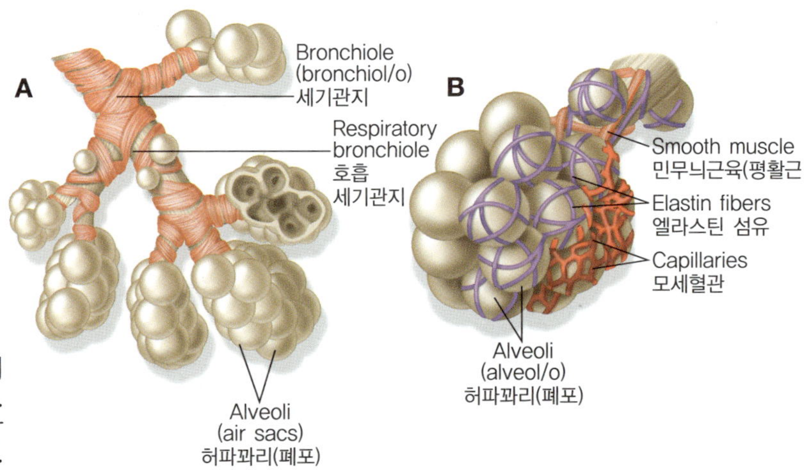

>그림 10.2 **미세한 허파 구조**
(A) 호흡기의 세기관지 끝에서 다발을 이루고 있는 허파꽈리. (B) 허파꽈리다발 주위의 엘라스틴 섬유와 모세혈관의 배열.

허파(폐)학 용어 만들기 Building Pulmonology Terms

이 단원은 허파(폐)학 용어를 만드는 데 빈번히 사용하는 낱말 요소(word parts)를 제시한다. 용어의 설명을 따라하다 보면 어휘력이 향상될 것이다. 각 용어의 뜻을 파악하여 빈칸에 채워 넣어 하나의 의학용어를 완성하라. 사선(/)을 그어서 접두사(prefixes; p), 어근(word roots; r), 결합모음(combining vowels; cv), 접미사(suffixes; s)를 구분해 보자. 낱말 요소의 키를 찾는 데 도움을 주기 위하여 밑줄 아래에 r(어근), p(접두사), cv(결합모음), s(접미사)로 표시하였다. 모든 용어가 4가지 낱말 요소를 모두 가지고 있는 것은 아니라는 사실을 기억하라. 무엇을 사용할지 스스로 결정하라. 경험이 쌓일수록 이 과정은 더욱 쉬워질 것이다. 답안은 이 장의 말미에 수록하였다.

1. alveol/o—**허파꽈리(폐포, alveolus)**를 뜻하는 결합형

허파꽈리는 그들 주위로 공급되는 모세혈관의 혈액과 허파꽈리의 공기 사이에 산소 교환이 발생하는 세기관지 끝부분의 얇은 벽으로 된 공기 주머니이다.

a. 허파꽈리의(폐포의, pertaining to the alveolus) alveol / ar
r s

2. bronchi/o—**기관지(bronchus)**를 뜻하는 결합형

기관지(bronchus)는 각각의 허파 안으로 공기를 운반하는 기관(trachea)이 둘로 나뉜 것이다. 기관은 점차 좁아지는 형태로 기관지, 세기관지(bronchioles)로 세분화된다.

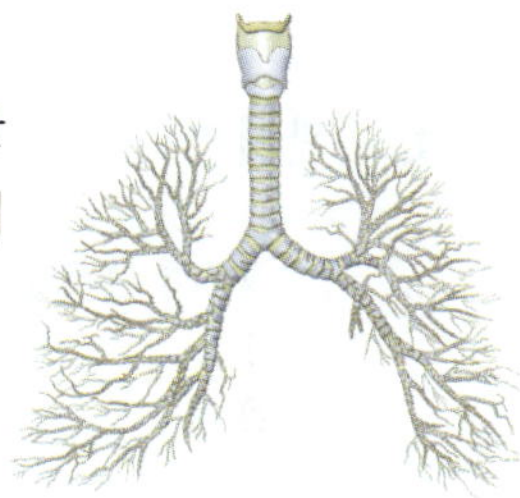

>그림 10.3 기관지 나무

a. 기관지의(pertaining to the bronchus) bronchi / al
r s

b. 세기관지의(small bronchus) bronchi / ole
r s

c. 기관지확장[증] bronchi / ectasis
r s

3. bronchiol/o—**세기관지(bronchioles)**를 뜻하는 결합형

세기관지는 기관지로부터 허파꽈리에 공기를 운반하는 매우 좁은 기도관이다.

a. 세기관지의(pertaining to a bronchioles) bronchiol / ar
r s

4. bronch/o—**기관지**(bronchus)를 뜻하는 결합형

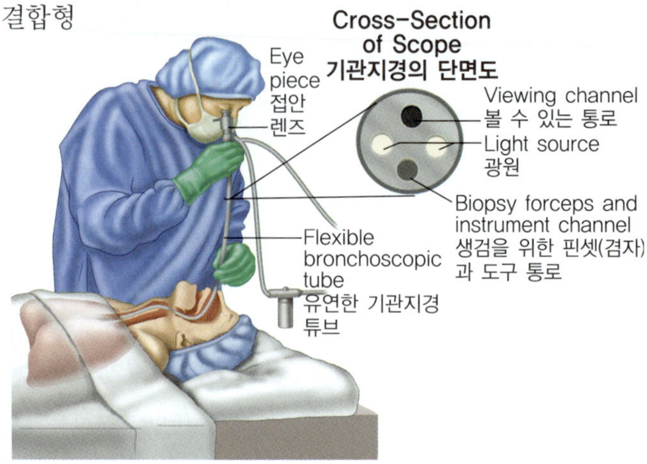

>그림 10.4 환자의 기관지 조사를 위해 기관지경을 사용하는 내과의사

a. 기관지 기록, 기관지조영상	bronch (r)	/ o (cv) /	gram (s)
b. 기관지 기록방법, 기관지조영술	bronch (r)	/ o (cv) /	graphy (s)
c. 기관지 염증, 기관지염	bronch (r)	/	itis (s)
d. 기관지를 보기 위한 도구, 기관지경	bronch (r)	/ o (cv) /	scope (s)
e. 기관지를 시각적으로 검사하는 과정, 기관지경술	bronch (r)	/ o (cv) /	scopy (s)
f. 기관지의 불수의적 근육 수축, 기관지연축	bronch (r)	/ o (cv) /	spasm (s)
g. 기관지 형성의(bronchus producing)	bronch (r)	/ o (cv) /	genic (s)

5. coni/o—**먼지**(dust)를 뜻하는 결합형

허파 속의 흡입된 입자를 나타낸다.

a. 허파 속 먼지의 비정상적인 상태, 진폐증 — pneum (r) / o (cv) / coni (r) / osis (s)

6. cyan/o—**청색**(blue)을 뜻하는 결합형

a. 청색이 되는 비정상적인 상태, 청색증 — cyan (r) / osis (s)

7. lob/o—**허파엽(폐엽,** lobe)을 뜻하는 결합형

오른쪽 허파는 3개의 허파엽으로, 왼쪽 허파는 2개의 허파엽으로 세분화된다.

a. 허파엽의(pertaining to a lobe) — lob (r) / ar (s)

b. 허파엽의 절제, 엽절제술 lob / ectomy (r / s)

---

8. mediastin/o—**가슴세로칸(종격, mediastinum)**을 뜻하는 결합형

가슴세로칸(종격)은 허파와 기관, 심장, 대동맥, 식도, 림프절, 가슴샘을 포함하는 허파 사이의 가슴안(흉강)의 중심 부위이다.

a. 가슴세로칸(종격)의 mediastin / al (r / s)

b. 가슴세로칸(종격) 절개 mediastin / o / tomy (r / cv / s)

---

9. orth/o—**똑바른(straight)**을 뜻하는 결합형

이 결합형은 주로 뼈 혹은 뼈대 용어들을 언급하기 위해 사용되고, 허파(폐)학에서, 똑바로 앉은 것을 나타내기 위해 사용된다. 호흡에 어려움을 가지고 있는 사람들은 종종 누워 있기 보다 앉아있는 것이 호흡하기에 훨씬 편하다고 느낀다.

a. 똑바로 앉아서 숨쉬기, 좌위호흡 orth / o / pnea (r / cv / s)

---

10. -oxia—**산소(oxygen)**를 뜻하는 접미사

산소는 신진대사를 위한 신체의 모든 세포들에게 요구되는 공기이기 때문에 허파의 주요 기능은 산소의 흡입이다.

a. 산소가 없는, 무산소증 an / oxia (p / s)

---

11. ox/i—**산소(oxygen)**를 뜻하는 결합형

a. 산소 측정을 위한 도구, 산소측정기 ox / i / meter (r / cv / s)

b. 산소 측정과정, 산소측정[법] ox / i / metry (r / cv / s)

---

12. pleur/o—**가슴막(흉막, pleura)**을 뜻하는 결합형

가슴막은 허파 주위의 보호 주머니(낭)를 형성하는 이중층막이다. 바깥층은 벽쪽가슴막이라 불리고 가슴안(흉강)에 막을 형성한다. 안쪽 층은 내장쪽가슴막이라 불리고 허파를 덮고 있다. 접힌 가슴막에 의해 형성된 공간은 가슴막안(흉막강)으로 불린다.

a. 가슴막의(흉막의, pertaining to the pleura) pleur / al (r / s)

b. 액체를 빼내기 위해 가슴막뚫기(흉강천자) pleur / o / centesis
r cv s

c. 가슴막 통증, 흉막통증 pleur / o / dynia
r cv s

d. 가슴막 통증, 흉막통증 pleur / algia
r s

e. 가슴막 염증, 흉막염 pleur / itis
r s

13. -pnea—**호흡(breathing)**을 뜻하는 접미사

접두사는 사람의 호흡 패턴으로 어떤 일이 일어나고 있는지를 나타내기 위해 접미사 앞에 배치된다.

a. 무호흡(without breathing) a / pnea
p s

b. 호흡곤란(difficult breathing) dys / pnea
p s

c. 정상 호흡(normal breathing) eu / pnea
p s

d. 과도한 (깊은) 호흡, 호흡항진 hyper / pnea
p s

e. 불충분한 (얕은) 호흡, 호흡저하 hypo / pnea
p s

f. 느린호흡, 호흡완만 brady / pnea
p s

g. 빠른호흡, 빈호흡 tachy / pnea
p s

14. pneum/o—**허파** 혹은 **공기(lung or air)**를 뜻하는 결합형

허파는 가슴안(흉강)에서 발견된 한 쌍을 이루고 있는 장기이다. 허파꽈리로 공기를 이끄는 튜브 모양으로 구성된 기도관을 통한 외부 공기와 허파꽈리 속에 발생하는 혈류 사이에서 가스교환이 일어난다.

>그림 10.5 **폐**

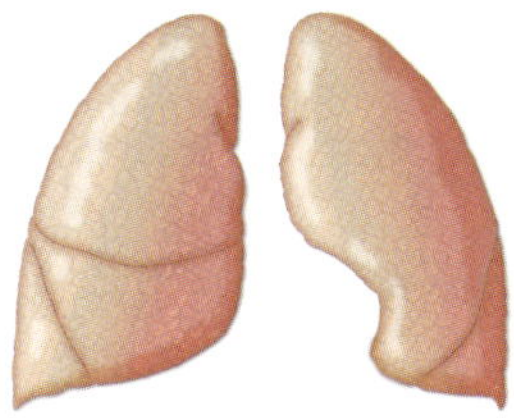

a. 허파의 기록, 폐용량곡선 pneum / o / gram
r cv s

b. 허파 기록장치, 호흡운동기록기 pneum / o / graph
r cv s

c. 허파 기록 방법, 호흡량기록법 pneum / o / graphy
r cv s

d. 공기가슴증(기흉) pneum / o / thorax
r cv s

15. pneumon/o—**허파(폐, lung)**를 뜻하는 결합형

a. 허파의(pertaining to a lung) — pneumon (r) / ic (s)

b. 액체를 빼내기 위해 허파에 구멍내기, 폐천자 — pneumon (r) / o (cv) / centesis (s)

c. 허파 절제(lung surgical removal) — pneumon (r) / ectomy (s)

d. 허파 절개(lung cutting into) — pneumon (r) / o (cv) / tomy (s)

---

16. pulmon/o—**허파(폐, lung)**를 뜻하는 결합형

a. 허파의(pertaining to lung) — pulmon (r) / ary (s)

b. 허파에 관한 학문(폐학) — pulmon (r) / o (cv) / logy (s)

c. 허파를 연구하는 사람, 허파전문의 — pulmon (r) / o (cv) / logist (s)

---

17. -ptysis—**뱉음(토하는 것, spitting)**을 뜻하는 접미사

주요 의학용어가 기침과 허파 혹은 기관지로부터 피를 토하는 것을 의미하는 이 접미사를 사용하여 만들어진다.

a. 피를 토해냄(객혈) — hem (r) / o (cv) / ptysis (s)

---

18. spir/o—**호흡(breathing)**을 뜻하는 결합형

a. 호흡 기록, 호흡곡선 — spir (r) / o (cv) / gram (s)

b. 호흡 측정도구, 폐활량계 — spir (r) / o (cv) / meter (s)

c. 호흡 측정법, 폐활량측정법 — spir (r) / o (cv) / metry (s)

19. thorac/o—**가슴**(chest)을 뜻하는 결합형

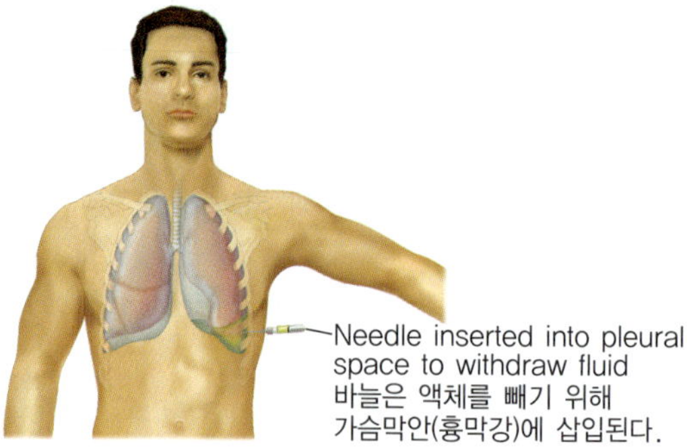

>그림 10.6 **가슴막천자.** 바늘은 왼쪽허파 바닥의 가슴막안으로부터 액체를 빼내기 위해 갈비뼈 사이에 삽입된다.

a. 가슴통증(흉통, chest pain)	thorac (r)	/	algia (s)
b. 가슴통증(흉통, chest pain)	thorac (r)	/ o (cv) /	dynia (s)
c. 가슴의(pertaining to the chest)	thorac (r)	/	ic (s)
d. 가슴절개[술], 개흉술	thorac (r)	/ o (cv) /	tomy (s)
e. 액체를 빼내기 위해 가슴 구멍내기, 흉강천자	thorac (r)	/ o (cv) /	centesis (s)
f. 외과적으로 가슴에 새로운 문 형성, 흉강삽관	thorac (r)	/	ostomy (s)

20. -thorax—**가슴**(chest)을 뜻하는 접미사

가슴안에 물질의 존재를 나타낸다.

a. 가슴 속 혈액, 혈액가슴(혈흉)	hem (r)	/ o (cv) /	thorax (s)
b. 가슴 속 고름, 고름가슴증(농흉)	py (r)	/ o (cv) /	thorax (s)
c. 가슴 속 공기, 공기가슴증(기흉)	pneum (r)	/ o (cv) /	thorax (s)

21. trache/o—**기관**(trachea)을 뜻하는 결합형

기관은 목구멍으로부터 가슴안(흉강)으로 공기를 운반하는 관으로 *기관(숨길, windpipe)*이라 불리는 2개의 주요 기관지로 나뉜다.

a. 기관의(pertaining to the trachea)	trache (r)	/	al (s)
b. 기관의 외과적인 치료, 기관성형술	trache (r)	/ o (cv) /	plasty (s)
c. 기관에 외과적으로 기도 형성하기, 기관절개술	trache (r)	/	ostomy (s)

d. 기관절개 trache / o / tomy
r cv s

e. 기관 염증 trache / itis
r s

f. 기관 안의(기관의, inside the trachea) endo / trache / al
p r s

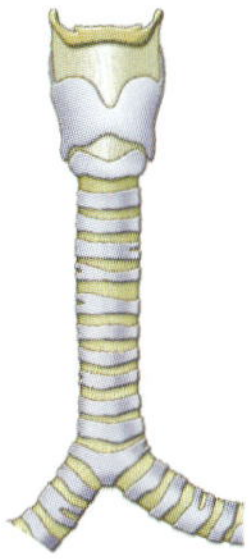

>그림 10.7 기관

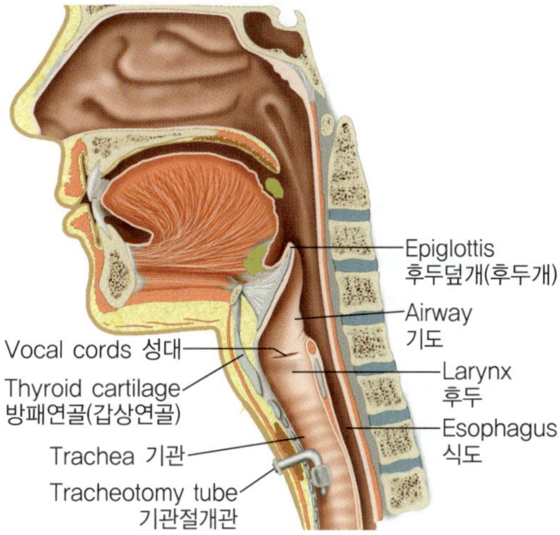

>그림 10.8 목 앞에 구멍을 뚫어 삽입하여 기관에 고정한 기관절개관

설명하기 허파(폐)학 의학용어 설명하기 EXPLAIN

허파(폐)학 어휘 *Pulmonology Vocabulary*

이 단원의 허파(폐)학 용어는 단어의 어원, 현대식 영어 단어, 라틴어나 그리스어에서 온 낱말 요소(word parts)들을 포함하고 있지만, 전적으로 이런 낱말 요소로만 구성되어 있지는 않다. 그렇지만 이들 낱말 요소를 통해 용어의 뜻을 파악할 수 있는 힌트를 얻을 수 있다. 단어 내 이러한 힌트를 가진 낱말 요소를 찾아 용어의 뜻을 파악하라.

용어	설명
adult respiratory distress syndrome (ARDS) [ədʌ́lt réspərətɔ̀:ri] [distrés síndroum] 성인호흡곤란증후군	성인에게서 급성 호흡기 기능상실(부전)은 빠른호흡, 호흡곤란, 청색증, 빠른맥, 저산소증을 특징으로 한다.
arterial blood gases (ABGs) [ɑ:rtíəriəl blʌd gæsiz] 동맥혈가스 arteri/o = 동맥 -al = -에 관한	동맥혈액에 존재하는 산소와 이산화탄소의 수치를 위한 실험실 검사.
asphyxia, asphyxiation [æsfíksiə, æsfiksiéiʃən] 질식	즉시 바로 잡지 않을 경우 의식불명과 사망으로 이어질 수 있는 산소의 부족, 일반적인 경우는 익사, 신체의 호흡기관에 이물질, 독, 전기충격이 원인이고, *질식(suffocation)*으로도 불린다.
aspirate [ǽspirèit] 흡인물	액체 혹은 이물질을 기도 안에 흡입.

+ 용어의 어원 *TERMINOLOGY TIDBIT*

aspirate이라는 단어는 라틴어로 "−없이"를 뜻하는 접두사의 *a-*와 "호흡"을 뜻하는 *spiro*에서 왔다. 기도를 막는 물질을 흡입한 사람은 호흡할 수 없다.

용어	설명

asthma [ǽzmə]
천식

알레르기, 기관지 경련, 과도한 점액 형성, 염증, 기도수축, 쌕쌕거림(천명), 기침 등과 같은 다양한 조건들에 의해 유발된다.

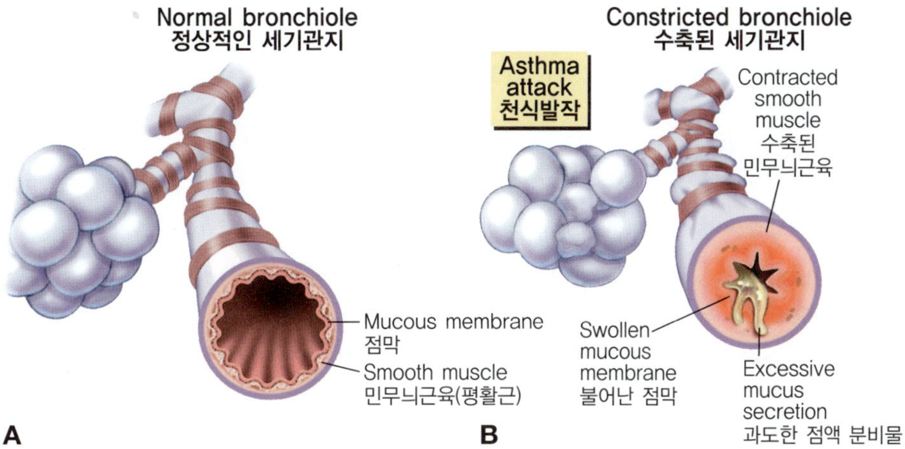

>그림 10.9 (A) 정상적인 세기관지 관. (B) 기관지 경련과 과도한 점액 생성은 천식 발작과 관련되어 있다.

---

atelectasis [æ̀tiléktəsis]
폐확장부전, 무기폐
atel/o = 불완전한
-ectasis = 확장

허파조직의 붕괴로 산소와 이산화탄소의 호흡기 가스 교환을 막는 병적상태.

+ 용어의 어원 *TERMINOLOGY TIDBIT*

atelectasis라는 단어는 그리스어로 "불완전한"를 뜻하는 *atelos*와 "확장"을 의미하는 *ektasis*에서 왔다. 불완전하게 확장될 때, 이 용어는 확장되지 않거나 다른 말로 붕괴됨을 의미한다.

---

bronchodilator
[brɑ̀ŋkədiléitər]
기관지확장제
bronch/o = 기관지

어떤 약물은 기관지 확장을 유발한다.

---

bronchogenic carcinoma
[brɑ̀nkoudʒénik kɑ̀:rsinóumə]
기관지원성 암종
bronch/o =기관지
-genic = 형성
carcin/o = 암
-oma = 종양

주로 흡연경력과 관련있는 기관지 유래 악성 허파종양.

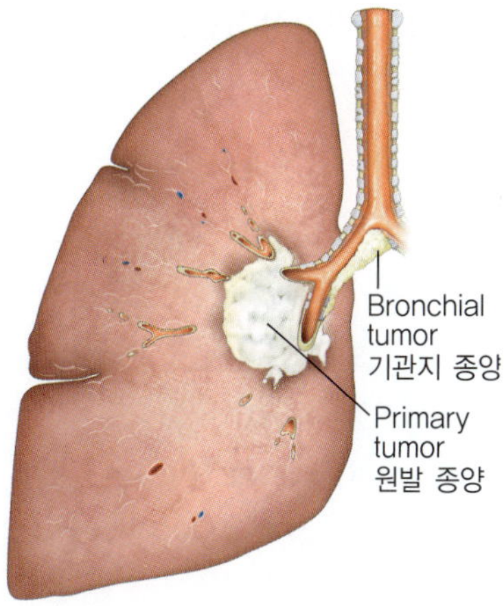

>그림 10.10 기관지벽 밖에 2개의 종양들이 성장하고 있는 허파의 묘사

+ 용어의 어원 *TERMINOLOGY TIDBIT*

bronchogenic carcinoma라는 단어는 그리스어로 "암"을 뜻하는 *karkinos*에서 왔다. 용어는 또한 낫지 않는 상처의 의미를 가지며 암의 징후 중 하나이다.

용어	설명
cardiopulmonary resuscitation (CPR) [kɑ̀:rdioupʌ́lmənəri] [risʌ̀sətéiʃən] 심폐소생술 cardi/o = 심장 pulmon/o = 허파(폐) -ary = -에 관한	심장과 호흡기의 정지 시 허파에 유입되는 공기의 움직임과 혈류를 유지하기 위해 갈비뼈 부위에 외부 압박을 가하는 것.
chronic obstructive pulmonary disease (COPD) [kránik əbstrʌ́ktiv] [pʌ́lmənèri dizí:z] 만성폐쇄폐질환 pulmon/o = 허파(폐) -ary = -에 관한	허파로의 공기흐름이 감소되는 점진적, 만성적, 그리고 비가역적 상태. 환자는 기침하는 데 어려움을 느끼고, 심각한 호흡곤란을 겪을 수 있다. *chronic obstructive lung disease(COLD)*로도 불린다.
croup [kru:p] 크루프	유아들과 어린이들의 급성 바이러스성 감염. 호흡곤란, 특유의 개기침(건폐성 해소) 등의 증상을 포함한다. **+ 용어의 어원** TERMINOLOGY TIDBIT ***croup***이라는 단어는 앵글로 색슨족어로 "소리내어 울다" 또는 "꺽꺽거리듯 말하다"를 뜻하는 *kropan*에서 왔다.
cystic fibrosis (CF) [sístik faibróusis] 낭성섬유증 fibr/o = 섬유 -osis = 비정상적인 상태	환자의 허파와 소화계통 안에 심한 울혈(충혈)을 야기하는 매우 두꺼운 점액의 생산을 유발하는 유전적 질병.

용어	설명
emphysema [èmfəsíːmə] 공기증, 폐공기증(폐기종)	허파꽈리(폐포)벽이 파괴되고 지나치게 부풀려진 허파꽈리(폐포)의 허파상태. 장기간 심한 흡연 혹은 오염된 공기에 노출한 결과로 발병할 수 있다. 운동성 호흡곤란이 특징이다.

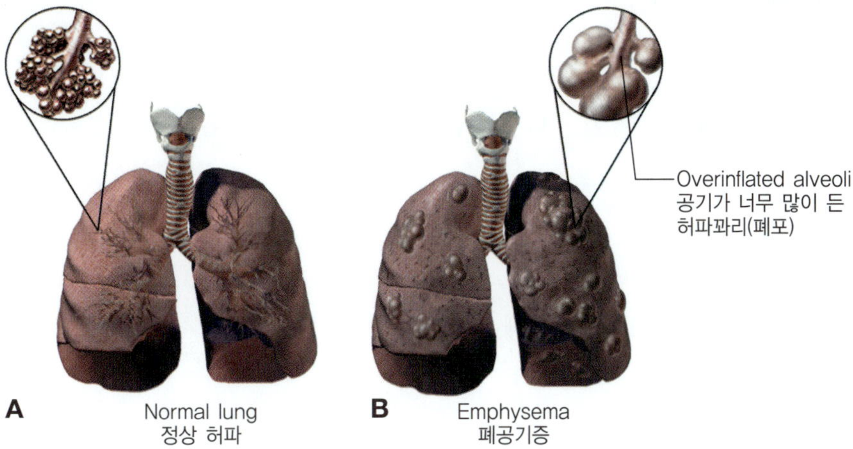

>그림 10.11 **정상 허파와 비교** (A) 정상 허파, (B) 폐공기증.

용어	설명
endotracheal (ET) intubation [èndoutréikiəl ìntjuːbéiʃən] 기관내 삽관 endo- = -안에 trache/o = 기관 -al = -에 관한	입을 통해서 열린 기도를 유지하기 위해 기관 속의 인공 환기(통풍)가 가능하게 관을 위치시킴.

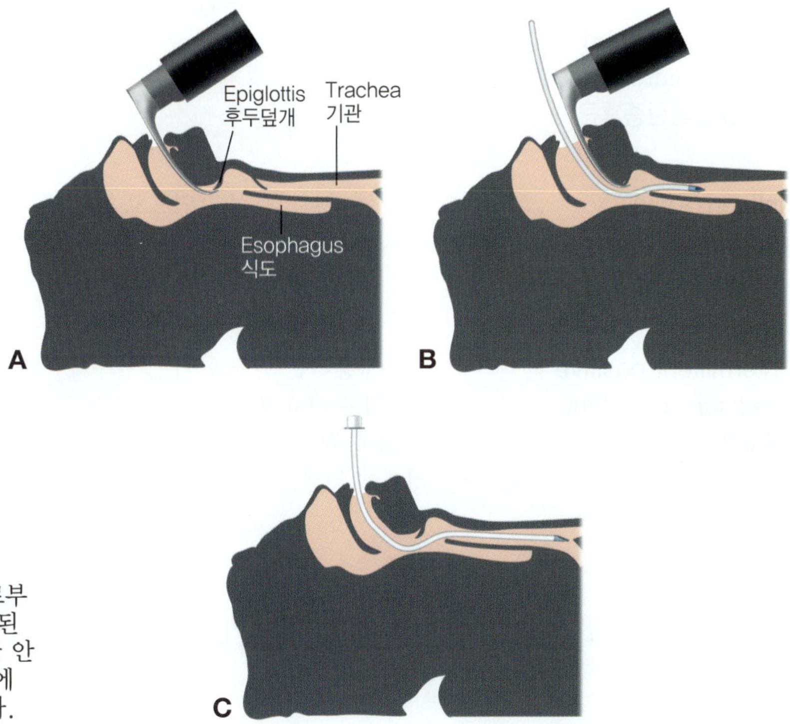

>그림 10.12 **기관내 삽관**
(A) 조명 있는 기관경이 식도로부터 기관을 확인하기 위해 사용된다. (B) 관은 인두를 통해 기관 안으로 넣는다. (C) 관을 제자리에 두고 스코프(scope)는 제거된다.

용어	설명
hyperventilation [hàipərvèntiléiʃən] 과호흡, 과다환기 hyper- = 과도한	너무 빠른 호흡과 너무 깊은 호흡.
hypoventilation [hàipəvèntiléiʃən] 저환기, 호흡저하 hypo- = 불충분한	너무 느린 호흡과 너무 얕은 호흡.
hypoxia [haipáksiə] 저산소증 hypo- = 불충분한 -oxia = 산소	신체 내의 산소의 양이 불충분함.
infant respiratory distress syndrome (IRDS) [ínfənt réspirətɔ̀:ri distrés síndroum] 유아호흡곤란증후군	미숙아의 허파가 충분히 발달할 시간을 갖지 못한 상태; (hya-는 완전히 확장할 수 없고 극도로 어려운 호흡을 유발하고 사망을 초래할 수 있다. *유리질막병(hyaline membrane disease; HMD)*으로도 알려져 있다.
influenza (flu) [ìnfluénzə] 유행성감기, 인플루엔자	기도의 급성 바이러스성 감염으로 보통 매우 전염성이 있고 오한(오싹한 느낌), 발열, 신체의 통증, 건조한 기침을 포함한 증상을 보인다.
intermittent positive pressure breathing (IPPB) [ìntərmítənt pázitiv préʃər brí:ðiŋ] 간헐적 양압호흡	마스크를 사용하는 인공 환기(통풍) 방법은 허파에 공기를 채우는 것을 돕기 위해 압력을 생산하는 기계에 연결하는 것이다. 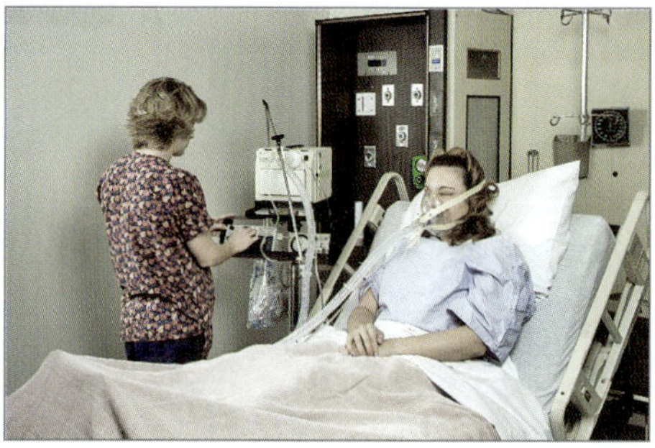 **>그림 10.13 환자는 호흡하기 위해 간헐 양압호흡 기계의 도움을 받고 있다.**
phlegm [flem] 가래, 객담	두꺼운 점액이 호흡기 통로 내벽 점액막에서 분비되기 때문에 점액질이 입을 통해 기침으로 나오는 것을 *가래(sputum)*라고 한다.

용어	설명
pleural effusion [plúərəl efjúːʒən] 가슴막삼출(흉막삼출) pleur/o = 가슴막(흉막) -al = -에 관한	가슴안(흉강)의 액체나 가스의 비정상적인 존재. 이 액체의 존재는 가슴을 두드리거나(타진법) 혹은 청진기로 듣는(청진법) 방법으로 알 수 있다.
pleurisy [plúərəsi] 가슴막염(흉막염) pleur/o = 가슴막(흉막)	가슴막(흉막)의 염증.
pneumonia [njuːmóunjə] 폐렴 pneumon/o = 허파(폐) -ia = (질병, 병적)상태	박테리아, 바이러스성 감염, 질병, 화학약품 등으로 유발될 수 있는 허파의 급성염증. 허파꽈리가 액체로 차서 심한 호흡곤란을 일으킬 수 있으며, 사망에 이를 수도 있다.
pneumothorax [njùːmouθɔ́ːræks] 공기가슴증(기흉) pneum/o = 공기 -thorax = 가슴(흉부)	가슴안(흉강) 공기 혹은 가스 축적은 허파의 붕괴를 야기할 수 있다.

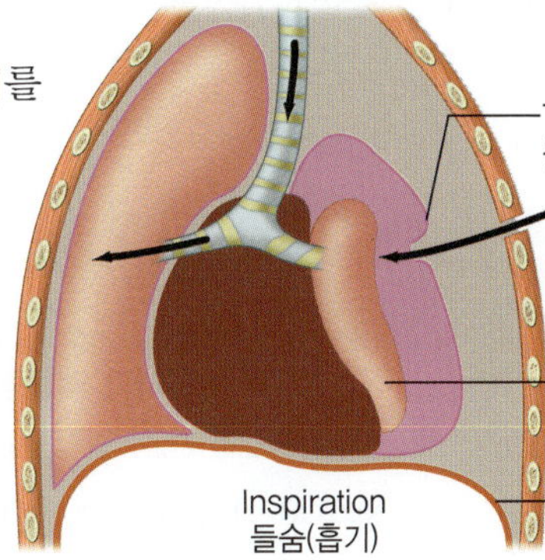

>그림 10.14 **어떻게 바깥 공기가 가슴안에서 붕괴된 공기가슴증(기흉)을 야기하는지 보여줌**

용어	설명
postural drainage [pástʃərəl dréinidʒ] 체위배출	배출을 촉진시키기 위해 중력이 작용하는 자세로 환자를 위치시킴으로써 기관지로부터 분비물을 배출시키는 방법. 낭성섬유증과 기관지확장증 치료에 사용된다.
pulmonary angiography [pʌ́lmənèri æ̀ndʒiágrəfi] 폐혈관조영술 pulmon/o = 허파(폐) -ary = -에 관한 angi/o = 혈관 -graphy = 기록방법	허파내 동맥과 정맥의 방사선 촬영을 위한 목적으로 혈관에 조영제를 주입하여 폐색전증에 대한 검사를 함.

용어	설명
pulmonary edema [pʌ́lmənèri idíːmə] 폐부종 pulmon/o = 허파(폐) -ary = -에 관한	허파조직이 과도한 양의 액체를 유지하기 때문에 호흡곤란을 야기하는 상태.
pulmonary embolism (PE) [pʌ́lmənèri émbəlìzəm] 폐색전 pulmon/o = 허파(폐) -ary = -에 관한 embol/o = 찌꺼기(이물질)	허파동맥이나 허파동맥가지 중 하나에 있는 혈전 혹은 기포가 허파조직의 경색증을 야기한다.
pulmonary function test (PFT) [pʌ́lmənèri fʌ́ŋkʃən test] 허파기능검사 pulmon/o = 허파(폐) -ary = -에 관한	호흡기능을 평가하기 위한 진단절차로 공기흐름과 폐용량을 측정할 폐활량계를 사용함. 주로 호흡요법사에 의해 수행된다. 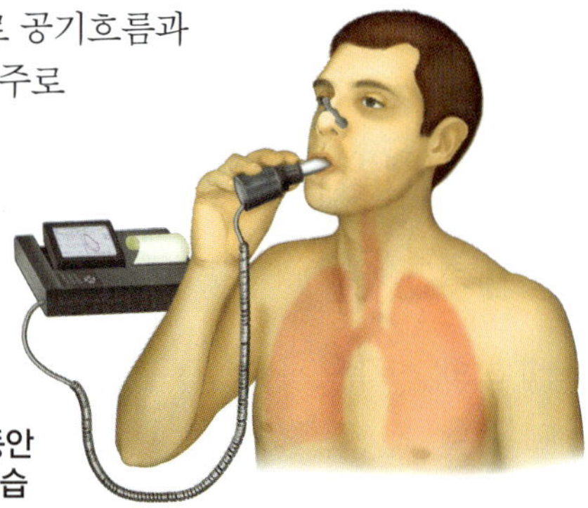 >그림 10.15 허파기능 검사 동안 환자가 폐활량계에 숨 쉬는 모습
purulent [pjúərələnt] 화농성의, 고름이 나오는	화농성 가래와 같은 고름을 포함한다.
rale [rɑːl] 거품소리(수포음)	비정상적인 "탁탁(crackling)" 하는 소리는 기도에 점액 혹은 액체로 유발되며 흡입하는 동안 만들어진다. **+ 용어의 어원** *TERMINOLOGY TIDBIT* ***rales***이라는 단어는 프랑스어로 "덜거덕거리는 소리"를 뜻하는 말에서 왔다.
respiratory rate (RR) [réspərətɔ̀ːri reit] 호흡수, 호흡률	분당 숨 쉬는 횟수. 활력 징후 중 하나(호흡률, 심박동수, 체온, 혈압).

용어	설명
rhonchi [rάŋki] 건성수포음	들숨 혹은 날숨동안 들을 수 있는 휘파람 소리는 천식 혹은 감염으로 기관지가 좁아지며 유발된다. 천명 또는 *쌕쌕거림(wheezing)*이라고도 한다. **+ 용어의 어원** TERMINOLOGY TIDBIT ***rhonchi***라는 단어는 그리스어로 "코를 골다"는 소리를 뜻하는 *rhenchos*에서 왔다.
severe acute respiratory syndrome (SARS) [sivíər əkjú:t résp*ə*rətɔ̀:ri síndroum] 중증급성호흡기증후군	극심한 고열과 높은 전염성 바이러스 허파감염. 2003년 전 세계인의 생명을 위협한 유행병.
sputum [spjú:təm] 가래, 객담	호흡기로부터 점액 혹은 가래를 뱉는다.
sputum culture and sensitivity (C&S) [spjú:təm kʌ́ltʃ*ə*r ænd sènsətívəti] 가래 배양과 감수성 검사	가래를 배지에 배양하고 박테리아 성장을 관찰하여 검사함. 시료는 효과적인 항생제의 선택을 결정하기 위해 테스트한다.
sputum cytology [spjú:təm saitάlədʒi] 객담 세포진단 cyt/o = 세포 -logy = 학문	악성세포를 위한 가래 검사.
sudden infant death syndrome (SIDS) [sʌ́dn ínfənt deθ síndroum] 영아돌연사증후군	외관상으로 건강한 유아의 예측, 설명할 수 없는 죽음. 수면 무호흡, 기도 경련, 가로막(횡격막)을 자극하는 신경의 실패가 가능한 원인으로서 연구되었다.
sweat test [swet test] 땀검사	낭성섬유증을 위한 진단검사. 이런 병을 가진 아이들은 땀으로 상당량의 염분을 잃게 된다.

용어	설명

tuberculin skin tests (TB test)
[tjuːbə́ːrkjulin skin test]
투베르쿨린 반응

*결핵균(Mycobacterium tuberculosis)*에 대해 노출 여부를 위한 진단검사로 피부표면 아래에 화학제제(배양액)를 접종하여 반응 정도를 평가함(망투검사, Mantoux test).

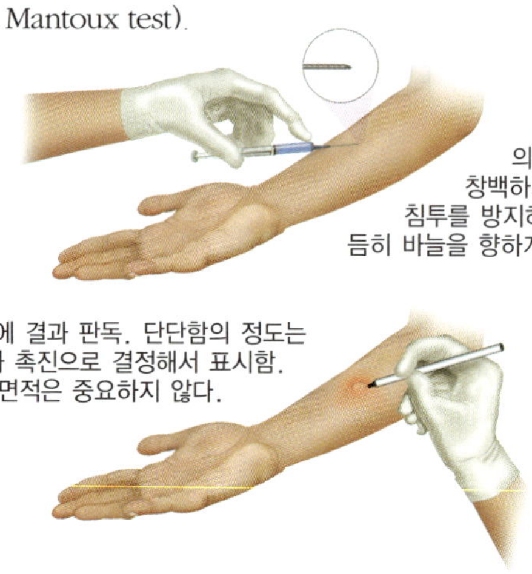

>그림 10.16. **투베르쿨린 반응의 진행단계**

---

tuberculosis (TB)
[tjuːbəːrkjulóusis]
(폐)결핵

결핵균(*Mycobacterium tuberculosis*)에 의해 야기되는 감염성 질환. 대부분 호흡계통에 영향을 미쳐 허파에 염증과 석회화를 일으킨다.

---

ventilation-perfusion scan
[vèntəléiʃən pərfjúːʒən skæn]
환기관류 스캔

핵의학 영상은 특히 폐색전 진단에 유용하며 공기 움직임(환류)을 평가하기 위해 방사성 동위원소가 표지된 공기 흡입과 허파 안으로 혈류(관류)를 평가하기 위해 방사성 동위원소가 표지된 조영제를 혈관 안으로 주사한다.

---

ventilator
[véntilèitər]
환기기

환자의 산소 호흡을 돕기 위한 기계적 장치이며 *인공호흡기(respirator)*라고도 한다.

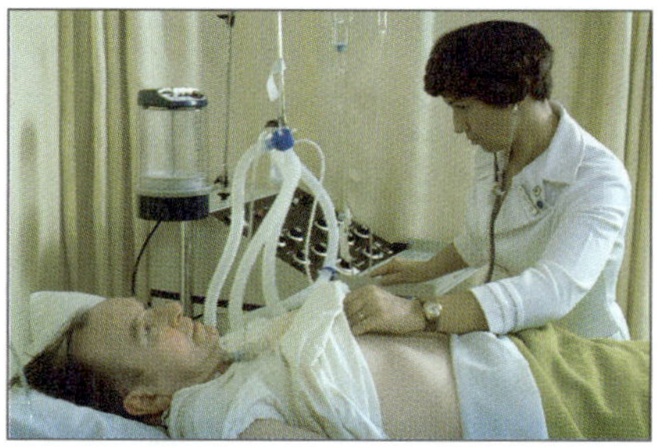

>그림 10.17. **남성 환자가 인공호흡기의 도움을 받아 산소를 호흡하는 것으로 기관절개관에 부착되어 있다.**

허파(폐)학 약어 *Pulmonology Abbreviations*

다음 목록은 허파(폐)학에서 자주 사용하는 약어이다.

ABGs	arterial blood gases(동맥혈가스)
ARF	acute respiratory failure(급성호흡기능상실)
AP view	anteroposterior view in radiology(방사선과에서 앞뒤로 촬영)
ARD	acute respiratory disease(급성호흡기질환)
ARDS	adult respiratory distress syndrome(성인호흡장애증후근)
Broncho	bronchoscopy(기관지경)
BS	breath sounds(숨소리)
CF	cystic fibrosis(낭성섬유증)
CO_2	carbon dioxide(이산화탄소)
COLD	chronic obstructive lung disease(만성폐쇄폐질환)
COPD	chronic obstructive pulmonary disease(만성폐쇄폐질환)
CPR	cardiopulmonary resuscitation(심폐소생술)
C&S	sputum culture and sensitivity(객담 배양과 감수성 검사)
CTA	clear to auscultation(청진시 깨끗함)
CXR	chest x-ray(가슴방사선, 흉부 X-선)
DOE	dyspnea upon exertion(운동성 호흡곤란)
ET	endotracheal(기관내)
flu	influenza(인플루엔자, 유행성 독감)
HMD	hyaline membrane disease(유리질막병)
IPPB	intermittent positive pressure breathing(간헐적 양압호흡)
IRDS	infant respiratory distress syndrome(유아호흡장애증후근)
LLL	left lower lobe(왼쪽 하단 허파엽)
LUL	left upper lobe(왼쪽 상단 허파엽)
O_2	oxygen(산소)
PA view	posteroanterior view in radiology(방사선과에서 앞뒤로 촬영)
PE	pulmonary embolus(폐색전)
PFT	pulmonary function test(허파기능검사)
PPD	purified protein derivative (tuberculin test)(정제 단백질 유도체, 투베르쿨린 검사)
R	respirations(호흡)
RD	respiratory disease(호흡기 질환)

RDS	respiratory distress syndrome(호흡장애증후군)
RLL	right lower lobe(오른쪽 하단 허파엽)
RML	right middle lobe(오른쪽 중간 허파엽)
RR	respiratory rate(호흡률)
RUL	right upper lobe(오른쪽 상단 허파엽)
SARS	severe acute respiratory syndrome(중증급성호흡기증후군)
SIDS	sudden infant death syndrome(유아돌연사증후군)
SOB	shortness of breath(숨가쁨, 숨이참)
TB	tuberculosis(결핵, 폐결핵)
TPR	temperature, pulse, and respiration(체온, 맥박, 호흡)

A. 명칭쓰기 연습 *Labeling Exercise*

다음 그림에서 번호에 해당하는 각 구조의 명칭을 쓰고, 공간을 적절히 활용하여 결합형을 쓰라.

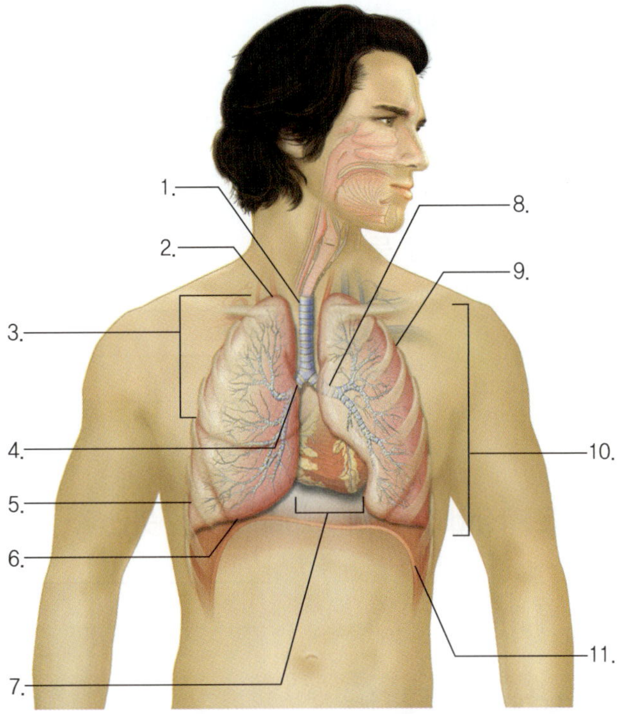

1. ______________________

2. ______________________

3. ______________________

4. ______________________

5. ______________________

6. ______________________

7. ______________________

8. ______________________

9. ______________________

10. ______________________

11. ______________________

B. 의학용어 만들기 *Build Medical Terms*

다음에 제시된 낱말 요소를 사용하여 지시하는 의학용어를 만들어라.

결합형 *bronch/o* 는 기관지(bronchus)를 뜻한다.

1. 기관지 기록, 기관지조영상 ______________________
2. 기관지 관찰 검사, 기관지관찰법 ______________________
3. 기관지 불수의적 근육수축, 기관지연축 ______________________

결합형 *pneumon/o* 는 허파(폐, lung)를 뜻한다.

4. 액체를 빼내기 위해 허파에 구멍을 냄, 폐천자 ______________________
5. 허파절제술, 폐절제술 ______________________
6. 허파의(폐의, pertaing to a lung) ______________________
7. 허파절개술, 폐절개술 ______________________

접미사 *-ectasis* 는 팽창 혹은 확장(dilated or expanded)을 뜻한다.

8. 불완전한 팽창, 폐확장부전 ______________________
9. 기관지 팽창, 기관지확장증 ______________________

결합형 *trache/o* 는 기관(trachea)을 뜻한다.

10. 기관에 새로운 기도 형성, 기관절개술 ______________________
11. 기관의 외과적 복원, 기관성형술 ______________________
12. 기관 염증, 기관염 ______________________

접미사 *-pnea* 는 호흡(breathing)을 뜻한다.

13. 무호흡 ______________________
14. 빠른호흡, 빈호흡 ______________________
15. 호흡곤란 ______________________

C. 빈칸 채우기 *Fill in the Blank*

다음 문장을 완성하기 위해 빈칸에 알맞은 단어를 써 넣어라.

1. Jenny's ____________________ attacks were brought on by her allergies and always involved bronchospasms and coughing.
(Jenny의 ________ 발작은 그녀가 가지고 있는 알레르기와 그에 따른 기관지연축과 기침 때문이었다.)
2. Mr. Wu had a ________________________ to examine the inside of his bronchial tubes for possible cancer.
(Wu 씨는 ________ 발생 가능한 암에 대해 그의 기관지 관 안쪽을 자세히 관찰하기 위한 검사를 받았다.)
3. Mr. Michael's many years of smoking destroyed his alveolar walls; he had developed ____________________.
(수년간 담배를 핀 Michael은 허파꽈리벽이 파괴되어 ________으로 진행되었다.)
4. A sweat test confirmed that the new infant had ______________________________________.
(땀검사를 통해 신생아가 ________을[를] 가지고 있는 것을 확인했다.)
5. The __________________ is commonly called the *windpipe*.
(________ 은 일반적으로 기도(숨길)로 불린다.)
6. The respiratory therapist used a ____________________ to conduct a pulmonary function test.
(호흡기 치료사는 허파기능검사를 실행하기 위해 ________를 사용했다.)
7. Breathing too fast and too deep results in ______________________________________.
(너무 빠른 호흡과 너무 깊은 호흡은 ________를 야기한다.)
8. Hyaline membrane disease is also known as ______________________________________.
(유리질막병은 또한 ________으로 알려져 있다.)
9. When air collects in the pleural cavity, causing the lung to collapse, it is referred to as a ____.
(공기가 가슴안에 들어올 때, 허파에 붕괴를 초래하면서 그것은 ________로 언급된다.)
10. The patient had a pulmonary angiography to determine whether she had a(n) ____.
(그녀가 ________을(를) 가지고 있는지 아닌지 밝히기 위해 폐혈관조영술을 실시했다.)

연습문제 PRACTICE

D. 철자법 Spelling

다음에 제시된 용어 중 일부는 철자가 잘못되어 있다. 잘못된 곳을 찾아 빈칸에 바르게 고쳐 쓰라.

1. pneumoconeosis(폐먼지증, 허파먼지증, 진폐증) ____________
2. pneumonia(폐렴, 허파염) ____________
3. phlegm(가래, 객담) ____________
4. ventilater(환기기) ____________
5. prurulent(화농성의) ____________
6. influenza(유행성 감기, 인플루엔자) ____________
7. asphyxia(질식) ____________
8. hyperopnea(과다호흡, 호흡항진) ____________
9. mediastinal(세로칸의, 종격의) ____________
10. alveololar(허파꽈리, 폐포) ____________

E. 의학용어 분석 Medical Term Analysis

다음 용어를 분석하라. 먼저 각 용어를 제시된 낱말 요소(P=접두사, WR=어근, CF=결합형, S=접미사)로 나누고, 각각의 낱말 요소별 뜻과 전체 용어의 뜻을 쓰라.

1. thoracocentesis

   CF ____________

   뜻 ____________

   S ____________

   뜻 ____________

   용어의 뜻 ____________

2. cyanosis

   WR ____________

   뜻 ____________

   S ____________

   뜻 ____________

   용어의 뜻 ____________

3. pneumothorax

CF ______

뜻 ______

S ______

뜻 ______

용어의 뜻 ______

4. endotracheal

P ______

뜻 ______

WR ______

뜻 ______

S ______

뜻 ______

용어의 뜻 ______

5. pneumoconiosis

CF ______

뜻 ______

WR ______

뜻 ______

S ______

뜻 ______

용어의 뜻 ______

6. oximeter

CF ______

뜻 ______

S ______

뜻 ______

용어의 뜻 ______

7. orthopnea

CF ______

뜻 ______

S ______

뜻 ______

용어의 뜻 ______

8. pleurodynia

CF ______

뜻 ______

S ______

뜻 ______

용어의 뜻 ______

9. bronchiectasis

WR ______

뜻 ______

S ______

뜻 ______

용어의 뜻 ______

10. lobectomy

WR ______

뜻 ______

S ______

뜻 ______

용어의 뜻 ______

F. 사진과 짝맞추기 *Photomatch Challenge*

다음 그림에 해당하는 용어를 〈보기〉에서 골라 빈칸에 써 넣어라.

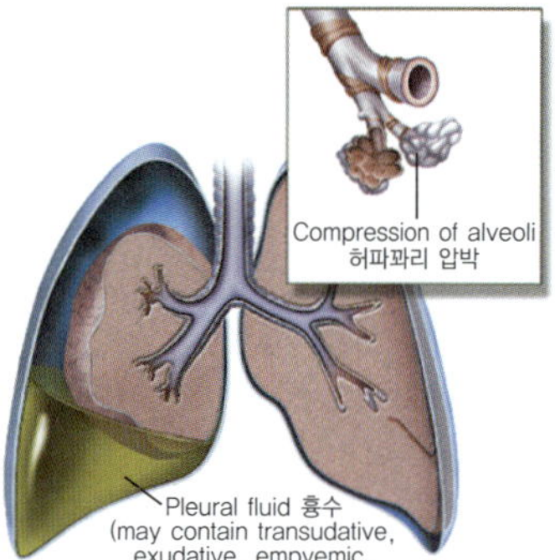

1. ______________________

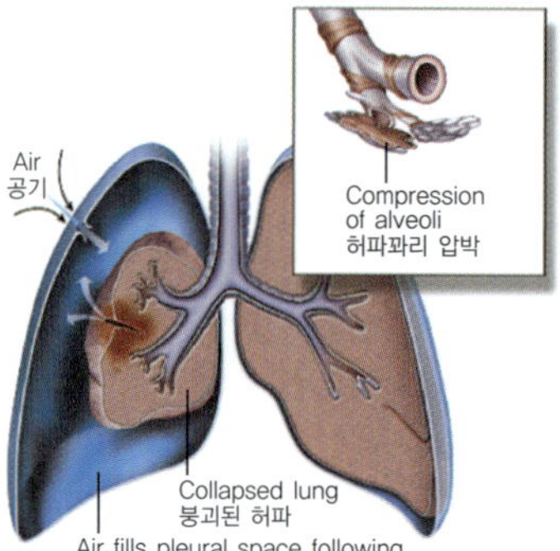

2. ______________________

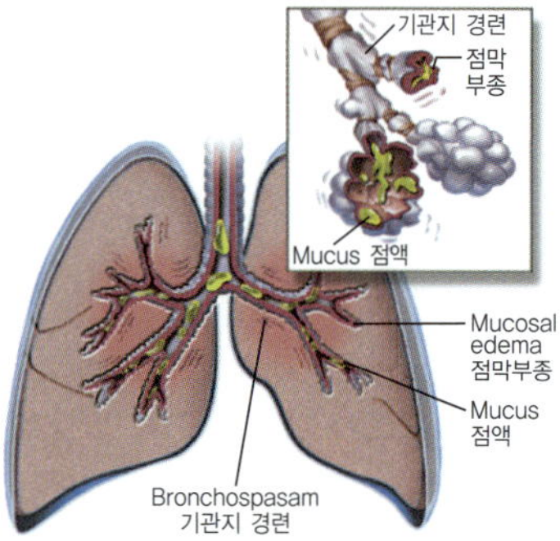

3. ______________________

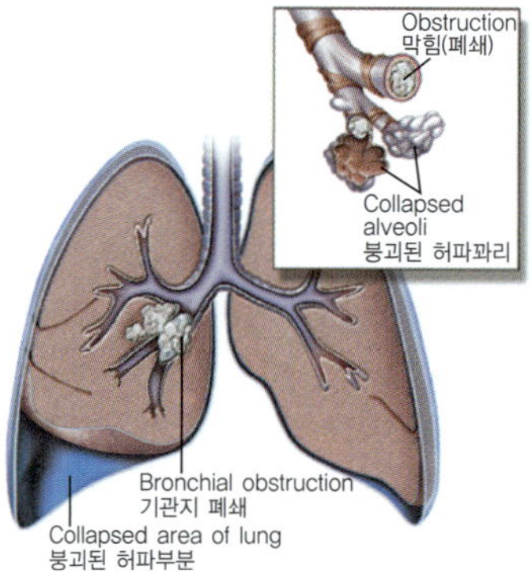

4. ______________________

보기:
- Asthma(천식)
- Atelectasis(무기폐)
- Emphysema (폐공기증, 폐기종)
- Pleural effusion(폐삼출액)
- Pneumonia(폐렴)
- Pneumothorax (공기가슴증, 기흉)

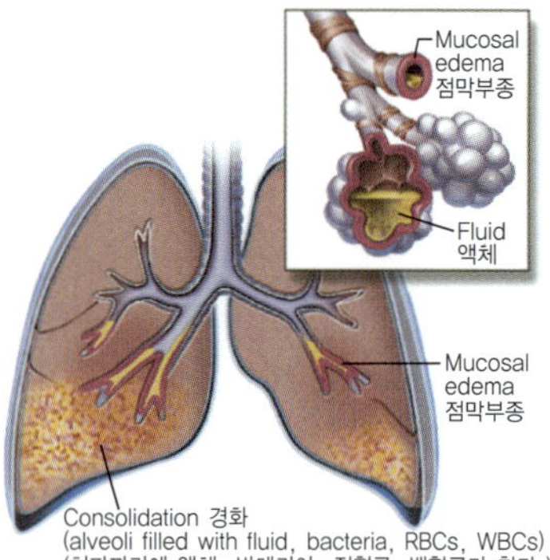

5. ______________________

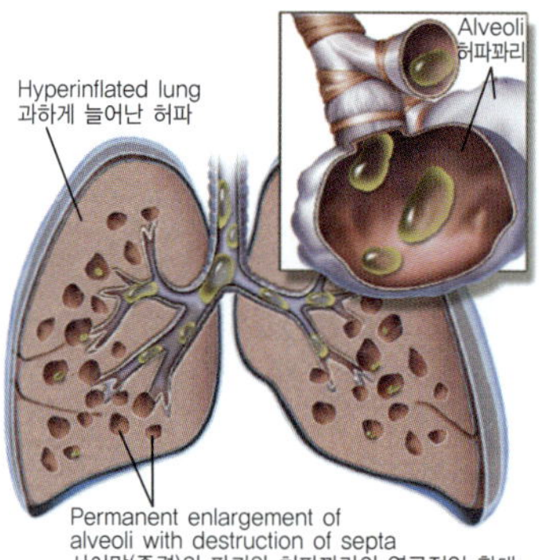

6. ______________________

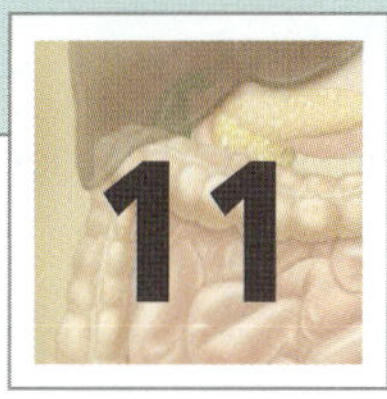

위장병학
Gastroenterology

소화계통
Digestive System

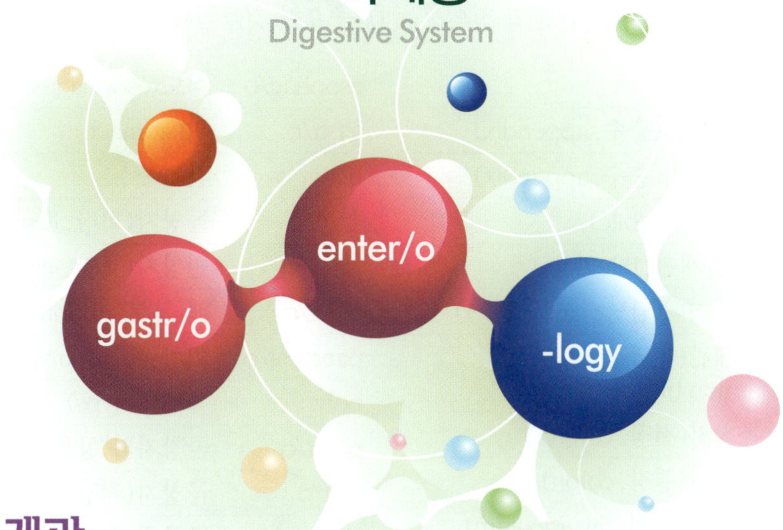

위장병학 개관 *A Brief Introduction to Gastroenterology*

이해하기 소화계통의 기능 이해하기 *UNDERSTAND*

위창자(위장관, gastrointestinal) 또는 **소화계통(소화기계, digestive system)**은 우리가 먹는 음식을 소화하고 영양소 분자를 흡수하는 역할을 한다. 이런 과정은 위창자의 장기인 **입(mouth)**, **인두(pharynx)**, **식도(esophagus)**, **위(stomach)**, **창자(장, intestine)**, **잘록창자(결장, colon)**, **곧창자(직장, rectum)**, 그리고 **항문(anus)** 등을 통과하는 과정에서 이루어진다. 소화는 **간(liver)**, **쓸개(담낭, gallbladder)**, **이자(췌장, pancreas)** 등의 부속기관(accessory organs)의 도움이 필요하다.

+ 용어의 어원 *TERMINOLOGY TIDBIT*

gastrointestinal tract는 영양의 운하로 불린다. 또한 이 단어는 라틴어로 "영양"을 뜻하는 *alimentum*에서 왔다.

기술하기 위장병학이라는 의학적 전문분야 *DESCRIBE*

위장병학(gastroenterology)은 식도와 곧창자 사이의 기관을 포함하는 위장관길(GI)에 영향을 주는 질병의 진단과 치료를 하는 전문 의학의 분야이다. 흔히 **위장병학자(위장병전문의, gastroenterologist)**에 의해 치료되는 상태는 출혈(bleeding), 암(cancer), 감염(infections), 영양장애

(nutritional disorders), 염증성 질환(inflammatory disorders), 곁주머니증(게실증, diverticulosis), 쓸개 질환(gallbladder disease), 간 질환(liver disease), 위 식도 역류(gastroesophageal reflux) 그리고 궤양(ulcers) 등이 있다.

정의하기 위장병학에 관련된 결합형, 접두사, 접미사 DEFINE

위장병학 관련 결합형 Gastroenterology Combining Forms

다음 결합형은 위장병학 용어를 만들고 정의하는 데 중요한 것들이다.

an/o	항문(anus)
appendic/o	막창자꼬리(충수, appendix)
append/o	막창자꼬리(충수, appendix)
chol/e	담즙(쓸개즙, bile)
cholangi/o	담관(쓸개관, bile duct)
cholecyst/o	쓸개주머니(담낭, gallbladder)
choledoch/o	온쓸개관(총담관, common bile duct)
col/o	잘록창자(결장, colon)
colon/o	잘록창자(결장, colon)
diverticul/o	곁주머니(게실, diverticulum)
duoden/o	샘창자(십이지장, duodenum)
enter/o	창자(장, intestine)
esophag/o	식도(esophagus)
gastr/o	위(stomach)
hepat/o	간(liver)
ile/o	돌창자(회장, ileum)
jejun/o	빈창자(공장, jejunum)
lapar/o	배(복부, abdomen)
pancreat/o	이자(췌장, pancreas)
polyp/o	폴립(polyps)
proct/o	곧창자와 항문(rectum and anus)
rect/o	곧창자(직장, rectum)
sigmoid/o	구불창자(S자결장, sigmoid colon)

다음 결합형은 위장병학과 직접 관련은 없지만, 위장병학 용어를 만들고 정의하는 데 중요한 것들이다.

hemat/o	혈액(blood)
lith/o	돌(결석, stone)

접미사 복습 Suffix Review

아래의 접미사와 접두사는 제2, 3장에서 이미 소개되었지만 위장병학 용어를 만드는 데 특히 중요하기 때문에 이 장에서 다시 복습한다.

-al	-의, -에 관한(pertaining to)
-algia	통증(pain)
-cele	돌출, 튀어나옴(protrusion)
-dynia	통증(pain)

-eal	-의, -에 관한(pertaining to)
-ectomy	외과적 제거(surgical removal)
-emesis	구토물(vomit)
-gram	기록(기록표, record)
-graphy	기록과정(기록법, process of recording)
-iasis	비정상 상태(abnormal condition)
-ic	-의, -에 관한(pertaining to)
-itis	염증(-염, inflammation)
-logist	-학자(-연구자, one who studies)
-logy	학문, -론, -학(study of)
-oma	종양(종창, tumor)
-osis	비정상 상태(abnormal condition)
-ostomy	창냄술, 조루술 (surgically create an opening)
-pepsia	소화(digestion)
-phagia	먹기, 삼키기(eat, swallow)
-plasty	성형(성형술, surgical repair)
-ptosis	적하(점적, dropping)
-scope	검사기구(instrument for viewing)
-scopy	검경(process of viewing)
-tomy	절개술(cutting into)
-tripsy	분쇄(surgical crushing)

접두사 복습 *Prefix Review*

a-	-없이, 무(without)
brady-	느린, 늦은(slow)
dys-	괴로운(painful), 어려운(difficult)
hyper-	초과, 정상 이상(excessive)
poly-	많은(many)

위장병학에서 다루는 기관 *Organs Commonly Treated in Gastroenterology*

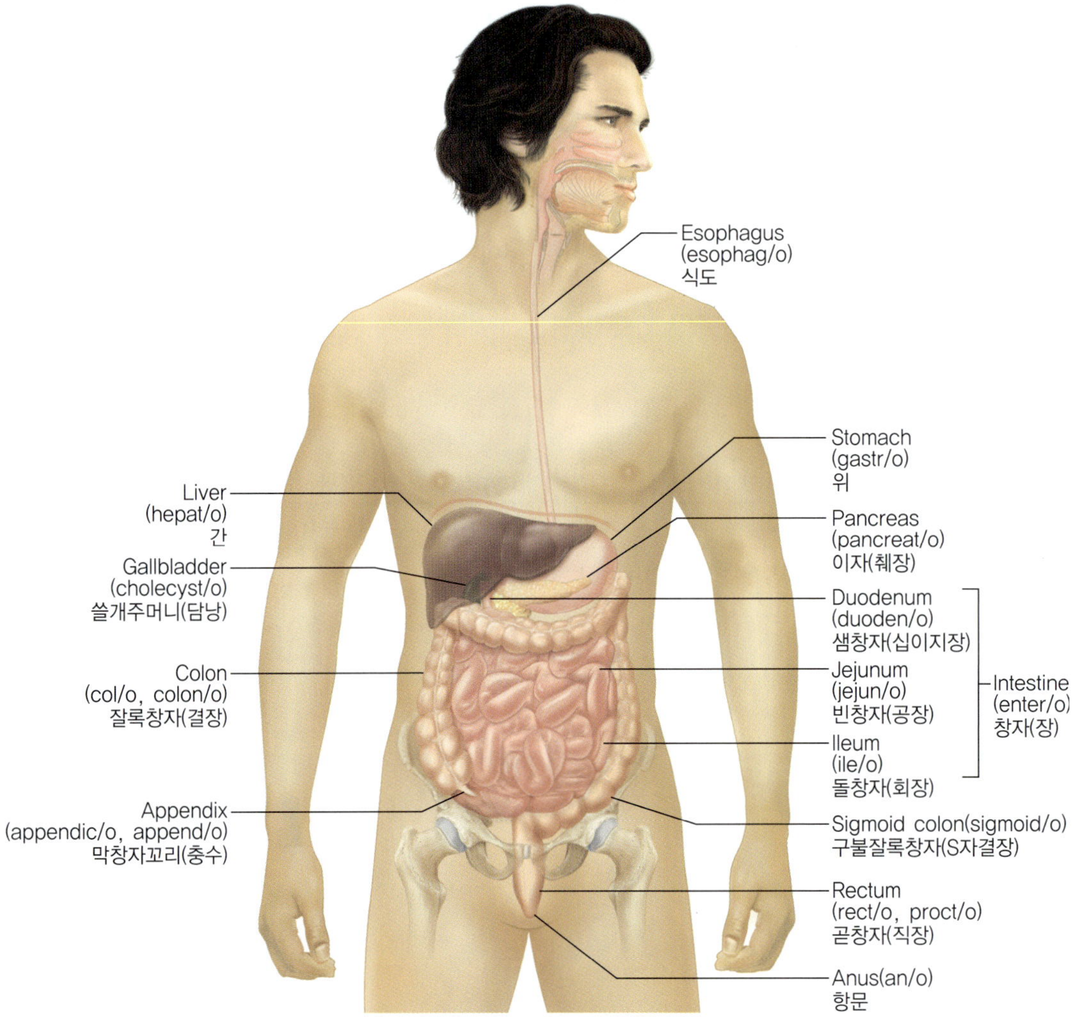

>그림 11.1 위장계통의 기관

위장병학 용어 만들기 Building Gastroenterology Terms

이 단원은 위장병학 용어를 만드는 데 빈번히 사용하는 낱말 요소(word parts)를 제시한다. 용어의 설명을 따라하다 보면 어휘력이 향상될 것이다. 각 용어의 뜻을 파악하여 빈칸에 채워 넣어 하나의 의학용어를 완성하라. 사선(/)을 그어서 접두사(prefixes; p), 어근(word roots; r), 결합모음(combining vowels; cv), 접미사(suffixes; s)를 구분해 보자. 낱말 요소의 키를 찾는 데 도움을 주기 위하여 밑줄 아래에 r(어근), p(접두사), cv(결합모음), s(접미사)로 표시하였다. 모든 용어가 4가지 낱말 요소를 모두 가지고 있는 것은 아니라는 사실을 기억하라. 무엇을 사용할지 스스로 결정하라. 경험이 쌓일수록 이 과정은 더욱 쉬워질 것이다. 답안은 이 장의 말미에 수록하였다.

1. an/o—**항문(anus)**을 뜻하는 결합형

항문은 몸의 외부에 있는 소화관(digestive tract)의 먼쪽 구멍.

a. 항문의(pertaining to anus) an / al
(r / s)

---

2. appendic/o—**막창자꼬리(충수, appendix)**를 뜻하는 결합형

막창자꼬리는 막창자(맹장, cecum)에 붙어 있는 작은 주머니이다. 용도는 알려지지 않았다.

a. 막창자꼬리 염증(충수염, appendix inflammation) appendic / itis
(r / s)

---

3. append/o—**막창자꼬리(충수, appendix)**를 뜻하는 결합형

a. 막창자꼬리의 외과적 제거, 충수절제술 append / ectomy
(r / s)

---

4. chol/e—**쓸개즙(담즙, bile)**을 뜻하는 결합형

쓸개즙은 간에서 생산되어 쓸개에 저장되는 물질이며, 일반적으로 **온쓸개관(총담관, common bile duct)**에 의해 샘창자로 운반된다. 지방 소화를 돕고 "*gall(쓸개즙, 담즙)*"이라고도 불린다.

a. 쓸개돌을 가지고 있는 상태, 담석증 chol / e / lith / iasis
(r / cv / r / s)

b. 쓸개돌의 외과적 분쇄, 담석쇄석술 chol / e / lith / o /tripsy
(r / cv / r / cv / s)

---

5. cholangi/o—**쓸개관(담관, bile duct)**을 뜻하는 결합형

쓸개관(담관, bile duct)은 간, 쓸개, 샘창자(십이지장, duodenum) 사이에 쓸개즙을 운반하는 일련의 관이다.

a. 쓸개관조영상(record of bile duct) cholangi / o / gram
r cv s

b. 쓸개관조영술(process of recording bile duct) cholangi / o / graphy
r cv s

6. cholecyst/o—**쓸개(주머니)(담낭, gallbladder)**를 뜻하는 결합형

간에서 생산된 쓸개즙을 저장하는 기관

a. 쓸개의 염증(gallbladder inflammation) cholecyst / itis
r s

b. 쓸개 절제술(surgical removal of gallbladder) cholecyst / ectomy
r s

c. 쓸개조영상(record of gallbladder) cholecyst / o / gram
r cv s

d. 쓸개조영술(process of recording gallbladder) cholecyst / o / graphy
r cv s

7. choledoch/o—**온쓸개관(총담관, common bile duct)**을 뜻하는 결합형

온쓸개관(총담관, common bile duct)은 쓸개즙을 간이나 쓸개에서 샘창자(십이지장, duodenum)로 운반하는 통로이다.

a. 온쓸개관에 돌이 있는 상태, 총담관결석증 choledoch / o / lith / iasis
r cv r s

b. 온쓸개관의 돌을 분쇄, 총담관쇄석술 choledoch / o / lith / o / tripsy
r cv r cv s

8. col/o—**잘록창자(결장, colon)**를 뜻하는 결합형

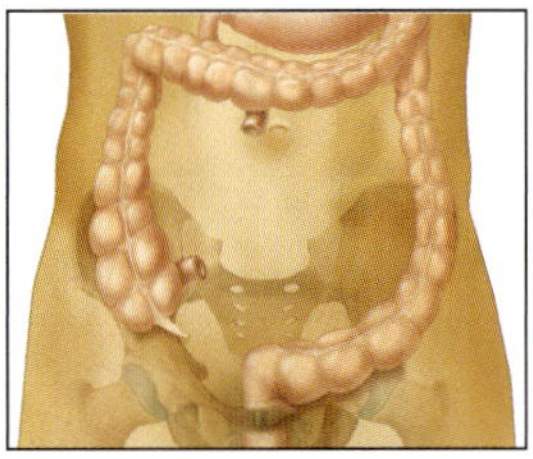
>그림 11.2 잘록창자(결장)

잘록창자(결장, colon)는 창자(장, intestine)에서 소화되지 않은 음식을 저장한다. 물은 몸 안으로 재흡수된다. 남아 있는 것은 *대변(feces)*이라고 부른다. 잘록창자는 **오름잘록창자(상행결장, ascending colon)**, **가로잘록창자(횡행결장, transverse colon)**, **내림잘록창자(하행결장, descending colon)** 그리고 **구불(잘록)창자(S자결장, sigmoid colon)**로 나뉜다. *큰창자(대장, large intestine)*는 **막창자(맹장, cecum)**, 막창자꼬리(충수, appendix), 잘록창자(결장, colon), 곧창자(직장, rectum) 그리고 항문(anus)을 포함하고 있다.

a. 잘록창자에 구멍을 내는 수술, 결장조루술 col / ostomy
r s

b. 잘록창자염(결장염, colon inflammation)

col / itis
r s

c. 잘록창자와 곧창자의, 결장직장의

col / o / rect / al
r cv r s

---

9. colon/o—**잘록창자(결장, colon)**를 뜻하는 결합형

a. 시각적으로 잘록창자를 시험하는 기구

colon / o / scope
r cv s

b. 내시경으로 잘록창자를 검사하는 과정

colon / o / scopy
r cv s

c. 잘록창자의(pertaining to colon)

colon / ic
r s

---

10. diverticul/o—**곁주머니(게실, diverticulum)**를 뜻하는 결합형

곁주머니(게실, diverticula)는 창자와 잘록창자 벽에 있는 작은 비정상의 주머니이다. 염증과 감염을 일으킬 수 있다.

a. 곁주머니 염증(diverticulum inflammation), 게실염

diverticul / itis
r s

b. 곁주머니의 비정상적인 상태, 게실증

diverticul / osis
r s

c. 곁주머니 절제술, 게실절제술

diverticul / ectomy
r s

---

11. duoden/o—**샘창자(십이지장, duodenum)**를 뜻하는 결합형

샘창자(십이지장, duodenum)는 창자(장, intestine)의 첫 번째 부분이다. 위에서 음식물을, 이자에서는 소화효소를, 그리고 간에서는 쓸개즙을 받아들인다. 최종적인 음식물의 소화와 영양분의 흡수가 샘창자에서 시작한다.

a. 샘창자의(pertaining to duodenum)

duoden / al
r s

b. 샘창자에 외과적으로 구멍을 만드는 것, 십이지장조루술

duoden / ostomy
r s

---

12. -emesis—**구토하기(to vomit)**를 뜻하는 접미사

a. 피를 토하다(vomiting blood), 토혈

hemat / emesis
r s

b. 과다구토, 입덧(excessive vomiting)

hyper / emesis
p s

---

13. enter/o—**창자(장, intestine)**를 뜻하는 결합형

창자는 위에서 음식물을, 이자에서 소화효소를, 간에서 쓸개즙을 받아들인다. 창자에서 영양분의 흡수를 시작한다. **샘창자(십이지장, duodenum)**, **빈창자(공장, jejunum)** 그리고 **돌창자(회장, ileum)**로 구성된다.

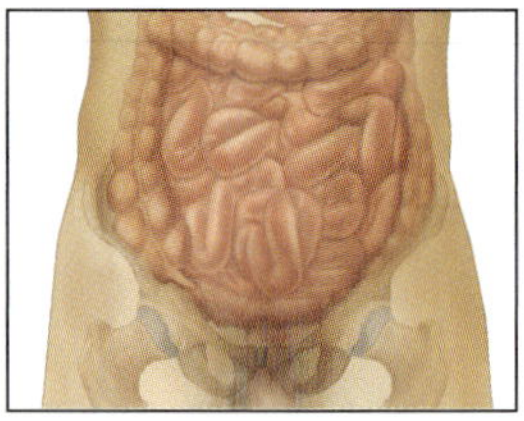

>그림 11.3 작은창자(소장)

a. 창자 염증(intestine inflammation), 장염 — enter (r) / itis (s)

b. 창자의(pertaining to intestine) — enter (r) / ic (s)

14. esophag/o—**식도(esophagus)**를 뜻하는 결합형

식도는 목구멍(인두, throat)에서 위(stomach)로 음식물을 운반하는 근육성 관이다.

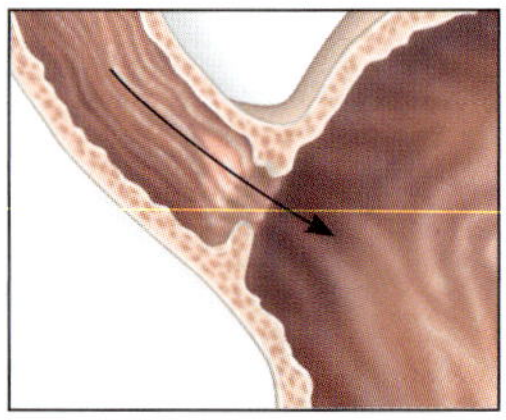

>그림 11.4 식도

a. 식도의(pertaining to esophagus) — esophag (r) / eal (s)

b. 식도를 성형하는 수술, 식도성형[술] — esophag (r) / o (cv) / plasty (s)

c. 식도 염증(esophagus inflammation) — esophag (r) / itis (s)

d. 식도 내를 관찰하는 내시경, 식도경, 식도관찰경 — esophag (r) / o (cv) / scope (s)

e. 내시경으로 식도를 검사하는 것, 식도경검사[법] — esophag (r) / o (cv) / scopy (s)

15. gastr/o—**위(stomach)**를 뜻하는 결합형

위는 염산과 소화효소를 생산하는 근육 주머니이다. 소화과정의 시작은 식도에서 받은 음식과 산을 섞는 것이다. 산과 음식이 섞여 반액상의 **미즙(chyme)**이 되어 위에서 샘창자(십이지장, duodenum)로 들어간다.

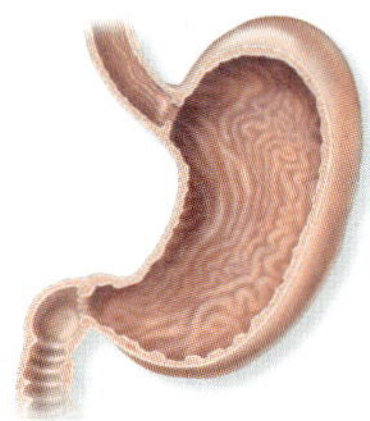

>그림 11.5 위

a. 위의(pertaining to stomach) — gastr (r) / ic (s)

b. 위염(stomach inflammation) — gastr (r) / itis (s)

c. 위염·창자염이 동시에 일어나는 염증, 위창자염 — gastr (r) / o (cv) / enter (r) / itis (s)

d. 위를 잘라내는 수술, 위절제[술] — gastr (r) / ectomy (s)

e. 위벽에 구멍을 뚫고 복벽과 봉합하는 수술, 위조루술

gastr	/	ostomy
r		s

f. 위 내부를 보기 위한 내시경, 위내시경

gastr	/ o /	scope
r	cv	s

g. 위내시경으로 위 내부를 검사하는 것, 위내시경검사[법]

gastr	/ o /	scopy
r	cv	s

h. 위 통증(stomach pain)

gastr	/ o /	dynia
r	cv	s

i. 위 통증(stomach pain)

gastr	/	algia
r		s

j. 소화관의 질환을 전문으로 하는 전문의사 (위장병학자, 위장병전문의)

gastr	/ o /	enter	/ o /	logist
r	cv	r	cv	s

k. 위장병학(study of stomach and intestine)

gastr	/ o /	enter	/ o /	logy
r	cv	r	cv	s

16. hepat/o—**간(liver)**을 뜻하는 결합형

간은 복잡한 복부의 장기이다. 위장병학에 속하며 지방 소화를 돕기 위해 **쓸개즙(담즙, bile)**을 만들어 소화에 관여한다.

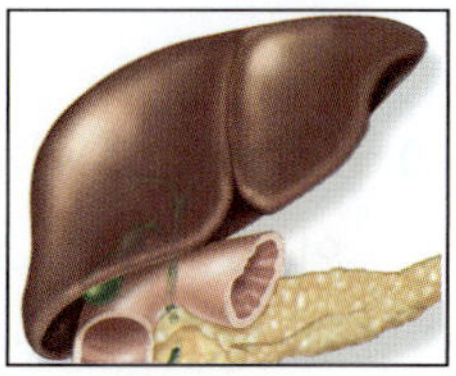

>그림 11.6 간

a. 간 염증(liver inflammation)

hepat	/	itis
r		s

b. 간의(pertaining to liver)

hepat	/	ic
r		s

c. 간 종양(liver tumor), 간암

hepat	/	oma
r		s

17. ile/o—**돌창자(회장, ileum)**를 뜻하는 결합형

돌창자(회장, ileum)는 작은창자의 세 번째 부분이다. 빈창자(공장, jejunum)로부터 소화된 음식물을 받고 완전한 소화와 영양소 흡수에 관여한다.

a. 돌창자의(회장의, pertaining to ileum)

ile	/	al
r		s

b. 외과적으로 돌창자에 구멍을 만드는 것, 돌창자창냄[술], 회장조루술

ile	/	ostomy
r		s

18. jejun/o—**빈창자(공장, jejunum)**를 뜻하는 결합형

빈창자(공장, jejunum)는 작은창자의 두 번째 부분이다. 샘창자(십이지장, duodenum)로부터 소화된 음식물을 받고 소화과정을 계속하며 영양소 흡수에 관여한다.

a. 빈창자의(공장의, pertaining to jejunum) jejun / al (r / s)

b. 외과적으로 빈창자에 구멍을 만드는 것, 빈창자창냄[술], 공장조루술 jejun / ostomy (r / s)

19. lapar/o—**배(복부, abdomen)**를 뜻하는 결합형

복부는 소화, 재생산 그리고 배설기능을 하는 장기들이 있는 몸안(체강, body cavity)이다.

a. 복부절제술(cutting into abdomen), 개복술 lapar / o / tomy (r / cv / s)

b. 복부 내시경, 복강경 lapar / o / scope (r / cv / s)

c. 복강경검사 lapar / o / scopy (r / cv / s)

20. pancreat/o—**이자(췌장, pancreas)**를 뜻하는 결합형

이자는 소화효소를 만들어내는 기관이다. 이자관은 소화효소를 샘창자로 운반하여 음식물 소화를 돕는다.

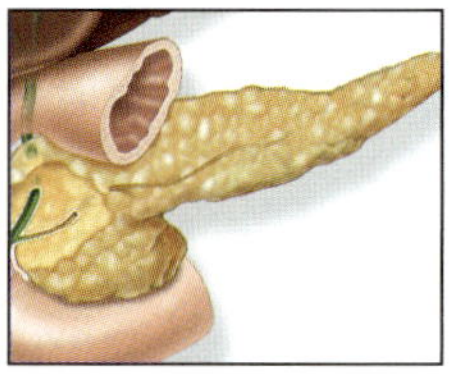

>그림 11.7 **이자(췌장)**

a. 이자의(췌장의, pertaining to pancreas) pancreat / ic (r / s)

b. 이자 염증(pancreas inflammation), 췌장염 pancreat / itis (r / s)

21. -pepsia—**소화(digestion)**를 뜻하는 접미사

a. 소화기능이 없는, 소화불량 a / pepsia (p / s)

b. 소화불량(difficult digestion) dys / pepsia (p / s)

c. 느린 소화(slow digestion), 소화불량 brady / pepsia (p / s)

22. -phagia—**먹기(eat)** 혹은 **삼키기(swallow)**를 뜻하는 접미사

a. 못삼킴증, 연하불능증(without swallowing) a / phagia (p / s)

b. 삼킴곤란, 연하곤란(difficult swallowing) dys / phagia (p / s)

c. 다식증(excessive eating) poly / phagia (p / s)

23. polyp/o—**폴립(polyp)**을 뜻하는 결합형

폴립은 작은 버섯 모양의 잘록창자의 점막에서 자라는 종양으로, 잘록창자의 속공간으로 뻗어간다. 암화될 수 있다.

a. 폴립을 가진 비정상적인 상태, 폴립증 polyp / osis (r / s)

b. 폴립의 외과적 제거, 폴립절제[술] polyp / ectomy (r / s)

24. proct/o—**곧창자(직장, rectum)**와 **항문(anus)**을 뜻하는 결합형

이 결합형은 곧창자와 항문 모두를 의미한다.

a. 항문탈출증, 탈항(drooping of rectum and anus) proct / o / ptosis (r / cv / s)

b. 곧창자와 항문을 진단하기 위한 기구, 직장경 proct / o / scope (r / cv / s)

c. 곧창자와 항문을 진단하기 위한 내시경 과정, 직장경검사 proct / o / scopy (r / cv / s)

d. 곧창자와 항문을 연구하는 사람 proct / o / logist (r / cv / s)

e. 곧창자와 항문을 연구하는 학문, 직장항문학 proct / o / logy (r / cv / s)

25. rect/o—**곧창자(직장, rectum)**를 뜻하는 결합형

곧창자(직장, rectum)는 잘록창자(결장, colon)의 마지막 부분이다. 구불잘록창자(S자결장, sigmoid colon)에서 대변을 받고 배설 전에 저장한다.

a. 곧창자탈출[증], 직장탈출(protrusion of rectum) rect / o / cele (r / cv / s)

b. 곧창자의(직장의, pertaining to rectum) rect / al (r / s)

26. sigmoid/o—**구불(잘록)창자(S자결장, sigmoid colon)**를 뜻하는 결합형

구불(잘록)창자는 결장의 S자 모양의 영역이다. 대변은 구불(잘록)창자를 지나 곧창자(직장, rectum)로 간다.

a. 구불창자를 맨눈으로 검사하는 기구, 결장내시경 sigmoid / o / scope (r / cv / s)

b. 구불창자를 맨눈으로 검사하는 과정, 결장내시경검사

sigmoid / o / scopy
r cv s

설명하기 위장병학 의학용어 설명하기 EXPLAIN

위장병학 어휘 Gastroenterology Vocabulary

이 단원의 위장병학 용어는 단어의 어원, 현대식 영어 단어, 라틴어나 그리스어에서 온 낱말 요소(word parts)들을 포함하고 있지만, 전적으로 이런 낱말 요소로만 구성되어 있지는 않다. 그렇지만 이들 낱말 요소를 통해 용어의 뜻을 파악할 수 있는 힌트를 얻을 수 있다. 단어 내 이러한 힌트를 가진 낱말 요소를 찾아 용어의 뜻을 파악하라.

용어	설명
ascites [əsáiti:z] 복수	복강 내의 액체의 축적.
barium enema (BE) [bέ:riəm énimə] 바륨관장	창자와 잘록창자의 방사선 검사 조영제로 바륨을 사용한다. 또한 *하부위장관촬영술(lower GI series)*이라고도 알려져 있다.
cirrhosis [siróusis] 경화[증] -osis = 비정상 상태	만성 간질환.
Crohn disease [króun dizí:z] 크론병	점막궤양을 동반한 만성 염증창자병(만성 염증성장질환, chronic inflammatory bowel disease; IBD). 대부분 돌창자에서 발견된다.

+ 용어의 어원 TERMINOLOGY TIDBIT

ascites라는 단어는 라틴어로 "가방"을 뜻하는 *askos*에서 왔다. 복수가 찬 사람의 배가 부어 있는 모습을 나타낸다.

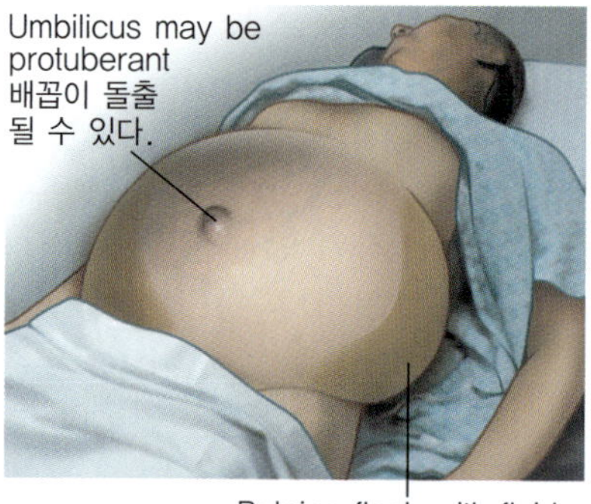

>그림 11.8 배가 부어 있고 배꼽이 돌출된 것이 복수가 찬 환자의 특징이다.

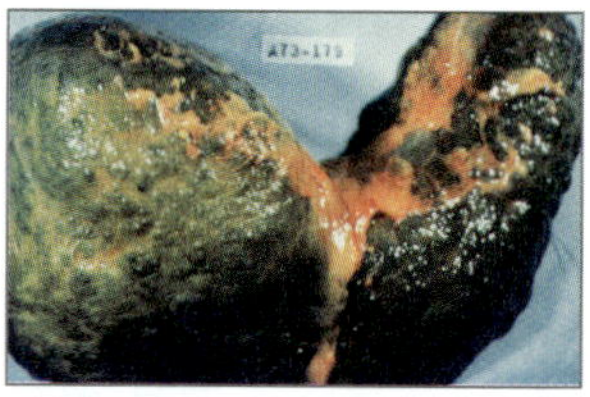

>그림 11.9 간경화에 의한 만성 간 파괴와 상처

용어	설명

dysentery
[dísənteri]
이질
dys- = 비정상
enter/o = 창자, 장

통증, 설사 그리고 혈액과 점액을 동반한 대변 등을 동반한 급성 장질환. 보통 세균이나 기생충 감염으로 인해 발생한다.

---

esophageal atresia
[isὰfədʒí:əl ətrí:ʒə]
식도폐쇄[증]
esophag/o = 식도
-eal = -에 관한

식도와 위 사이 연결의 선천적 기형. 음식물이 위로 들어가지 못한다.

+ 용어의 어원 *TERMINOLOGY TIDBIT*

atresia라는 단어는 그리스어로 "없는"을 뜻하는 접두사 *a-*와 "구멍"을 뜻하는 *tresis*가 결합하여 형성되었다.

---

esophageal varices
[isὰfədʒí:əl vέərisi:z]
식도정맥류
esophag/o = 식도
-eal = -에 관한

식도에서의 정맥류. 파열의 결과 대량의 출혈 동반.

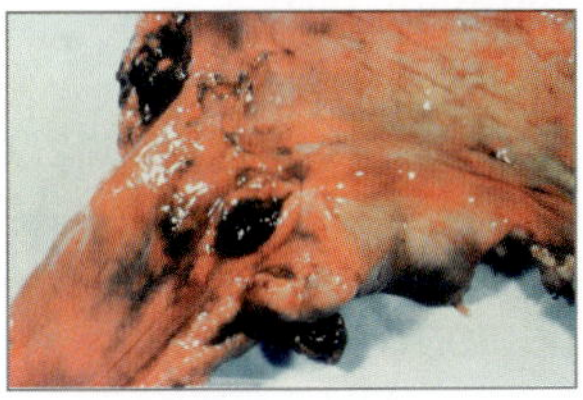

>그림 11.10 식도와 위가 만나는 지점에서 식도정맥의 파열에 의한 피덩이(혈괴) 형성

---

fecal occult blood test (FOBT)
[fí:kəl əkʌ́lt blʌd test]
대변잠혈검사
-al = -에 관한

대변에서 적은 양의 혈액의 존재를 알 수 있는 임상병리검사. 또한 "*잠혈검사(hemoccult test)*" 혹은 "*대변잠혈검사(stool guaiac test)*"라고도 불린다.

+ 용어의 어원 *TERMINOLOGY TIDBIT*

occult라는 단어는 라틴어로 "숨겨진"을 뜻하는 *occulere*에서 왔다. 이것은 현미경으로 보기에도 작은 혈액의 양을 찾기 위한 검사이다.

---

gastric bypass
[gǽstrik báipæs]
위우회술
gastr/o = 위
-ic = -에 관한

외과적 수술로 비만을 치료하는 방법. 위를 절단해 우회로를 만들어서 음식물 저장을 줄인다. *위봉합(stomach stapling)*이라 불린다.

+ 용어의 어원 *TERMINOLOGY TIDBIT*

위의 결합형인 ***gastr/o***라는 단어는 그리스어로 "위"를 뜻하는 *gaster*에서 왔다.

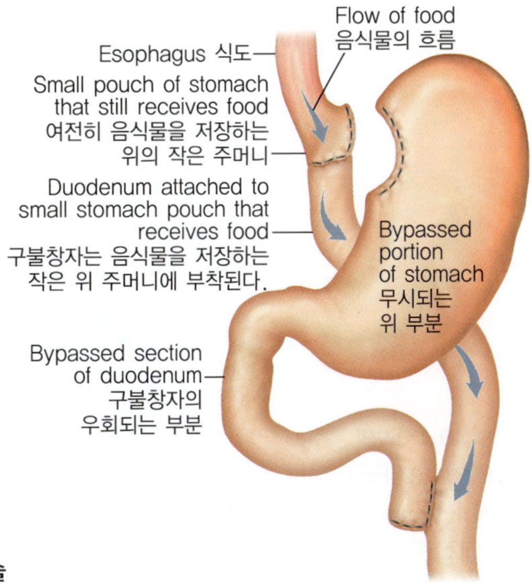

>그림 11.11 위우회술

용어	설명
gastroesophageal reflux disease (GERD) [gæstroui:safədʒí:əl rí:flʌks dizí:z] 위식도역류병 gastr/o = 위 esophag/o = 식도 -eal = -에 관한	위산이 식도로 역류할 때 발생.
Helicobacter pylori antibody test [helikəbǽktər pilɔ́:ri ǽntibadi test] 위나선균(위염균, 헬리코박터필로리) 항체검사	임상실험에서 박테리아의 존재가 위궤양의 원인임이 밝혀졌다.
hemorrhoids [héməròidz] 치핵	곧창자 정맥류.
ileus [íliəs] 창자막힘증(장폐쇄증)	장 폐쇄는 음식물을 이동시키는 근육운동이 정지되거나 혹은 다른 장애물이 소화관을 통해서 이동하는 음식물의 흐름을 방해할 때 발생한다.
intussusception [ìntəssəsépʃən] 창자중첩증(장중첩증)	장의 한 부분이 장의 안쪽으로 말려 들어갈 때 발생한다.
irritable bowel syndrome (IBS) [íritəbl báuəl síndroum] 과민대장증후군(과민성대장증후군)	복부 통증과 설사가 특징인 장의 정상기능 장애. 스트레스와 관련이 있으며 *경련성결장증(spastic colon)*이라고 불린다.

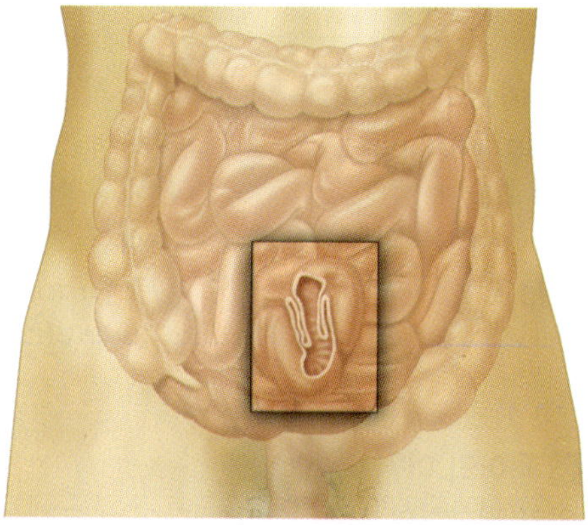

>그림 11.12 **창자중첩증.** 짧은 길이의 작은 창자가 그 자체 안으로 포개져 있다.

용어	설명
jaundice [dʒɑ́:ndis] 황달	간질환과 관련된 노란색을 띠는 피부와 눈의 흰자위.

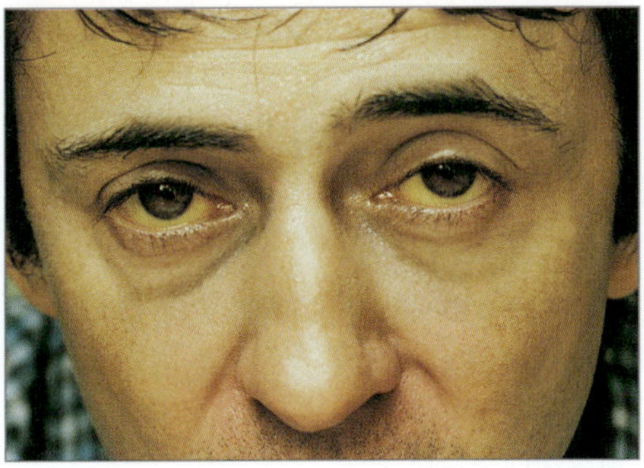

>그림 11.13 황달이 원인인 노란색의 안구를 가진 사람

용어	설명
melena [milí:nə] 흑색변(흑토증)	혈액의 존재 때문에 생기는 매우 검고 타르 같은 변.
nausea [nɔ́:ʒə] 욕지기, 구역(오심, 구기)	구토하고 싶은 충동의 느낌.

+ 용어의 어원 *TERMINOLOGY TIDBIT*

nausea라는 단어는 라틴어로 "배멀미"를 뜻하는 *nausia*에서 왔다.

용어	설명
ova and parasites (O&P) [ouvə ænd pǽrəsait] 충란과 기생충	대변에서 기생충과 충란의 존재 확인을 위한 임상병리 검사.

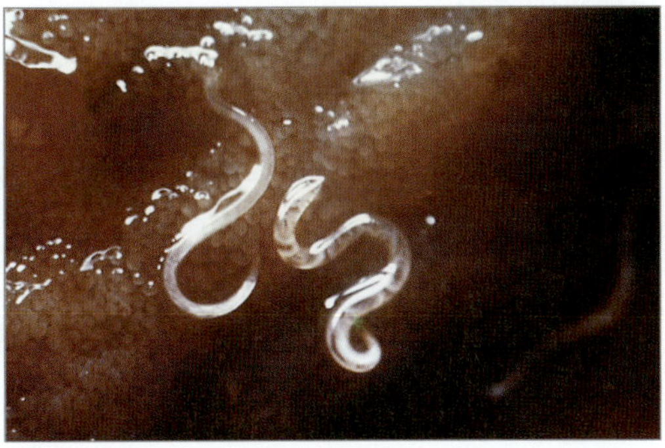

>그림 11.14 구충(Hookworm)들이 장 내벽에 부착되어 있다. 이 기생충들에서 방출된 충란들은 기본적인 충란과 기생충 검출법에 의해 검출된다.

용어	설명
peptic ulcer disease (PUD) [péptik ʌ́lsər dizí:z] 소화성궤양질환	하부 식도, 위 및 샘창자의 점막에서 발생한 분화구 같은 미란(까짐, erosion), 궤양이 혈관을 침윤하고 *출혈성 궤양(bleeding ulcer)*이 되거나, 위벽을 침윤하여 *천공된 궤양(perforated ulcer)*이 되어 복강(abdominal cavity) 내로 위산(stomach acids)이 들어오면 더 위험한 상황이 된다.

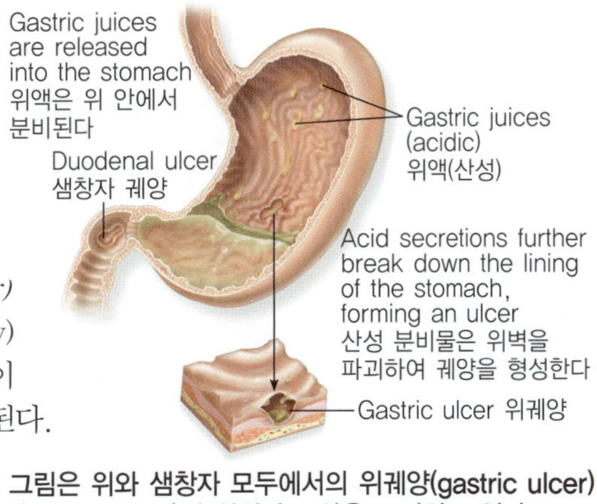

>그림 11.15 그림은 위와 샘창자 모두에서의 위궤양(gastric ulcer)과 소화성궤양(peptic ulcer)의 위치와 모양을 묘사하고 있다.

용어	설명
total parenteral nutrition (TPN) [tóutl pæréntərəl njuːtríʃən] 완전비경구영양	사람이 입으로 먹지 못할 때 혈류에 직접 영양분을 넣어주는 방법.
ulcerative colitis [ʌ́lsərèitiv kouláitis] 궤양잘록창자염 (궤양성대장염) col/o = 잘록창자 -itis = 염증	만성 염증창자병(만성 염증장질환, chronic inflammatory bowel disease; IBD)은 잘록 창자의 점막에 궤양 형성을 특징으로 한다.
upper gastrointestinal series [ʌ́pər gæstrouintéstinəl síəriːz] 상부위장관촬영술 gastr/o = 위 -al = -에 관한	식도와 위를 바륨(barium)과 같은 조영제를 사용하여 검사하는 방사선. *바륨삼킴 (barium swallow)*이라고도 한다.

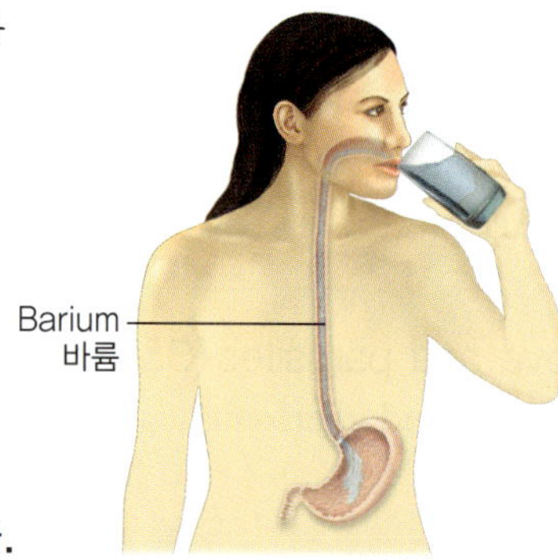

>그림 11.16 환자는 상부위장관촬영술(upper GI series)을 통해서 그녀의 위 윤곽을 보기 위해 바륨 용액을 마시고 있다.

용어	설명
volvulus [vάlvjuləs] 창자꼬임(장염전)	장관이 꼬이거나 매듭을 만드는 상태.

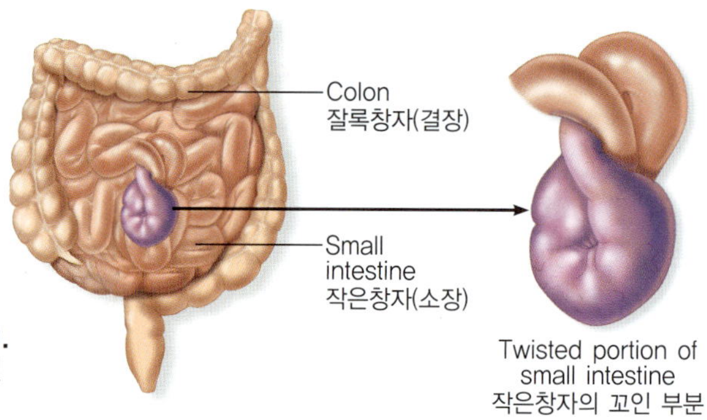

>그림 11.17 창자꼬임(장염전, volvulus). 작은창자가 스스로 꼬여져 있고, 꼬인 매듭이 혈액순환을 끊고 있다.

용어	설명
vomit [vάmit] 구토물(토물)	위의 강력한 역류작용으로 입 밖으로 나온 내용물.

위장병학 약어 *Gastroenterology Abbreviations*

다음 목록은 위장병학에서 자주 사용하는 약어이다.

Ba	barium(바륨)
BE	barium enema(바륨관장)
BM	bowel movement(창자운동, 배변)
BS	bowel sounds(창자소리, 장음)
CBD	common bile duct(온쓸개관, 총담관)
CUC	chronic ulcerative colitis(궤양잘록창자염, 궤양성대장염)
EGD	esophagogastroduodenoscopy(식도위샘창자내시경술)
ERCP	endoscopic retrograde cholangiopancreatography (내시경역행쓸개이자조영술, 내시경역행담췌관조영술)
GB	gallbladder(쓸개주머니, 담낭)
GERD	gastroesophageal reflux disease(위식도역류병)
GI	gastrointestinal(위창자의, 위소장의)
IBD	inflammatory bowel disease(염증창자질환, 염증성장질환)
IBS	irritable bowel syndrome(과민대장증후군)
N & V	nausea and vomiting(욕지기와 구토)
O & P	ova and parasites(충란과 기생충)
PUD	peptic ulcer disease(소화성궤양병)
TPN	total parenteral nutrition(완전비경구영양, 완전정맥영양)
UGI	upper gastrointestinal series(상부위장관촬영술)

A. 명칭쓰기 연습 *Labeling Exercise*

다음 그림에서 번호에 해당하는 각 구조의 명칭을 쓰고, 공간을 적절히 활용하여 결합형을 쓰라.

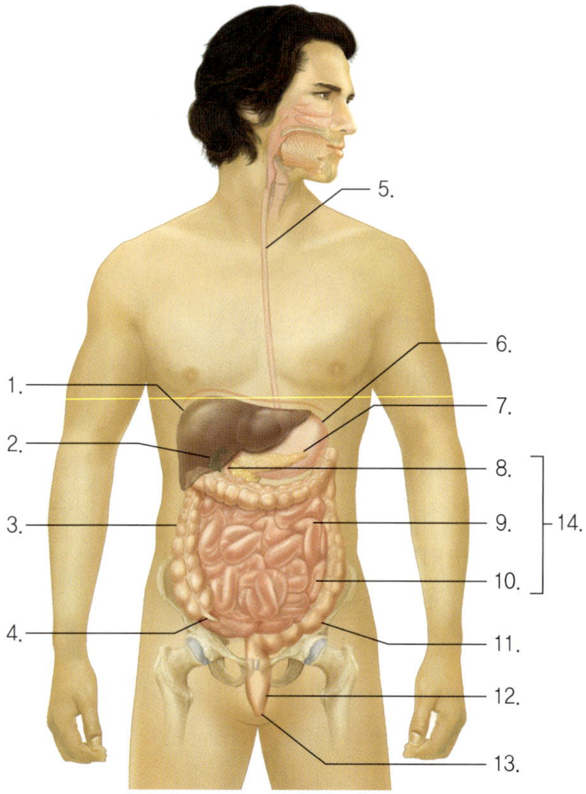

1. ______________________ 8. ______________________

2. ______________________ 9. ______________________

3. ______________________ 10. ______________________

4. ______________________ 11. ______________________

5. ______________________ 12. ______________________

6. ______________________ 13. ______________________

7. ______________________ 14. ______________________

B. 의학용어 만들기 *Build Medical Terms*

다음에 제시된 낱말 요소를 사용하여 지시하는 의학용어를 만들어라.

결합형 *gastr/o* 는 위(stomach)를 뜻한다.

1. 위 염증, 위염 ______________________
2. 위의 수술적 제거, 위절제[술] ______________________
3. 시각적으로 위를 검사하는 기구, 위내시경 ______________________
4. 위통증을 뜻하는 용어 ______________________
5. 위통증을 뜻하는 다른 용어 ______________________

결합형 *proct/o* 와 *recto* 는 곧창자(직장, rectum)를 뜻한다.

6. *proct/o*를 사용하여 항문탈출증을 만들어라. ______________________
7. *rect/o*를 사용하여 곧창자탈출을 만들어라. ______________________

결합형 *cholecyst/o* 는 쓸개[주머니](담낭, gallbladder)를 뜻한다.

8. 쓸개(주머니)의 염증, 담낭염 ______________________
9. 쓸개(주머니)절제[술], 담낭절제[술] ______________________

접미사 *-ostomy* 는 인공적인 창냄술(연결술)을 뜻한다.

10. 샘창자에 인공적인 창냄술, 십이지장조루술 ______________________
11. 잘록창자에 인공적인 창냄술, 결장조루술 ______________________
12. 위에 인공적인 창냄술, 위조루술 ______________________

접미사 *-pepsia* 는 소화(digestion)를 뜻한다.

13. 소화기능이 없는 것, 소화불량 ______________________
14. 소화기능이 어려운, 소화불량 ______________________
15. 소화기능이 느린, 소화불량 ______________________

C. 빈칸 채우기 *Fill in the Blank*

다음 문장을 완성하기 위해 빈칸에 알맞은 단어를 써 넣어라.

1. The patient had a nutrient-complete solution given directly into her bloodstream. The medical term for this is called ______________________.
   (환자는 그녀의 혈류에 직접 영양분을 넣어주는 방법을 시행하였다. 이 용어는 ________라고 불린다.)
2. In peptic ulcer disease, the ulcers may be found in the ______________, ______________, or ______________.
   (소화성 궤양질환에서 궤양은 ________, ________ 혹은 ________에서 찾아볼 수 있다.)
3. The forceful return of stomach contents out of the mouth is to ______________.
   (위의 강력한 되돌림으로 입 밖으로 나온 내용물은 ________이다.)
4. Another term for an upper GI series is ______________.
   (상부위장관촬영술의 다른 용어는 ________이다.)
5. Bile is produced by the ______________ and stored in the ______________.
   (쓸개즙은 ________에서 생성되고 ________에서 저장된다.)
6. The nurse's notes indicated that the patient's abdomen was swollen by fluid accumulating in the abdominal cavity. This accumulation is called ______________.
   (간호사의 기록은 환자의 배가 복강 내에 복수의 축적으로 부풀어 있다고 지적했다. 이 축적은 ________라고 불린다.)
7. The term that describes an intestinal blockage that occurs when the colon muscles stop pushing food through the colon is ______________.
   (잘록창자에서 음식물을 밀어내는 잘록창자의 근육이 멈출 때 발생하는 창자 막힘을 설명하는 용어는 ________이다.)
8. After finding ulcers on the mucous membrane of Mr. Fong's colon during a colonoscopy, the physician was able to tell him that he had a chronic condition called ______________.
   (의사가 Fong 씨의 잘록창자 대장내시경을 하는 동안 점막에서 궤양을 발견한 후 ________라고 불리는 만성질환을 가지고 있다고 말할 수 있다.)
9. Miss Matthews did not recognize what condition she had when her doctor told her she had irritable bowel syndrome. She was more familiar with the name ______________.
   (Matthews 씨는 그녀가 과민대장증후군을 가지고 있다는 의사의 말을 들었을 때 알아듣지 못했다. 그녀는 그 병명보다 ________라는 이름이 더 익숙했다.)
10. ______________________ is a surgical treatment for obesity.
    (________는 비만에 대한 외과적 치료 방법이다.)

D. 철자법 *Spelling*

다음에 제시된 용어 중 일부는 철자가 잘못되어 있다. 잘못된 곳을 찾아 빈칸에 바르게 고쳐 쓰라.

1. cholecystogram(쓸개조영상, 담낭조영상) ____________
2. esophogal(식도의, 식도에 관한) ____________
3. pancreasitis(이자염, 췌장염) ____________
4. duodenum(샘창자, 십이지장) ____________
5. gastroitis(위염) ____________
6. intussusception(창자겹침증, 장중첩증, 중첩) ____________
7. *Helicobacter pylori*(위나선균, 위염균) ____________
8. cirhosis(경화[증]) ____________
9. volvolus(창자꼬임, 장염전) ____________
10. jaundice(황달) ____________

E. 의학용어 분석 *Medical Term Analysis*

*다음 용어를 분석하라. 먼저 각 용어를 제시된 낱말 요소(**P=접두사**, **WR=어근**, **CF=결합형**, **S=접미사**)로 나누고, 각각의 낱말 요소별 뜻과 전체 용어의 뜻을 쓰라.*

1. esophagoplasty
   CF ____________
   뜻 ____________
   S ____________
   뜻 ____________
   용어의 뜻 ____________
   ____

2. appendectomy
   WR ____________
   뜻 ____________
   S ____________
   뜻 ____________
   용어의 뜻 ____________
   ____

3. choledocholithotripsy
   CF ____________
   뜻 ____________
   CF ____________
   뜻 ____________
   S ____________
   뜻 ____________
   용어의 뜻 ____________
   ____

4. hyperemesis
   P ____________
   뜻 ____________
   S ____________
   뜻 ____________
   용어의 뜻 ____________
   ____

5. gastroenteritis

CF ______

뜻 ______

WR ______

뜻 ______

S ______

뜻 ______

용어의 뜻 ______

6. hepatoma

WR ______

뜻 ______

S ______

뜻 ______

용어의 뜻 ______

7. diverticulosis

WR ______

뜻 ______

S ______

뜻 ______

용어의 뜻 ______

8. ileostomy

WR ______

뜻 ______

S ______

뜻 ______

용어의 뜻 ______

9. laparoscope

CF ______

뜻 ______

S ______

뜻 ______

용어의 뜻 ______

10. polyphagia

P ______

뜻 ______

S ______

뜻 ______

용어의 뜻 ______

F. 사진과 짝맞추기 *Photomatch Challenge*

다음 그림에 해당하는 용어를 〈보기〉에서 골라 빈칸에 써 넣어라.

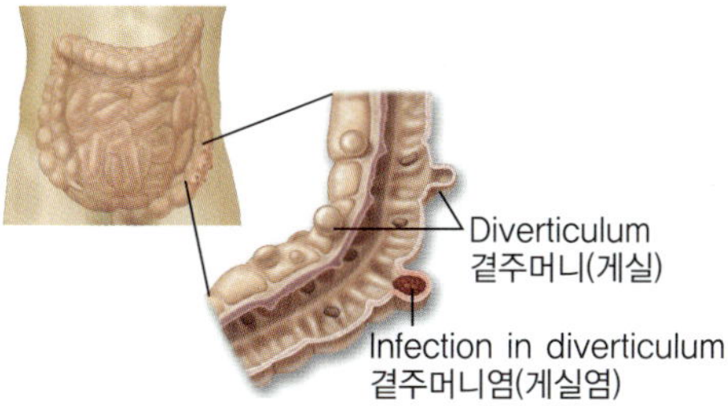

1. ______________________

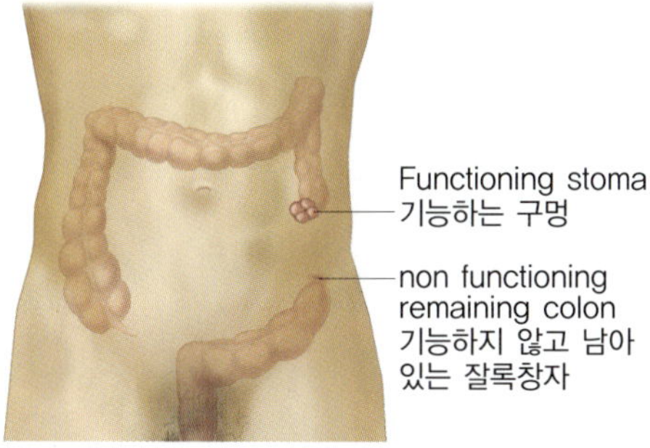

2. ______________________

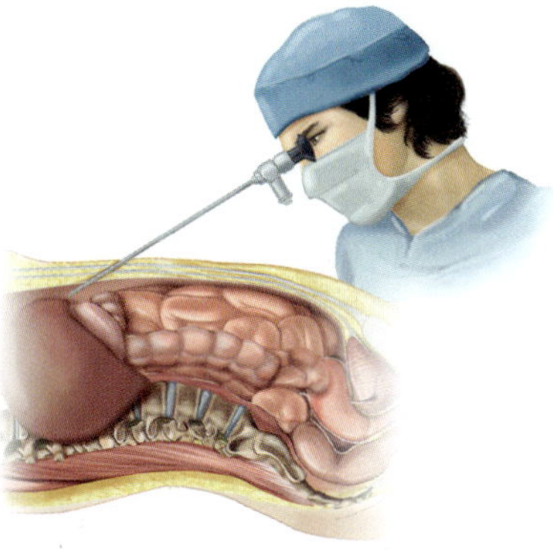

3. ______________________

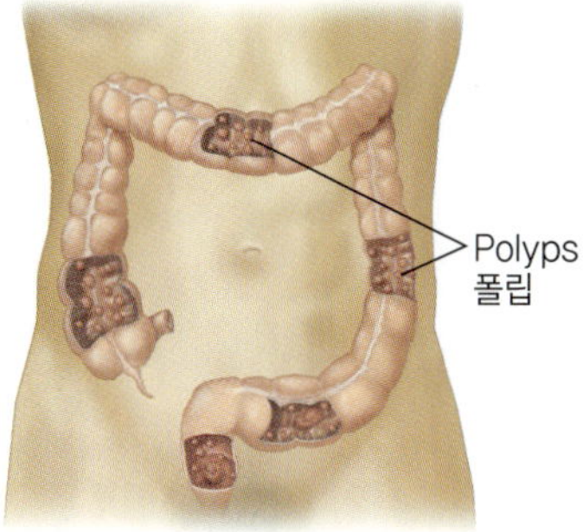

4. ______________________

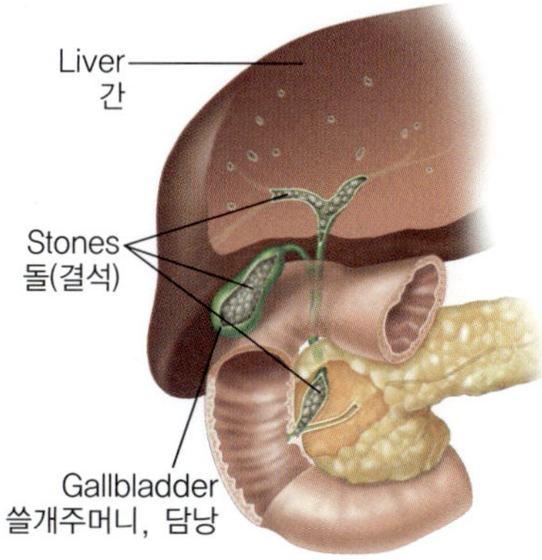

5. ______________________

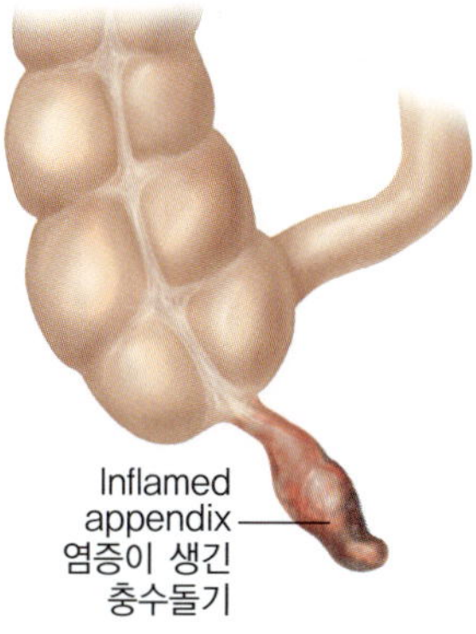

6. ______________________

보기:

Appendic/o(막창자꼬리, 맹장)	Diverticul/o(곁주머니)	Lapar/o(배, 복부)	-ostomy(문합술)
Chol/e(쓸개즙, 담즙)	-iasis(비정상 상태)	Lith/o(돌, 결석)	Polyp/o(폴립)
Col/o(잘록창자, 결장)	-itis(염증)	-osis(비정상 상태)	-scopy(보개, 검경)

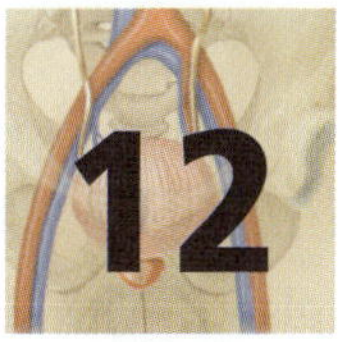

12

비뇨기학과 신장학
Urology and Nephrology

비뇨계통과 남성생식계통
Urinary System and Male Reproductive System

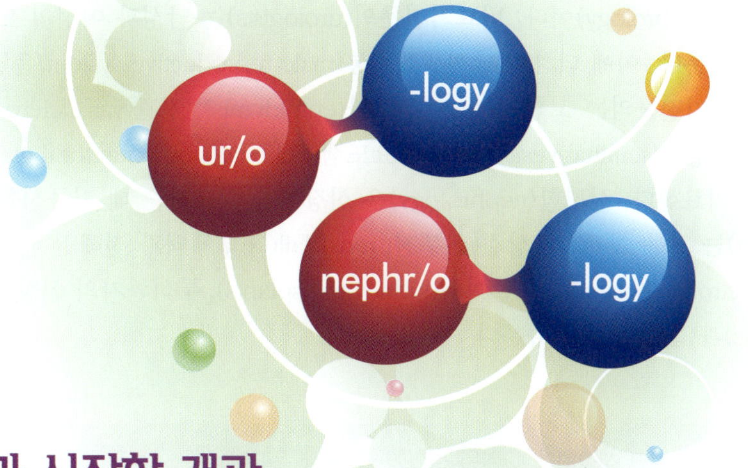

비뇨기학과 신장학 개관 *A Brief Introduction to Urology and Nephrology*

이해하기 비뇨계통과 남성생식계통의 기능 이해하기 UNDERSTAND

비뇨계통은 안정된 내부환경(a stable internal environment)을 유지하는 **항상성(homeostasis)**을 지키는 데 필요한 매우 중요한 몇 가지 과정을 책임지고 있다. 그 과정은 다음과 같다.

- 노폐물을 제거한다.
- 체내의 수분과 전해질의 수준을 조절한다.
- 정상적인 pH를 유지한다.

두 개의 **콩팥(신장, kidney)**에서 불필요하거나 원하지 않는 물질과 과량의 물을 신체에서 제거하여 **소변(요, urine)**을 만든다. 소변은 콩팥에서 **요관(ureter)**을 통해 흘러 **방광(urinary bladder)**에 도달되어 이곳에 저장된다. 소변은 신체를 떠나 **요도(urethra)**를 통해 몸밖으로 방출된다.

남성(males)의 경우 생식계통(reproductive system)은 요도를 공유하고 있기 때문에 비뇨계통과 밀접하게 연관되어 있다. 이러한 이유 때문에 이 두 계통은 **비뇨생식계통(genitourinary system)**이라고도 불린다. 고환(testes)은 정자(sperm)를 생산하고 남성호르몬인 테스토스테론(testosterone)을 분비하는 역할을 한다. 그 밖의 기관(organ)으로는 **부고환(epididymis)**, **정관(vas deferens)**, **정낭(seminal vesicles)**, **전립샘(전립선, prostate gland)**, **망울요도샘(요도구선, bulbourethral gland)**, **요도(urethra)**와 **음경(penis)**이 있다. 이 기관들은 정자(sperm)를 운송하고 저장하거나, 정자에 자양분을 주기 위하여 정액(seminal fluids)을 분비한다.

기술하기 비뇨기학과 신장학이라는 의학적 전문분야 DESCRIBE

비뇨계통 질환의 진단과 치료(diagnosis and treatment)에 관계된 두 의학적 전문분야는 **비뇨기학(urology)**과 **신장학(nephrology)**이다. **비뇨기전문의(urologists)**는 남성과 여성의 요로(urinary tract)와 관련된 질환을 다룬다. 이에 더하여 남성생식계통(male reproductive system)은 요로의 기관들과 겹치기 때문에 비뇨기전문의는 고환(testes), 부고환(epididymis), 정관(vas deferens), 전립샘(전립선, prostate gland), 정낭(seminal vesicles), 망울요도샘(요도구선, bulbourethral gland), 음경(penis)과 관계된 질환을 치료한다. 신장학(nephrology)은 신장병을 치료하는 데 전문성을 가진다. **신장전문의(nephrologist)**는 보통 콩팥기능상실(신부전, renal failure), 체액과 전해질 균형 문제(problems with fluid and electrolyte balance), 콩팥이식(kidney transplants), 투석환자의 신장병(kidney disease in dialysis patients)과 같은 질환을 다룬다.

정의하기 비뇨기학과 신장학에 관련된 결합형, 접두사, 접미사 DEFINE

비뇨기학과 신장학 관련 결합형 *Urology and Nephrology Combining Forms*

다음 결합형은 비뇨기학과 신장학 용어를 만들고 정의하는 데 중요한 것들이다.

balan/o	귀두(glans penis)	ren/o	콩팥(신장, kidney)
cyst/o	방광, 낭(bladder)	semin/i	정액(semen)
epididym/o	부고환(epididymis)	spermat/o	정자(sperm)
glomerul/o	토리(사구체, glomerulus)	sperm/o	정자(sperm)
lith/o	돌(결석, stone)	testicul/o	고환(정소, testicle)
nephr/o	콩팥(신장, kidney)	ur/o	소변, 요(urine)
orchid/o	고환(정소, testes)	ureter/o	요관(ureter)
orchi/o	고환(정소, testes)	urethr/o	요도(urethra)
orch/o	고환(정소, testes)	urin/o	소변, 요(urine)
prostat/o	전립샘(전립선, prostate gland)	vas/o	혈관, 맥관(vas deferens)
pyel/o	콩팥깔때기(신우, renal pelvis)	vesicul/o	정낭(seminal vesicle)

다음 결합형은 비뇨기학과 직접 관련은 없지만, 비뇨기학과 신장학 용어를 만들고 정의하는 데 중요한 것들이다.

albumin/o	알부민(albumin)
azot/o	질소 노폐물(nitrogen waste)
bacteri/o	박테리아(bacteria)
corpor/o	몸(체, body)
crypt/o	숨겨진(hidden)
genit/o	생식, 생식기관(genitals)
glycos/o	당(sugar), 포도당(glucose)
hemat/o	혈액(blood)
hem/o	혈액(blood)
hydr/o	물, 수분(water)
noct/i	밤, 야간(night)
olig/o	부족, 희소, 미량(scanty)
py/o	고름(농, pus)
rect/o	곧창자(직장, rectum)
ven/o	정맥(vein)

접미사 복습 Suffix Review

아래의 접미사와 접두사는 제2, 3장에서 이미 소개되었지만 비뇨기학과 신장학 용어를 만드는 데 특히 중요하기 때문에 이 장에서 다시 복습한다.

-al	-의, -에 관한(pertaining to)
-algia	-통, 통증(pain)
-ar	-의, -에 관한(pertaining to)
-ary	-의, -에 관한(pertaining to)
-cele	탈장, 탈출(hernia, protrusion)
-cyte	세포(cell)
-eal	-의, -에 관한(pertaining to)
-ectomy	외과적인 제거, 절제술, 적출술 (surgical removal)
-emia	혈증, 혈액상태(blood condition)
-genesis	발생, 형성(produces, generates)
-gram	기록, 사진, 측정도, 조영상 (record, picture)
-graphy	조영[술], 기록[술], 촬영[술] (process of recording)
-ia	상태, -증(state)
-iasis	비정상적인 상태, -증 (abnormal condition)
-ic	-의, -에 관한(pertaining to)
-ism	상태, -증(state of, condition)
-itis	염증, -염(inflammation)
-lith	돌, -석, -결석(stone)
-logist	전문가, 전문의, 의사, 학자, 기사 (one who studies)
-logy	학문, -학(study of)
-lysis	분해, 분리, 용해(destruction)
-megaly	비대, 비대증(enlargement)
-meter	측정기구, 측정계, -계, -기 (instrument for measuring)
-oma	종양, -종, 덩어리(tumor, mass)
-osis	비정상적인 상태, -증 (abnormal condition)
-ostomy	외과적으로 구멍을 내기, 절개[술], 창냄[술], 연결[술] (surgically create an opening)
-ous	-의, -에 관한(pertaining to)
-pathy	병[증](disease)
-pexy	외과적인 고정, 고정[술] (surgical fixation)

-plasty	외과적인 재건, 재건[술], 봉합[술], 성형[술](surgical repair)
-ptosis	처짐증(drooping)
-rrhaphy	꿰매기, 봉합[술](suture)
-rrhea	흐름, 루(discharge, flow)
-sclerosis	경화[증](hardened condition)
-scope	보는 도구, -경 (instrument for viewing)
-scopy	시각적 검사과정, -경검사, -경술, 관찰법 (process of visually examining)
-stenosis	좁히기, 협착[증](narrowing)
-tomy	잘라서 들어가기, 절개[술], 절단[술] (cutting into)
-tripsy	깨기, 부숨술, 깸술, 쇄술(crushing)
-trophy	발달, 영양성(development)
-uria	요(오줌)의 상태, -뇨 (urine condition)

접두사 복습 *Prefix Review*

a-	-없이, 무(without)
an-	-없이, 무(without)
dys-	비정상, 이상, 장애, 곤란 (abnormal)
extra-	바깥의, -외(outside of)
hyper-	과도한, 과, 고, 과잉(excessive)
intra-	-속의, -내의, 속, 안, 내(within)
poly-	많은, 다발, 다, 다중(many)
trans-	통과하여, 경유, 경, 통과, 전이 (across)

비뇨기학과 신장학에서 다루는 기관

Organs Commonly Treated in Urology and Nephrology

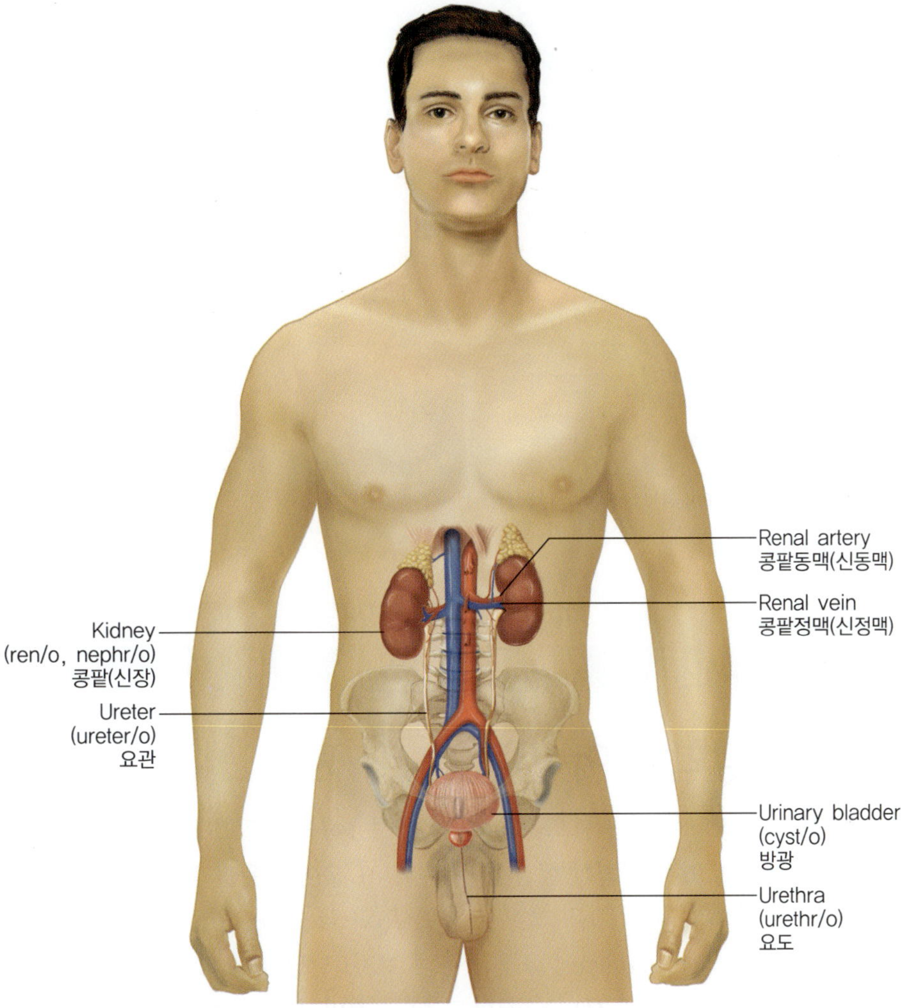

>그림 12.1 **비뇨계통**

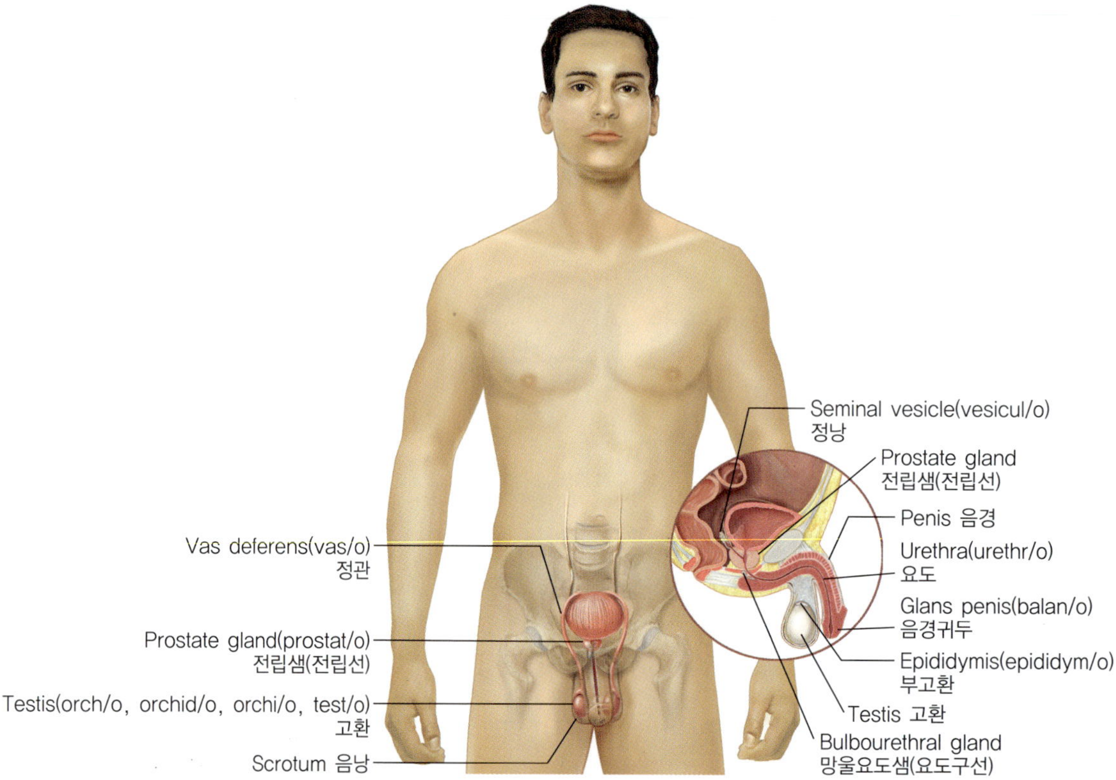

>그림 12.2 **남성생식계통**

용어 만들기 낱말 요소로 비뇨기학과 신장학 용어 만들기 *BUILD*

비뇨기학과 신장학 용어 만들기 *Building Urology and Nephrology Terms*

이 단원은 비뇨기학과 신장학 용어를 만드는 데 빈번히 사용하는 낱말 요소(word parts)를 제시한다. 용어의 설명을 따라하다 보면 어휘력이 향상될 것이다. 각 용어의 뜻을 파악하여 빈칸에 채워 넣어 하나의 의학용어를 완성하라. 사선(/)을 그어서 접두사(prefixes; p), 어근(word roots; r), 결합모음(combining vowels; cv), 접미사(suffixes; s)를 구분해 보자. 낱말 요소의 키를 찾는 데 도움을 주기 위하여 밑줄 아래에 r(어근), p(접두사), cv(결합모음), s(접미사)로 표시하였다. 모든 용어가 4가지 낱말 요소를 모두 가지고 있는 것은 아니라는 사실을 기억하라. 무엇을 사용할지 스스로 결정하라. 경험이 쌓일수록 이 과정은 더욱 쉬워질 것이다. 답안은 이 장의 말미에 수록하였다.

1. balan/o—**음경귀두(glans penis)**를 뜻하는 결합형

귀두는 음경의 확대된 끝부분이다. 귀두는 **음경꺼풀(prepuce or foreskin)**로 덮여 있다.

a. 귀두 염증(glans penis inflammation), 귀두염 balan / itis
r s

b. 귀두 분비(귀두루, discharge from the glans penis) balan / o / rrhea
r cv s

2. cyst/o — **방광(urinary bladder)**을 뜻하는 결합형

방광은 콩팥에서 생산된 요를 저장하는 근육기관이다. 요(urine)는 요관을 통하여 방광으로 들어온 다음 요도(urethra)를 통하여 방출된다.

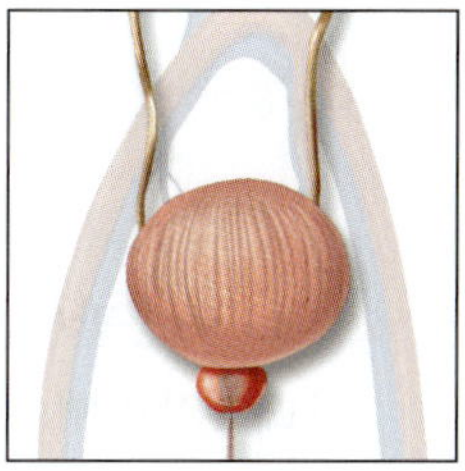

>그림 12.3 **방광**

a. 방광 통증(bladder pain) cyst / algia
r s

b. 방광의 돌출, 방광루(protrusion of the bladder) cyst / o / cele
r cv s

c. 방광의 외과적인 제거, 방광절제술 cyst / ectomy
r s

d. 방광 염증, 방광염(bladder inflammation) cyst / itis
r s

e. 방광의 시각적인 검사 과정, 방광경검사 cyst / o / scopy
r cv s

f. 방광의 기록, 방광조영상 cyst / o / gram
r cv s

g. 방광의 기록과정, 방광조영[술] cyst / o / graphy
r cv s

h. 방광의 시각적인 검사기구, 방광경 cyst / o / scope
r cv s

i. 방광의(pertaining to the bladder) cyst / ic
r s

j. 방광 속의 돌, 방광결석(stone in the bladder) cyst / o / lith
r cv s

3. epididym/o — **부고환(epididymis)**을 뜻하는 결합형

부고환은 고환의 표면에 자리를 잡고 있으며, 고환(testes)이 정자를 생산하면 이를 저장한다.

a. 부고환 염증(epididymis inflammation) epididym / itis
r s

b. 부고환의(pertaining to the epididymis) epididym / al
r s

4. lith/o — **돌(결석, stone)**을 뜻하는 결합형

돌은 신체의 여러 부위에서 생성되며 보통 유기염이나 무기염으로부터 만들어진다.

a. 돌의 외과적인 분쇄, 쇄석술 lith / o / tripsy
r cv s

b. 요관 내 돌이 있는 비정상 상태, 요관결석술

ureter / o / lith / iasis
r cv r s

c. 콩팥 내 돌이 있는 비정상 상태, 신장결석증

nephr / o / lith / iasis
r cv r s

d. 방광 내 돌이 있는 비정상 상태, 방광결석증

cyst / o / lith / iasis
r cv r s

5. nephr/o—**콩팥(신장, kidney)**을 뜻하는 결합형

아래쪽갈비뼈(하부늑골, lower ribs) 근처의 척주(spine)의 양쪽에 콩팥이 존재한다. 각각 수천 개의 **콩팥단위(신원, nephrons)**로 구성되어 있으며, 각 콩팥단위의 **토리(사구체, glomerulus)** 부분은 혈액으로부터 과량의 전해질, 물, 노폐물을 제거하여 요를 만든다. 요(urine)는 콩팥에서 요관을 거쳐 방광으로 가서 저장된다.

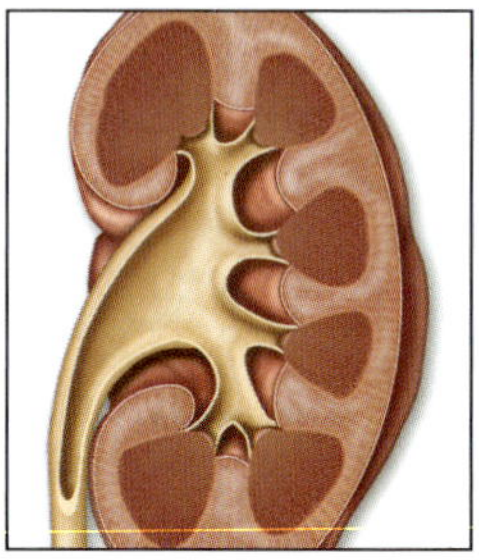

>그림 12.4 **콩팥**

a. 콩팥의 외과적인 제거, 신장절제[술]

nephr / ectomy
r s

b. 콩팥의 염증(kidney inflammation), 신장염

nephr / itis
r s

c. 비대한 콩팥(enlarged kidney), 신장비대증

nephr / o / megaly
r cv s

d. 콩팥의 종양(kidney tumor), 신장암

nephr / oma
r s

e. 늘어진 콩팥(drooping kidney), 콩팥처짐증

nephr / o / ptosis
r cv s

f. 콩팥으로 절단해 들어가기, 신장절개술

nephr / o / tomy
r cv s

g. 콩팥질환(kidney disease), 신장병

nephr / o / pathy
r cv s

h. 콩팥의 외과적인 고정, 신장고정[술]

nephr / o / pexy
r cv s

i. 콩팥의 경화, 신장경화증

nephr / o / sclerosis
r cv s

j. 토리와 콩팥의 염증, 사구체신염

glomerul / o / nephr / itis
r cv r s

k. 콩팥의 돌(kidney stone), 신장결석

nephr / o / lith
r cv s

l. 콩팥의 비정상 상태, 신장증

nephr / osis
r s

6. orchid/o—**고환(testes)**을 뜻하는 결합형

남성생식기는 정자와 **테스토스테론(testosterone)**을 생산한다. 두 개의 고환은 **음낭(scrotum)** 내에서 신체의 밖에 매달려 있다. 고환에서 정자가 생산되면 부고환으로 이동하여 저장된다. 단수형은 testis이며, 다른 이름은 **testicles**(단수형은 testicle)이다.

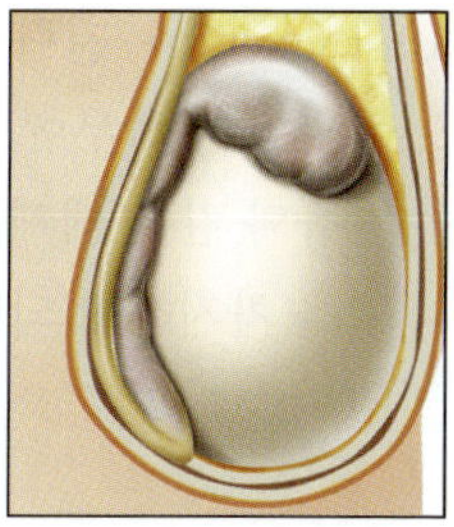

>그림 12.5 **고환**

a. 고환의 외과적인 제거, 고환절제술 — orchid (r) / ectomy (s)

---

7. orchi/o—**고환(testes)**을 뜻하는 결합형

a. 고환의 외과적인 고정, 고환고정술 — orchi (r) / o (cv) / pexy (s)

b. 고환 통증(testes pain) — orchi (r) / algia (s)

---

8. orch/o—**고환(testes)**을 뜻하는 결합형

a. 고환이 없는 상태, 무고환[증] — an (p) / orch (r) / ism (s)

b. 고환 염증(testes inflammation), 고환염 — orch (r) / itis (s)

c. 고환이 숨겨진 상태, 잠복고환[증] — crypt (r) / orch (r) / ism (s)

---

9. -ostomy—**외과적으로 구멍(열림)을 만드는 것**(to create a surgical opening)을 뜻하는 접미사

두 기관 사이에서나 기관과 신체 외부 사이에 새로운 구멍(opening)을 만드는 것을 묘사한다. 신체 표면의 새로운 구멍은 **stoma(구멍, 입)**라고 불린다.

a. 외과적으로 방광에 구멍 만들기, 방광창냄술 — cyst (r) / ostomy (s)

b. 외과적으로 콩팥에 구멍 만들기, 콩팥창냄술 — nephr (r) / ostomy (s)

c. 외과적으로 요관에 구멍 만들기, 요관창냄술 — ureter (r) / ostomy (s)

d. 외과적으로 콩팥깔때기(신우)에 구멍 만들기, 깔때기창냄술, 신우조루술 — pyel (r) / ostomy (s)

e. 외과적으로 요도에 구멍 만들기, 요도창냄술 — urethr (r) / ostomy (s)

f. 외과적으로 한쪽 정관과 다른 정관 사이에 구멍 만들기, 정관복원술 — vas (r) / o (cv) / vas (r) / ostomy (s)

---

10. prostat/o—**전립샘(전립선, prostate gland)**을 뜻하는 결합형

방광의 하부에서 요도를 둘러싸고 있는 하나의 남성 생식샘이며, 우유와 같은 액체를 분비하는데 이것이 정액의 액체부분에서 상당한 양을 차지하게 되며 정자에게 자양분을 제공한다.

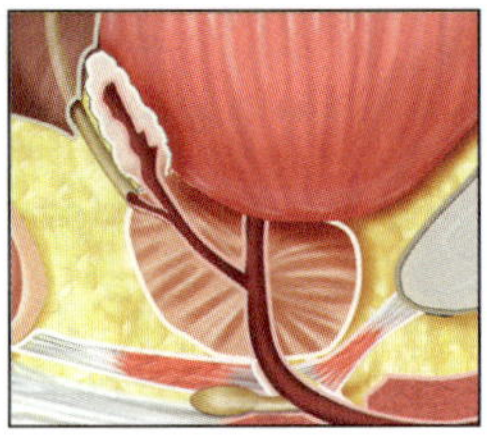

>그림 12.6 **전립샘**

a. 전립샘의 외과적인 제거, 전립샘절제술 prostat (r) / ectomy (s)

b. 전립샘 염증(prostate gland inflammation) prostat (r) / itis (s)

c. 전립샘의(pertaining to prostate gland) prostat (r) / ic (s)

---

11. pyel/o—**콩팥깔때기(신우, renal pelvis)**를 뜻하는 결합형

요가 생성되면 각 콩팥의 내부에 집결되는데, 각 콩팥깔때기는 요를 요관으로 흘려보낸다.

a. 콩팥깔때기와 콩팥의 염증, 신우신염 pyel (r) / o (cv) / nephr (r) / itis (s)

b. 콩팥깔때기의 기록, 신우조영상 pyel (r) / o (cv) / gram (s)

c. 콩팥깔때기 기록의 과정, 신우조영술 pyel (r) / o (cv) / graphy (s)

---

12. ren/o—**콩팥(신장, kidney)**을 뜻하는 결합형

a. 콩팥의(pertaining to kidney) ren (r) / al (s)

b. 콩팥의 기록(record of kidney), 신장기능도 ren (r) / o (cv) / gram (s)

c. 콩팥 기록의 과정, 콩팥촬영술 ren (r) / o (cv) / graphy (s)

---

13. semin/i—**정액(semen)**을 뜻하는 결합형

성행위 동안 음경에서 사정된 액체이며, 정자와 생식샘(전립샘, 음낭, 망울요도샘)에서 분비된 액체를 함유한다.

a. 정액의(pertaining to semen) semin (r) / al (s)

b. 소변에 정액이 포함된 상태, 정액뇨 semin (r) / uria (s)

14. spermat/o—**정자(sperm)**를 뜻하는 결합형

정자는 남자의 생식세포이며 고환에서 생산되어 정액의 형태로 몸 밖으로 사정된다. 정자는 염색체 set의 절반(23개)을 보유하며, 역시 염색체 set의 절반을 보유한 난자와 수정하게 되면, 태어나는 아기는 온전한 한 set(23쌍, 46개)의 염색체를 가지게 된다.

a. 정자의 생성(generates sperm), 정자발생 — spermat / o / genesis
r cv s

b. 정자의 용해(destruction of sperm) — spermat / o / lysis
r cv s

c. 정자의(pertaining to sperm) — spermat / ic
r s

d. 정세포(sperm cell), 정모세포 — spermat / o / cyte
r cv s

---

15. sperm/o—**정자(sperm)**를 뜻하는 결합형

a. 정자가 없는 상태, 무정액증 — a / sperm / ia
p r s

b. 정자가 부족한 상태, 정자부족증 — olig / o / sperm / ia
r cv r s

---

16. testicul/o—**고환(testicle)**을 뜻하는 결합형

a. 고환의(pertaining to a testicle) — testicul / ar
r s

---

17. ureter/o—**요관(ureter)**을 뜻하는 결합형

콩팥의 콩팥깔때기에서 나와 요를 콩팥에서 방광으로 수송하여 주는 관

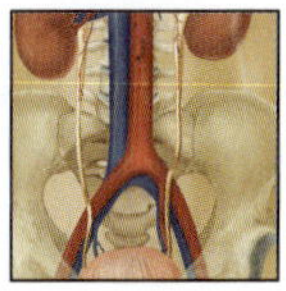

>그림 12.7 요관

a. 요관 염증(ureter inflammation), 요관염 — ureter / itis
r s

b. 요관이 좁아짐, 요관협착[증] — ureter / o / stenosis
r cv s

c. 요관의(pertaining to ureter) — ureter / al
r s

---

18. urethr/o—**요도(urethra)**를 뜻하는 결합형

하나의 요도가 방광에서 나와 요를 신체의 바깥으로 내보낸다. 외부 구멍은 **구멍(구, meatus)**이다.

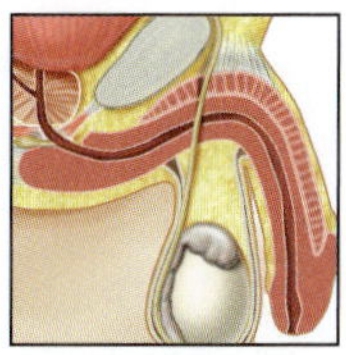

>그림 12.8 남성 요도

a. 요도의 외과적인 복원(치료), 요도성형[술] — urethr / o / plasty
r cv s

b. 요도 통증(urethra pain) — urethr (r) / algia (s)

c. 요도 염증(urethra inflammation) — urethr (r) / itis (s)

d. 요도의 시각적인 검사기구, 요도경 — urethr (r) / o (cv) / scope (s)

e. 요도의 시각적인 검사과정, 요도경검사 — urethr (r) / o (cv) / scopy (s)

f. 요도가 좁아짐, 요도협착[증] — urethr (r) / o (cv) / stenosis (s)

g. 요도로 잘라서 들어감, 요도절개[술] — urethr (r) / o (cv) / tomy (s)

h. 요도의(pertaining to urethra) — urethr (r) / al (s)

---

19. -uria — **요(urine)**의 상태를 뜻하는 접미사

요에서 발견된 것 혹은 배뇨(urination)와 관련된 것을 지칭하는 연결형이나 접두사와 함께 사용된다.

a. 요에 당이 포함된 상태, 당뇨 — glycos (r) / uria (s)

b. 야간 요 상태, 야뇨증 — noct (r) / uria (s)

c. 소변량이 줄어 든, 요 감소 — olig (r) / uria (s)

d. 요에 고름이 있는 상태, 농뇨 — py (r) / uria (s)

e. 소변을 볼 수 없는 상태, 무뇨 — an (p) / uria (s)

f. 소변을 배출하기 어려운 상태, 배뇨장애 — dys (p) / uria (s)

g. 요에 피가 있는 상태, 혈뇨 — hemat (r) / uria (s)

h. 소변량이 많은 상태, 다뇨 — poly (p) / uria (s)

i. 소변에 알부민이 분비된 상태, 알부민뇨 — albumin (r) / uria (s)

j. 소변에 질소 노폐물이 있는 상태, 질소뇨 — azot (r) / uria (s)

k. 요에 박테리아가 있는 상태, 세균뇨 — bacteri (r) / uria (s)

20. urin/o—**요(urine)**를 뜻하는 결합형

요는 각 콩팥의 콩팥단위(nephron)에서 노폐물, 물, 혈액에 용해된 물질을 걸러서(filter) 생산된 액체이다.

a. 요의(pertaining to urine) — urin (r) / ary (s)

b. 요를 측정하는 기구, 요비중계 — urin (r) / o (cv) / meter (s)

21. ur/o—**요(urine)**를 뜻하는 결합형

a. 요를 연구하는 학문, 비뇨기학 — ur (r) / o (cv) / logy (s)

b. 요를 연구하는 사람, 비뇨기과 의사 — ur (r) / o (cv) / logist (s)

c. 혈액에 요성분이 있는 상태, 요독증 — ur (r) / emia (s)

22. vas/o—**정관(vas deferens)**을 뜻하는 결합형

부고환으로부터 요도까지 정자를 운송하는 긴 관이며, 정자가 통과할 때 여러 생식샘이 정자에 액체를 가하여 정액을 만든다.

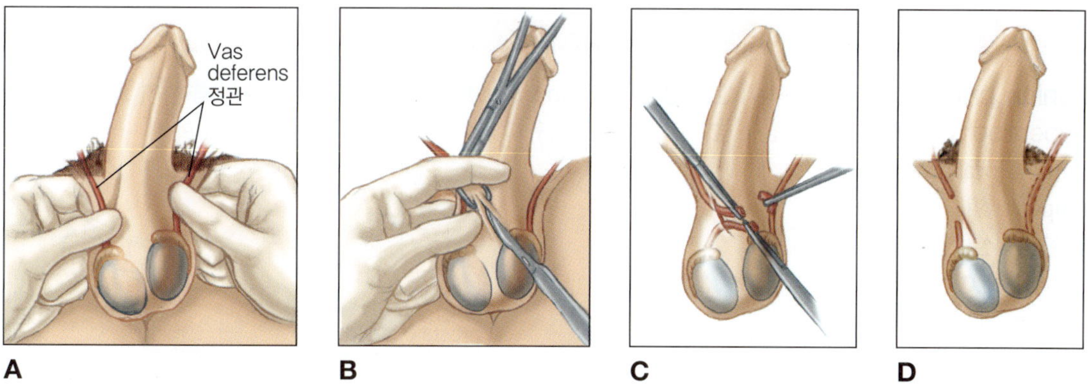

>그림 12.9 **정관절제술의 과정.** (A) 정관의 위치를 잡는다. (B) 피부를 작게 절개한다. (C) 정관을 자른 후 끝부분을 소작한다. (D) 정관을 정낭으로 되돌리고 피부를 봉합한다.

a. 정관의 외과적인 제거, 정관절제술 — vas (r) / ectomy (s)

b. 정관의 봉합(suture vas deferens) — vas (r) / o (cv) / rrhaphy (s)

23. vesicul/o—**정낭**(**seminal vesicles**)을 뜻하는 결합형

방광의 뒤에 위치에 있는 남성 생식샘이며, 정자가 정관을 통과할 때에 액체를 가한다.

a. 정낭염증, 정낭염 — vesicul (r) / itis (s)

b. 정낭의 외과적인 제거, 정낭절제[술] — vesicul (r) / ectomy (s)

c. 정낭의(pertaining to seminal vesicle) — vesicul (r) / ar (s)

설명하기 비뇨기학과 신장학 의학용어 설명하기 EXPLAIN

비뇨기학과 신장학 어휘 *Urology and Nephrology vocabulary*

이 단원의 비뇨기학과 신장학 용어는 단어의 어원, 현대식 영어 단어, 라틴어나 그리스어에서 온 낱말 요소(word parts)들을 포함하고 있지만, 전적으로 이런 낱말 요소로만으로 구성되어 있지는 않다. 그렇지만 이들 낱말 요소를 통해 용어의 뜻을 파악할 수 있는 힌트를 얻을 수 있다. 단어 내 이러한 힌트를 가진 낱말 요소를 찾아 용어의 뜻을 파악하라.

용어	설명
benign prostatic hypertrophy (BPH) [bináin prastǽtik haipə́ːrtrəfi] 양성전립샘(선)비대증 prostat/o = 전립샘 -ic = -에 관한 hyper- = 과량의, 과도의 -trophy = 발달, 영양성	전립샘의 양성(noncancerous) 비대. 요도를 압박하여 좁히며 요 빈도와 긴급성을 높이고 야뇨증을 유발한다. 보통 50세 이후의 남성에게 나타난다.
blood urea nitrogen (BUN) [blʌd juríːə náitrədʒən] 혈액요소질소	혈액 속의 질소 노폐물인 요소 수준을 검사하여 콩팥의 기능을 결정하는 혈액검사.

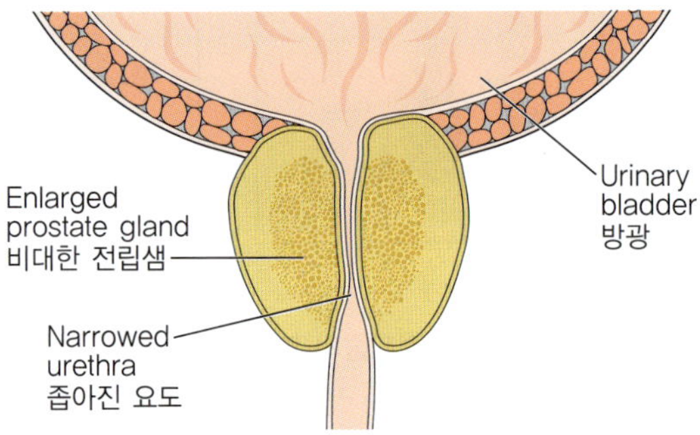

>그림 12.10 **양성전립샘비대증.** 비대한 전립샘이 요도를 압박하여 배뇨를 힘들게 한다.

+ 용어의 어원 TERMINOLOGY TIDBIT

benign이라는 단어는 라틴어로 "친절하다"를 뜻하는 *benigus*에서 왔다. 양성 성장(benign growth)은 비발암성이다.

용어	설명
calculus [kǽlkjuləs] 돌(결석)	기관 내에서 형성된 돌을 의미함. 대부분 무기염류에서 생성되며, 일반적으로 콩팥, 콩팥깔때기, 요관, 방광, 요도에서 발견됨. 복수형은 *calculi*이다.

+ 용어의 어원 *TERMINOLOGY TIDBIT*

calculus라는 단어는 라틴어로 "자갈"을 뜻하는 *calculus*에서 왔다.

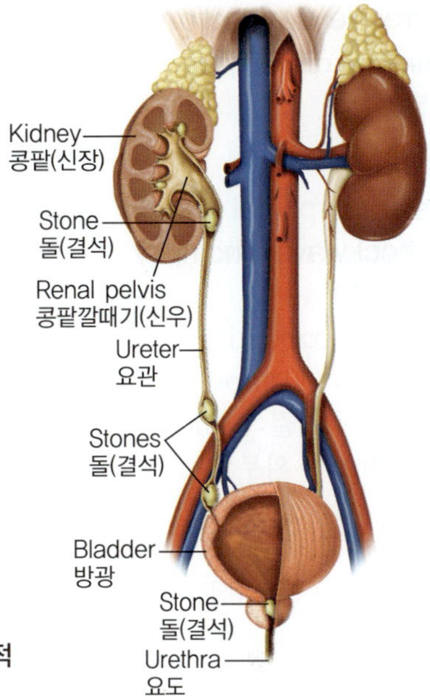

>그림 12.11 **비뇨계통에서 돌(결석)의 일반적인 위치: 콩팥, 콩팥깔때기, 요관, 요도.**

용어	설명
chlamydia [kləmídiə] 클라미디아	성적으로 전파되는 박테리아 질환. 남성의 요도와 여성의 자궁목(자궁경부)에서 염증을 유발하며 고름을 방출한다.
circumcision [sə̀:rkəmsíʒən] 음경꺼풀절제[술](포경수술)	귀두의 음경꺼풀을 외과적으로 제거하는 것. 부모의 요청에 의해 신생아에게 시행되거나 자란 후에 시행되기도 함. 위생적인 목적이나 유대교의 종교적인 의식으로 행함.

+ 용어의 어원 *TERMINOLOGY TIDBIT*

circumcision이라는 단어는 라틴어로 "둥글게 자른다"를 뜻하는 *circumcido*에서 왔다. 이것은 귀두표피를 제거하는 절개를 가리킨다.

용어	설명
clean catch specimen (CC) [kli:n kætʃ spésimən] 중간뇨 검사물	이 방법은 요도열림부위를 청결히 한 후 배뇨 시 중간쯤에서 채취하여 요도열림부위에 남아있는 세균, 고름, 소독용액이 섞이지 않도록 하여 피부로부터의 오염을 최소화 한 것.
digital rectal exam (DRE) [dídʒitl réktəl igzǽm] 직장수지검사 rect/o = 직장 -al = -에 관한	의사가 환자의 항문에 손가락을 넣어 직장벽을 통하여 비대한 전립샘을 만져서 전립샘의 대략적인 크기와 딱딱한 정도를 알아보는 검사.

용어	설명
erectile dysfunction (ED) [iréktil disfʌ́ŋkʃən] 발기부전	발기부전은 성생활에서 음경이 충분한 발기가 되지 않거나 유지되지 않은 상태를 의미. *impotence*라고도 불림.
extracorporeal shockwave lithotripsy (ESWL) [èkstrəkɔːrpóuriəl ʃakweiv líθətripsi] 체외충격파결석파쇄법 extra- = 외부의 corpor/o = 체, 몸 -eal = -에 관한 lith/o = 돌, 결석 -tripsy = 파쇄	비뇨계통, 즉 콩팥, 요관, 요도, 방광 등에 생긴 결석을 체외에서 초음파를 사용하여 작은 파편으로 파쇄하여 자연 배출시키는 방법. 비침습적이어서 수술이 필요 없음.

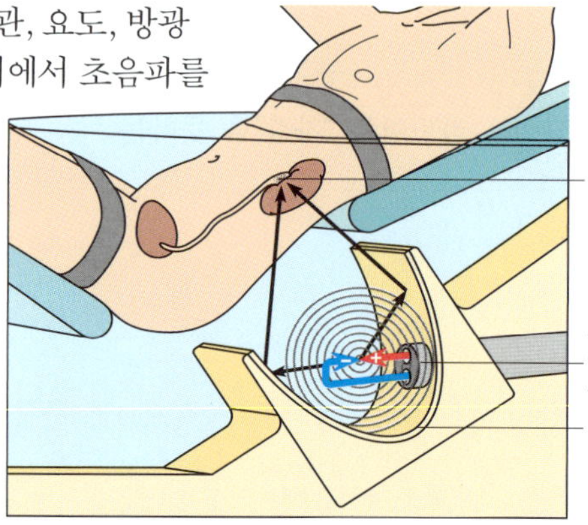

>그림 12.12 **체외충격파결석파쇄법은 비침습적인 과정으로 고주파수의 음파를 사용하여 콩팥돌을 파쇄한다.**

용어	설명
frequency [fríːkwənsi] 빈뇨	총 일일배뇨량의 증가 없이 요의를 정상보다 자주 느끼는 상태. 방광이나 요도의 염증이나 양성전립샘비대증의 증상이 됨.
genital herpes [dʒénitl hə́ːrpiːz] 생식기 헤르페스 genit/o = 성기, 생식기 -al = -에 관한	성적으로 전파되는 감염성이 강한 바이러스성 질환. 남성의 음경과 여성의 질 · 자궁목에 물집과 같은 병변을 초래함.
gonorrhea [gànəríːə] 임질 -rrhea = 유리, 분비물, 방출	성적으로 전파되는 박테리아성 질환. 점막에 감염되며, 전체 비뇨생식계통에 퍼질 수 있음. 종종 넓게 퍼지기 전까지 많은 증상이 나타나지 않음.
hemodialysis (HD) [hìːmoudaiǽlisis] 혈액투석 hem/o = 혈액	콩팥기능상실(신부전)을 치료하기 위하여 인공신장기(artificial kidney machine)를 이용하여 혈액으로부터 노폐물을 걸러내는 것.

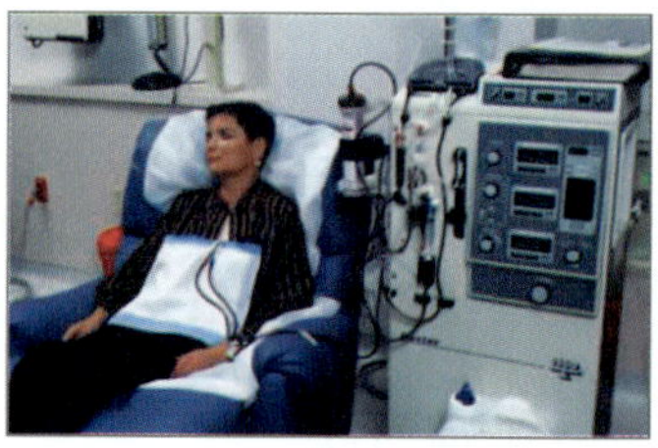

>그림 12.13 **혈액투석을 받는 환자.** 환자의 혈액은 혈액투석기를 통과하면서 정화되어 신체로 되돌아 간다.

용어	설명
hesitancy [hézitənsi] 소변주저(배뇨지연)	오줌을 누기 시작하는 데 어려움을 겪는 상태. 양성전립샘비대증이 원인이 되는 것처럼 요도를 막는(blockage) 증상임.
hydrocele [hàidrəsi:l] 물음낭종(음낭수종) hydr/o = 물 -cele = 돌출, 튀어나옴	음낭 내에 액체가 축적되는 것.
intravenous pyelogram (IVP) [ìntrəví:nəs pàiəlágræm] 정맥깔때기조영술 (정맥신우조영[술]) intra- = 내부의 ven/o = 정맥 -ous = -에 관한 pyel/o = 콩팥깔때기 -gram = 기록, 조영[술]	정맥에 색소를 주입한 후 콩팥이 혈류로부터 색소를 여과하여 오줌으로 보내는 과정을 방사선으로 촬영(신장을 포함한 요관 및 방광)하여 시각적으로 관찰하는 것.
peritoneal dialysis [peritouní:əl daiǽlisis] 복막투석 -al = -에 관한	복막투석은 콩팥기능이 없는 콩팥기능상실 환자에게서 몸 안의 노폐물과 수분을 제거하기 위해 시행하는 인공투석의 일종. 화학적으로 균형을 갖춘 따뜻한 액체를 환자의 복강에 관으로 주입한 후 액체가 노폐물로 충분히 포화되면 다시 배 밖으로 비움.
phimosis [faimóusis] 포경	귀두에서 음경꺼풀이 좁아짐. 배뇨장애와 감염을 유발할 수 있음. 치료방법은 포경수술이다.

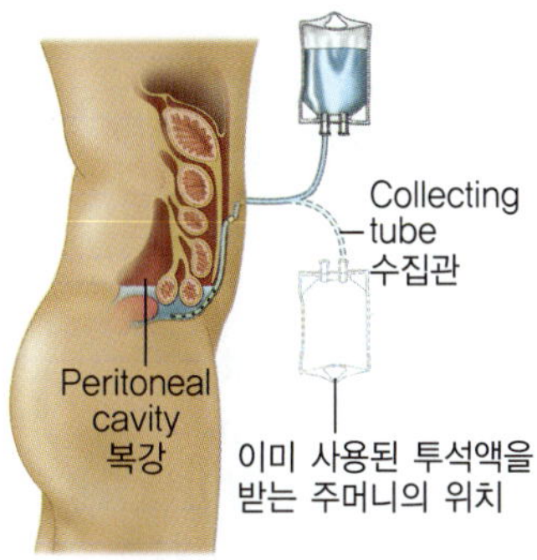

>그림 12.14 복막투석에서 화학적으로 균형을 갖춘 투석액이 복강에 주입되어 혈류의 불순물을 제거한다. 투석액은 수 시간 후에 제거된다.

+ 용어의 어원 *TERMINOLOGY TIDBIT*

phimosis라는 단어는 그리스어로 "입마개", "자갈(muzzle)"을 뜻하는 *phimos*에서 왔다. 이것은 음경꺼풀이 귀두를 조이는 것을 말한다.

용어	설명
polycystic kidney disease (PKD) [palisístik kídni dizí:z] 뭇주머니콩팥병(다낭신장병) poly- = 많은, 다 cyst/o = 주머니, 낭 -ic = -에 관한	유전적인 콩팥질환으로 콩팥 전반에 낭이 많이 존재하는 것이 특징임. 궁극적으로 콩팥을 파괴하고 콩팥기능상실(신부전)을 일으킴.
prostate-specific antigen (PSA) [prάsteit spisífik ǽntidʒən] 전립샘특이항원	전립샘암을 선별하기 위한 혈액검사.
prostatic cancer [prastǽtik kǽnsər] 전립샘암 prostat/o = 전립샘 -ic = -에 관한	흔히 50세 이상의 남자의 전립샘에서 발생하는 천천히 자라는 암. 조기 진단을 돕기 위하여 전립샘특이항원(prostate-specific antigen; PSA) 검사가 사용됨.
renal failure [rí:nəl féiljər] 콩팥기능상실(신부전) ren/o = 콩팥(신장) -al = -에 관한	콩팥이 혈액을 여과하여 노폐물을 걸러내어 요를 만드는 기능을 수행하지 못하는 것. 심각한 경우 투석이나 콩팥이식을 하여 치료함.
renal transplant [rí:nəl trænsplǽnt] 콩팥이식[술](신장이식[술]) ren/o = 콩팥(신장) -al = -에 관한	제공자(donor)의 콩팥으로 병이 든 콩팥을 교체하는 것.

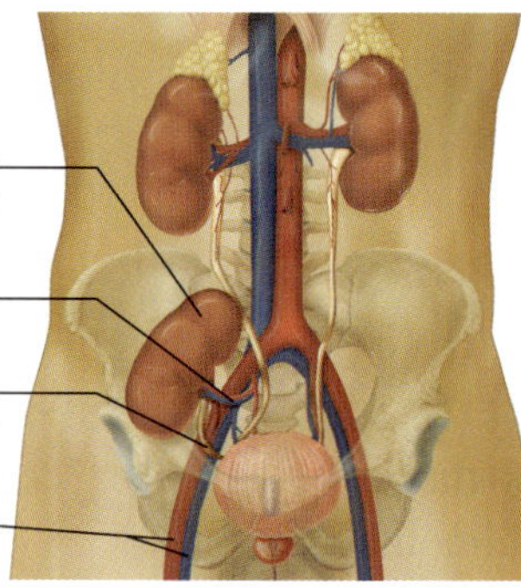

>그림 12.15 이식된 제공자(donor)의 콩팥 위치를 보여주는 그림

용어	설명
retrograde pyelogram (RP) [rétrougreid paiéləgræm] 역방향깔때기조영사진 (역방향신우조영사진) pyel/o = 콩팥깔때기(신우) -gram = 조영상	요관으로 삽입한 도관으로 조영제를 주입한 뒤 촬영한 콩팥, 요관 및 방광의 방사선 사진
semen analysis [síːmən ənǽlisis] 정액검사	수정을 위하여 정액을 검사하는 것. 정액 속 정자의 숫자, 유영능력과 모양을 본다. 정관절제술이 성공적인지 판별하는 데도 사용된다.
sexually transmitted disease (STD) [sékʃuəli trǽnsmitid dizíːz] 성매개병(성병)	성적인 접촉으로 감염되는 질환. 종전에는 *성병(venereal disease; VD)*으로 불렸다.
sterility [stəríliti] 불임	아이를 낳을 능력이 없음. 남자의 경우 보통 무정자증(aspermia)이나 정자부족증(oligospermia)과 같이 정자 생산에 문제가 있음. *infertility(불임증)*이라고 불림.
syphilis [sífilis] 매독	성적으로 전파되는 박테리아성 질환. 초기에는 감염부위에 국부적인 궤양이 생김. 수년 후 만성화 되면 림프절과 신경계통에 퍼져 죽음에 이름.
testicular cancer [testíkjulər kǽnsər] 고환암 testicul/o = 고환 -ar = -에 관한	한 쪽 혹은 두 쪽 고환에 생기는 암. 보통 어린 아이나 젊은 사람에게 생김.
transurethral resection (TUR) [trænsjuríːθrəl risékʃən] 요도경유절제[술] trans- = 가로질러, 경유하여 urethr/o = 요도 -al = -에 관한	개복술이 아니며, 요도를 경유하여 *절제경(resectoscope)*을 삽입하여 비대해진 전립샘 조직을 칼로 도려냄.

용어	설명
trichomoniasis [trìkəmənáiəsis] 질편모충증 -iasis = 비정상적인 상태	성적으로 전파되는 원생동물(원충, protozoan)성 질환. 남녀의 비뇨생식관(genitourinary tract)에 염증을 일으킴.
undescended testicle [ʌ̀ndiséndid téstikl] 불강하고환	하나 혹은 두 개의 고환이 출생 전에 음낭으로 내려오지 못한 선천이상. *고환고정술(orchiopexy)*이라는 수술로 고환을 음낭에 영구적으로 내릴 수 있음. *잠복고환증(crypt orchism)*이라고도 함.

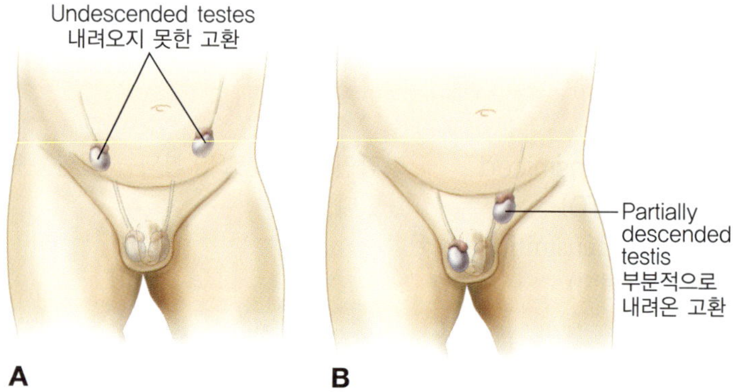

>그림 12.16 불강하고환(잠복고환증). (A) 두 고환 모두 강하 실패, (B) 한 고환은 바르게 강하되었으나 다른 하나는 부분적으로 강하됨.

용어	설명
urgency [ə́ːrdʒənsi] 소변못참음(요절박)	즉시 배뇨하고 싶은 느낌이 절박한 배뇨감.
urinalysis (U/A, UA) [jùərinǽləsis] 소변검사(요검사, 요분석) urin/o = 요, 오줌	요를 물리적, 화학적, 현미경적으로 실험실에서 검사하는 것.

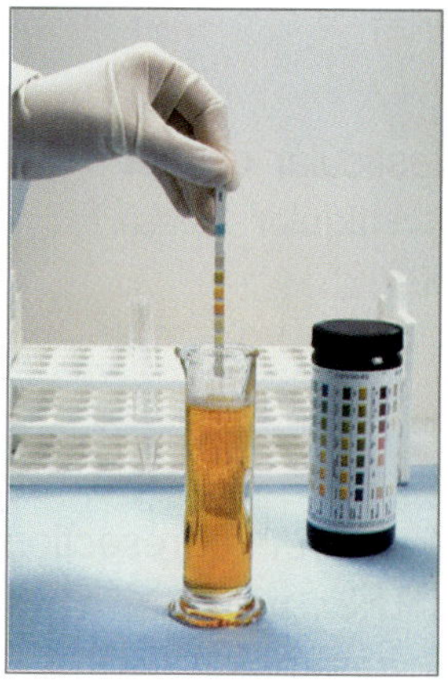

>그림 12.17 요의 화학적인 분석을 위해 담금띠(딥스틱)가 사용된다. 예를 들면 당의 존재 확인.

용어	설명

urinary catheterization (cath)
[júərineri kæθətərizéiʃən]
요카테터삽입(요도관삽입)
urin/o = 요, 오줌
-ary = -에 관한

요도를 통하여 방광에 유연성이 있는 관인 카테터(catheter)를 삽입하여 배뇨시키거나 조영제(dye)를 넣음.

+ 용어의 어원 *TERMINOLOGY TIDBIT*

catheter이라는 단어는 "아래로 내린다(let down)"를 뜻하는 *katheter*에서 왔다. 몸에서 액체를 제거하는 데 사용한다.

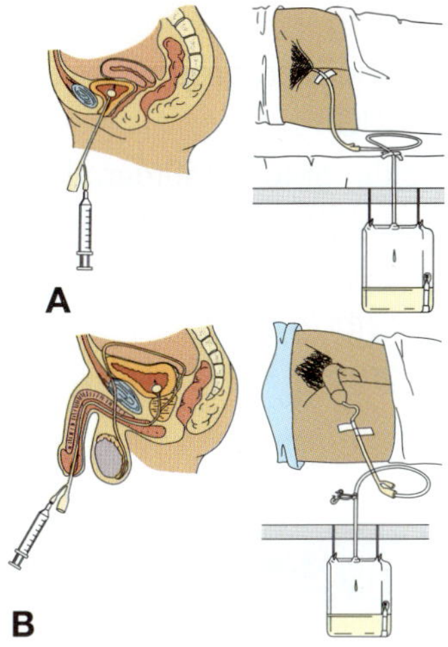

>그림 12.18 **요도관 삽입.** (A) 여성, (B) 남성.

---

urinary incontinence
[júərineri inkɑ́ntinəns]
요실금(오줌새기, 오줌지림)
urin/o = 요, 오줌
-ary = -에 관한

자기도 모르게 하는 배뇨. *유뇨증(enuresis)*이라고도 함.

+ 용어의 어원 *TERMINOLOGY TIDBIT*

incontinence이라는 단어는 라틴어로 "참을 수 없음"을 뜻하는 *incontinentia*에서 왔다.

---

urinary tract infection (UTI)
[júərineri trækt infékʃən]
요로감염
urin/o = 요, 오줌
-ary = -에 관한

요도와 방광의 감염

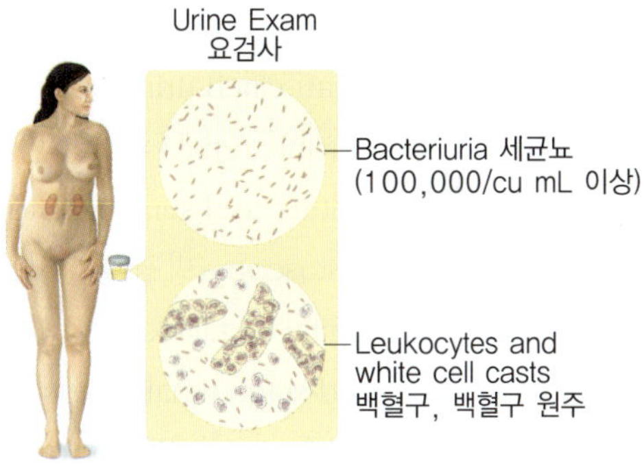

>그림 12.19 **요로감염은 열, 복통, 등쪽 하부 통증, 배뇨 중 타는 듯한 통증이 특징이다.** 요검사는 박테리아와 백혈구의 존재를 보여준다.

---

urine culture & sensitivity (C&S)
[júərin kʌ́ltʃər & sènsitíviti]
소변배양과 감수성 검사

비뇨기 감염이 의심되는 환자에게 병리적 세균이 존재하는지를 결정하기 위하여 실시함. 진단적인 시험검사로 요에서 감염된 박테리아를 동정하고 치료를 위한 최적의 항생제를 찾음. 배지에서 박테리아를 배양하고 각기 다른 항생제에 대한 감수성 검사를 함.

---

varicocele
[vǽrikəsi:l]
덩굴정맥류
-cele = 돌출, 튀어나옴

음낭 피부 한쪽에 있는 정맥혈관이 확장되어 서로 뒤엉켜 정맥혈관 덩어리가 형성된 상태를 덩굴정맥류라 함. 덩굴정맥류는 정자 형성에 이상을 일으켜 남성불임 원인 중의 하나임.

용어	설명
voiding cystourethrography (VCUG) [vɔidiŋ sistouju:riθrάgrəfi] 배뇨방광요도조영[술] cyst/o = 방광 urethr/o = 요도 -graphy = 기록 과정, 조영[술]	요도를 통해 방광에 조영제를 주입하여 방광의 모양과 이상을 확인하고 방광-요관 역류 및 배뇨 시 요도의 이상 유무를 진단하는 방사선 검사.

약어의 사용 비뇨기학과 신장학에 사용하는 약어 USE

비뇨기학과 신장학 약어 *Urology and Nephrology Abbreviations*

다음 목록은 비뇨기학과 신장학에서 자주 사용하는 약어이다.

ARF	acute renal failure(급성콩팥기능상실, 급성신부전)
BPH	benign prostatic hypertrophy(양성전립샘비대증)
BUN	blood urea nitrogen(혈액요소질소)
cath	catheterization(요카테터삽입)
CC	clean-catch urine specimen(중간요검사물)
CRF	chronic renal failure(만성콩팥기능상실)
C & S	culture and sensitivity test(소변배양과 민감성 검사)
cysto	cystoscopy(방광경검사, 방광보개검사)
DRE	digital rectal exam(직장수지검사)
ESRD	end-stage renal disease(말기콩팥병)
ESWL	extracorporeal shock-wave lithotripsy(체외충격파결석파쇄법)
GU	genitourinary(비뇨생식기)
HD	hemodialysis(혈액투석)
HPV	human papilloma virus(사람유두종바이러스)
I & O	intake and output(섭취배설량)
IVP	intravenous pyelogram(정맥깔때기조영사진, 정맥신우조영술)
KUB	kidney, ureter, bladder(콩팥, 요도, 방광)
PKD	polycystic kidney disease(뭇주머니콩팥병)
PSA	prostate-specific antigen(전립샘특이항원)
RP	retrograde pyelogram(역방향깔때기조영사진)
STD	sexually transmitted disease(성매개병, 성병)

TUR	transurethral resection(요도경유절제술)
TURP	transurethral resection and prostatectomy(요도경유절제술 및 전립샘절제술)
U/A, UA	urinalysis(요검사)
UC	urine culture(요배양)
UTI	urinary tract infection(요로감염)
VCUG	voiding cystourethrography(배뇨방광요도조영술)

A. 명칭쓰기 연습 *Labeling Exercise*

다음 그림에서 번호에 해당하는 각 구조의 명칭을 쓰고, 공간을 적절히 활용하여 결합형을 쓰라.

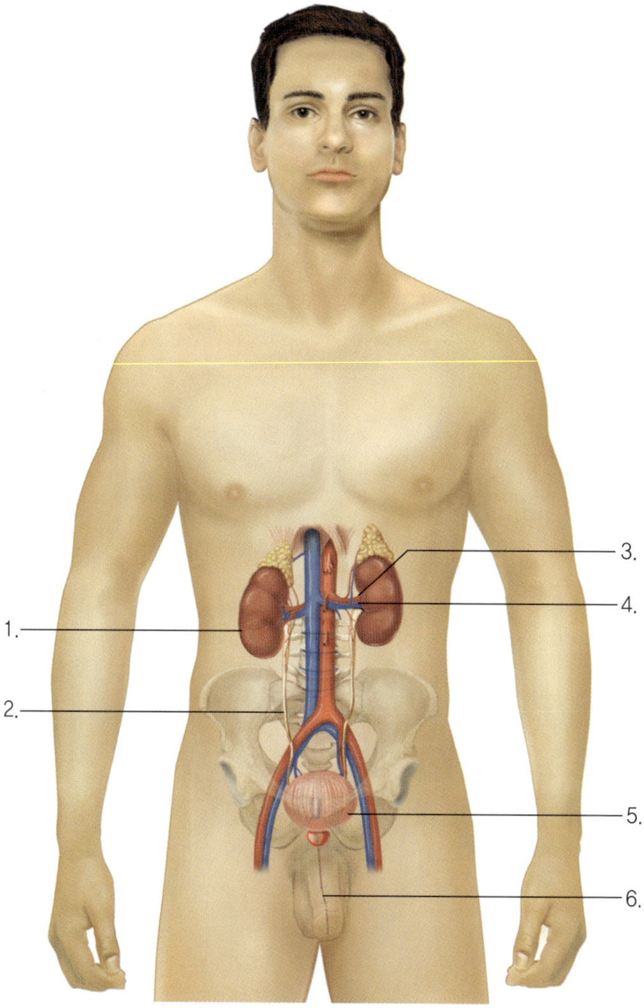

1. ______________________

2. ______________________

3. ______________________

4. ______________________

5. ______________________

6. ______________________

연습문제 PRACTICE

B. 의학용어 만들기 *Build Medical Terms*

다음에 제시된 낱말 요소를 사용하여 지시하는 의학용어를 만들어라.

결합형 *nephr/o* 는 콩팥(kidney)을 뜻한다.

1. 콩팥을 연구하는 학문, 신장학 ______
2. 콩팥의 비대(kidney enlarged), 신장비대[증] ______
3. 콩팥병(kidney disease) ______
4. 콩팥의 늘어짐, 콩팥처짐[증] ______
5. 콩팥의 외과적인 고정, 콩팥고정[술] ______

결합형 *spermat/o* 은 정자(sperm)를 뜻한다.

6. 정자 파괴, 정자 용해 ______
7. 정자의(pertaining to sperm) ______

결합형 *cyst/o* 는 방광(bladder)을 뜻한다.

8. 방광기록, 방광조영상 ______
9. 방광을 보는 과정, 방광경검사 ______

결합형 *prostate/o* 는 전립샘(전립선, prostate gland)을 뜻한다.

10. 전립샘 염증(prostate gland inflammation) ______
11. 전립샘의 외과적인 제거, 전립선절제[술] ______

접미사 *-uria* 는 요상태(urine condition)를 뜻한다.

12. 혈뇨상태, 혈뇨 ______
13. 야간배뇨상태, 야뇨증 ______
14. 비정상적 요상태, 배뇨장애 ______
15. 당뇨상태, 당뇨 ______

연습문제 PRACTICE

C. 빈칸 채우기 *Fill in the Blank*

다음 문장을 완성하기 위해 빈칸에 알맞은 단어를 써 넣어라.

1. The development of varicose veins leading to the testes is called ________________________.
(고환으로 향하는 정맥류의 발달을 ________(이)라고 한다.)
2. ____ is the noncancerous enlargement of the prostate gland.
(________은(는) 전립샘이 비암성으로 커진 것이다.)
3. The male sex hormone is ____.
(남성호르몬은 ________이다.)
4. In a semen analysis, the sperm are checked for ________________, ________________, and ____.
(정액분석에서, 정자를 점검하는 세 가지 시험 ________, ________, 그리고 ________이다.)
5. An x-ray made while the persons voids dye that has been placed in the bladder is called a(n) ____.
(방광으로 주입된 조영제를 따라 진단하는 방사선 검사를 ________(이)이라고 한다.)
6. The treatment for phimosis is ____.
(포경의 처치를 ________(이)라고 한다.)
7. ______________________ is difficulty initiating the flow of urine.
(________은(는) 배뇨를 시작하는 데 겪는 어려움이다.)
8. __________________________________ is a blood test used to screen for prostate cancer.
(________은(는) 전립샘암을 선별하는 혈액검사이다.)
9. A __________________________________ is a blood test to determine kidney function by measuring the level of nitrogenous waste in the blood.
(________는 혈액 속의 질소 노폐물의 수준을 측정하여 콩팥의 기능을 결정하는 혈액검사이다.)
10. The term for a stone formed within an organ is a(n) ________________________________.
(기관의 내부에 형성된 돌에 대하여 사용되는 용어를 ________(이)라고 한다.)

D. 철자법 *Spelling*

다음에 제시된 용어 중 일부는 철자가 잘못되어 있다. 잘못된 곳을 찾아 빈칸에 바르게 고쳐 쓰라.

1. epidydimitis(부고환염)________________________________
2. nefrolithiasis(콩팥돌증, 신장결석증)________________________

3. orchidectomy(고환절개[술]) ______________________

4. pylography(깔때기조영[술], 신우조영[술]) ______________________

5. ureterostenosis(요관협착[증]) ______________________

6. catheterization(카테터삽입, 도관삽입) ______________________

7. hidrocele(물음낭종, 음낭수종) ______________________

8. tricomoniasis(질편모충증, 트리코모나스증) ______________________

9. urinalysis(소변검사, 요검사) ______________________

10. varicocele(덩굴정맥류) ______________________

E. 의학용어 분석 *Medical Term Analysis*

다음 용어를 분석하라. 먼저 각 용어를 제시된 낱말 요소(P=접두사, WR=어근, CF=결합형, S=접미사)로 나누고, 각각의 낱말 요소별 뜻과 전체 용어의 뜻을 쓰라.

1. balanitis

WR ______________________

뜻 ______________________

S ______________________

뜻 ______________________

용어의 뜻 ______________________

____

2. vasectomy

WR ______________________

뜻 ______________________

S ______________________

뜻 ______________________

용어의 뜻 ______________________

____

3. pyuria

WR ______________________

뜻 ______________________

S ______________________

뜻 ______________________

용어의 뜻 ______________________

____

4. ureterostomy

WR ______________________

뜻 ______________________

S ______________________

뜻 ______________________

용어의 뜻 ______________________

____

5. nephrolithiasis

CF ____________________

뜻 ____________________

WR ____________________

뜻 ____________________

S ____________________

뜻 ____________________

용어의 뜻 ____________________

____

6. urology

CF ____________________

뜻 ____________________

S ____________________

뜻 ____________________

용어의 뜻 ____________________

____

7. testicular

WR ____________________

뜻 ____________________

S ____________________

뜻 ____________________

용어의 뜻 ____________________

____

8. cryptorchism

WR ____________________

뜻 ____________________

WR ____________________

뜻 ____________________

S ____________________

뜻 ____________________

용어의 뜻 ____________________

____

9. prostatectomy

WR ____________________

뜻 ____________________

S ____________________

뜻 ____________________

용어의 뜻 ____________________

____

10. cystoscope

CF ____________________

뜻 ____________________

S ____________________

뜻 ____________________

용어의 뜻 ____________________

____

F. 사진과 짝맞추기 *Photomatch Challenge*

다음 그림에 해당하는 용어를 〈보기〉에서 골라 빈칸에 써 넣어라.

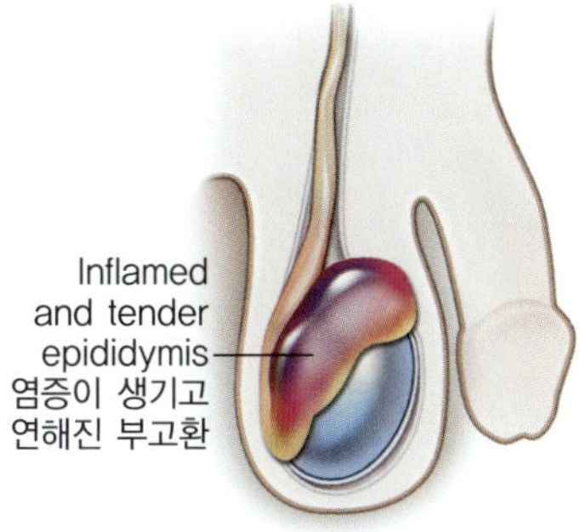

1. ______________________

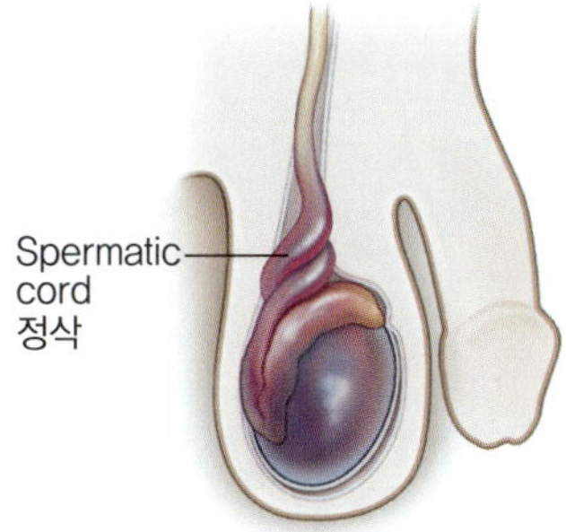

2. ______________________

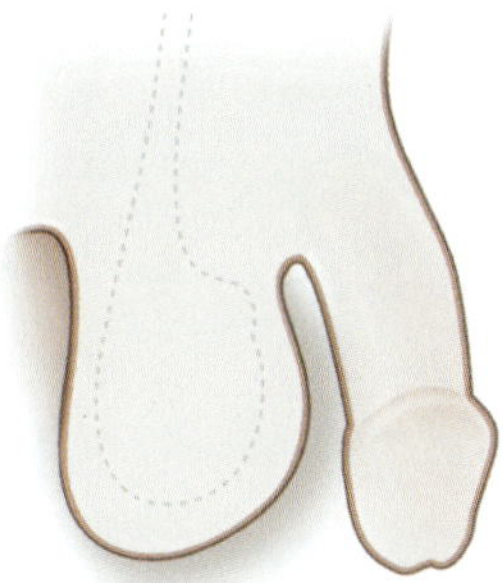

3. ______________________

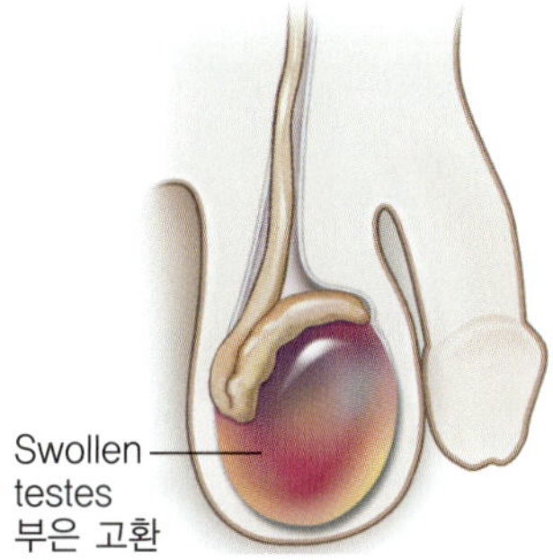

4. ______________________

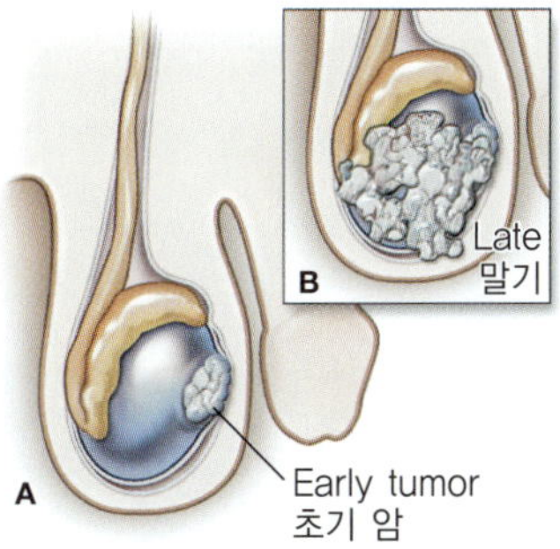

5. ______________________

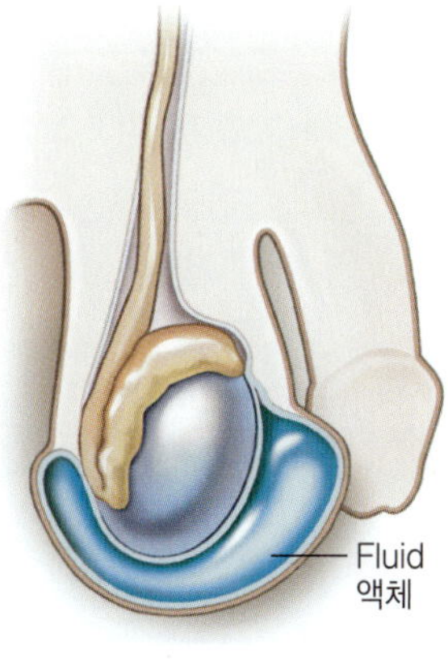

6. ______________________

보기:

Epididymitis(부고환염)
Undescended testicle(불강하고환)
Testicular cancer(고환암)
Orchitis(고환염)
Hydrocele(물음낭종, 음낭수종)
Varicocele(덩굴정맥류)

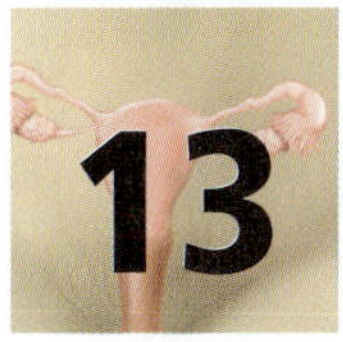

산부인과학
Obstetrics and Gynecology

여성생식계통
Female Reproductive System

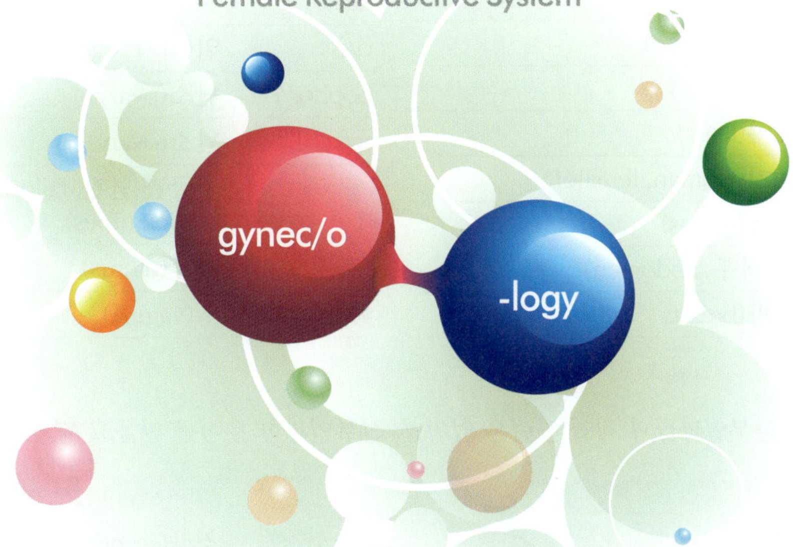

산부인과학 개관 *A Brief Introduction to Obstetrics and Gynecology*

이해하기 여성생식계통의 기능 이해하기 UNDERSTAND

여성생식계통은 인류 보존에 중요한 기능을 한다. **난소(ovaries)**는 난자(ovum)를 생산하고 난자와 정자가 만나는 **수정(fertilization)**은 **자궁관(난관**, **fallopian** or **uterine tubes**)에서 이루어지며 수정란은 **자궁(uterus)**내에서 착상을 한다. 분만동안 태아는 **질(vagina)**을 통하여 출산되고 신생아는 산모의 **모유(breasts)**로 양육된다. 특히 난소는 여성생식계통의 주기를 조절하고 여성의 이차성징을 나타내는 여성호르몬인 **에스트로겐(estrogen)**과 **프로게스테론(progesterone)**을 분비한다.

기술하기 산부인과학이라는 의학적 전문분야 DESCRIBE

부인과학(gynecology)은 여성생식계통의 문제를 진단하고 치료할 뿐만 아니라 여성의 전반적인 문제에 대하여 의학적으로 돌보게 한다. **산과학(obstetrics)**은 주로 임신과 출산을 다루는 분야이다.

산부인과학 관련 결합형 Obstetrics and Gynecology Combining Forms

다음 결합형은 산부인과학 용어를 만들고 정의하는 데 중요한 것들이다.

amni/o	양막(amnion)
cervic/o	목(경부, neck, cervix)
chori/o	융모막(chorion)
colp/o	질(vagina)
embry/o	배아(embryo)
episi/o	외음(vulva)
fet/o	태아(fetus)
gynec/o	여자(woman, female)
hyster/o	자궁(uterus)
lapar/o	배(복부, abdomen)
mamm/o	유방(breast)
mast/o	유방(breast)
men/o	월경(menses, menstruation)
metr/o	자궁(uterus)
nat/o	출생, 분만(birth)
o/o	알(난자, egg)
oophor/o	난소(ovary)
ovari/o	난소(ovary)
salping/o	자궁관(난관, fallopian tubes, uterine tubes)
uter/o	자궁(uterus)
vagin/o	질(vagina)

다음 결합형은 산부인과학과 직접 관련은 없지만, 산부인과학 용어를 만들고 정의하는 데 중요한 것들이다.

carcin/o	암(cancer)
cyst/o	방광(bladder)
fibr/o	섬유[성](fibrous)
hem/o	혈액(blood)
olig/o	소량(scanty)
pelv/o	골반(pelvis)
rect/o	곧창자(직장, rectum)

접미사 복습 Suffix Review

아래의 접미사와 접두사는 제2, 3장에서 이미 소개되었지만 산부인과학 용어를 만드는 데 특히 중요하기 때문에 이 장에서 다시 복습한다.

-al	-의, -에 관한(pertaining to)
-algia	통증(pain)
-an	-의, -에 관한(pertaining to)
-ary	-의, -에 관한(pertaining to)
-cele	탈출(protrusion)
-centesis	천자(puncture to withdraw fluid)
-cyesis	임신(pregnancy)
-cyte	세포(cell)
-ectomy	수술적 제거, 절제(surgical removal)
-genesis	형성(generates)
-genic	생산(producing)

-gram	기록, 그림(record)
-graphy	기록하는 방법 (process of recording)
-gravida	임신(pregnancy)
-ic	-의, -에 관한(pertaining to)
-ine	-의, -에 관한(pertaining to)
-itis	염증(inflammation)
-logist	전문가, 전문의(one who studies)
-logy	학문(study of)
-lytic	파괴, 분해(destruction)
-metry	측정법, 계측법 (process of measuring)
-nic	-의, -에 관한(pertaining to)
-oid	닮은(resembling)
-oma	종양(tumor)
-osis	병적상태, 비정상적 상태 (abnormal condition)
-para	가임여성(to bear (offspring))
-partum	분만, 출산(childbirth)
-pexy	외과적 고정(surgical fixation)
-plasty	형성술, 성형술(surgical repair)
-rrhagia	출혈, 누출(bursting forth)
-rrhaphy	봉합(suture)
-rrhea	흐름, 방출(flow)
-rrhexis	파열(rupture)
-scope	보는 기구(instrument for viewing)
-scopy	보는법, 검사법 (process of viewing)
-tic	-의, -에 관한(pertaining to)
-tomy	절개, 절단(cutting into)

접두사 복습 *Prefix Review*

a-	-없이, 무(without)
ante-	앞(전, before)
dys-	통증의, 고통스러운(painful)
endo-	안(inner)
intra-	안(inside)
nulli-	없음(none)
multi-	많은(many)
neo-	새로운(new)
post-	후(뒤, after)
pre-	전(앞, before)
primi-	첫 번째(first)
trans-	-을 통하여(across)

산부인과학에서 다루는 기관 *Organs Commonly Treated in Obstetrics and Gynecology*

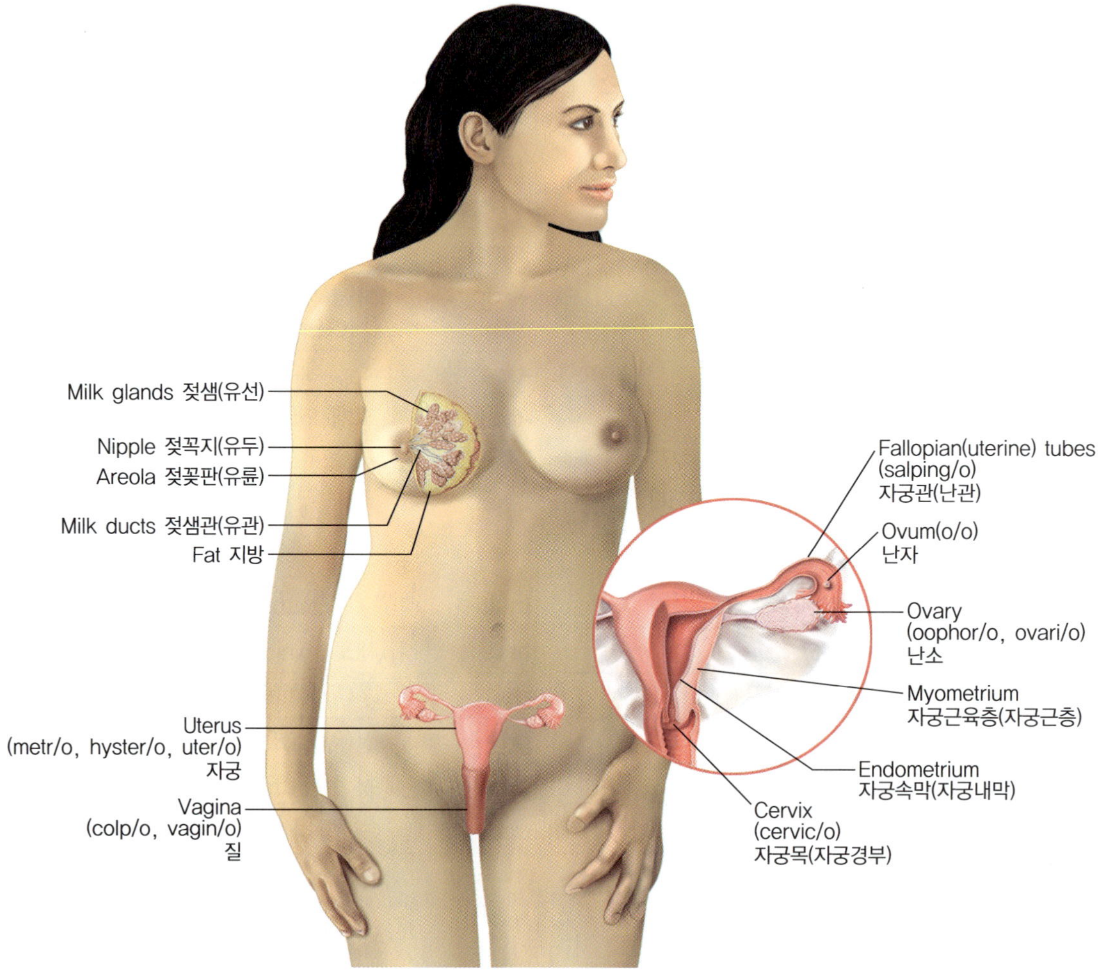

>그림 13.1 **여성생식계통의 구조**

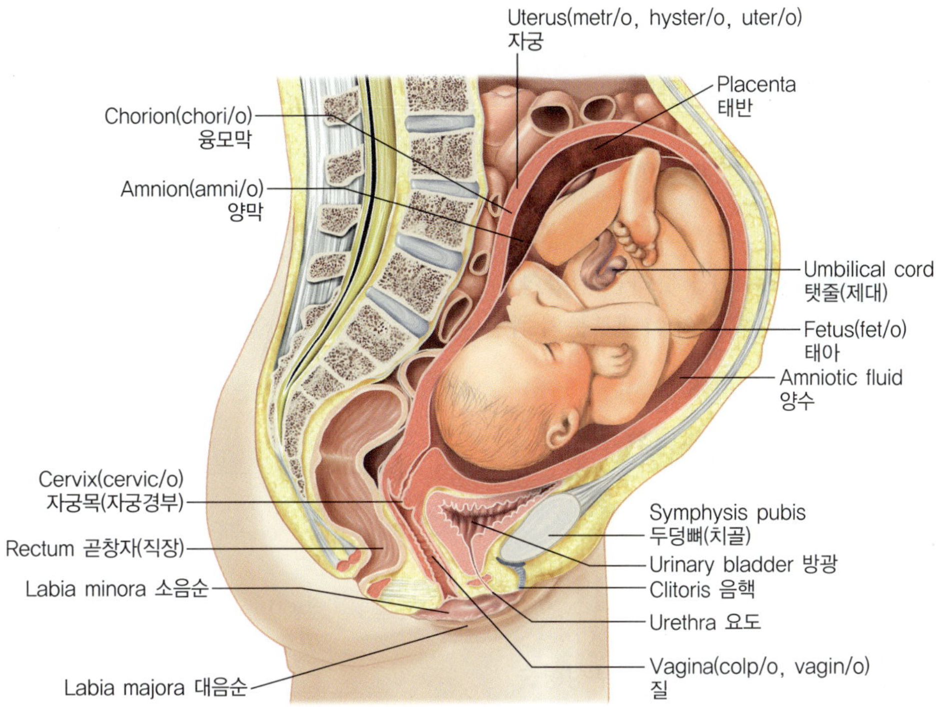

>그림 13.2 **임신 10개월의 내부 구조**

용어 만들기 낱말 요소로 산부인과학 용어 만들기 BUILD

산부인과학 용어 만들기 *Building Obstetrics and Gynecology Terms*

이 단원은 산부인과학 용어를 만드는 데 빈번히 사용하는 낱말 요소(word parts)를 제시한다. 용어의 설명을 따라하다 보면 어휘력이 향상될 것이다. 각 용어의 뜻을 파악하여 빈칸에 채워 넣어 하나의 의학용어를 완성하라. 사선(/)을 그어서 접두사(prefixes; p), 어근(word roots; r), 결합모음(combining vowels; cv), 접미사(suffixes; s)를 구분해 보자. 낱말 요소의 키를 찾는 데 도움을 주기 위하여 밑줄 아래에 r(어근), p(접두사), cv(결합모음), s(접미사)로 표시하였다. 모든 용어가 4가지 낱말 요소를 모두 가지고 있는 것은 아니라는 사실을 기억하라. 무엇을 사용할지 스스로 결정하라. 경험이 쌓일수록 이 과정은 더욱 쉬워질 것이다. 답안은 이 장의 말미에 수록하였다.

1. amni/o—**양막(amnion)**을 뜻하는 결합형

   양막은 태아를 둘러싸고 있는 안쪽의 막으로 **양수(amniotic fluid)**로 채워져 있다.

   a. 양막의(pertaining to amnion) amni / o / tic
   r cv s

   b. 양막절개[술] amni / o / tomy
   r cv s

c. 양막으로부터 양수의 누출 — amni / o / rrhea (r, cv, s)

d. 양수를 얻기 위한 양막천자 — amni / o / centesis (r, cv, s)

e. 양막 파열(rupture of amnion) — amni / o / rrhexis (r, cv, s)

2. cervic/o—**목(경부, cervix)**을 뜻하는 결합형

*자궁목(자궁경부)*은 자궁의 아랫부분의 좁은 통로로 질 안으로 열려 있다.

a. 자궁목의(자궁경부의) — cervic / al (r, s)

b. 자궁목의 외과적 절제, 자궁경부절제술 — cervic / ectomy (r, s)

c. 자궁목의 염증 — cervic / itis (r, s)

d. 자궁목안의 염증 — endo / cervic / itis (p, r, s)

e. 자궁목의 외과적 복원, 자궁경부성형술 — cervic / o / plasty (r, cv, s)

3. chori/o—**융모막(chorion)**을 뜻하는 결합형

태아를 둘러싸는 바깥막이며 태아를 보호하고 있다. **태반(placenta)**의 일부를 형성한다.

a. 융모막의(pertaining to chorion) — chori / o / nic (r, cv, s)

b. 융모막의 악성종양, 융모막암종 — chori / o / carcin / oma (r, cv, r, s)

4. colp/o—**질(vagina)**을 뜻하는 결합형

자궁목에서 체외로 연결되는 근육성 관조직이다. 분만 시 산도 *(birth canal)*라고 불린다.

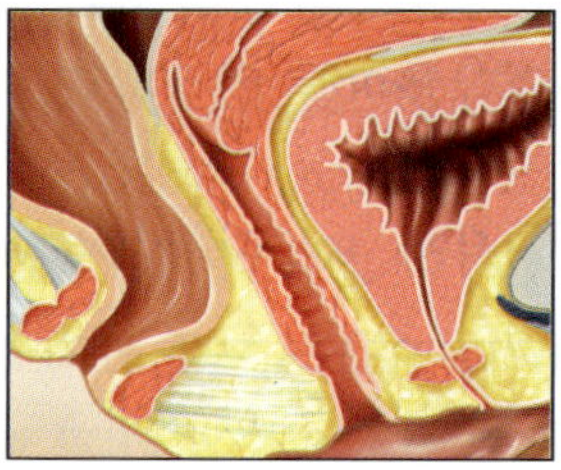

>그림 13.3 질

a. 질내를 검사할 수 있는 기구, 질확대경 — colp / o / scope (r, cv, s)

b. 질내를 검사하는 과정, 질확대경검사 — colp / o / scopy (r, cv, s)

c. 질의 외과적 절제, 질절제술 — colp / ectomy (r, s)

d. 질의 봉합(suture the vagina), 질봉합술 — colp / o / rrhaphy (r, cv, s)

5. embry/o—**배아**(embryo)를 뜻하는 결합형

인간발달의 초기단계로 약 임신 2개월까지를 의미한다.

a. 배아의(pertaining to embryo)	embry r	/ o / cv	nic s
b. 배아의 형성	embry r	/ o / cv	genic s
c. 배아를 연구하는 학문, 발생학	embry r	/ o / cv	logy s

6. episi/o—**외음(음문, vulva)**을 뜻하는 결합형

외음은 여성의 바깥생식기를 총칭하는 말로서 **대음순(labia majora)**, **소음순(labia minora)**, **음핵(clitoris)** 등을 포함한다.

a. 외음의 봉합(suture vulva)	episi r	/ o / cv	rrhaphy s
b. 외음의 외과적 복원, 외음성형술	episi r	/ o / cv	plasty s
c. 외음 절개(cutting into vulva)	episi r	/ o / cv	tomy s

7. fet/o—**태아**(fetus)를 뜻하는 결합형

인간발달의 후기단계로 임신 3개월부터 출산까지를 말한다.

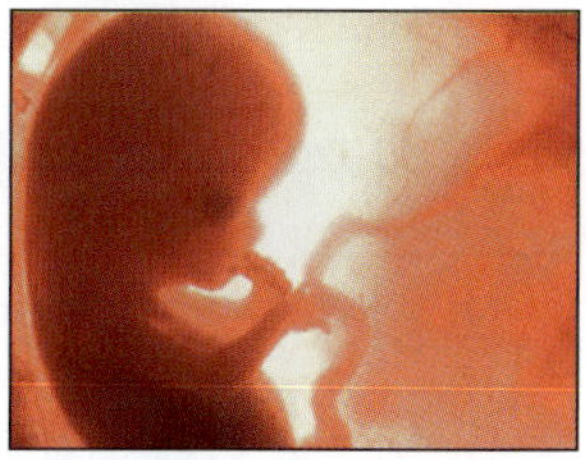

>그림 13.4 자궁 속의 태아 모습

a. 태아의(pertaining to fetus)	fet r	/	al s
b. 태아의 직경을 측정하는 과정, 태아측정법	fet r	/ o / cv	metry s
c. 태아를 검사하는 기구, 태아관찰경	fet r	/ o / cv	scope s
d. 태아를 검사하는 과정, 태아관찰경검사	fet r	/ o / cv	scopy s

8. -gravida—**임신**(pregnancy)을 뜻하는 접미사

임신기간은 임신에서 출산하기까지의 기간을 말한다. 인간의 정상 임신기간은 40주이다.

a. 임신을 한 번도 하지 않음, 미임부	nulli p	/	gravida s

b. 첫 번째 임신(first pregnancy), 초임부 primi / gravida
p s

c. 2회 이상의 임신(다임신부), 경임부 multi / gravida
p s

9. gynec/o—**여자(female)**를 뜻하는 결합형

a. 여성생식기의 질환을 다루는 학문, 부인과학 gynec / o / logy
r cv s

b. 여성생식기의 질환을 다루는 사람, 부인과전문의 gynec / o / logist
r cv s

10. hyster/o—**자궁(uterus)**을 뜻하는 결합형

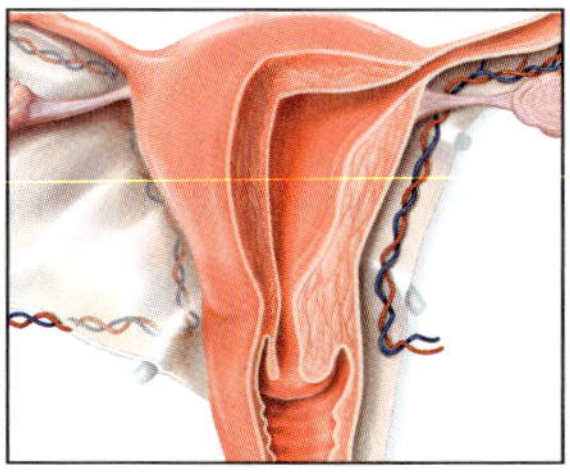

>그림 13.5 자궁

자궁은 방광과 곧창자(직장) 사이의 골반 아랫부분에 위치하고 가운데가 비어 있는 서양배 모양의 장기이다. **자궁바닥(자궁저, fundus)**은 자궁관으로 연결되는 자궁의 가장 윗부분이며, **자궁몸통(자궁체부, body)**은 자궁의 넓은 중심부분을 의미한다. **자궁목(자궁경부, cervix)**은 질로 연결되어 있는 자궁의 가장 아랫부분이다. **자궁속막(endometrium)**은 자궁의 가장 안쪽 막으로 한 달 동안 두꺼워졌다가 **월경주기(menstrual period)** 동안 탈락된다. **자궁근육층(myometrium)**은 두꺼운 근육벽으로 분만 시 수축하여 태아를 산도로 밀어낸다.

a. 자궁의 외과적 고정, 자궁고정술 hyster / o / pexy
r cv s

b. 파열된 자궁(ruptured uterus) hyster / o / rrhexis
r cv s

c. 자궁의 외과적 제거, 자궁절제술 hyster / ectomy
r s

d. 자궁 상태를 기록하는 과정, 자궁조영법 hyster / o / graphy
r cv s

e. 자궁 상태의 기록, 자궁조영상 hyster / o / gram
r cv s

11. lapar/o—**배(복부, abdomen)**를 뜻하는 결합형

a. 복부 절개(cutting into abdomen), 개복술 lapar / o / tomy
r cv s

b. 복부 내부를 눈으로 보면서 검사하는 기구, 복강경 lapar / o / scope
r cv s

c. 복부 내부를 눈으로 보면서 검사하는 과정, 복강경검사 lapar / o / scopy
r cv s

12. mamm/o—**유방**(breast)을 뜻하는 결합형

유방은 젖(유즙)을 생산하는 젖샘(유선)의 집합체이다.

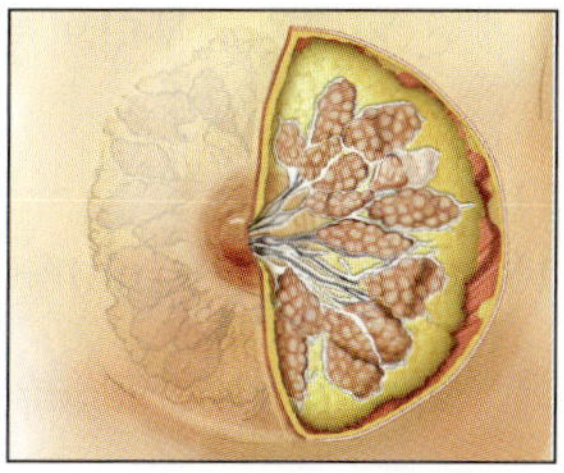

>그림 13.6 유방

a. 유방의(pertaining to breast) — mamm / ary (r, s)

b. 유방을 검사하는 과정, 유방조영상 — mamm / o / gram (r, cv, s)

c. 유방 상태를 기록하는 과정, 유방조영술 — mamm / o / graphy (r, cv, s)

d. 유방의 외과적 복원, 유방성형술 — mamm / o / plasty (r, cv, s)

13. mast/o—**유방**(breast)을 뜻하는 결합형

a. 유방의 통증(breast pain) — mast / algia (r, s)

b. 유방의 염증(breast inflammation) — mast / itis (r, s)

c. 유방의 외과적 제거, 유방절제술 — mast / ectomy (r, s)

14. men/o—**월경**(menstruation)을 뜻하는 결합형

월경은 성숙한 여성의 자궁속막에서 주기적으로 출혈하는 생리현상이다. 자궁목과 질을 통해 몸 밖으로 배출된다.

a. 월경이 없음, 무월경 — a / men / o / rrhea (p, r, cv, s)

b. 통증성 월경, 월경통 — dys / men / o / rrhea (p, r, cv, s)

c. 월경량 부족, 희발월경 — olig / o / men / o / rrhea (r, cv, r, cv, s)

d. 과도한 월경량, 월경과다 — men / o / rrhagia (r, cv, s)

15. metr/o—**자궁**(uterus)을 뜻하는 결합형

a. 자궁안의 염증, 자궁내막염 — endo / metr / itis (p, r, s)

b. 비정상적인 자궁의 분비, 자궁루 — metr / o / rrhea (r, cv, s)

c. 자궁으로부터의 비정상적인 출혈, 부정자궁출혈 metr / o / rrhagia
r cv s

16. nat/o—**출산(birth)**을 뜻하는 결합형

a. 출산의(pertaining to birth) nat / al
r s

b. 신생아의(pertaining to a newborn) neo / nat / al
p r s

c. 신생아를 대상으로 연구하는 학문, 신생아학 neo / nat / o / logy
p r cv s

d. 신생아를 대상으로 연구하는 사람, 신생아전문의 neo / nat / o / logist
p r cv s

17. o/o—**알(egg)**을 뜻하는 결합형

난자는 여성의 생식세포로 난소에서 방출되는 단세포이다. 정자와 수정하여 같은 종의 새로운 개체를 형성한다.

a. 난자세포(egg cell) o / o / cyte
r cv s

b. 난자발생과정, 난자형성 o / o / genesis
r cv s

18. oophor/o—**난소(ovary)**를 뜻하는 결합형

자궁의 양쪽에 위치한 한 쌍의 아몬드 모양의 장기로 자궁관에 의해 자궁과 연결되어 있다. 난자를 생산하며 **배란(ovulation)**에 의해 난자를 배출한다. 여성호르몬인 에스트로겐(estrogen)과 프로게스테론(progesterone)을 분비한다.

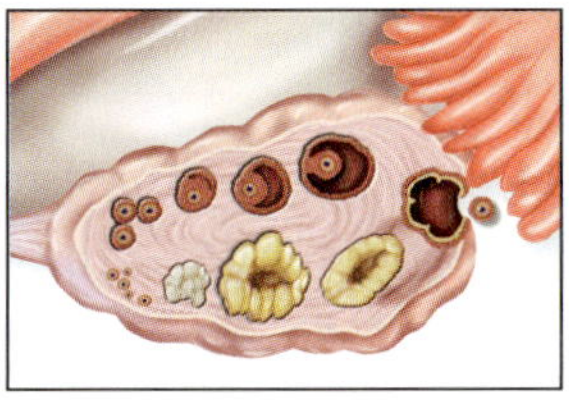

>그림 13.7 난소

a. 난소 염증(ovary inflammation) oophor / itis
r s

b. 난소의 외과적 복원, 난소절제술 oophor / ectomy
r s

c. 난소의 외과적 고정, 난소고정술 oophor / o / pexy
r cv s

19. ovari/o—**난소(ovary)**를 뜻하는 결합형

a. 난소의(pertaining to a ovary) ovari / an
r s

b. 난소와 자궁관(난관)의 염증, 난소자궁관염 ovari / o / salping / itis
r cv r s

20. -para—**분만**(birth)을 뜻하는 접미사
만삭에 이른 태아를 분만한 총 임신수를 의미한다.

a. 분만 경험 없음(no births), 미분만부 nulli / para (p / s)

b. 첫 번째 분만(first birth), 초산부 primi / para (p / s)

c. 2회 이상의 분만(many births), 다산부 multi / para (p / s)

---

21. -partum—**출산**(childbirth)을 뜻하는 접미사

a. 출산 전, 분만 전 ante / partum (p / s)

b. 출산 후, 분만 후 post / partum (p / s)

---

22. salping/o—**자궁관(난관**, fallopian, uterine tube)을 뜻하는 결합형
양쪽 난소 위를 통과하여 자궁으로 이어지는 좁은 관 조직으로, 난자는 난소로부터 자궁관을 통과하여 자궁까지 이동한다. 일반적으로 **수정**(fertilization)이 일어나는 장소이다.

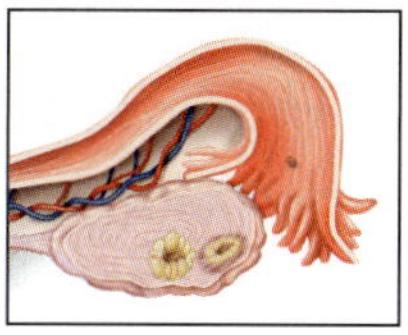

>그림 13.8 자궁관(난관)

a. 자궁관의 외과적 제거, 자궁관절제술 salping / ectomy (r / s)

b. 자궁관의 염증, 자궁관염 salping / itis (r / s)

c. 자궁관의 상태를 기록하는 과정, 자궁관조영술 salping / o / graphy (r / cv / s)

d. 자궁관의 상태 기록, 자궁관조영 salping / o / gram (r / cv / s)

e. 자궁관에서의 임신, 자궁관임신 salping / o / cyesis (r / cv / s)

---

23. uter/o—**자궁**(uterus)을 뜻하는 결합형

a. 자궁의(pertaining to a uterus) uter / ine (r / s)

b. 자궁의 외과적 복원, 자궁성형술 uter / o / plasty (r / cv / s)

c. 자궁을 검사하는 기구, 자궁경 uter / o / scope (r / cv / s)

d. 자궁을 검사하는 과정 , 자궁경검사 uter / o / scopy (r / cv / s)

e. 자궁 내부의(inside uterus) intra / uter / ine
p r s

24. vagin/o—**질(vagina)**을 뜻하는 결합형

a. 질의(pertaining to vagina) vagin / al
r s

b. 질 염증, 질염 vagin / itis
r s

c. 질을 가로지르는, 질경유의 trans / vagin / al
p r s

설명하기 산부인과학 의학용어 설명하기 EXPLAIN

산부인과학 어휘 Obstetrics and Gynecology Vocabulary

이 단원의 산부인과학 용어는 단어의 어원, 현대식 영어 단어, 라틴어나 그리스어에서 온 낱말 요소(word parts)들을 포함하고 있지만, 전적으로 이런 낱말 요소로만 구성되어 있지는 않다. 그렇지만 이들 낱말 요소를 통해 용어의 뜻을 파악할 수 있는 힌트를 얻을 수 있다. 단어 내 이러한 힌트를 가진 낱말 요소를 찾아 용어의 뜻을 파악하라.

용어	설명
abortion (AB) [əbɔ́ːrʃən] 유산	임신 20주 이전에 자궁으로부터 배아가 배출되는 현상 *자연유산(spontaneous abortion)*은 배아의 사망으로 인해 자연적으로 발생하는 유산이다. *선택유산(elective abortion)*은 임신의 법적인 종결을 의미한다. *치료적 유산(therapeutic abortion)*은 임부의 건강을 위하여 치료적으로 실시하는 유산이다.
abruptio placentae [əbrʌ́pʃə pləséntə] 태반조기박리	태아가 분만되기 전에 태반이 자궁벽으로부터 떨어져 나오는 응급상태로 즉각적인 분만이 요구된다.

+ 용어의 어원 *TERMINOLOGY TIDBIT*

abruptio라는 단어는 라틴어로 "찢어지다"를 뜻하는 *abruptus*에서 왔다. ***placenta***라는 단어는 그리스어로 "납작한 케익"을 뜻하는 *plakous*에서 왔다. 이 단어는 태반의 형태를 묘사할 때 사용된다.

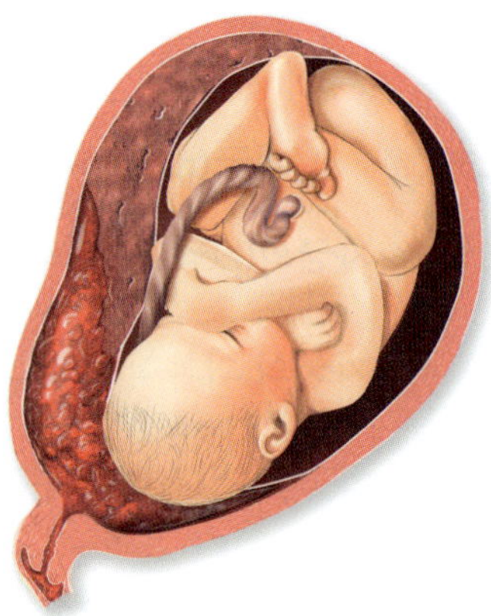

>그림 13.9 태반의 부분적인 박리

용어	설명
atresia [ətríːziə] 폐쇄 a- = -없이	정상적인 신체 구멍의 폐쇄. 예를 들면, *자궁폐쇄증(hysteratresia)*은 자궁목이 닫혀 있는 상태이다.

용어의 어원 TERMINOLOGY TIDBIT

atresia라는 단어는 그리스어로 "-없다"를 뜻하는 접두사 *a-*와 "구멍"을 뜻하는 *tresis*에서 왔다. 두 단어가 결합하여 정상적인 신체 구멍의 폐쇄를 나타낸다.

용어	설명
breast cancer [brest kǽnsər] 유방암	유방의 악성종양. 일반적으로 젖샘과 젖샘관에서 발생한다.

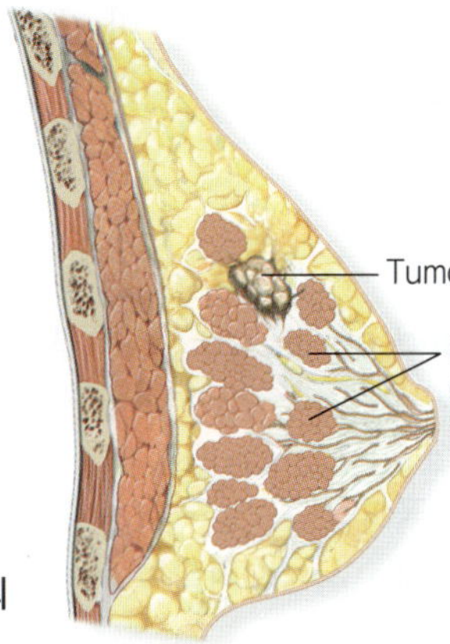

>그림 13.10 젖샘과 젖샘관의 악성종양이 진행 중인 유방

용어	설명
cervical cancer [sə́ːrvikəl kǽnsər] 자궁목암(자궁경부암) cervic/o = 자궁목 -al = -에 관한	자궁목의 악성종양이다. *사람유두종바이러스(human papilloma virus; HPV)*가 주 원인이며, 이 바이러스는 성적으로 매개된다. 최근에는 자궁목암 예방 백신이 개발되었으며 질세포진검사를 통해 조기 발견된다.
cesarean section (CS, C-section) [sizɛ́əriən sékʃən] 제왕절개분만	배(복부)와 자궁벽을 절개하여 수술적인 방법으로 분만하는 것이다. 처음으로 이러한 수술 방법으로 태어난 로마 황제인 줄리어스 시이저의 이름에서 유래하였다.

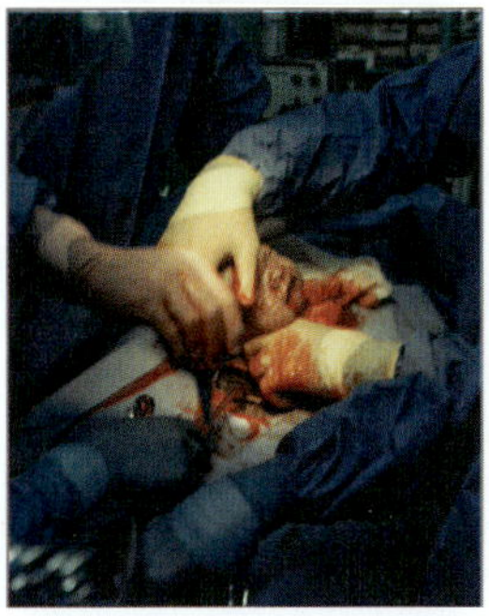

>그림 13.11 제왕절개분만을 통해 분만되는 태아

용어	설명
chorionic villus sampling (CVS) [kɔ̀ːriɑ́nik víləs sǽmpliŋ] 융모막융모검사 chori/o = 융모막 -nic = -에 관한	유전자 검사를 위하여 융모조직을 채취하는 검사로 양수천자보다 더 빠른 임신초기에 검사할 수 있다.

용어	설명
conization [kɑ̀nizéiʃən] 원추(원뿔)절제술	조직생검을 위하여 자궁목의 조직을 원뿔 모양으로 절제하는 검사이다.
cystocele [sístəsiːl] 방광탈출(방광류) cyst/o = 방광 -cele = 탈출	방광이 밑으로 쳐져서 질 안으로 탈출되는 상태로 빈뇨 및 긴박뇨가 나타나며 질을 봉쇄하기도 한다.
dilation and curettage (D&C) [dailéiʃən ænd kjurétidʒ] 자궁목확장긁어냄술 (자궁긁어냄술, 자궁소파술)	자궁목을 넓히고 자궁속막을 긁어내는 외과적인 과정으로 자연유산 후 또는 다른 원인에 의한 과다한 출혈 시 종종 사용된다. **+ 용어의 어원** *TERMINOLOGY TIDBIT* ***curettage***라는 단어는 프랑스어로 "깨끗하게 하다"를 뜻하는 *curer*에서 왔다.
ectopic pregnancy [ektóupik prégnənsi] 딴곳임신(자궁외임신) -ic = -에 관한	자궁이 아닌 다른 부위에서 발생하는 임신으로 일반적으로 자궁관에서 발생한다. 임신이 지속되면 자궁관이 파열되어 자궁관절제술을 시행해야 한다.
endometriosis [èndoumìːtrióusis] 자궁속막증(자궁내막증) endo- = 안 metr/o = 자궁 -osis = 비정상적 상태	자궁속막 조직이 골반이나 복강을 따라서 발생하는 것으로 통증을 유발한다.

+ 용어의 어원 *TERMINOLOGY TIDBIT*

ectopic라는 단어는 그리스어로 "다른 장소"를 뜻하는 *ektopos*에서 왔다.

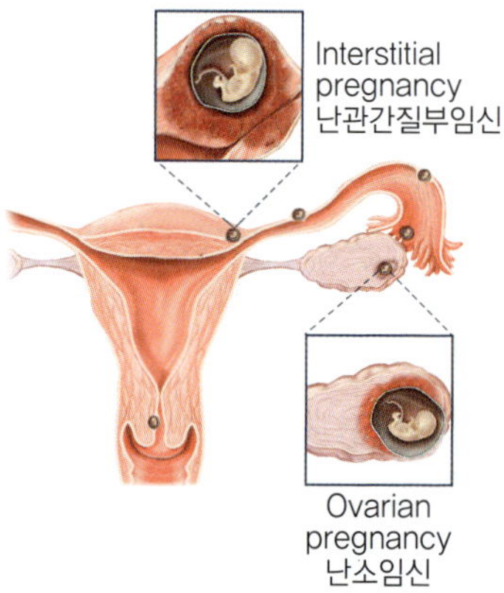

>그림 13.12 **딴곳임신의 발생부위**

용어	설명

endometrial cancer
[èndoumítriəl kǽnsər]
자궁속막암(자궁내막암)
endo- = 안
metr/o = 자궁
-al = -에 관한

암세포가 자궁 안에서 발생한다.

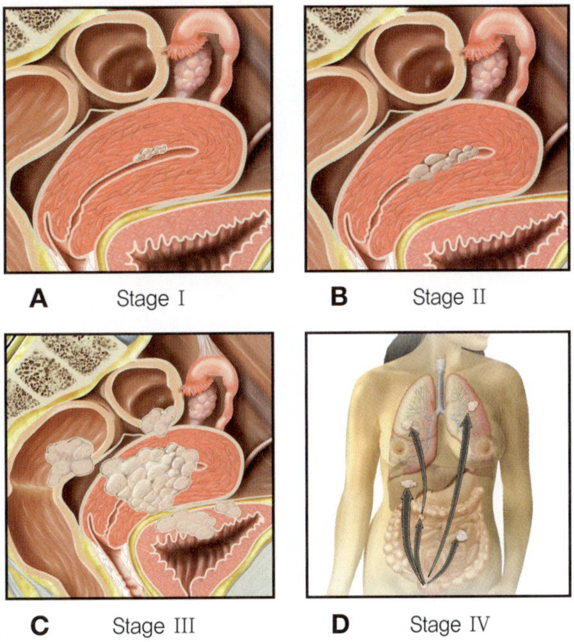

>그림 13.13 자궁속막암의 병기
(A) Stage Ⅰ-암세포가 자궁속막에 국한됨
(B) Stage Ⅱ-암세포가 자궁내에서 크게 자라남
(C) Stage Ⅲ-암세포가 근접 장기로 전파됨
(D) Stage Ⅳ-암세포가 멀리 있는 장기까지 전파됨

---

fetal monitoring
[fí:təl mάnitəriŋ]
전자태아감시장치
fet/o = 태아
-al = -에 관한

임부의 배나 태아의 머리에 전자장비를 부착하여 태아 심박동수나 태아 심박동을 관찰하는 기계이다. 정상 태아 심박동수는 분당 120~160회이며, 심박동수의 감소는 태아 질식을 의미한다.

---

fibrocystic breast disease
[faibrəsístik brest dizí:z]
유방의 낭종성섬유질환
fibr/o = 섬유조직
cyst/o = 낭종, 물혹
-ic = -에 관한

유방조직의 양성 물혹. 전암병변이 아니다.

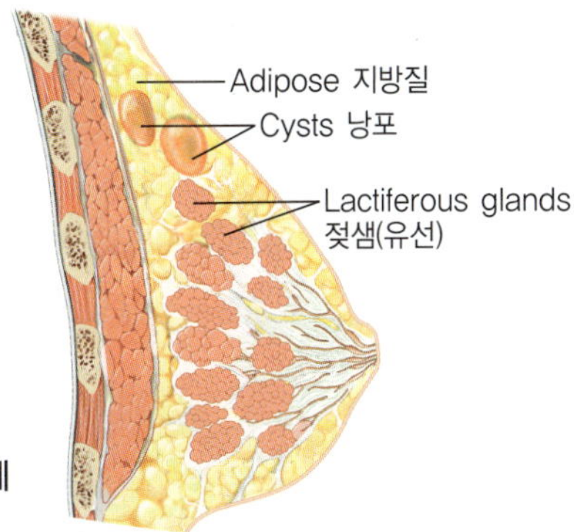

>그림 13.14 유방의 지방조직에 위치한 낭종성섬유종양

용어	설명
fibroid tumor [fáibrɔid tjúːmər] 섬유종양 fibr/o = 섬유성 -oid = 유사한	섬유조직과 유사한 양성종양. 여성의 가장 흔한 형태의 종양 중의 하나이다.

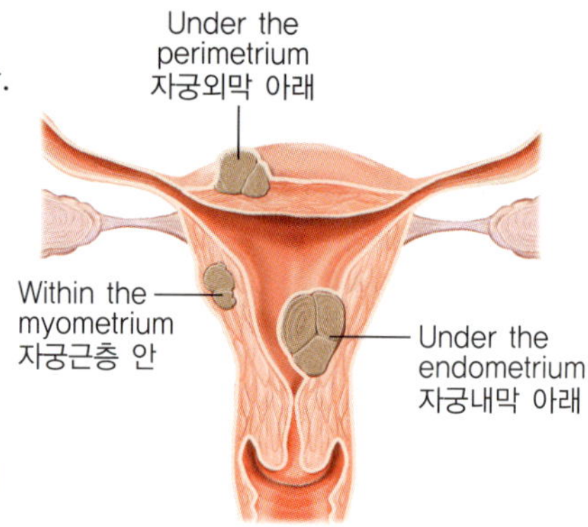

>그림 13.15 섬유종양 발생 부위

용어	설명
fistula [fístʃulə] 샛길(루)	두 장기 사이에 발생한 비정상적인 통로. *방광질샛길(방광질루, vesicovaginal fistula)*은 방광과 질 사이, *직장질루(rectovaginal fistula)*는 직장과 질 사이의 비정상적인 연결통로를 의미한다.
hemolytic disease of the newborn (HDN) [hìːmalítik dizíːz əv ðə njúːbɔ́ːrn] 신생아의 혈액학적 질환 hem/o = 혈액 -lytic = 파괴, 용해	모체의 혈액은 RH(-)이고, 태아는 RH(+)일 때 발생되는 현상으로 모체의 혈액 내에 존재하는 항체가 태반을 통해 태아에게 전달되고 그 결과 태아의 적혈구가 파괴된다. 태아는 빈혈, 지라비대(비장종대)가 나타나고, 자궁내 수혈로 치료할 수 있다. *태아적혈모구증(태아적아구증, erythroblastosis fetalis)*이라 불린다.
***in vitro* fertilization (IVF)** [in vítrou fə̀ːrtilizéiʃən] 시험관내수정	불임치료. 여성의 난자와 남성의 정자를 시험관에서 수정시킨 후 배아를 자궁내에 착상시키는 방법으로 *시험관아기(test tube baby)*라 부르기도 한다.
infertility [infərtíliti] 불임	1년 동안 임신을 원하지만 임신이 되지 않을 경우 불임으로 정의한다.
ovarian cancer [ouvέəriən kǽnsər] 난소암 ovari/o = 난소 -an = -에 관한	난소 안에서 발생하는 악성종양.

+ 용어의 어원 *TERMINOLOGY TIDBIT*

fistula라는 단어는 라틴어로 "관"을 뜻하는 *fistula*에서 왔다.

용어	설명
Papanicolaou (Pap) smear [pɑ̀:pəní:kəlàu smiər] 질세포진검사	자궁목암을 조기 발견할 수 있는 검사. 자궁목에서 세포를 채취하여 현미경 아래에서 비정상 세포의 존재 여부를 검사한다.
pelvic inflammatory disease (PID) [pélvik inflǽmətəri dizí:z] 골반염증성질환 pelv/o = 골반 -ic = -에 관한	일반적으로 세균으로 인한 급성 또는 만성감염으로 여성생식계통을 통해서 염증이 진행되어 골반안(골반강)까지 전파된다. 치료가 제대로 이루어지지 않으면 불임을 유발할 수 있다.
placenta previa [pləséntə prí:viə] 전치태반	자궁하부에 형성된 태반. 산도를 폐쇄하여 제왕절개분만을 하기도 한다.
premature birth [prí:mətjùər bə:rθ] 미숙아 분만 pre- = 앞(전)	임신 37주 이전의 태아 분만.
premenstrual syndrome (PMS) [pri:ménstruəl síndroum] 월경전증후군 pre- = 앞(전)	월경 전에 발생되는 증상들. 불안정, 두통, 유방압통, 불안 등의 증상이 포함된다.

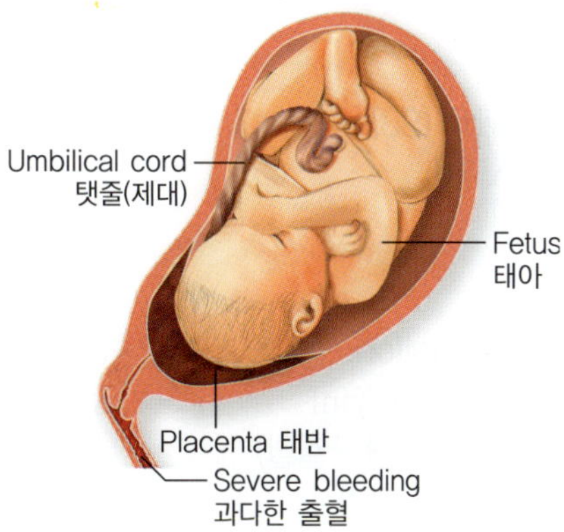

>그림 13.16 태반이 자궁목을 덮고 있는 전치태반

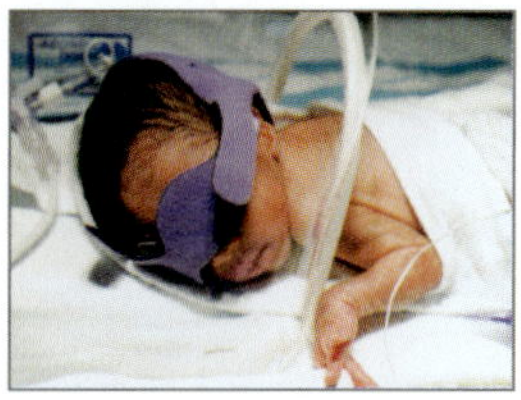
>그림 13.17 미숙아

용어	설명

prolapsed uterus
[proulǽpsd júːtərəs]
자궁탈출

자궁이 하강되어 자궁목이 질 입구로 내려온 상태이다.

+ 용어의 어원 TERMINOLOGY TIDBIT

prolapse라는 단어는 라틴어로 "떨어지다"를 뜻하는 *prolapsus*에서 왔다.

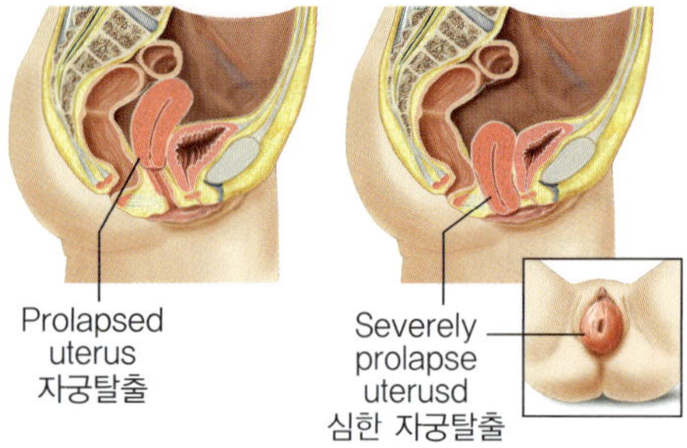

>그림 13.18 (A) 가벼운 자궁탈출. (B) 심한 자궁탈출.

---

rectocele
[réktəsiːl]
직장탈출(직장류)
rect/o = 곧창자(직장)
-cele = 돌출

곧창자(직장)의 일부가 질쪽으로 돌출된 상태.

---

stillbirth (SB)
[stílbəːrθ]
사산

태아가 분만 시 사망하거나 분만 직전에 사망한 상태.

---

tubal ligation
[tjúːbəl laigéiʃən]
자궁관묶음(난관결찰)
-al = -에 관한

임신을 예방하기 위하여 자궁관(난관)을 묶는 수술.

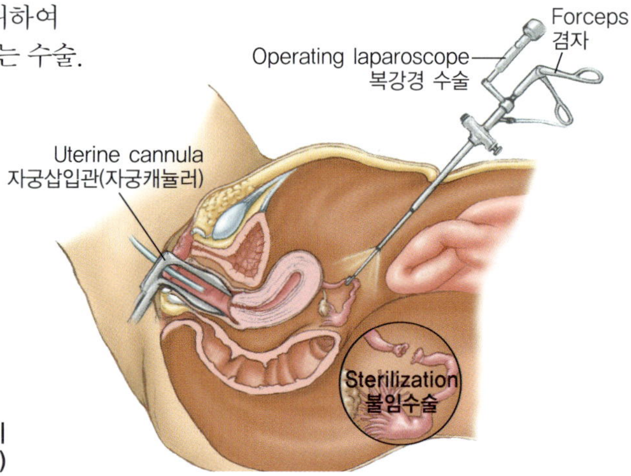

>그림 13.19 자궁관묶음시 사용되는 복강경(배안보개)

산부인과학 약어 *Obstetrics and Gynecology Abbreviations*

다음 목록은 산부인과학에서 자주 사용하는 약어이다.

AB	abortion(유산)
BSE	breast self-examination(유방자가검진)
CS, C-section	cesarean section(제왕절개분만)
CVS	chorionic villus sampling(융모막융모검사)
Cx	cervix(자궁목)
D&C	dilation and curettage(자궁목확장긁어냄술, 자궁소파술)
EMB	endometrial biopsy(자궁속막 생검, 자궁내막 생검)
ERT	estrogen replacement therapy(에스트로겐 대체요법)
FHR	fetal heart rate(태아 심박동수)
FHT	fetal heart tone(태아 심음)
FTND	full-term normal delivery(만삭정상분만)
GI, grav I	first pregnancy(첫 번째 임신)
GYN, gyn	gynecology(부인과학)
HDN	hemolytic disease of the newborn(신생아의 혈액학적 질환)
HPV	human papilloma virus(사람유두종바이러스)
HRT	hormone replacement therapy(호르몬 대체요법)
HSG	hysterosalpingography(자궁난관조영술)
IUD	intrauterine device(자궁내장치)
IVF	*in vitro* fertilization(시험관내수정)
LMP	last menstrual period(최종월경일)
NB	newborn(신생아)
OB	obstetrics(산과학)
OCPs	oral contraceptive pills(경구피임약)
PAP	Papanicolaou test(질세포진검사)
PI, para I	first birth(첫 번째 분만)
PID	pelvic inflammatory disease(골반염증성 질환)
PMS	premenstrual syndrome(월경전증후군)
SB	stillbirth(사산)
TAH-BSO	total abdominal hysterectomy-bilateral salpingo-oophorectomy (배전체자궁절제술-양쪽자궁관난소절제술, 전복식자궁절제술-양측난관난소절제술)

A. 명칭쓰기 연습 *Labeling Exercise*

다음 그림에서 번호에 해당하는 각 구조의 명칭을 쓰고, 공간을 적절히 활용하여 결합형을 쓰라.

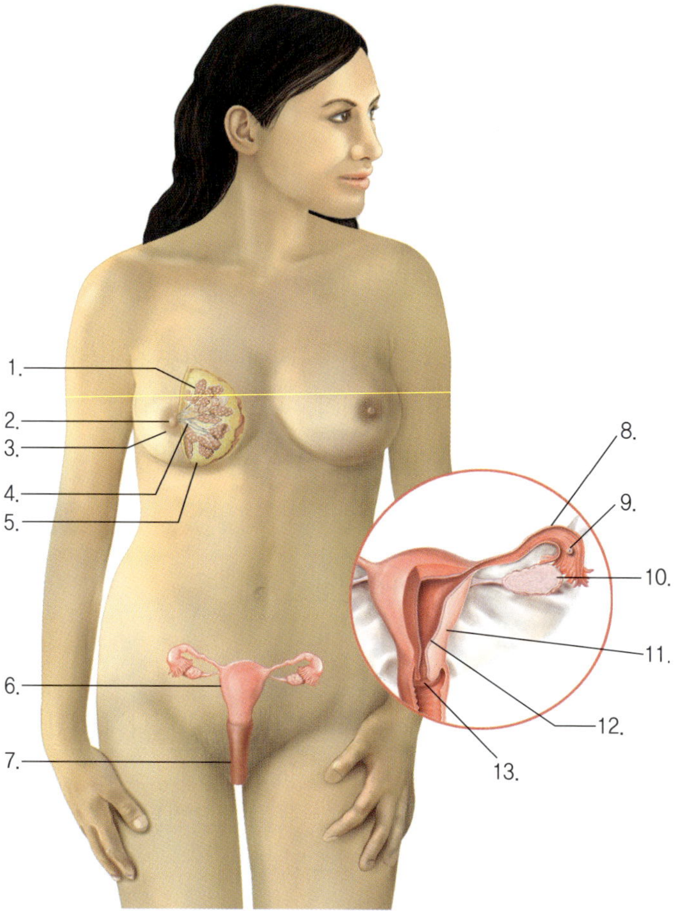

1. ______________________
2. ______________________
3. ______________________
4. ______________________
5. ______________________
6. ______________________
7. ______________________
8. ______________________
9. ______________________
10. ______________________
11. ______________________
12. ______________________
13. ______________________

B. 의학용어 만들기 *Build Medical Terms*

다음에 제시된 낱말 요소를 사용하여 지시하는 의학용어를 만들어라.

결합형 *hyster/o* 는 자궁(uterus)을 뜻한다.

1. 자궁의 외과적 고정, 자궁고정술 ______________________
2. 자궁의 외과적 제거, 자궁절제술 ______________________
3. 자궁파열(ruptured uterus) ______________________
4. 자궁상태의 기록, 자궁조영상 ______________________

결합형 *fet/o* 는 태아(fetus)를 뜻한다.

5. 태아의(pertaining to fetus) ______________________
6. 태아의 크기를 측정하는 과정, 태아측정법 ______________________

접미사 *-partum* 은 출산(childirth)을 뜻한다.

7. 분만 전(before childbirth) ______________________
8. 분만 후(after childbirth) ______________________

결합형 *men/o* 는 월경(menstruation)을 뜻한다.

9. 월경이 없음, 무월경 ______________________
10. 통증성 월경, 월경통 ______________________
11. 월경량 부족, 희발월경 ______________________
12. 과도한 월경량, 월경과다 ______________________

결합형 *mast/o* 는 유방(breast)을 뜻한다.

13. 유방의 통증, 유방통 ______________________
14. 유방의 염증, 유방염 ______________________
15. 유방의 외과적 제거, 유방절제술 ______________________

연습문제 PRACTICE

C. 빈칸 채우기 *Fill in the Blank*

다음 문장을 완성하기 위해 빈칸에 알맞은 단어를 써 넣어라.

1. Fertilization typically occurs in the ________________ (or ______________________) tubes.
(수정은 일반적으로 ________관에서 발생한다.)
2. ________________ is the branch of medicine that treats conditions of the female reproductive tract, and ______________ is the branch that specializes in pregnancy.
(________은(는) 여성의 생식계통의 상태를 다루는 의학의 한 분야이고, ________은(는) 임신과 출산을 주로 다루는 분야이다.)
3. The inner lining of the uterus is called the ___________________________, and the muscular layer of the uterus is called the _____________.
(자궁의 가장 안쪽 막은 ________이고, 자궁의 근육층은 ________라 불린다.)
4. _________________________ is the removal of a small piece of chorion for genetic analysis.
(________은(는) 유전자 검사를 하기 위해서 융모막의 일부분을 떼어내는 검사이다.)
5. Fetal monitoring uses equipment to check the _____________________________ and ____.
(태아감시장치는 ________과 ________을 관찰하는 데 사용되는 장비이다.)
6. Erythroblastosis fetalis is another name for ____.
(태아적혈모구증 태아는 ________의 또다른 명칭이다.)
7. An abnormal passageway that develops between two structures is called a(n) _____________.
(두 장기 사이의 비정상적인 통로는 ________이다.)
8. Tying off the fallopian tubes to prevent pregnancy is called ____________________________.
(임신을 예방하기 위하여 자궁관을 묶어주는 것은 ________이다.)
9. A prolapsed uterus can cause the _______________ to protrude through the vaginal opening.
(자궁탈출은 ________이(가) 질입구를 통해 빠져나오는 원인이 된다.)
10. A(n)__________________ occurs when the fetus dies shortly before time of birth.
(________은(는) 출산 직전에 태아가 사망했을 때 발생한다.)

연습문제 PRACTICE

D. 철자법 *Spelling*

다음에 제시된 용어 중 일부는 철자가 잘못되어 있다. 잘못된 곳을 찾아 빈칸에 바르게 고쳐 쓰라.

1. histerectomy(자궁절제술) ______
2. laparoscopy(배안보개검사, 복강경검사) ______
3. mammary(젖의, 유방의) ______
4. oogenesis(난자발생, 난자형성) ______
5. premenstral(월경전의) ______
6. antepartum(분만전의) ______
7. menorrhagia(월경과다) ______
8. ovariosalpingitis(난소자궁관염) ______
9. anmiotomy(인공양막파열) ______
10. endometriosis(자궁속막증, 자궁내막증) ______

E. 의학용어 분석 *Medical Term Analysis*

다음 용어를 분석하라. 먼저 각 용어를 제시된 낱말 요소(P=접두사, WR=어근, CF=결합형, S=접미사)로 나누고, 각각의 낱말 요소별 뜻과 전체 용어의 뜻을 쓰라.

1. oophoropexy

CF ______

뜻 ______

S ______

뜻 ______

용어의 뜻 ______

2. colposcope

CF ______

뜻 ______

S ______

뜻 ______

용어의 뜻 ______

3. choriocarcinoma

CF ______

뜻 ______

WR ______

뜻 ______

S ______

뜻 ______

용어의 뜻 ______

______

4. intrauterine

P ______

뜻 ______

WR ______

뜻 ______

S ______

뜻 ______

용어의 뜻 ______

______

5. transvaginal

P ______

뜻 ______

WR ______

뜻 ______

S ______

뜻 ______

용어의 뜻 ______

______

6. embryonic

CF ______

뜻 ______

S ______

뜻 ______

용어의 뜻 ______

______

7. oocyte

CF ______

뜻 ______

S ______

뜻 ______

용어의 뜻 ______

______

8. cervicoplasty

CF ______

뜻 ______

S ______

뜻 ______

용어의 뜻 ______

______

9. ovariosalpingitis

CF ______

뜻 ______

WR ______

뜻 ______

S ______

뜻 ______

용어의 뜻 ______

______

10. episiotomy

CF ______

뜻 ______

WR ______

뜻 ______

S ______

뜻 ______

용어의 뜻 ______

______

F. 사진과 짝맞추기 *Photomatch Challenge*

다음 그림에 해당하는 용어를 〈보기〉에서 골라 빈칸에 써 넣어라.

A

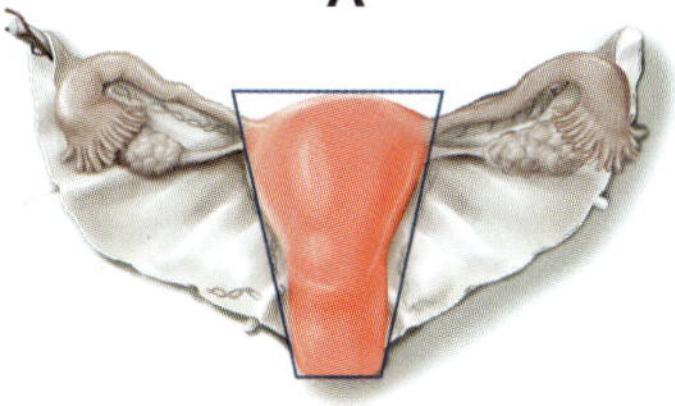

1. ______________________

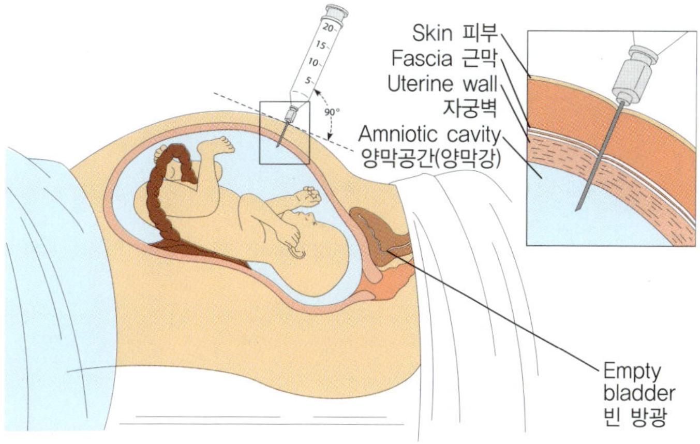

2. ______________________

B

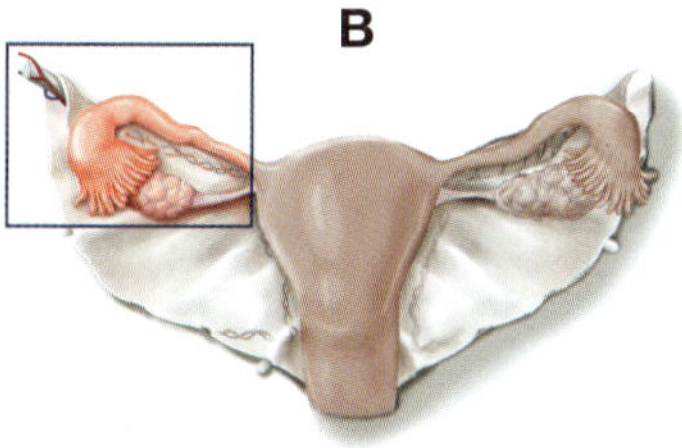

3. ______________________

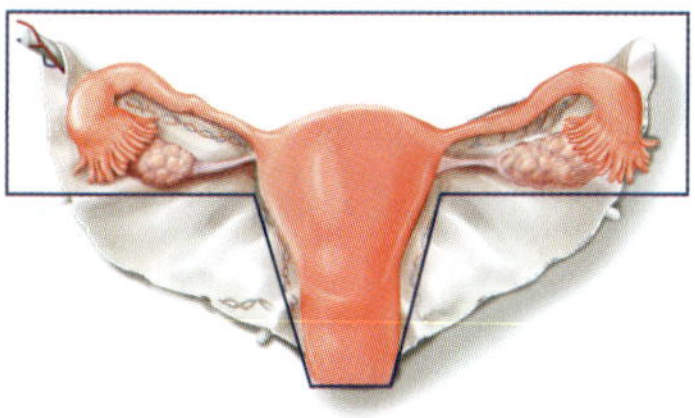

D

4. ______________________

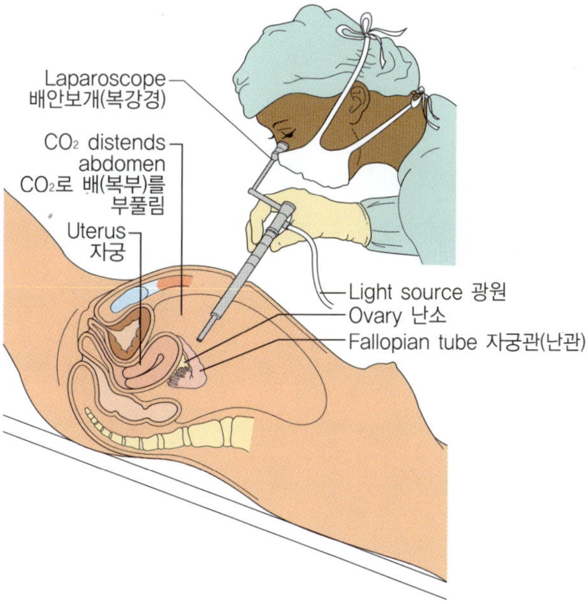

5. ______________________

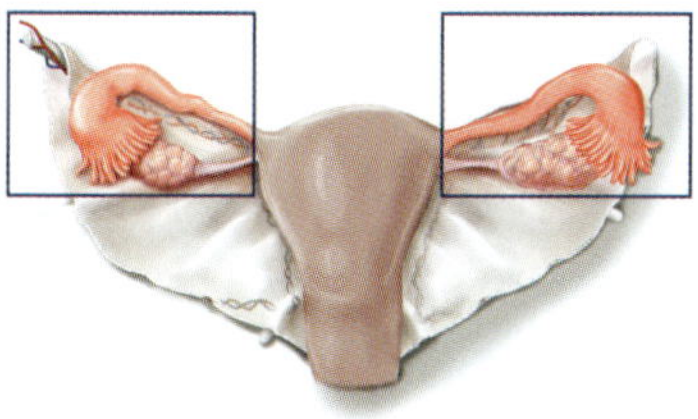

C

6. ______________________

보기:

Amniocentesis (양막천자, 양수천자)	Bilateral salpingo-oophorectomy (양쪽자궁관난소절제술)
Laparoscopy (배안보개검사, 복강경검사)	Right salpingo-oophorectomy (오른쪽자궁관난소절제술)
Hysterectomy (자궁절제술)	Bilateral hysterosalpingo-oophorectomy (양쪽자궁자궁관난소절제술)

14

신 경 학
Neurology

신경계통
The Nervous System

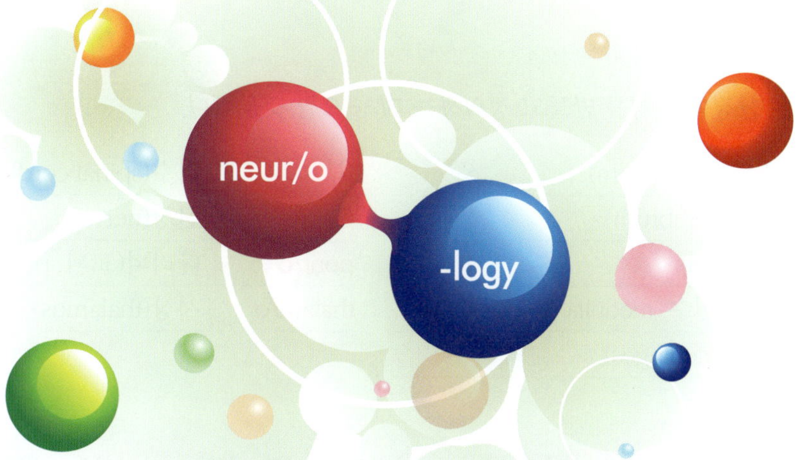

신경학 개관 *A Brief Introduction to Neurology*

이해하기 신경계통의 기능 이해하기 UNDERSTAND

신경계통은 **뇌**(brain), **척수**(spinal cord) 및 **신경**(nerves)으로 구성되어 있으며 신체의 모든 활성을 조절하는 기능을 가지고 있다. 이러한 일을 수행하기 위해 신경계통은 **감각수용기**(sensory receptors)로부터 정보를 받아들이고 이 정보를 이용하여 신체의 요구에 대처하기 위해 **근육**(muscles)과 **샘(선, glands)**의 활성을 조절한다. 신경계통은 **중추신경계**(central nervous system; CNS)와 **말초신경계**(peripheral nervous system; PNS)로 나뉜다. 중추신경계는 뇌와 척수로 구성되어 있으며 말초신경계는 중추신경계와 신체의 모든 기관 사이에 전기적인 신호를 전달해주는 신경으로 구성되어 있다.

신경계통은 **신경세포**(neurons)로 구성되어 있다. 신경세포는 중추신경계와 신체 사이에 전기적 파를 전달하여 정보를 전달해 준다. 하나의 신경세포가 다른 신경세포와 만나는 곳을 **시냅스**(synapse)라 한다. 전기적 파는 **시냅스틈새**(synaptic cleft)라고 불리는 두 신경세포 사이의 간격을 직접 통과할 수 없다. 대신 **신경전달물질**(neurotransmitter)이라고 불리는 화학물질을 필요로 한다. 많은 신경세포는 **말이집(수초, myelin)**이라고 하는 절연물질로 덮여 있어서 전기적 파를 빠르게 전달할 수 있다.

기술하기 신경학이라는 의학적 전문분야 DESCRIBE

신경학(neurology)은 뇌와 척수 및 신경에 영향을 주는 환경을 진단하고 처치할 수 있는 특수화된 의학의 한 분야이다. **신경학자(neurologist)**는 또한 신경계통의 문제로 인해 발생된 근육의 치료를 담당할 수 있다. 또 다른 특수 분야인 **신경외과학(neurosurgery)**은 신경계통에 관한 수술적인 처치를 포함한다.

정의하기 신경학에 관련된 결합형, 접두사, 접미사 DEFINE

신경학 관련 결합형 Neurology Combining Forms

다음 결합형은 신경학 용어를 만들고 정의하는 데 중요한 것들이다.

cerebell/o	소뇌(cerebellum)
cerebr/o	대뇌(cerebrum)
encephal/o	뇌(brain)
medull/o	숨뇌(연수, medulla oblongata)
mening/o	수막(meninges)
myel/o	척수(spinal cord)
neur/o	신경(nerve)
pont/o	다리뇌(교뇌, pons)
thalam/o	시상(thalamus)

다음 결합형은 신경학과 직접 관련은 없지만, 신경학 용어를 만들고 정의하는 데 중요한 것들이다.

cephal/o	머리(head)
electr/o	전기(electricity)
hemat/o	혈액(blood)
hydr/o	물(water)
lumb/o	허리(low back)
my/o	근육(muscle)
scler/o	딱딱함(hardening)
spin/o	척추(spine)
vascul/o	혈관(blood vessels)

접미사 복습 Suffix Review

아래의 접미사와 접두사는 제2, 3장에서 이미 소개되었지만 신경학 용어를 만드는 데 특히 중요하기 때문에 이 장에서 다시 복습한다.

-al	-의, -에 관한(pertaining to)
-algia	통증(pain)
-ar	-의, -에 관한(pertaining to)
-ary	-의, -에 관한(pertaining to)
-asthenia	연약함(weakness)
-cele	튀어나온(hernia, protrusion)
-eal	-의, -에 관한(pertaining to)
-ectomy	수술적인 제거(surgical removal)

-esthesia	감각(feeling, sensation)	-osis	병적상태(abnormal condition)
-gram	기록(record)	-pathy	질병(disease)
-graphy	기록의 과정(process of recording)	-phasia	언어(speech)
-ic	-의, -에 관한(pertaining to)	-plasty	수술적 회복, 성형술 (surgical repair)
-ine	-의, -에 관한(pertaining to)	-plegia	마비(paralysis)
-itis	염증(inflammation)	-rrhaphy	봉합(suture)
-logist	전문가(one who studies)	-sclerosis	경화(hardening)
-logy	-학(study of)	-tomy	칼을 댐(cutting into)
-malacia	연화(softening)	-trophic	영양, 발생(development)
-oma	종양(tumor)		

접두사 복습 *Prefix Review*

a-	-없이, 무(without)	hyper-	과도한, 초과하는(excessive)
an-	-없이, 무(without)	mono-	하나(one)
anti-	반대의, 저항하는(against)	poly-	많은(many)
di-	둘(two)	quadri-	넷, 사(four)
dys-	아픈, 고통스러운(painful, difficult)	sub-	밑(under)
hemi-	반(half)		

신경학에서 다루는 기관 *Organs Commonly Treated in Neurology*

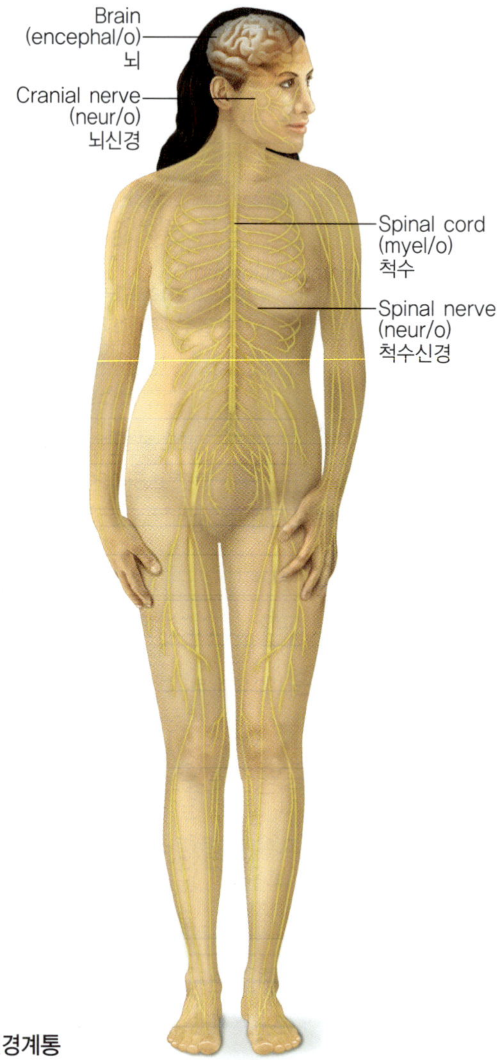

>그림 14.1 신경계통

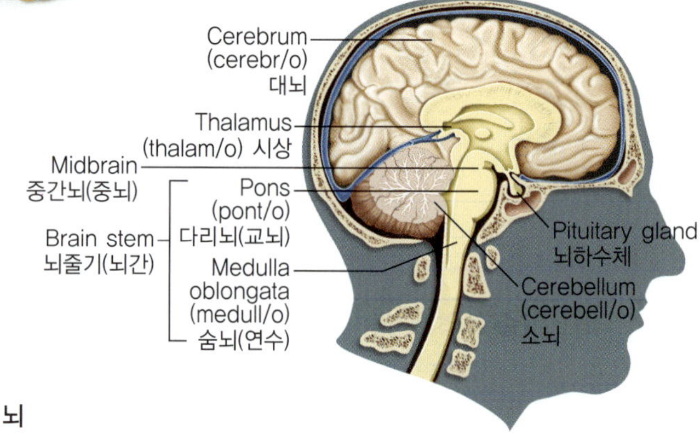

>그림 14.2 뇌

신경학 용어 만들기 Building Neurology Terms

이 단원은 신경학 용어를 만드는 데 빈번히 사용하는 낱말 요소(word parts)를 제시한다. 용어의 설명을 따라하다 보면 어휘력이 향상될 것이다. 각 용어의 뜻을 파악하여 빈칸에 채워 넣어 하나의 의학용어를 완성하라. 사선(/)을 그어서 접두사(prefixes; p), 어근(word roots; r), 결합모음(combining vowels; cv), 접미사(suffixes; s)를 구분해 보자. 낱말 요소의 키를 찾는 데 도움을 주기 위하여 밑줄 아래에 r(어근), p(접두사), cv(결합모음), s(접미사)로 표시하였다. 모든 용어가 4가지 낱말 요소를 모두 가지고 있는 것은 아니라는 사실을 기억하라. 무엇을 사용할지 스스로 결정하라. 경험이 쌓일수록 이 과정은 더욱 쉬워질 것이다. 답안은 이 장의 말미에 수록하였다.

1. cerebell/o—**소뇌**(cerebellum)를 뜻하는 결합형

   소뇌는 두 번째로 큰 뇌이며 신체의 운동을 조절하고 균형을 유지하는 데 관여한다.

   a. 소뇌의(pertaing to cerebellum) cerebell / ar (r / s)

   b. 소뇌의 염증 cellebell / itis (r / s)

2. -cele—**돌출**(hernia or protrusion)을 뜻하는 접미사

   신경학에서는 신경계통의 일부가 척주로 돌출된 선천적 결함의 경우에 관한 용어가 있다.

   a. 수막탈출(증) mening / o / cele (r / cv / s)

   b. 수막척수탈출증 mening / o / myel / o / cele (r / cv / r / cv / s)

3. cerebr/o—**대뇌**(cerebrum)를 뜻하는 결합형

   대뇌는 뇌의 가장 큰 부분이며 감각정보를 받아들이고 운동명령을 내보낸다. 또한 기억과 문제해결 및 언어능력을 가지고 있다. 대뇌는 **이마엽(전두엽, frontal lobe)**, **마루엽(두정엽, parietal lobe)**, **관자엽(측두엽, temporal lobe)**, **뒤통수엽(후두엽, occipital lobe)**으로 나뉜다.

   a. 대뇌의(pertaining to cerebrum) cerebr / al (r / s)

   b. 대뇌와 척수의 cerebr / o / spin / al (r / cv / r / s)

   c. 대뇌염증(cerebrum inflammation) cerebr / itis (r / s)

   d. 대뇌연화(증)(softening of cerebrum) cerebr / o / malacia (r / cv / s)

e. 대뇌경화(hardening of cerebrum) — cerebr / o / sclerosis
r cv s

f. 대뇌 혈관의 — cerebr / o / vascul / ar
r cv r s

g. 대뇌절개[술](cutting into cerebrum) — cerebr / o / tomy
r cv s

---

4. encephal/o—**뇌(brain)**를 뜻하는 결합형

뇌는 신체에서 가장 큰 기관 중의 하나이며 신체의 활성을 조절한다. 뇌는 **대뇌(cerebrum)**, **소뇌(cerebellum)**, **시상(thalamus)**, **뇌줄기(뇌간, brain stem)**로 나뉘어진다. 각각의 뇌 부분은 특수한 기능을 담당하며 오른쪽 뇌는 왼쪽을, 왼쪽 뇌는 오른쪽을 조절한다.

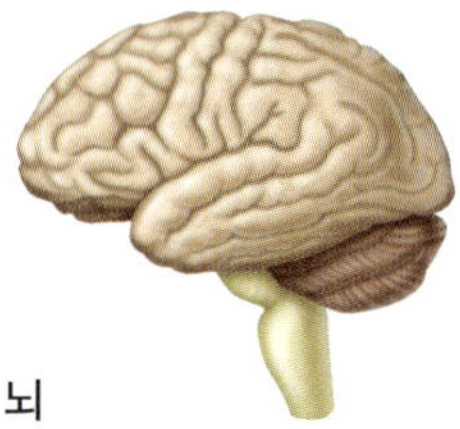

>그림 14.3 뇌

a. 뇌의(pertaining to brain) — encephal / ic
r s

b. 뇌의 전기적 기록, 뇌파도 — elect / o / encephal / o / gram
r cv r cv s

c. 뇌의 전기적 기록과정, 뇌파검사[법] — electr / o / encephal / o / graphy
r cv r cv s

d. 뇌통증(brain pain) — encephal / algia
r s

e. 뇌염(brain inflammation) — encephal / itis
r s

f. 뇌병[증](brain disease) — encephal / o / pathy
r cv s

g. 뇌종양(brain tumor) — encephal / oma
r s

h. 뇌연화(softening of brain) — encephal / o / malacia
r cv s

i. 뇌경화(hardening of brain) — encephal / o / sclerosis
r cv s

---

5. -esthesia—**감각(feeling, sensation)**을 뜻하는 접미사

a. 마취, 무감각(without sensation) — an / esthesia
p s

b. 감각과민[증](excessive sensations) — hyper / esthesia
p s

6. medull/o—**숨뇌(연수, medulla oblongata)**를 뜻하는 결합형

뇌줄기의 한 부분으로 뇌를 척수에 연결해주며 호흡과 심장박동, 체온 및 혈압을 조절하는 중추를 포함하고 있다.

a. 숨뇌의(연수의, pertaining to medulla oblongata) medull(r) / ar(s)

---

7. mening/o—**뇌수막(meninges)**을 뜻하는 결합형

뇌와 척수를 싸고 있는 세 층의 막으로 맨 바깥막은 경질막(경막, dura mater), 중간막은 거미막(지주막, arachnoid layer), 안쪽 막은 연질막(연막, pia mater)이라고 한다.

a. 뇌수막의(pertaining to meninges) mening(r) / eal(s)

b. 수막염(meninges inflammation) mening(r) / itis(s)

c. 수막척수염 mening(r) / o(cv) / myel(r) / itis(s)

---

8. myel/o—**척수(spinal cord)**를 뜻하는 결합형

뇌로 들어가거나 뇌에서 나오는 정보가 통과하는 신경조직으로 된 원기둥 모양의 중추신경

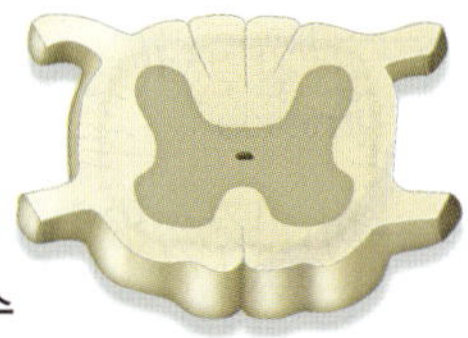

>그림 14.4 **척수**

a. 척수조영상(record of spinal cord) myel(r) / o(cv) / gram(s)

b. 척수조영술(process of recording spinal cord) myel(r) / o(cv) / graphy(s)

c. 척수염(spinal cord inflammation) myel(r) / itis(s)

d. 척수연화증(softening of spinal cord) myel(r) / o(cv) / malacia(s)

e. 척수신경염(spinal cord and nerve inflammation) myel(r) / o(cv) / neur(r) / itis(s)

f. 척수병(spinal cord disease) myel(r) / o(cv) / pathy(s)

g. 골수경화증(hardening of spinal cord) myel(r) / o(cv) / sclerosis(s)

h. 척수절개술(cutting into spinal cord) myel(r) / o(cv) / tomy(s)

---

9. neur/o—**신경(nerve)**을 뜻하는 결합형

중추신경계와 근육 또는 중추신경계와 신체의 기관 사이에 정보를 전달하는 신경세포의 다발. **감각신경(sensory nerves)**은 중추신경계로 정보를 전달하고, **운동신경(motor nerves)**은 중추신경계의 정보를 근육이나 기관으로 전달한다.

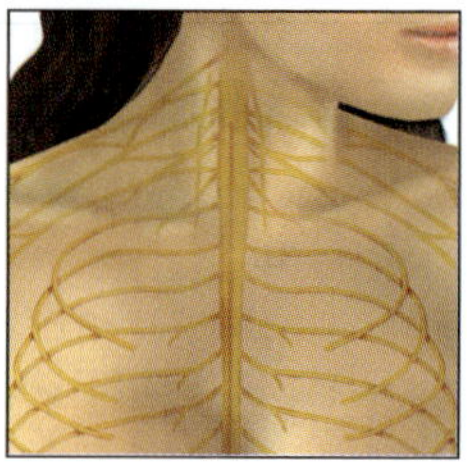

>그림 14.5 신경

a. 신경의(pertaining to nerves) neur / al
r s

b. 신경통(nerve pain) neur / algia
r s

c. 신경절제술(surgical removal of a nerve) neur / ectomy
r s

d. 신경학(study of nerves) neur / o / logy
r cv s

e. 신경과 의사(one who studies nerves) neur / o / logist
r cv s

f. 신경종(nerve tumor) neur / oma
r s

g. 신경병(nerve disease) neur / o / pathy
r cv s

h. 신경성형술(surgical repair of nerve) neur / o / plasty
r cv s

i. 다발신경염(inflammation of many nerves) poly / neur / itis
p r s

j. 신경봉합술(suture a nerve) neur / o / rrhaphy
r cv s

10. -phasia—**언어(speech)**를 뜻하는 접미사

a. 언어상실[증](without speech) a / phasia
p s

b. 언어장애[증](difficult speech) dys / phasia
p s

11. -plegia—**마비(paralysis)**를 뜻하는 접미사

a. 단일마비(홑팔다리마비, paralysis of one 〈limb〉) mono / plegia
p s

b. 양쪽마비(paralysis of two 〈limbs〉) di / plegia
p s

c. 팔다리마비(사지마비, paralysis of four 〈limbs〉) quadri / plegia
p s

d. 반신마비(half paralysis) — hemi / plegia (p / s)

e. 신경마비(nerve paralysis) — neur / o / plegia (r / cv / s)

12. pont/o—**다리뇌(교뇌, pons)**를 뜻하는 결합형

뇌줄기의 한 부분으로서 소뇌를 뇌에 연결시켜 준다.

a. 다리뇌의(교뇌의, pertaining to pons) — pont / ine (r / s)

b. 다리뇌소뇌의 — pont / o / cerebell / ar (r / cv / r / s)

c. 다리뇌숨뇌의 — pont / o / medull / ary (r / cv / r / s)

13. thalam/o—**시상(thalamus)**을 뜻하는 결합형

감각정보를 대뇌의 정확한 부분에 전달하는 뇌의 부분

a. 시상의(pertaining to thalamus) — thalam / ic (r / s)

b. 시상파괴술(cutting into thalamus) — thalam / o / tomy (r / cv / s)

설명하기 신경학 의학용어 설명하기 EXPLAIN

신경학 어휘 Neurology Vocabulary

이 단원의 신경학 용어는 단어의 어원, 현대식 영어 단어, 라틴어나 그리스어에서 온 낱말 요소(word parts)들을 포함하고 있지만, 전적으로 이런 낱말 요소로만 구성되어 있지는 않다. 그렇지만 이들 낱말 요소를 통해 용어의 뜻을 파악할 수 있는 힌트를 얻을 수 있다. 단어 내 이러한 힌트를 가진 낱말 요소를 찾아 용어의 뜻을 파악하라.

용어	설명
Alzheimer disease [ɑ́:ltshaimər dizí:z] 알츠하이머병	만성적인 뇌의 질병으로 점진적인 혼미와 언어장애 또는 걸음걸이의 부자연스러움 및 기억상실을 동반한다.

용어	설명

amyotrophic lateral sclerosis (ALS)
[əmæ̀iətróufik lǽtərəl sklíəróusis]
근육위축가쪽경화증
a- = 없는
my/o = 근육
-trophic = 발육
scler/o = 경화
-osis = 비정상적인 상태

척수에 존재하는 운동신경의 퇴행으로 인해 근육이 약해지고 위축되는 병. 보통 *루게릭병(Lou Gehrig disease)*이라고 불린다.

---

anticonvulsant
[æ̀ntikənvʌ́lsənt]
항경련제
anti- = 대항, 반대

신경세포의 흥분성을 감소시켜 발작과 관련된 조절이 불가능한 신경세포의 흥분을 차단하는 약물.

---

brain tumor
[brein tjú:mər]
뇌종양

양성이든 악성이든 뇌에 존재하는 종양. 뇌에 존재하는 양성종양은 지속적으로 자라서 정상 뇌조직을 압박하기 때문에 치명적이다.

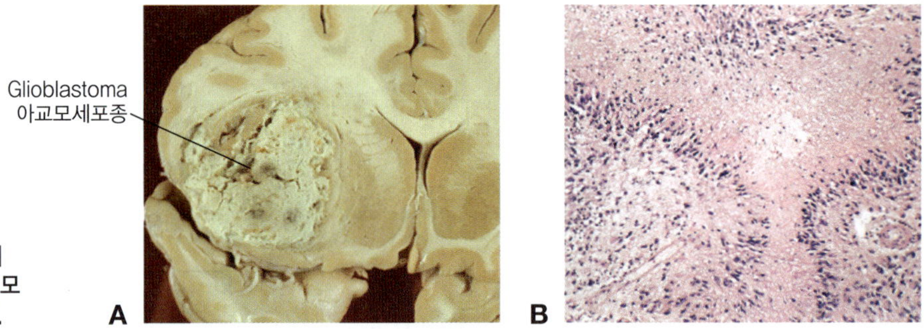

>그림 14.6 (A) 대뇌에 발생한 종양. (B) 아교모세포종의 현미경 소견.

---

cerebral contusion
[sérəbrəl kəntjú:ʒən]
뇌타박상
cerebr/o = 대뇌
-al = -에 관한

충격으로 인한 뇌의 타박상. 의식불명, 현기증, 구토, 동공크기 이상, 쇼크 등의 증상이 24시간 이상 지속됨.

+ 용어의 어원 TERMINOLOGY TIDBIT

contusion이라는 단어는 라틴어로 "타박상" 또는 "분쇄"를 뜻하는 *contundere*에서 왔다.

---

cerebral palsy (CP)
[sérəbrəl pɔ́:lzi]
뇌성마비
cerebr/o = 대뇌
-al = -에 관한

태아발생 단계에서의 결함이나 외상 또는 출생 시 산소의 부족 등으로 인해 유발되는 비진행성 뇌손상.

+ 용어의 어원 TERMINOLOGY TIDBIT

palsy라는 단어는 프랑스어로 "마비"를 뜻하는 *paralisie*에서 왔다.

용어	설명

cerebrospinal fluid analysis
[sèrəbrouspáinəl flúːid ənǽləsis]
뇌척수액검사
cerebr/o = 대뇌
spin/o = 척추
-al = -에 관한

뇌와 척수에 존재하는 맑은 무색의 액체를 검사하여 뇌의 감염이나 출혈 여부를 알아보는 검사.

---

cerebrovascular accident (CVA)
[sèrəbrəvǽskjulər ǽksidənt]
뇌혈관사고
cerebr/o = 대뇌
vascul/o = 혈관
-ar = -에 관한

뇌에 혈액공급이 되지 않아 발생하는 뇌경색. 혈관의 파괴(출혈), 색전, 일시적인 혈전 또는 압박에 의해 발생된다. 손상의 정도는 경색의 부위 및 크기에 따라 달라지며 *뇌졸중(stroke)*이라고 불리는 언어장애와 반신마비 증상을 동반한다.

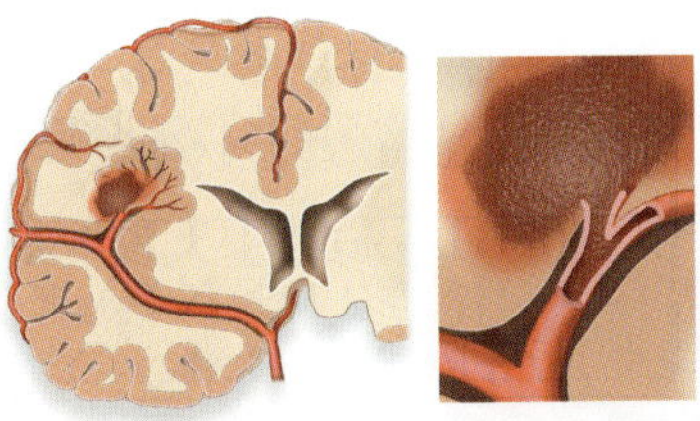

Cerebral hemorrhage: Cerebral artery ruptures and bleeds into brain tissue.
출혈: 뇌혈관이 터져서 뇌조직으로 출혈이 일어난다.

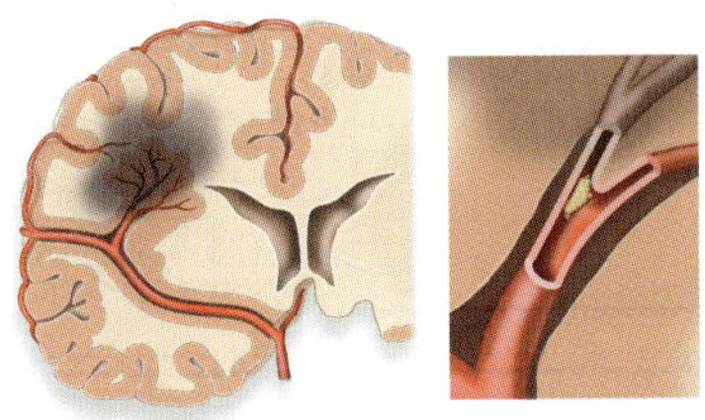

Cerebral embolism: Embolus from another area lodges in cerebral artery and blocks blood flow.
색전: 다른 조직에서 생긴 색전이 뇌혈관을 막아서 혈류를 차단한다.

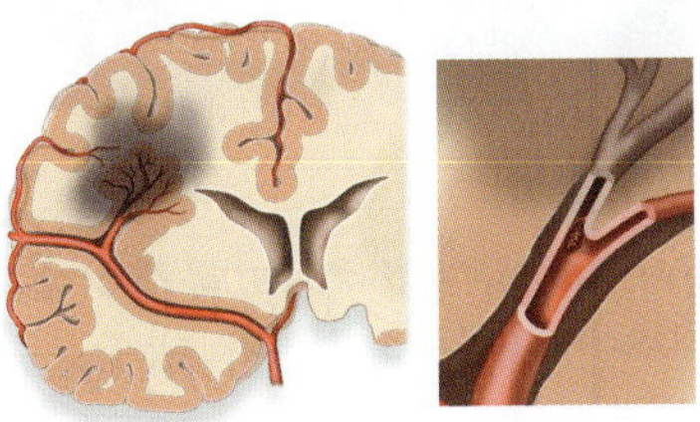

Cerebral thrombosis: Blood clot forms in cerebral artery and blocks blood flow.
혈전: 뇌혈관에서 생긴 혈전이 혈류를 차단한다.

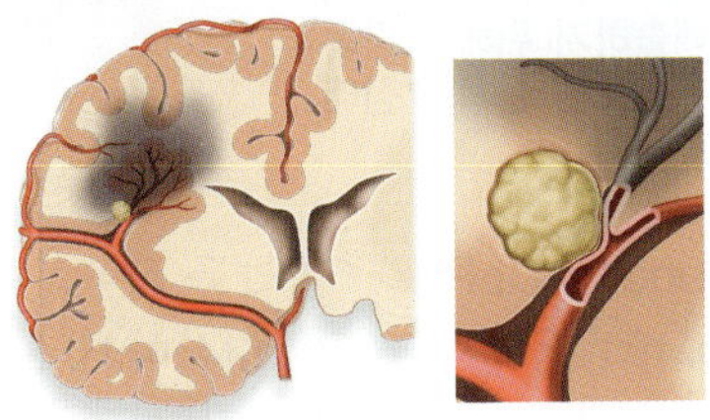

Compression: Pressure from tumor squeezes adjacent blood vessel and blocks blood flow.
압박: 종양이 압박을 가해 주변의 혈관을 눌러 혈류를 차단한다.

>그림 14.7 **일반적인 뇌혈관 사고의 4가지 원인.** 출혈, 색전, 혈전, 압박.

---

coma [kóumə]
혼수

질병이나 상해에 의해 의식이 없는 상태.

+ 용어의 어원 TERMINOLOGY TIDBIT

coma라는 단어는 그리스어로 "깊은 잠"이나 "혼수상태"를 뜻하는 *koma*에서 왔다.

---

concussion
[kənkʌ́ʃən]
진탕

충격에 의해 뇌가 머리뼈 내에서 흔들려 손상을 입은 상태. 증상은 24시간 이내로 지속되며 현기증, 구토, 동공의 크기 이상과 쇼크를 수반한다.

+ 용어의 어원 TERMINOLOGY TIDBIT

concussion이라는 단어는 라틴어로 "격렬하게 흔들다"를 뜻하는 *concutere*에서 왔다.

용어	설명
dementia [diménʃiə] 치매	일상적인 생활을 수행하지 못할 정도의 점진적인 지적 기능 손상.
epilepsy [épəlèpsi] 간질	정기적으로 되풀이 되는 뇌의 발작성 질환. 조절 불가능한 신경세포의 전기적인 활성으로 인해 발작과 의식불명 증상을 나타냄.

> **+ 용어의 어원** *TERMINOLOGY TIDBIT*
>
> ***epilepsy***이라는 단어는 그리스어로 "발작"을 뜻하는 *epilepsia*에서 왔다.

용어	설명
hydrocephalus [hàidrouséfələs] 물뇌증 **hydr/o** = 물 **cephal/o** = 머리	뇌 안에 뇌척수액이 차는 증상으로 뇌가 부풀어 커진다. 뇌척수액을 배쪽으로 빼내어 치료한다.

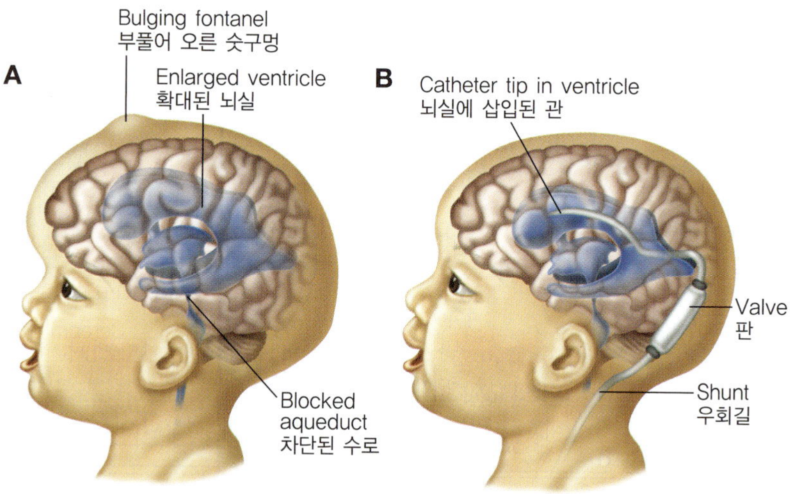

>그림 14.8 **(A) 물뇌증으로 인해 뇌실이 확대된 어린이. (B) 같은 어린이에게 뇌척수액을 배출하기 위해 복강쪽으로 우회로를 설치한 상태.**

용어	설명
lumbar puncture (LP) [lʌ́mbər pʌ́ŋktʃər] 허리천자 **lumb/o** = 허리 **-ar** = -에 관한	바늘을 이용하여 *셋째허리뼈*와 *넷섯째허리뼈* 사이에서 뇌척수액을 뽑아내어 검사하거나 약물을 주입하는 것으로 *척추천자(spinal puncture or spinal tap)*라고도 한다.

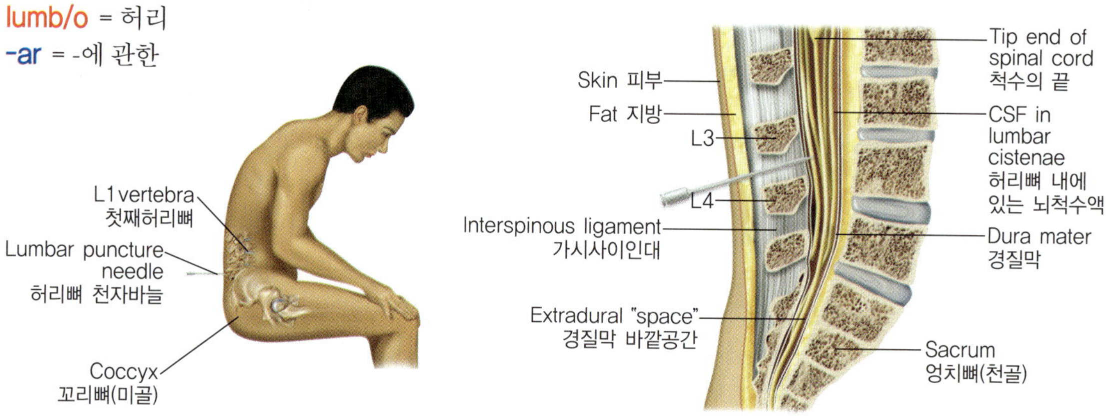

>그림 14.9 **허리천자.** 바늘을 허리뼈(요추)의 사이에 집어넣어 척수 안으로 삽입한다.

용어	설명
migraine [máigrein] 편두통	매우 극심한 특징을 가진 두통, 빛에 민감하고 현기증, 구토 증상을 나타낸다.
multiple sclerosis (MS) [mʌ́ltipəl skliəróusis] 다발경화증 scler/o = 경화 -osis = 비정상적 상태	중추신경계의 염증성 자가면역질환. 면역계통에 의해 신경세포를 둘러싸고 있는 말이집(수초, myelin)에 손상이 일어남으로 인해 극도로 약해지고 둔해짐.
myasthenia gravis [màiəsθíːniə grǽvis] 중증근무력증 my/o = 근육 -asthenia = 약화	신경세포의 시냅스를 지나 신경세포의 전기적인 전파가 전해지지 않아 극심한 근육의 약화와 피로가 나타나는 자가면역질환.
paralysis [pərǽləsis] 마비	일시적 또는 영구적인 근육의 운동기능 상실.
Parkinson disease [pɑ́ːrkinsn dizíːz] 파킨슨병	만성적인 신경계통의 질환으로 미세한 떨림과 근육약화, 둔하고 질질끄는 걸음걸이 등을 나타낸다.
positron emission tomography (PET) [pɑ́zitrɑ̀n imíʃən təmɑ́grəfi] 양성자방출단층촬영술	양성자를 방출하는 방사성핵종을 이용하여 뇌의 영상을 단층으로 촬영하는 것. 산소와 포도당의 흡수를 기록하고 뇌의 혈류를 측정하며 혈액량을 기록할 수 있다. 뇌가 사용하는 포도당의 양은 대사활성도를 나타낸다.
seizure [síːʒər] 발작	갑작스럽고 조절 불가능한 증상으로 간질로 인한 발작 같은 것. *소발작*(*absence seizure*, petit mal seizure)은 의식이 없고 활동이 없으며 *강직성대발작*(*tonic-clonic seizure*, grand mal seizure)은 근육경련을 일으킨다.
shingles [ʃíŋgəlz] 대상포진	신경을 따라 통증이 심한 물집이 생기는 발진으로 신경의 뿌리에 *Herpes zoster* 바이러스가 감염되어 생긴다. **+ 용어의 어원 TERMINOLOGY TIDBIT** ***shingles***이라는 단어는 라틴어로 "띠"를 뜻하는 *cingulum*에서 왔다. 이 용어는 물집이 전체 몸에 분포하는 양상을 나타낸다.

용어	설명

spina bifida
[spáinə báifidə]
척추갈림증(이분척추)

척수의 중심관 벽의 유전적인 이상으로 척추가 완전히 융합되지 않은 상태로 수막탈출증(*meningocele*)이나 척수수막탈출증(*myelomeningocele*)을 일으킨다.

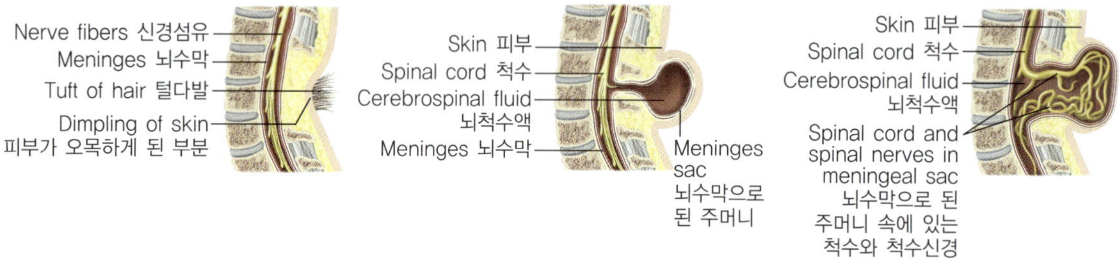

>그림 14.10 **척추갈림증 (A) 숨은척추갈림증(잠재이분척추, Spina bifida occulta)**. 척수가 완전하지는 않으나 구조적으로 돌출된 융기는 없는 것. (B) **수막탈출증(meningocele)**. 뇌수막이 척추뼈 사이로 돌출된 것. (C) **척수수막탈출증(myelomeningocele)**. 뇌수막과 척수가 척추뼈 사이로 돌출된 것.

---

spinal cord injury (SCI)
[spáinl kɔːrd índʒəri]
척수손상
spin/o = 척추
-al = -에 관한

외상에 의한 척수손상으로 척수가 타박상을 입거나 완전히 끊어진 상태.

---

subdural hematoma
[sʌ̀bdjúrəl hèmətóumə]
경질막밑혈종
sub- = -아래의
-al = -에 관한
hemat/o = 혈액
-oma = 종양

외상에 의해 뇌수막이 찢어졌을 때 경질막의 밑에 형성되는 혈액 덩어리로서 수술을 통해 제거되지 않으면 뇌에 치명적인 압력을 줄 수 있다.

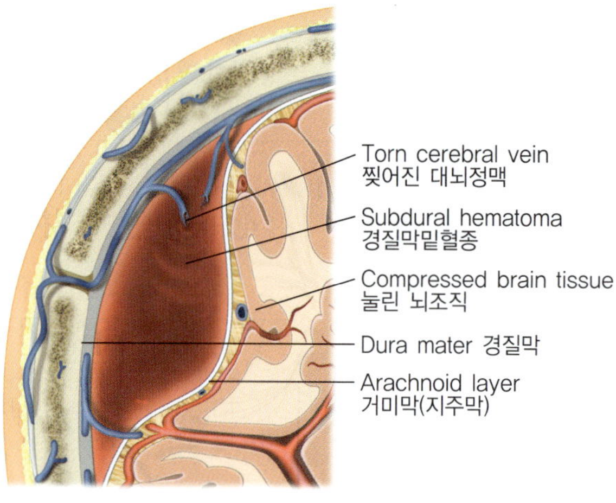

>그림 14.11 **경질막밑혈종.** 수막정맥이 터지고 혈액이 경질막밑공간에 쌓여서 뇌에 압력이 생긴다.

---

syncope [síŋkəpi]
실신

기절.

+ 용어의 어원 TERMINOLOGY TIDBIT

*syncope*라는 단어는 그리스어로 "갑자기 끝내다" 또는 "실신"를 뜻하는 *sunkope*에서 왔다.

용어	설명
transient ischemic attack (TIA) [trǽnʃənt iskíːmik ətǽk] 일과성허혈발작 -ic = -에 관한	일시적인 뇌혈류 감소로 실신, 무감각, 반신마비를 일으키며 결과적으로 뇌혈관사고를 일으킨다.

약어의 사용

신경학에 사용하는 약어 USE

신경학 약어 *Neurology Abbreviations*

다음 목록은 신경학에서 자주 사용하는 약어이다.

ALS	amyotrophic lateral sclerosis(근육위축가쪽경화증)
ANS	autonomic nervous system(자율신경계)
CNS	central nervous system(중추신경계)
CP	cerebral palsy(뇌성마비)
CSF	cerebrospinal fluid(뇌척수액)
CVA	cerebrovascular accident(뇌혈관사고)
CVD	cerebrovascular disease(뇌혈관질환)
EEG	electroencephalogram, electroencephalography(뇌파검사)
HA	headache(두통)
ICP	intracranial pressure(머리속압력, 두개내압)
LP	lumbar puncture(허리천자, 척추천자)
MS	multiple sclerosis(다발경화증)
PET	positron emission tomography(양성자방출단층촬영술)
PNS	peripheral nervous system(말초신경계)
SCI	spinal cord injury(척수손상)
TIA	transient ischemic attack(일과성허혈발작)

A. 명칭쓰기 연습 *Labeling Exercise*

다음 그림에서 번호에 해당하는 각 구조의 명칭을 쓰고, 공간을 적절히 활용하여 결합형을 쓰라.

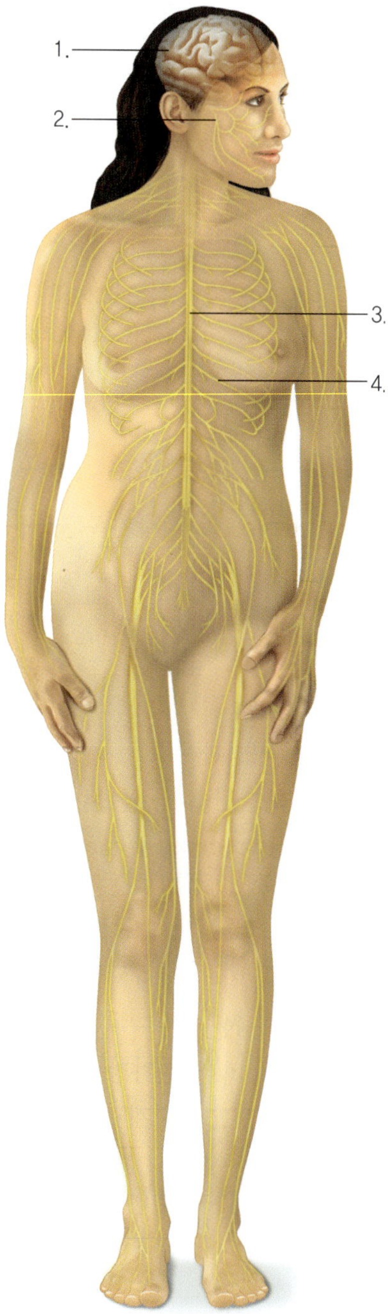

1. ______________________ 3. ______________________

2. ______________________ 4. ______________________

연습문제 PRACTICE

B. 의학용어 만들기 *Build Medical Terms*

다음에 제시된 낱말 요소를 사용하여 지시하는 의학용어를 만들어라.

결합형 *neur/o* 는 신경(nerve)을 뜻한다.

1. 신경통(nerve pain) ______________________
2. 신경종(nerve tumor) ______________________
3. 신경을 연구하는 학문, 신경학 ______________________
4. 신경의 수술적 치료, 신경봉합[술] ______________________
5. 신경질환(nerve disease), 신경병[증] ______________________

결합형 *thalam/o* 는 시상(thalamus)을 뜻한다.

6. 시상의(pertaining to thalamus) ______________________
7. 시상파괴술(cutting into thalamus) ______________________

접미사 *-plegia* 는 마비(paralysis)를 뜻한다.

8. 양쪽마비(paralysis of two 〈limbs〉) ______________________
9. 반신마비(paralysis of half) ______________________

결합형 *mening/o* 는 뇌수막(meninges)을 뜻한다.

10. 뇌수막의(pertaining to meninges) ______________________
11. 뇌수막염(meninges inflammation) ______________________

결합형 *myel/o* 는 척수(spinal cord)를 뜻한다.

12. 척수조영상(record of spinal cord) ______________________
13. 골수연화증(spinal cord softening) ______________________
14. 골수경화증(spinal cord hardening) ______________________
15. 척수염(spinal cord inflammation) ______________________

C. 빈칸 채우기 *Fill in the Blank*

다음 문장을 완성하기 위해 빈칸에 알맞은 단어를 써 넣어라.

1. Amyotrophic lateral sclerosis causes degeneration of the ________________ of the spinal cord.
(근육위축가쪽경화증은 척수에 존재하는 ________의 퇴행으로 일어난다)
2. Because his dizziness and vomiting lasted less than 24 hours, Ali had a ________________ rather than a cerebral ________________.
(Ali는 대뇌손상으로 현기증과 구토가 24시간 이내로 지속되었기 때문에 ________라기보다는 ________ 증세이다.)
3. The medical term for fainting is ________________________________.
(기절을 의미하는 의학용어는 ________이다.)
4. The four sections of the brain are the ________________, ________________, ________________, and ________________________________.
(뇌를 네 부분으로 나누면 ________, ________, ________, ________이다.)
5. The protective sac around the brain and spinal cord is called the________________________.
(뇌와 척수를 보호하는 막은 ________이다.)
6. ____________________ is brain damage caused by trauma or oxygen deprivation at the time of birth.
(________은 태어날 때 외상이나 산소의 부족으로 인해 생겨난 뇌손상이다.)
7. A tonic-clonic seizure used to be called a______________________seizure.
(강직성 경련발작은 ________발작이라고 한다).
8. ________________________ is because of the difficulty of electrical impulse passing across synapse from one nerve to the next.
(________은 전기파가 시냅스를 지나 다른 신경으로 전달되지 못하는 것이다.)
9. _____________________ disease is recognized by fine tremors, muscular weakness, rigidity, and a shuffling gait.
(________질환은 미세한 떨림과 근육약화, 둔하고 질질끄는 걸음걸이 등을 나타낸다.)
10. _____________________ is caused by a *Herpes zoster* virus of a nerve root.
(________은 신경뿌리 부분에 *Herpes zoster* 바이러스의 감염에 의해 나타난다.)

D. 철자법 Spelling

다음에 제시된 용어 중 일부는 철자가 잘못되어 있다. 잘못된 곳을 찾아 빈칸에 바르게 고쳐 쓰라.

1. neurorhaphy(신경봉합술) ____________________
2. encephalalgia(두통) ____________________
3. cerebromalacia(뇌연화증) ____________________
4. meningoitis(수막염, 뇌막염) ____________________
5. quadraplegia(팔다리마비, 사지마비) ____________________
6. pontine(다리뇌의, 교뇌의) ____________________
7. electroencepalography(뇌파검사) ____________________
8. hydrocephalus(물뇌증) ____________________
9. myesthenia gravis(중증근무력증) ____________________
10. syncope(실신) ____________________

E. 의학용어 분석 Medical Term Analysis

다음 용어를 분석하라. 먼저 각 용어를 제시된 낱말 요소(P=접두사, WR=어근, CF=결합형, S=접미사)로 나누고, 각각의 낱말 요소별 뜻과 전체 용어의 뜻을 쓰라.

1. cerebellar

WR ____________________

뜻 ____________________

S ____________________

뜻 ____________________

용어의 뜻 ____________________

____

2. meningocele

CF ____________________

뜻 ____________________

S ____________________

뜻 ____________________

용어의 뜻 ____________________

____

3. cerebrospinal

CF ______________________

뜻 ______________________

WR ______________________

뜻 ______________________

S ______________________

뜻 ______________________

용어의 뜻 ______________________

4. anesthesia

P ______________________

뜻 ______________________

S ______________________

뜻 ______________________

용어의 뜻 ______________________

5. meningomyelitis

CF ______________________

뜻 ______________________

WR ______________________

뜻 ______________________

S ______________________

뜻 ______________________

용어의 뜻 ______________________

6. encephaloma

WR ______________________

뜻 ______________________

S ______________________

뜻 ______________________

용어의 뜻 ______________________

7. dysphasia

P ______________________

뜻 ______________________

S ______________________

뜻 ______________________

용어의 뜻 ______________________

8. neurology

CF ______________________

뜻 ______________________

S ______________________

뜻 ______________________

용어의 뜻 ______________________

9. pontomedullary

CF ______________________

뜻 ______________________

WR ______________________

뜻 ______________________

S ______________________

뜻 ______________________

용어의 뜻 ______________________

10. cerebrotomy

CF ______________________

뜻 ______________________

WR ______________________

뜻 ______________________

S ______________________

뜻 ______________________

용어의 뜻 ______________________

F. 사진과 짝맞추기 *Photomatch Challenge*

중추신경계에서 사용되는 결합형을 이용하여 그림의 번호에 맞는 용어를 넣고, 두 번째 줄에 있는 의학용어의 뜻을 쓰시오.

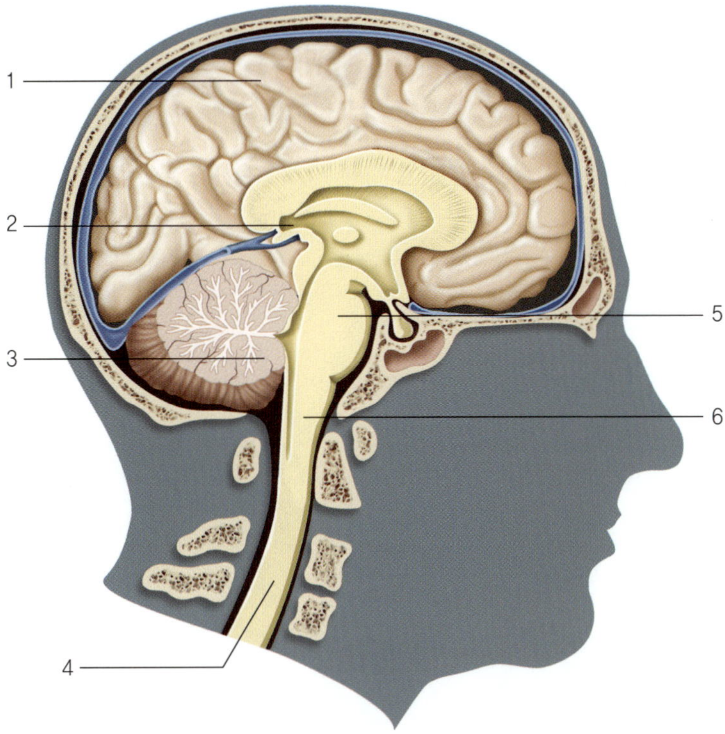

보기:

1. cerebr/o ____________
   cerebromalacia ____________________________

2. thalam/o ____________
   thalamotomy ____________________________

3. cerebell/o ____________
   cerebellitis ____________________________

4. myel/o ____________
   myelogram ____________________________

5. pont/o ____________
   pontine ____________________________

6. medull/o ____________
   medullary ____________________________

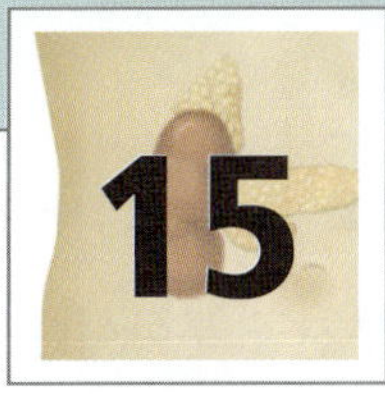

내분비학
Endocrinology

내분비계통
Enodocine System

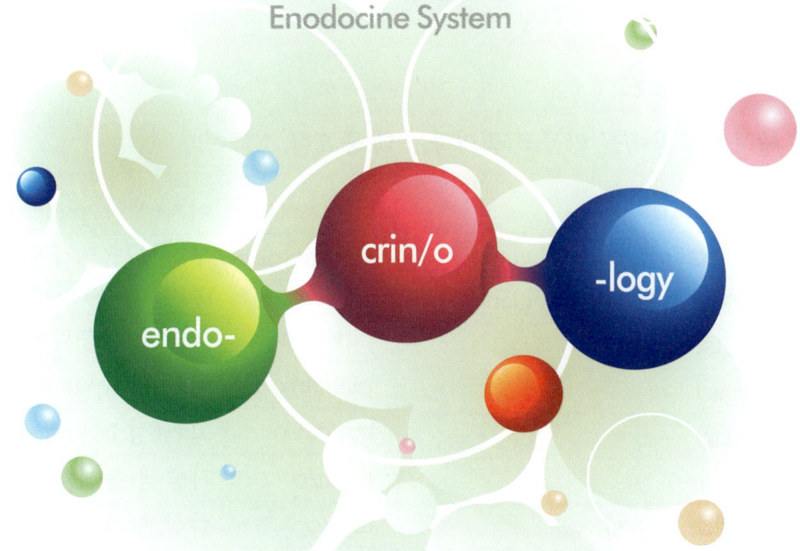

내분비학 개관 *A Brief Introduction to Endocrinology*

이해하기 내분비계통의 기능 이해하기 UNDERSTAND

내분비계통(endocrine system)은 신체 내부 환경을 안정적으로 유지하는 **항상성**(homeostasis)을 조절하는 역할을 한다. 내분비계통은 **샘(선, gland)**들로 구성되어 있으며, 샘에서는 화학적 전달자라 불리는 **호르몬**(hormone)이 혈액 속으로 직접 분비된다. 호르몬들은 혈액을 통하여 **표적기관**(target organ)으로 이동되어 성장, 생식, 대사, 뼈 성장과 당의 수준 등과 같은 조절인자들을 활성화시킨다. 내분비계통은 다음과 같이 구성되어 있다. 2개의 **부신(콩팥위샘, adrenal gland)**, 4개의 **부갑상샘(부갑상선, parathyroid gland)**, **이자(췌장, pancrea)**, **솔방울샘(송과체, pineal gland)**, **뇌하수체**(pituitary gland), **가슴샘(흉선, thymus gland)**, **갑상샘(갑상선, thyroid gland)**이 있으며, 남성에게는 2개의 **고환**(testis)이, 여성에게는 2개의 **난소**(ovary)가 있다.

+ 용어의 어원 *TERMINOLOGY TIDBIT*

내분비(endocrine)라는 용어는 문자 그대로 "내분비한다."라는 뜻이다. 이 내분비는 직접 혈류로 분비하여 몸의 내부에 자신의 화학물질을 방출하는 방법과 땀샘 등과 같은 외분비샘은 몸 밖에서 자신의 분비물을 내보내는 방법이 있다.

기술하기 내분비학이라는 의학적 전문분야 DESCRIBE

내분비학(enodcrinology)은 내과학의 부전공 분야이다. **내분비학자**(enodcrinologist)들은 호르몬 불균형 결과를 통하여 질환을 진단, 질병의 치료와 건강상태를 알아낸다. 만일 호르몬이 너무 많이 분비되는 경우는 **과다분비**(hypersecretion), 너무 적게 분비된 경우는 **분비저하**(hyposecretion)가 되어 표적장기는 정확한 메시지를 전달받지 못하기 때문에 적절한 기능을 수행할 수 없다.

정의하기 내분비학에 관련된 결합형, 접두사, 접미사 DEFINE

내분비학 관련 결합형 Endocrinology Combining Forms

다음 결합형은 내분비학 용어를 만들고 정의하는 데 중요한 것들이다.

aden/o	샘(선, gland)
adren/o	부신(콩팥위샘, adrenal glands)
adrenal/o	부신(콩팥위샘, adrenal glands)
crin/o	분비물(secrete)
glyc/o	당(sugar)
glycos/o	당(sugar)
oophor/o	난소(ovary)
orchi/o	고환(정소, testes)
ovari/o	난소(ovary)
pancreat/o	이자(췌장, pancreas)
parathyroid/o	부갑상샘(부갑상선, 상피소체, parathyroid gland)
pineal/o	솔방울샘(송과체, pineal gland)
pituitar/o	뇌하수체(pituitary gland)
testicul/o	고환(정소, testes)
thym/o	가슴샘(흉선, thymus gland)
thyr/o	갑상샘(갑상선, thyroid gland)
thyroid/o	갑상샘(갑상선, thyroid gland)

다음 결합형은 내분비학과 직접 관련은 없지만, 내분비학 용어를 만들고 정의하는 데 중요한 것들이다.

acr/o	말단(extremities)
carcin/o	암(cancer)
cyt/o	세포(cell)
ophthalm/o	눈(안구, eye)
toxic/o	독, 독성(poison)

접미사 복습 Suffix Review

아래의 접미사와 접두사는 제2, 3장에서 이미 소개되었지만 내분비학 용어를 만드는 데 특히 중요하기 때문에 이 장에서 다시 복습한다.

-al	-의, -에 관한(pertaining to)
-an	-의, -에 관한(pertaining to)
-ar	-의, -에 관한(pertaining to)
-centesis	구멍을 통해 액체를 빼냄, 천자술(puncture to withdraw fluid)
-cyte	세포(cell)

-dipsia	갈증(thirst)
-ectomy	외과적인 제거, 절제술, 적출술 (surgical removal)
-edema	부기, 종창(swelling)
-emia	혈액질환[증](blood condition)
-ic	-의, -에 관한(pertaining to)
-ism	상태, -증(state of, condition)
-itis	염증, -염(inflammation)
-logist	전문가, 전문의, 의사, 학자, 기사 (one who studies)
-logy	학문, 학(study of)
-malacia	연화[증](softening)
-megaly	비대(enlarged)
-oid	비슷, 닮음(resembling)
-oma	종양, 종창(tumor)
-osis	비정상적 상태[증] (abnormal condition)
-pathy	병, 질병, 질환(disease)
-pexy	수술적 고정, 고정[술] (surgical fixation)
-plasty	외과적인 재건, 재건[술], 봉합[술], 성형[술](surgical repair)
-rrhexis	파열, 터짐(rupture)
-tomy	잘라서 들어가기, 절개[술] (cutting into)
-uria	요(오줌)의 상태[증] (urine condition)

접두사 복습 *Prefix Review*

endo-	안쪽의, 내부의(within)
ex-	외부의, 바깥의(outward)
hyper-	과도한, 과, 고, 과잉(excessive)
hypo-	불충분한, 저하(insufficient)
poly-	많은, 다발, 다, 다중(many, much)

내분비학에서 다루는 기관 *Organs Commonly Treated in Endocrinology*

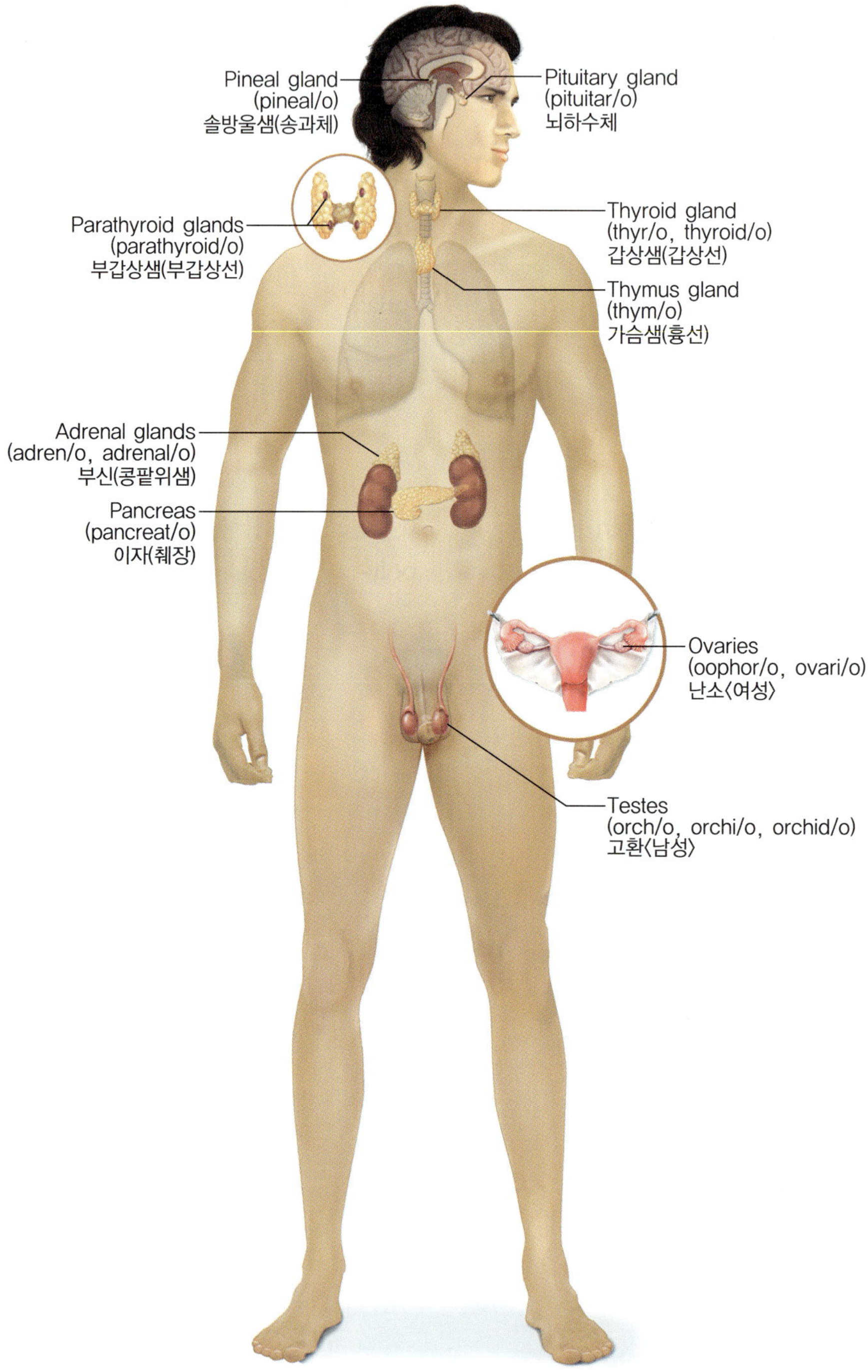

>그림 15.1 **내분비계통**

내분비학 용어 만들기 *Building Endocrinology Terms*

이 단원은 내분비학 용어를 만드는 데 빈번히 사용하는 낱말 요소(word parts)를 제시한다. 용어의 설명을 따라하다 보면 어휘력이 향상될 것이다. 각 용어의 뜻을 파악하여 빈칸에 채워 넣어 하나의 의학용어를 완성하라. 사선(/)을 그어서 접두사(prefixes; p), 어근(word roots; r), 결합모음(combining vowels; cv), 접미사(suffixes; s)를 구분해 보자. 낱말 요소의 키를 찾는 데 도움을 주기 위하여 밑줄 아래에 r(어근), p(접두사), cv(결합모음), s(접미사)로 표시하였다. 모든 용어가 4가지 낱말 요소를 모두 가지고 있는 것은 아니라는 사실을 기억하라. 무엇을 사용할지 스스로 결정하라. 경험이 쌓일수록 이 과정은 더욱 쉬워질 것이다. 답안은 이 장의 말미에 수록하였다.

1. aden/o—**샘(선, gland)**을 뜻하는 결합형

샘은 호르몬과 같은 분비물질을 생산하는 세포들의 결합체이다.

a. 샘내 암 종양, 선암종

aden / o / carcin / oma
r cv r s

b. 샘 세포, 분비세포

aden / o / cyte
r cv s

c. 샘과 비슷한, 아데노이드

aden / oid
r s

d. 샘의 연화

aden / o / malacia
r cv s

---

2. adren/o—**부신(콩팥위샘, adrenal gland)**을 뜻하는 결합형

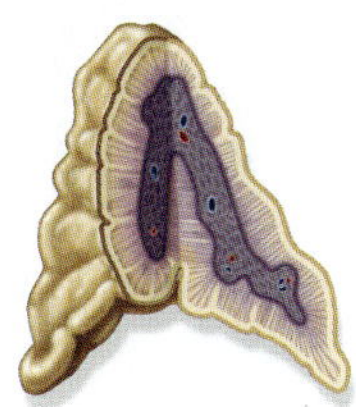

>그림 15.2 부신

콩팥 위에 각각 하나씩 부신이 두 개가 있으며, 바깥부분은 **부신겉질(부신피질, adrenal cortex)**, 안쪽부분을 **부신속질(부신수질, adrenal medulla)**이라 한다. 부신겉질에서는 신체 내 나트륨 수치를 조절하는 **알도스테론(aldosterone)**, 탄수화물 대사를 조절하는 **코티솔(cortisol)**, **에스트로겐(estrogen)**, **테스토스테론(testosterone)**과 같은 성호르몬을 분비한다. 부신 속질에서 분비되는 **에피네프린(*epinephrine*** 또는 adrenaline으로도 불림)은 스트레스 및 응급상황에 대처하게 한다.

+ 용어의 어원 *TERMINOLOGY TIDBIT*

cortex(겉질)라는 용어는 콩팥 또는 부신과 같은 장기의 바깥부분을 나타내기 위한 해부학 구조에 사용된다. 단어 **cortex**는 라틴어로 나무의 껍질에서와 같이 "껍질"을 의미한다. **속질(medulla)**의 뜻은 "골수"를 나타낸다. **골수**는 뼈의 내부 공간(cavity)에서 발견되기 때문에 장기의 중간을 나타낸다.

a. 콩팥위샘의, 부신의

adren / al
r s

b. 부신(콩팥위샘)의 비대 | adren / o / megaly (r, cv, s)

3. adrenal/o—**부신(콩팥위샘, adrenal gland)**을 뜻하는 결합형

a. 부신의 수술적 제거, 부신절제[술] | adrenal / ectomy (r, s)

b. 부신 염증 | adrenal / itis (r, s)

c. 부신 질환 | adrenal / o / pathy (r, cv, s)

4. crin/o—**분비(secrete)**를 뜻하는 결합형

호르몬과 같은 물질을 분비하는 샘과 관련 있는 결합형

a. 내분비샘에 관한 학문, 내분비학 | endo / crin / o / logy (p, r, cv, s)

b. 내분비 전문의 | endo / crin / o / logist (p, r, cv, s)

c. 내분비 내부 종양 | endo / crin / oma (p, r, s)

d. 내분비질환 | endo / crin / o / pathy (p, r, cv, s)

5. glyc/o—**당(sugar)**을 뜻하는 결합형

당을 뜻하는 결합형일지라도 일반적으로 **포도당(glucose)**과 관련이 있으며, 신체 에너지 생산을 위한 1차적 당으로 이용된다.

a. 혈액의 당 농도가 높은 상태, 고혈당[증] | hyper / glyc / emia (p, r, s)

b. 혈액의 당 농도가 낮은 상태, 저혈당[증] | hypo / glyc / emia (p, r, s)

6. glycos/o—**당(sugar)**을 뜻하는 결합형

a. 소변에 당이 포함된 상태, 당뇨 | glycos / uria (r, s)

7. oophor/o—**난소(ovary)**를 뜻하는 결합형

난소는 여성 골반안(골반강)에서 존재하는 아몬드 모양의 기관으로 쌍으로 구성되어 있으며, 생리주기를 조절하는 **에스트로겐(estrogen)**과 같은 여성호르몬을 분비하여 난자를 생산한다.

a. 난소염 | oophor / itis (r, s)

b. 난소의 외과적 복원, 난소성형[술] oophor / o / plasty
r cv s

c. 난소절개[술] oophor / o / tomy
r cv s

d. 난소의 외과적 제거, 난소절제[술] oophor / ectomy
r s

---

8. orchi/o – **고환**(testes)을 뜻하는 결합형

고환은 남성의 음낭에 위치하는 난형의 생식샘 쌍으로 **테스토스테론(testosterone)**과 같은 남성 호르몬을 분비하여 정자를 생성한다.

a. 고환의 외과적 제거, 고환절제[술] orchi / ectomy
r s

b. 고환의 외과적 고정, 고환조정[술] orchi / o / pexy
r cv s

c. 고환절개[술] orchi / o / tomy
r cv s

---

9. ovari/o – **난소**(ovary)를 뜻하는 결합형

난소(ovary)를 뜻하는 또 다른 결합형

a. 난소의(pertaining to ovary) ovari / an
r s

b. 액체를 제거하기 위해 난소를 뚫음, 난소천자 ovari / o / centesis
r cv s

c. 난소파열(ruptured ovary) ovari / o / rrhexis
r cv s

---

10. pancreat/o – **이자(췌장, pancreas)**를 뜻하는 결합형

이자는 위 밑의 굽이를 따라 배안(복강)에 위치하고, 혈당을 조절하는 **인슐린(insulin)**과 **글루카곤(glucagon)**을 분비하며, 인슐린은 각각의 세포 내로 당을 들어가게 하여 혈당치를 낮추며, 글루카곤은 간을 자극하여 혈액 속으로 저장 당을 방출시켜 혈당치를 올린다.

a. 이자의(췌장의, pertaining to pancreas) pancreat / ic
r s

b. 이자를 수술적으로 제거, 이자(췌장)절제[술] pancreat / ectomy
r s

c. 이자의 염증 pancreat / itis
r s

d. 이자를 자름, 이자(췌장)절개[술] pancreat / o / tomy
r cv s

11. parathyroid/o—**부갑상샘(부갑상선, parathyroid gland)**을 뜻하는 결합형

부갑상샘은 갑상샘의 뒷면에 위치하며 4개의 작은 샘으로 구성되어 있다. **부갑상샘 호르몬(parathyroid hormone)**은 혈액의 칼슘 수치를 올린다.

a. 부갑상샘의(pertaining to parathyroid grand) para / thyroid / al
p r s

b. 부갑상샘의 수술적 제거, 부갑상선절제[술] para / thyroid / ectomy
p r s

c. 과잉의 부갑상샘 분비상태, 부갑상선항진[증] hyper / parathyroid / ism
p r s

d. 불충분한 부갑상샘 분비상태, 부갑상선저하[증] hypo / parathyroid / ism
p r s

12. pineal/o—**솔방울샘(송과체, pineal gland)**을 뜻하는 결합형

솔방울샘은 뇌의 시상영역 내 작은 소나무의 솔방울 모양의 샘이며, 신체의 활동일주기(24시간 주기)를 조절하는 역할을 하는 **멜라토닌(melatonin)**을 분비한다.

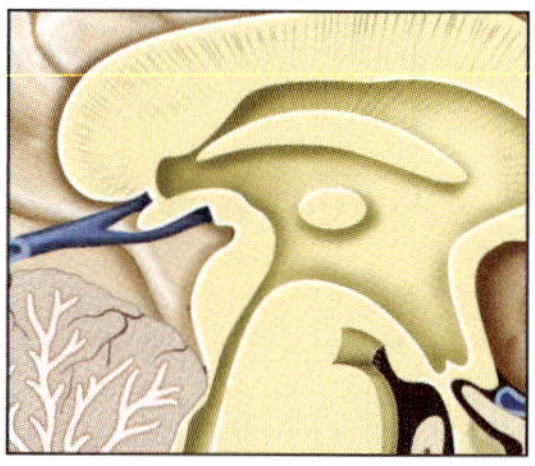

>그림 15.3 부신

a. 솔방울샘의 수술적 제거, 송과체절제[술] pineal / ectomy
r s

13. pituitar/o—**뇌하수체(pituitary gland)**를 뜻하는 결합형

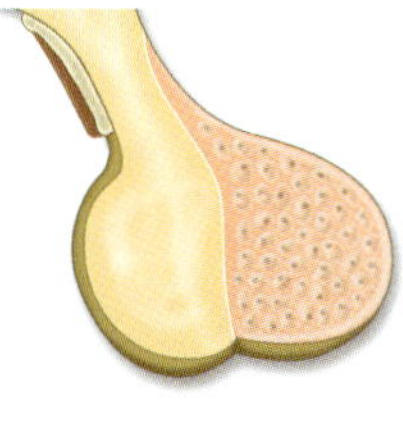

>그림 15.4 뇌하수체

뇌하수체는 작은 구슬 모양의 샘으로 뇌 밑부분에 달려 있는 형태로 뇌하수체 앞엽에서 분비되는 대부분의 호르몬이 다른 내분비샘을 통제하기 때문에 종종 주 분비샘(지배샘)이라 부르며, **앞엽(전엽, anterior lobe)**과 **뒤엽(후엽, posterior lobe)**으로 나뉜다. 앞엽은 **성장호르몬(growth hormone**: 인체의 성장조절), **갑상샘자극호르몬(thyroid-stimulating hormone**: 갑상샘을 자극), **부신겉질자극호르몬(adrenocorticotropin hormone**: 부신겉질을 자극), **프로락틴(prolactin**: 젖샘자극호르몬으로 젖 생산을 자극), **멜라닌세포자극호르몬(melanocyte-stimulating hormone**: 멜라닌을 유도하는 세포 자극), **난포자극호르몬과 황체형성호르몬(follicle-stimulating hormone & luteinizing hormone**: 고환과 난소의 활성을 동시에 조절) 등을 분비한다. 뒤엽에서는 **항이뇨호르몬(antidiuretic hormone**: 인체 물의 양을 조절)과 **옥시토신(oxytocin**: 자궁수축호르몬으로 출산과 진통 동안 자궁의 수축을 자극)을 분비한다.

a. 불충분한 뇌하수체 분비상태, 뇌하수체저하[증] hypo / pituitar / ism
p r s

b. 과잉의 뇌하수체 분비상태, 뇌하수체항진[증] hyper / pituitar / ism
p r s

14. poly-—**많은, 과잉, 과다**(many or much)를 뜻하는 접두사

많은, 과잉, 과다를 뜻하는 접두어는 종종 물질의 "너무 많음"을 표시하는 데 사용된다.

a. 갈증을 강하게 느낌, 다음증 — poly / dipsia (p / s)

b. 소변량이 많아지는 질환, 다뇨 — poly / uria (p / s)

---

15. testicul/o—**고환**(testes)을 뜻하는 결합형

a. 고환(정소)의(pertaining to testes) — testicul / ar (r / s)

---

16. thym/o—**가슴샘(흉선, thymus gland)**을 뜻하는 결합형

가슴샘은 심장위 복장뼈(흉골) 뒤의 깊은 가슴세로칸(종격)에 위치하며 면역계통의 발달에 중요한 **티모신(thymosin)**을 분비한다.

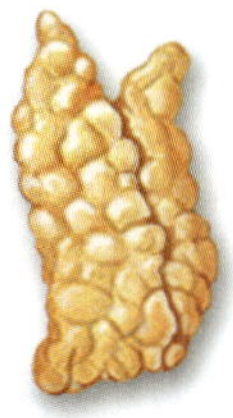

>그림 15.5 가슴샘

a. 가슴샘(흉선)의 — thym / ic (r / s)

b. 가슴샘의 수술적 제거, 흉선절제[술] — thym / ectomy (r / s)

c. 가슴샘 염증, 흉선염 — thym / itis (r / s)

d. 가슴샘 종양, 흉선종 — thym / oma (r / s)

---

17. thyr/o—**갑상샘(갑상선, thyroid gland)**을 뜻하는 결합형

기관(trachea) 양쪽 옆에 위치하는 두 개의 엽으로 신진대사를 조절하는 **티록신(thyroxine)**과 **삼요오드티로닌(triiodothyronine)**을 분비하고, 또한 혈중 칼슘 수치를 낮추는 칼시토닌(calcitonin)을 분비한다.

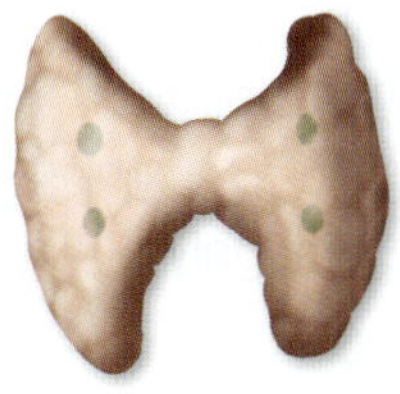

>그림 15.6 갑상샘

a. 비대한 갑상샘, 갑상선 비대 — thyr / o / megaly (r / cv / s)

b. 갑상샘을 잘라냄, 갑상선절제[술] — thyr / o / tomy (r / cv / s)

18. thyroid/o—**갑상샘(갑상선, thyroid gland)**을 뜻하는 결합형
갑상샘을 뜻하는 또 다른 결합형

a. 갑상샘의(pertaining to thyroid gland) thyroid / al
r s

b. 갑상샘의 염증 thyroid / itis
r s

c. 갑상샘의 수술적 제거, 갑상선절제[술] thyroid / ectomy
r s

d. 과잉의 갑상샘 분비상태, 갑상선기능항진[증] hyper / thyroid / ism
p r s

e. 불충분한 갑상샘분비 상태, 갑상선기능저하[증] hypo / thyroid / ism
p r s

설명하기 내분비학 의학용어 설명하기 EXPLAIN

내분비학 어휘 *Endocrinology Vocabulary*

이 단원의 내분비학 용어는 단어의 어원, 현대식 영어 단어, 라틴어나 그리스어에서 온 낱말 요소(word parts)들을 포함하고 있지만, 전적으로 이런 낱말 요소로만 구성되어 있지는 않다. 그렇지만 이들 낱말 요소를 통해 용어의 뜻을 파악할 수 있는 힌트를 얻을 수 있다. 단어 내 이러한 힌트를 가진 낱말 요소를 찾아 용어의 뜻을 파악하라.

용어	설명
acromegaly [ækrəmégəli] 말단비대[증] acr/o = 팔다리(사지) -megaly = 비대	성인에서 과잉의 성장호르몬이 만성적으로 유지될 경우 머리와 팔다리의 뼈가 확대되고 길어지는 결과를 보인다.

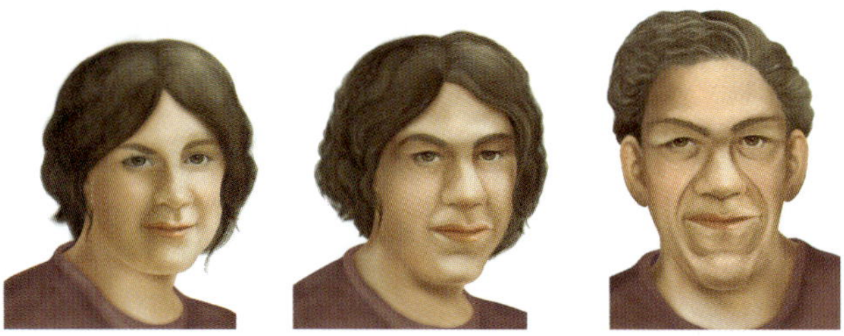

>그림 15.7 **말단비대증 여성의 연속 사진.** 여성의 나이에 따라 얼굴과 손의 뼈가 성장하지만 키는 커지지 않는다.

용어	설명
adrenal feminization [ədríːnəl fèminaizéiʃən] 부신성여성화 adren/o = 부신(콩팥위샘) -al = -에 관한	부신겉질의 에스트로겐 분비 증가 결과로 남성에서 여성의 이차성징(예: 유방 등)의 특성이 나타난다.

용어	설명
adrenal virilism [ədríːnəl víəlìzəm] 부신성남성화 adren/o = 부신(콩팥위샘) -al = -에 관한	부신겉질의 안드로겐(androgen) 분비가 증가하여 여성에서 남성의 이차성징(예: 굵은 목소리, 얼굴의 털 등)이 나타난다.
blood serum test [blʌd síərəm test] 혈액 혈청검사	혈류내 호르몬과 같은 물질을 혈액검사로 측정하여 내분비샘의 기능 연구에 이용한다.
corticosteroid [kɔ̀ːrtikɔstérɔid] 코르티코스테로이드	정상적으로 부신겉질에서 분비되는 호르몬으로 강력한 항염증작용을 나타내며, 류마티스관절염 같은 심각한 만성 염증질환을 치료하는 데 사용한다.
cretinism [kríːtinizəm] 크레틴병 -ism = 상태	갑상샘호르몬의 분비 부족으로 발생하는 선천성 질환으로 신체적, 정신적 장애를 나타낸다. **+ 용어의 어원** TERMINOLOGY TIDBIT ***cretinism***이라는 단어는 프랑스어로 "기독교"를 뜻하는 *crestin*에서 왔다. 이 용어를 사용하는 목적은 지적발달이 덜 된 사람도 사람임을 기억하게 하기 위함이다.
Cushing syndrome [kuʃiŋ síndroum] 쿠싱증후군	부신겉질호르몬 과다분비로 인한 질환으로 부신 종양 발생, 허약함, 부종, 과도한 머리카락 성장, 피부 변색, 그리고 뼈엉성증(골다공증)이 있다.
diabetes insipidus (DI) [dàiəbíːtis insípidəs] 요붕증	뇌하수체 뒤엽에서 분비되는 항이뇨호르몬(antidiuretic hormone)의 결핍에 의해 발생되는 질환으로 다뇨(polyuria)와 다음증(polydipsia)이 있다.
diabetes mellitus (DM) [dàiəbíːtis məláitəs] 당뇨병	당 대사 이상의 만성질환으로 고혈당증(hyperglycemia)과 당뇨(glycosuria)병이 있다. 당뇨병은 2가지 다른 형으로 1형인 *인슐린의존당뇨병*(*insulin-dependent diabetes mellitu*; IDDM)과 *인슐린비의존당뇨병*(*ninsulin-dependent diabetes mellitus*; NIDDM)이 있다. **+ 용어의 어원** TERMINOLOGY TIDBIT ***diabetes***라는 용어는 "siphon(수관, 물을 빨아들이는 관)"이라는 그리스어에서 유래한 것으로 소변량이 많다는 상태를 나타내기 위한 것이다. ***mellitus***라는 용어는 라틴어의 달콤함을 의미하는 용어이다. 당뇨병 환자의 소변에는 당이 많이 함유되어 있어 달다.

용어	설명
dwarfism [dwɔ́:rfizəm] 난쟁이증, 왜소증 -ism = 상태의	키가 지나치게 작은 것은 성장호르몬의 결핍으로 발생할 수 있다.
exophthalmos [èksɑfθǽlməs] 안구돌출증 ex- = 바깥 ophthalm/o = 눈(안구)	그레이브스병에서와 같이 안구의 돌출 질환은 갑상샘호르몬 과다분비에 의해 발생된다.
fasting blood sugar (FBS) [fǽstiŋ blʌd ʃúgər] 공복혈당	혈액검사로 혈류 내 당의 양을 12시간 공복 후에 측정한다.
gigantism [dʒaigǽntizəm] 거인증, 거대증 -ism = 상태	어린이 또는 청소년의 성장호르몬의 과다분비(hypersecretion)로 인해 몸의 과도한 성장이 나타난다.
glucose tolerance test (GTT) [glú:kous tɑ́lərəns test] 당부하검사	당뇨병 초기 진단을 위해 환자에게 일정용량의 포도당을 섭취하게 한 후 일정 시간 간격으로 혈액을 채취하여 포도당 대사 능력을 검사한다.
goiter [gɔ́itər] 갑상샘종(갑상선종)	갑상샘의 비대.

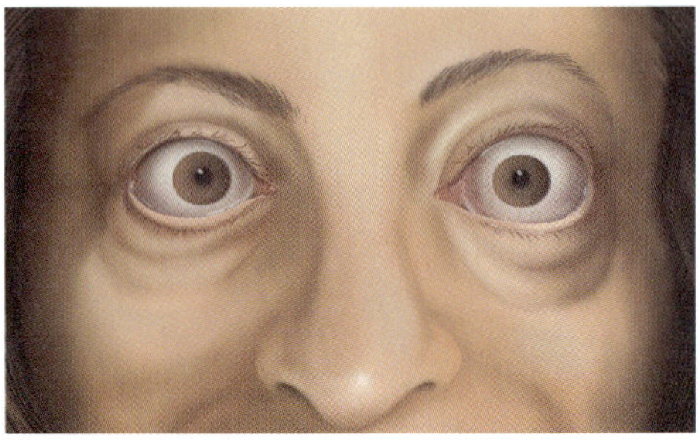

>그림 15.8 **안구돌출증.** 갑상샘 항진의 일반적 증상

+ 용어의 어원 *TERMINOLOGY TIDBIT*

goiter라는 단어는 라틴어로 "목"을 뜻하는 *guttur*에서 왔다. 이 단어는 갑상샘종 환자에서 볼 수 있는 크게 확장된 목부분을 나타내기 위해 사용되었다.

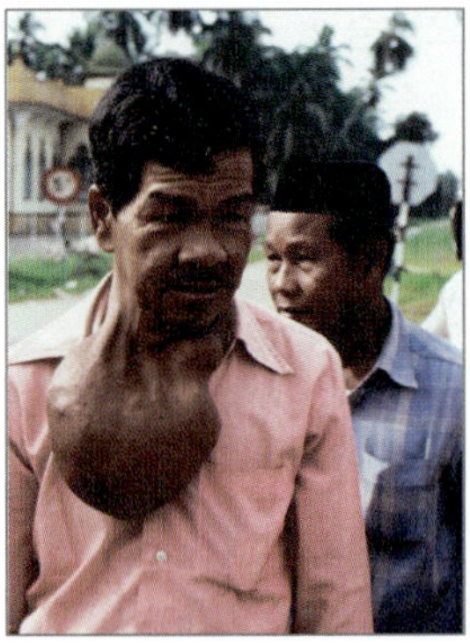

>그림 15.9 **매우 큰 갑상샘종이 있는 남자**

용어	설명
Graves disease [grɑːv dizíːz] 그레이브스병	갑상샘호르몬의 과다분비에 의한 질환으로, 증상에는 안구돌출증(exophthalmos) 및 갑상샘종이 있다.
Hashimoto disease [haʃimoto dizíːz] 하시모토병	갑상샘염의 만성 자가면역 형으로 갑상샘호르몬 과다분비의 결과로 나타난다.
hormone replacement therapy [hɔ́ːrmoun ripléismənt θérəpi] 호르몬대체요법	호르몬 분비저하 질환자의 인공대치 치료법으로 알약, 주사제 또는 피부부착 형태를 사용한다.
insulin-dependent diabetes mellitus (IDDM) [ínsəlin dipéndənt dàiəbíːtis məlɑ́itəs] 인슐린의존당뇨병	제1형 당뇨병(*type 1 diabetes mellitus*)이라고도 불린다. 이자에서 인슐린생산이 중단되어 나타나고 소아기 때부터 발생되는 경향이 있으며, 자가면역질환이 될 수 있고, 환자는 인슐린을 주사해야 한다.

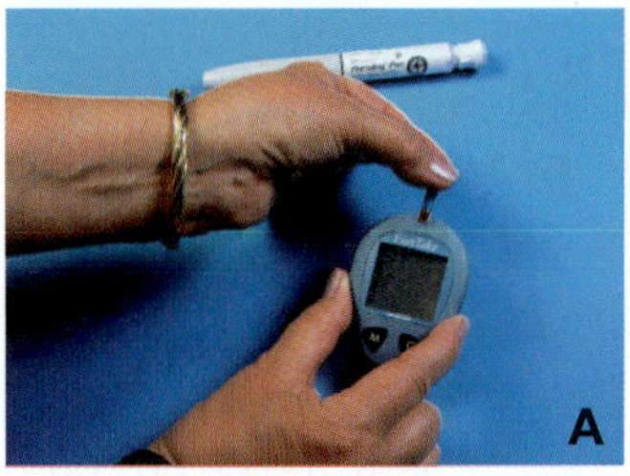

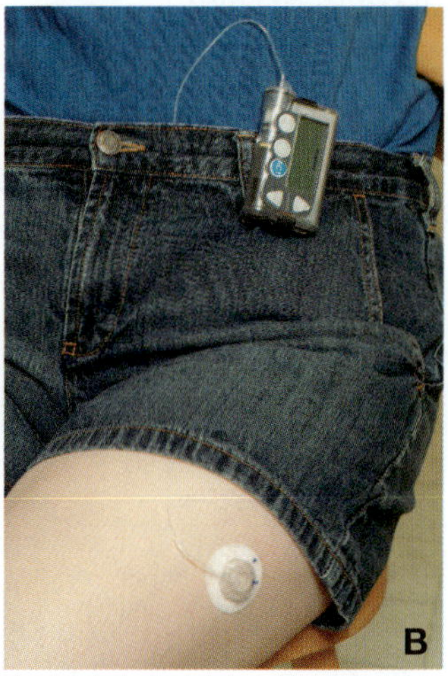

>그림 15.10 (A) 인슐린 펜(인슐린을 투여할 수 있는)을 사용하기 전에 혈당측정기로 혈당을 체크하는 여성. (B) 인슐린 펌프는 하루종일 매우 적은 양의 인슐린을 공급한다.

용어	설명
myxedema [mìksədíːmə] 점액부종 -edema = 부기, 종창	성인에서 갑상샘호르몬의 분비저하 질환 증상은 빈혈, 느린 말, 부어오른 특징적 얼굴, 붓고 건조한 피부, 졸음, 게으름으로 나타난다.
noninsulin-dependent diabetes mellitus (NIDDM) [nanísəlin dipéndənt dàiəbíːtis məlɑ́itəs] 인슐린비의존당뇨병	제2형 당뇨병(*type 2 diabetes mellitus*)이라고도 불린다. 일반적으로 성인에서 발생하며 이자에서 인슐린이 정상적 또는 고농도로 생성되지만 세포의 반응이 없다. 인슐린 기능을 향상시키는 약물치료를 받을 수 있다.

용어	설명
pheochromocytoma [fiːoukrɔ̀uməsaitóumə] 크롬친화세포종 cyt/o = 세포 -oma = 종양, 종창	일반적으로 부신속질(adrenal medulla)의 양성종양에 의해 에피네프린이 과도하게 분비되어 발생되고 증상은 불안, 가슴 두근거림, 호흡곤란(dyspnea), 고혈압(hypertension), 과도한 땀, 두통(headache) 그리고 구토(nausea) 등이 있다.
radioactive iodine uptake (RAIU) [rèidiouǽktiv áiədàin ʌ́ptèik] 방사성요오드 섭취율	갑상샘기능검사(TFT)는 요오드에 방사선을 표지시켜 혈관에 투여하고 갑상샘에 의해 얼마나 제거되는가를 혈류에서 측정한다.
radioimmunoassay (RIA) [rèidiouìmjunouǽsei] 방사선면역측정법	혈액의 혈장에서 호르몬치를 측정하기 위해 사용하는 검사법이다.
tetany [tétəni] 경직, 테타니	저칼슘혈증(hypocalcemia)으로 신경과민과 고통스러운 근육경련(muscle cramp)을 일으키는데, 부갑상샘저하증(hypoparathyroidism)이 한 원인이다. **+ 용어의 어원** *TERMINOLOGY TIDBIT* ***tetany***이라는 단어는 그리스어로 "근육경련"을 뜻한다.
thyroid function test (TFT) [θáirɔid fʌ́ŋkʃən test] 갑상샘기능검사	혈액 내 티록신(thyroxine)과 삼요오드티로닌(triiodothyronine) 수치를 측정하고, 갑생샘 기능 평가는 혈류 내 갑상샘자극호르몬을 측정한다.
thyroid scan [θáirɔid skæn] 갑상샘 스캔	방사성요오드가 갑상샘 내 어느 곳에 위치하고 있는가를 검사하는 방법으로, 갑상샘이 스캔 장비를 통해 시각화되어 갑상샘 종양을 감지할 수 있다.

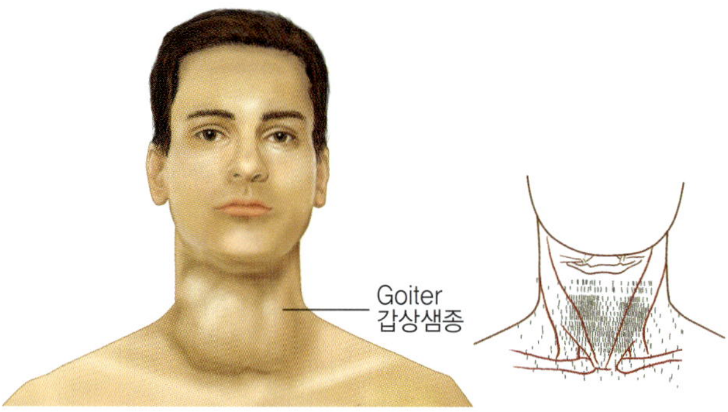

>그림 15.11 **갑상샘종 환자의 목에 요오드 방사성이 농축되어 있다.** 실제 스캔(actual scan)에서 목 부위의 그림선이 겹쳐 나타난다.

용어	설명
thyrotoxicosis [θàiroutὰksikóusis] 갑상샘중독증 thyr/o = 갑상샘 toxic/o = 독성 -osis = 비정상	갑상샘호르몬의 극단적 과다분비(hypersecretion)로 인해 발생하며, 증상은 빠른 심장박동, 떨림, 갑상샘 비대, 안구돌출증(exophthalmos) 및 체중 감소 등이 있다.

약어의 사용 내분비학에 사용하는 약어 USE

내분비학 약어 *Endocrinology Abbreviations*

다음 목록은 내분비학에서 자주 사용하는 약어이다.

ACTH	adrenocorticotropic hormone(부신겉질자극호르몬, 부신피질자극호르몬)
ADH	antidiuretic hormone(항이뇨호르몬)
DI	diabetes insipidus(요붕증)
DM	diabetes mellitus(당뇨병)
FBS	fasting blood sugar(공복혈당)
FSH	follicle-stimulating hormone(난포자극호르몬)
GH	growth hormone(성장호르몬)
GTT	glucose tolerance test(당부하검사)
IDDM	insulin-dependent diabetes mellitus(인슐린의존당뇨병)
K^+	potassium(칼륨)
LH	luteinizing hormone(황[색]체형성호르몬)
MSH	melanocyte-stimulating hormone(멜라닌세포자극호르몬)
Na^+	sodium(나트륨)
NIDDM	noninsulin-dependent diabetes mellitus(인슐린비의존당뇨병)
NPH	neutral protamine hagedorn (insulin)(중간형인슐린)
PRL	prolactin(프로락틴, 젖분비호르몬)
PTH	parathyroid hormone(부갑상샘호르몬, 부갑상선호르몬)
RAI	radioactive iodine(방사성요오드)
RIA	radioimmunoassay(방사면역측정[법])
T_3	triiodothyronine(삼요오드티로닌)
T_4	thyroxine(티록신)
TFT	thyroid function test(갑상샘기능검사)
TSH	thyroid-stimulating hormone(갑상샘자극호르몬)

A. 명칭쓰기 연습 *Labeling Exercise*

다음 그림에서 번호에 해당하는 각 구조의 명칭을 쓰고, 공간을 적절히 활용하여 결합형을 쓰라.

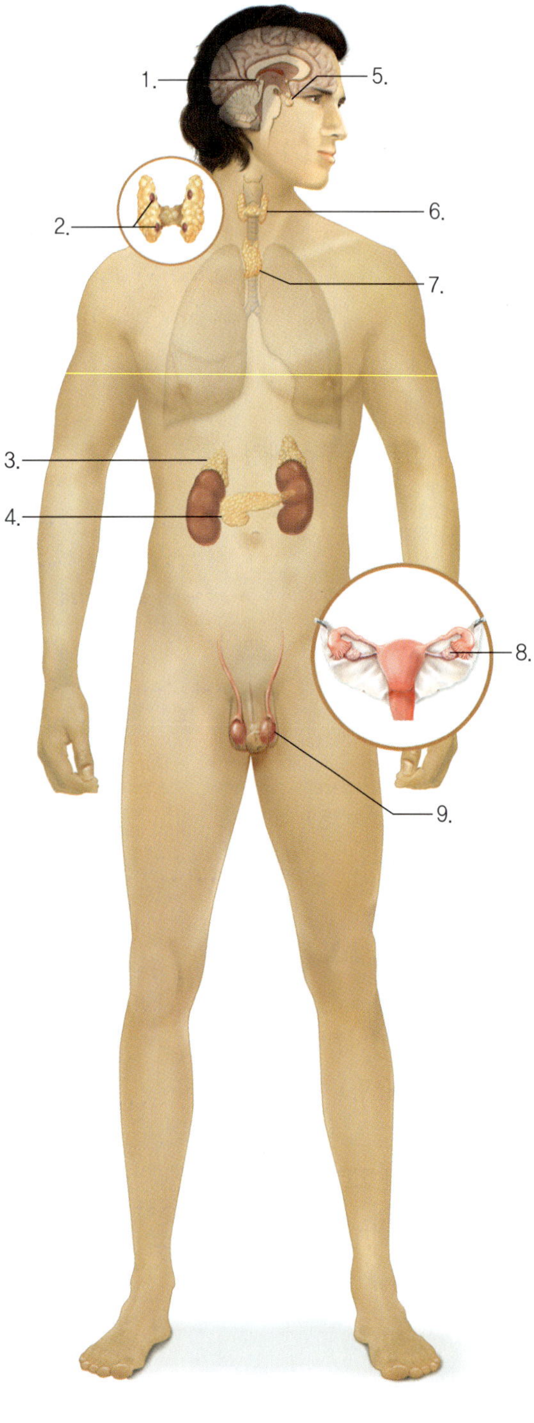

1. ____________________
2. ____________________
3. ____________________
4. ____________________
5. ____________________
6. ____________________
7. ____________________
8. ____________________
9. ____________________

B. 의학용어 만들기 *Build Medical Terms*

다음에 제시된 낱말 요소를 사용하여 지시하는 의학용어를 만들어라.

결합형 *thyroid/o* 는 갑상샘(갑상선, thyroid gland)을 뜻한다.

1. 갑상샘의(pertaining to thyroid gland) ____________
2. 갑상샘의 염증, 갑상샘염 ____________
3. 갑상샘 수술적 제거, 갑상선절제[술] ____________
4. 과잉의 갑상샘 분비 질환, 갑상선기능항진[증] ____________
5. 불충분한 갑상샘 분비 질환, 갑상선기능저하[증] ____________

결합형 *glyc/o* 는 당(sugar)을 뜻한다.

6. 과잉의 혈당 질환, 고혈당[증] ____________
7. 불충분한 혈당 질환, 저혈당[증] ____________

접두사 *poly-* 는 너무 많음(too much)을 뜻한다.

8. 갈증을 심하게 느낌, 다음증 ____________
9. 소변량이 많아지는 질환, 다뇨 ____________

결합형 *aden/o* 는 샘(gland)을 뜻한다.

10. 샘의 암성종양, 선암종 ____________
11. 샘과 비슷한, 아데노이드 ____________
12. 샘의 연화, 분비샘연화 ____________

결합형 *pancreat/o* 는 이자(췌장, pancreas)를 뜻한다.

13. 이자의(췌장의, pertaining to pancreas) ____________
14. 이자의 염증, 췌장염 ____________
15. 이자를 잘라냄, 췌장절개[술] ____________

C. 빈칸 채우기 *Fill in the Blank*

다음 문장을 완성하기 위해 빈칸에 알맞은 단어를 써 넣어라.

1. The endocrine system plays a vital role in maintaining a stable internal body environment referred to as ______________________.
(내분비계통의 역할은 체내 환경을 안정시켜 생명을 유지하게 하는 것으로 ________이라 한다.)
2. Endocrine glands secrete chemical messengers called ______________, which travel through the bloodstream to reach their ______________________.
(내분비샘에서 분비하는 화학적 전달자를 ________이라 하고 그것들은 혈류를 통해 ________으로 이동한다.)
3. Having too much of a hormone is called ______________; having too little is called ______________________.
(호르몬이 너무 많아지는 것을 ________라고 하고, 너무 적은 경우________이라 한다.)
4. The adrenal glands sit on top of each ______________ and are divided into the outer adrenal ______________ and the inner adrenal ______________________.
(부신은 각각의 ________위에 위치하며, 바깥부위인 ________과 내부인 ________으로 나뉜다.)
5. ______________ is secreted by the ovary and regulates the ______________ cycle.
(________은 난소에서 분비되며 난소의 ________주기를 조절한다.)
6. The two hormones secreted by the pancreas are ______________ and ______________.
(이자에서 분비하는 두 개의 호르몬은 ________과 ________이다.)
7. Parathyroid hormone works to raise blood levels of ______________________.
(부갑샘호르몬은 ________의 혈중치를 증가시키는 일을 한다.)
8. The pineal gland secretes ______________ that works to regulate the body's ______________ rhythm.
(솔방울샘에서는 ________을 분비하고, 신체의 ________ 리듬을 조절한다.)
9. The ______________ gland is often referred to as the *master gland*.
(________를 종종 주 분비샘이라 한다.)
10. The ______________ gland is important for normal development of the immune system.
(________은 면역계통의 정상적인 발달에 중요한 역할을 한다.)

D. 철자법 *Spelling*

다음에 제시된 용어 중 일부는 철자가 잘못되어 있다. 잘못된 곳을 찾아 빈칸에 바르게 고쳐 쓰라.

1. hyperthyroidism(갑상샘항진증, 갑상선기능항진증) ____________
2. ovariocentesus(난소천자) ____________
3. myxadema(점액부종) ____________
4. pheochromocytoma(크롬친화세포증) ____________
5. radioimmunoassay(방사선면역측정법) ____________
6. teteny(경직) ____________
7. exopthalmos(안구돌출증) ____________
8. dwarfism(난쟁이증, 왜소증) ____________
9. corticosteroids(코르티코스테로이드) ____________
10. virilizm(남성화, 남성화증) ____________

E. 의학용어 분석 *Medical Term Analysis*

다음 용어를 분석하라. 먼저 각 용어를 제시된 낱말 요소(P=접두사, WR=어근, CF=결합형, S=접미사)로 나누고, 각각의 낱말 요소별 뜻과 전체 용어의 뜻을 쓰라.

1. orchiopexy

CF ____________

뜻 ____________

S ____________

뜻 ____________

용어의 뜻 ____________

____

2. thyromegaly

CF ____________

뜻 ____________

S ____________

뜻 ____________

용어의 뜻 ____________

____

3. adenocarcinoma

CF ____________

뜻 ____________

WR ____________

뜻 ____________

S ____________

뜻 ____________

용어의 뜻 ____________

____

4. hypoparathyroidism

P ______________________

뜻 ______________________

WR ______________________

뜻 ______________________

S ______________________

뜻 ______________________

용어의 뜻 ______________________

____

5. thyrotoxicosis

CF ______________________

뜻 ______________________

WR ______________________

뜻 ______________________

S ______________________

뜻 ______________________

용어의 뜻 ______________________

____

6. pinealectomy

WR ______________________

뜻 ______________________

S ______________________

뜻 ______________________

용어의 뜻 ______________________

____

7. ovariorrhexis

CF ______________________

뜻 ______________________

S ______________________

뜻 ______________________

용어의 뜻 ______________________

____

8. thymitis

WR ______________________

뜻 ______________________

S ______________________

뜻 ______________________

용어의 뜻 ______________________

____

9. hyperglycemia

P ______________________

뜻 ______________________

WR ______________________

뜻 ______________________

S ______________________

뜻 ______________________

용어의 뜻 ______________________

____

10. oophoroplasty

CF ______________________

뜻 ______________________

S ______________________

뜻 ______________________

용어의 뜻 ______________________

____

F. 사진과 짝맞추기 *Photomatch Challenge*

다음 그림은 뇌하수체와 표적기관이다. 첫 번째 줄에는 각 기관의 결합형을 쓰고, 두 번째 줄에는 해당하는 의학용어를 써 넣어라.

1. Bone(뼈) ____________________

   Porous bone
   (다공성의 뼈) ____________________

   GH
   (성장호르몬)

2. Thyroid(갑상샘) ____________________

   Enlarged thyroid
   (비대한 갑상샘) ____________________

   TSH
   (갑상샘자극호르몬)

3. Testes(고환) ____________________

   Pertaining to testes
   (고환의, 정소의)
   ____

   FSH, LH
   (난포자극호르몬,
   황체형성호르몬)

4. Adrenal(부신) ____________________

   Adrenal inflammation
   (부신염)
   ____

   ACTH
   (부신겉질자극호르몬)

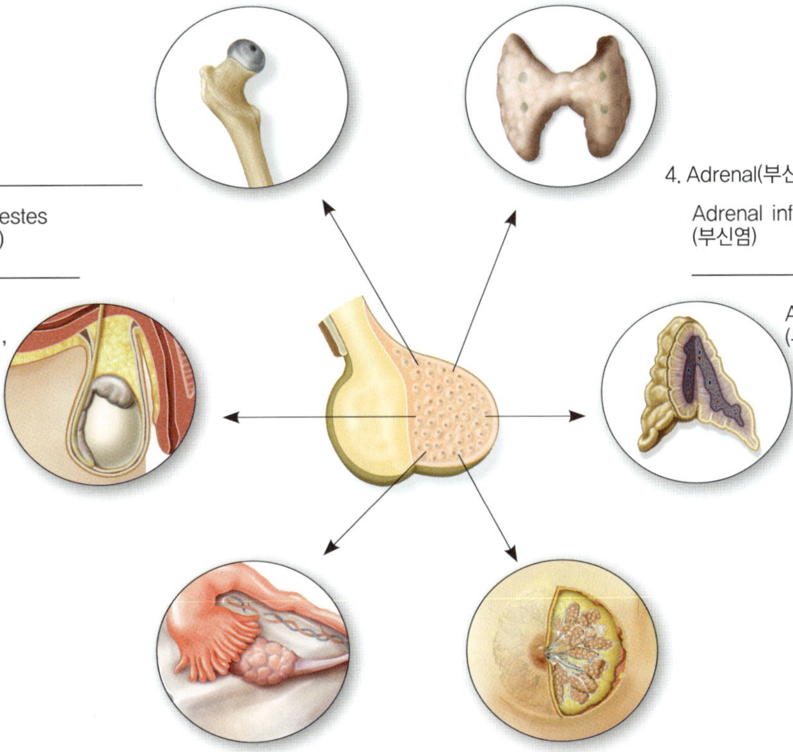

5. Ovary(난소) ____________________

   Ruptured ovary
   (파열된 난소) ____________________

   FSH, LH
   (난포자극호르몬, 황체형성호르몬)

6. Breast(유방) ____________________

   Breast surgical removal
   (유방의 외과적 제거) ____________________

   PRL
   (젖샘자극호르몬, 프로락틴)

16

안 과 학
Ophthalmology

눈
The Eye

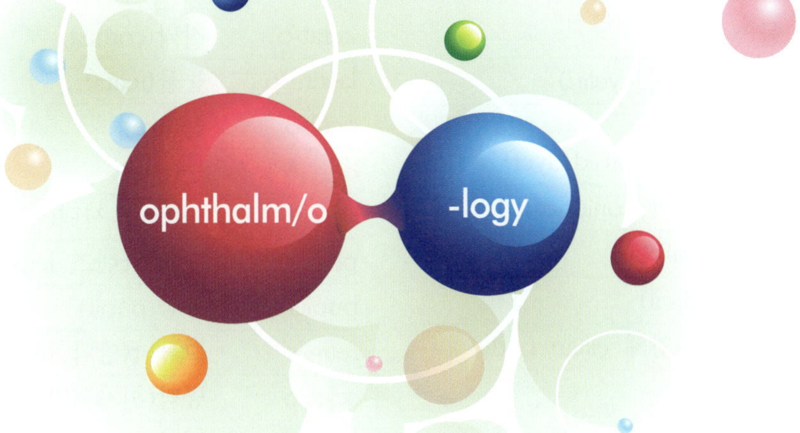

안과학 개관 *A Brief Introduction to Ophthalmology*

이해하기 눈의 기능 이해하기 *UNDERSTAND*

안구(눈알, eyeball)는 **시력(vision)**을 담당하는 인체의 특별한 감각기관 중 하나이다. 광선은 **각막(cornea)**, **동공(pupil)**, **홍채(iris)**, **수정체(lens)**를 통해 안구로 들어와 **망막(retina)**에 이미지를 생성하며, **시각신경(시신경, optic nerve)**에 의해 이미지는 뇌로 전달된다. 눈을 보호하는 기관으로는 **결막(이음막, conjunctiva)**, **눈꺼풀(안검, eyelid)**, **눈물샘(누선, lacrimal gland)**이 있다. 눈은 두 개의 전문분야로 안과학과 눈계측(optometry)이 있다. 이 두 분야의 차이에 대한 혼란이 있는 경우가 있다.

기술하기 안과학이라는 의학적 전문분야 *DESCRIBE*

안과학(ophthalmology)은 눈과 시력 상태, 질병을 진단 및 치료하는 분야이다. **안과의사(ophthalmologist)**는 의과대학을 졸업하고 적어도 4년 동안 전문의 과정을 수료한 의사(medical doctor)이다. 그들은 시력검사, 교정렌즈 처방, 진단 및 안구질환 및 상태 그리고 눈 수술 치료 등 안과 치료의 모든 측면에 관여하고 있다.

눈계측사(안계측사, optometrist)는 시력계측과 관련된 학교에서 3~4년을 마친 후 시력계측 관련

박사학위를 받은 전문인이다. 전문 **시력검사법(눈계측, optometry)**은 눈 시력평가와 교정렌즈 처방, 녹내장, 각막 손상 및 시각적 기술 문제를 처리, 사전 및 사후 수술 치료를 제공할 뿐만 아니라 다른 안과 질환에 대한 검사를 전문으로 한다.

정의하기 안과학과에 관련된 결합형, 접두사, 접미사 DEFINE

안과학 관련 결합형 Ophthalmology Combining Forms

다음 결합형은 안과학 용어를 만들고 정의하는 데 중요한 것들이다.

aque/o	물(water)
blephar/o	눈꺼풀(안검, eyelid)
choroid/o	맥락막층 (얼킴막층, choroid layer)
conjunctiv/o	결막(이은막, conjunctiva)
core/o	동공(pupil)
corne/o	각막(cornea)
cycl/o	섬모체(모양체, ciliary body)
dacry/o	눈물(tears)
ir/o	홍채(조리개, iris)
irid/o	홍채(조리개, iris)
kerat/o	각막(cornea)
lacrim/o	눈물(tears)
ocul/o	눈(eye)
ophthalm/o	눈(eye)
opt/o	눈(eye), 시력(vision)
phac/o	수정체(렌즈, lens)
pupill/o	동공(pupil)
retin/o	그물막(망막, retina)
scler/o	공막(흰자위막, sclera)
ton/o	긴장(tension), 압박(pressure)
vitre/o	유리질(glassy)

다음 결합형은 안과학과 직접 관련은 없지만, 안과학 용어를 만들고 정의하는 데 중요한 것들이다.

aden/o	샘(선, gland)
ambly/o	흐릿한(dull 또는 dim)
angi/o	혈관(vessel)
chrom/o	색(color)
cry/o	한냉, 저온(cold)
cyst/o	주머니(낭, sac)
dipl/o	이중, 중복(double)
myc/o	곰팡이, 진균(fungus)
nas/o	코(nose)
phot/o	빛(광, light)
xer/o	건조(dry)

접미사 복습 Suffix Review

아래의 접미사와 접두사는 제2, 3장에서 이미 소개되었지만 안과학 용어를 만드는 데 특히 중요하기 때문에 이 장에서 다시 복습한다.

접미사	의미
-al	-의, -에 관한 (pertaining to)
-ar	-의, -에 관한 (pertaining to)
-ary	-의, -에 관한 (pertaining to)
-ectomy	외과적인 제거, 절제[술], 적출[술] (surgical removal)
-graphy	조영[술], 기록[술], 촬영[술] (process of recording)
-ia	상태, -증(state, condition)
-ic	-의, -에 관한 (pertaining to)
-ician	전문의, 전문가(specialist)
-itis	염증, 염(inflammation)
-lith	돌, -석, -결석(stone)
-logist	전문가, 전문의, 의사, 학자, 기사 (one who studies)
-logy	학문, -학(study of)
-lysis	파괴(destruction)
-malacia	연화, 연화증(softening)
-meter	측정기구, 측정계, -계, -기 (instrument to measure)
-metry	측정과정(process of measuring)
-opia	시력, 시각(vision)
-osis	비정상적 상태 (abnormal condition)
-ous	-의, -에 관한 (pertaining to)
-pathy	병[증](disease)
-pexy	수술적인 고정, 고정[술] (surgical fixation)
-phobia	두려움, 공포(fear)
-plasty	외과적인 재건, 재건[술], 봉합[술], 성형[술](surgical repair)
-plegia	마비(paralysis)
-ptosis	처짐증(drooping)
-rrhea	흐름, 루(flow)
-sclerosis	경화[증](hardening)
-scope	보는 장비, -보개, -경(instrument to view)
-scopy	시각적 검사과정, 경검사, -경술, 관찰법(process of viewing)
-tomy	잘라서 들어가기, 절개[술] (cutting into)

접두사 복습 Prefix Review

접두사	의미
a-	-없이, 무(without)
an-	-없이, 무(without)
hemi-	절반의(half)
hyper-	과도한, 과, 고, 과잉(excessive)
intra-	-속의(-내의), 속, 안(내, within)
micro-	작은, 미세(small)

눈과 눈확의 구조 *Structures of the Eye and Orbit*

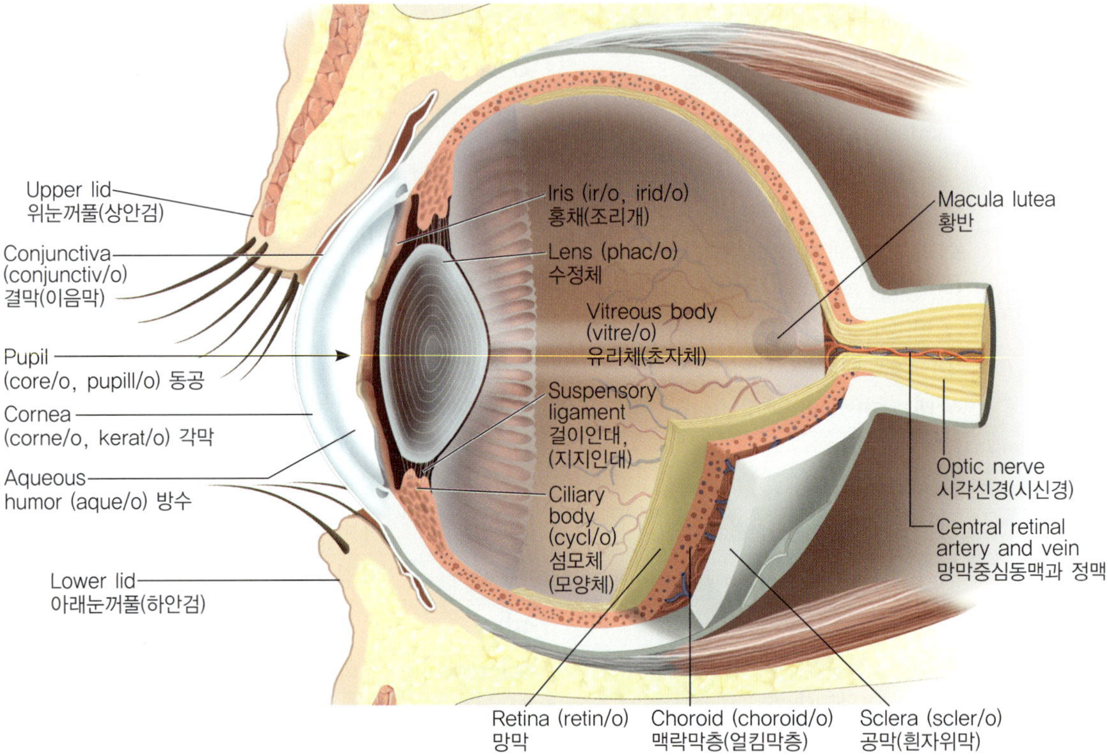

>그림 16.1 눈의 시상단면

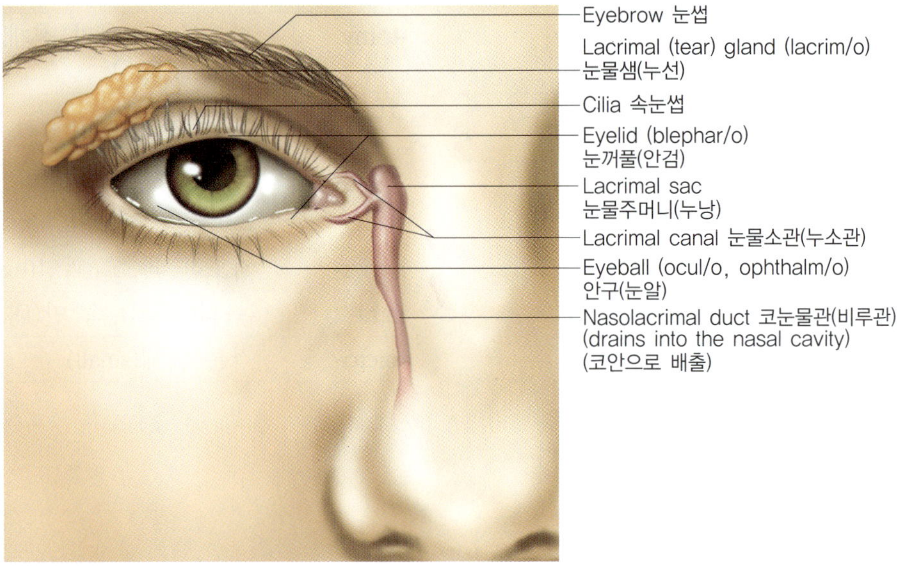

>그림 16.2 눈확(안와)의 앞면 그림

안과학 용어 만들기 Building Ophthalmology Terms

이 단원은 안과학 용어를 만드는 데 빈번히 사용하는 낱말 요소(word parts)를 제시한다. 용어의 설명을 따라하다 보면 어휘력이 향상될 것이다. 각 용어의 뜻을 파악하여 빈칸에 채워 넣어 하나의 의학용어를 완성하라. 사선(/)을 그어서 접두사(prefixes; p), 어근(word roots; r), 결합모음(combining vowels; cv), 접미사(suffixes; s)를 구분해 보자. 낱말 요소의 키를 찾는 데 도움을 주기 위하여 밑줄 아래에 r(어근), p(접두사), cv(결합모음), s(접미사)로 표시하였다. 모든 용어가 4가지 낱말 요소를 모두 가지고 있는 것은 아니라는 사실을 기억하라. 무엇을 사용할지 스스로 결정하라. 경험이 쌓일수록 이 과정은 더욱 쉬워질 것이다. 답안은 이 장의 말미에 수록하였다.

1. aque/o—**물(water)**을 뜻하는 결합형

수정체 앞면 눈을 뜨는 부분에 해당하는 부위로 **방수(aqueous humor)**라 부르며 물로 가득 차 있다.

a. 물의(pertaining to water) aque / ous
r s

2. blephar/o—**눈꺼풀(안검, eyelid)**을 뜻하는 결합형

눈꺼풀 상부 및 하부에 안구의 앞쪽 표면을 보호하기 위해 닫는 피부의 주름으로 **속눈썹(cilia)**이라 한다.

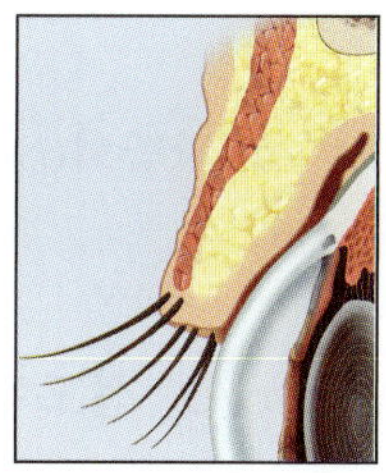

>그림 16.3 눈꺼풀

a. 눈꺼풀 처짐(drooping eyelid) blephar / o / ptosis
r cv s

b. 눈꺼풀의 수술적 복원, 눈꺼풀성형[술] blephar / o / plasty
r cv s

c. 눈꺼풀 마비(eyelid paralysis) blephar / o / plegia
r cv s

3. choroid/o—**맥락막층(choroid layer)**을 뜻하는 결합형

안구벽의 중간층으로 많은 혈관을 포함하고 있다.

a. 맥락막층의(pertaining to chroid layer) choroid / al
r s

b. 맥락막층의 염증 choroid / itis
r s

4. conjunctiv/o—**결막**(conjunctiva)을 뜻하는 결합형

안구의 앞쪽 표면을 보호하는 눈꺼풀 라인 아래의 점막

a. 결막의 염증 conjunctiv / itis (r / s)

b. 결막의(pertaining to conjunctiva) conjunctiv / al (r / s)

5. core/o—**동공**(pupil)을 뜻하는 결합형

홍채의 중앙으로 열리면 안구의 내부로 들어오는 빛의 양을 조절한다.

a. 동공을 측정하는 기구, 동공측정기 core / o / meter (r / cv / s)

b. 동공을 측정하는 과정, 동공측정[법] core / o / metry (r / cv / s)

6. corne/o—**각막**(cornea)을 뜻하는 결합형

공막 앞부분의 투명한 조직으로 빛의 굴절과 전달에 주요한 기능을 하고 망막에 초점이 맺히도록 한다.

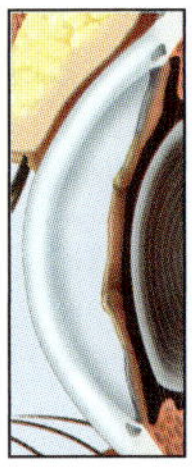

>그림 16.4 각막

a. 각막의(pertaining to cornea) corne / al (r / s)

7. cycl/o—**섬모체(모양체**, ciliary body)를 뜻하는 결합형

수정체의 바깥쪽 가장자리 주위 고리 모양의 근육으로 **결이인대**(suspensory ligament)에 의해 수정체와 부착되어 있으며 망막에 이미지를 집중하기 위해 수정체 끝을 당겨 변형시킨다.

a. 섬모체 마비, 조절마비 cycl / o / plegia (r / cv / s)

b. 섬모체 절단, 섬모체절개[술] cycl / o / tomy (r / cv / s)

8. dacry/o—**눈물**(tear)을 뜻하는 결합형

눈물샘에서 물과 같은 액체를 분비하여 안구의 앞쪽 표면을 촉촉하게 하고 깨끗하게 한다. **눈물샘**(lacrimal gland)은 눈확뼈 아래 안구 옆면에 위치하고 **눈물주머니(누낭**, lacrimal sac)에서 **눈물관(비루관**, lacrimal canal)을 통해 흐르며 눈 한쪽으로 눈물이 모인다.

a. 눈물길 돌(tear stone) dacry / o / lith (r / cv / s)

b. 눈물 배출(tear flow), 눈물과다흘림 — dacry / o / rrhea (r / cv / s)

c. 눈물샘 염증, 누선염 — dacry / o / aden / itis (r / cv / r / s)

d. 눈물주머니 염증, 누낭염 — dacry / o / cyst / itis (r / cv / r / s)

---

9. ir/o—**홍채(iris)**를 뜻하는 결합형

눈의 색깔이 나타나는 부분으로 근육의 수축과 이완을 통해 동공의 크기를 조절하여 안구로 들어오는 빛의 양을 조절한다.

a. 홍채의 염증(iris inflammation) — ir / itis (r / s)

---

10. irid/o—**홍채(iris)**를 뜻하는 결합형

a. 홍채 마비(iris paralysis) — irid / o / plegia (r / cv / s)

b. 홍채를 절제하고 들어감, 홍채절개[술] — irid / o / tomy (r / cv / s)

---

11. kerat/o—**각막(cornea)**을 뜻하는 결합형

a. 각막을 측정하는 기구, 각막곡률계 — kerat / o / meter (r / cv / s)

b. 각막을 측정하는 과정, 각막곡률측정[법] — kerat / o / metry (r / cv / s)

c. 각막을 제거하는 수술, 각막절제[술] — kerat / ectomy (r / s)

d. 각막 염증(cornea inflammation) — kerat / itis (r / s)

e. 각막을 절제하고 들어감, 각막절개[술] — kerat / o / tomy (r / cv / s)

f. 각막의 수술적 복원, 각막이식[술] — kerat / o / plasty (r / cv / s)

---

12. lacrim/o—**눈물(tear)**을 뜻하는 결합형

a. 눈물의(pertaining to tears) — lacrim / al (r / s)

b. 코와 눈물의 — naso / lacrim / al (r / cv / s)

13. ocul/o—**눈(eye)**을 뜻하는 결합형

우리가 볼 수 있는 복잡한 속빈 구형의 감각기관으로 눈 벽은 **공막(sclera)**, **맥락막(choroid)**과 **망막(retina)** 등 3층으로 구성된다.

a. 눈의 내부의 — intra / ocul / ar (p, r, s)

b. 곰팡이에 의한 눈의 비정상 상태, 눈물곰팡이증 — ocul / o / myc / osis (r, cv, r, s)

c. 눈의(pertaining to eye) — ocul / ar (r, s)

---

14. ophthalm/o—**눈(eye)**을 뜻하는 결합형

a. 눈의(pertaining to eye) — ophthalm / ic (r, s)

b. 눈에 관한 학문, 안과학 — ophthalm / o / logy (r, cv, s)

c. 눈을 연구하는 사람, 안과의사 — ophthalm / o / logist (r, cv, s)

d. 시각적으로 눈 검사를 위한 장비, 검안경 — ophthalm / o / scope (r, cv, s)

e. 시각적으로 눈을 검사하는 과정, 검안경검사 — ophthalm / o / scopy (r, cv, s)

f. 눈의 마비(eye paralysis) — ophthalm / o / plegia (r, cv, s)

g. 건조한 눈상태, 눈마름증 — xer / ophthalm / ia (r, r, s)

---

15. -opia—**시력(vision)**을 뜻하는 접미사

a. 절반의 시력을 잃은, 반맹 — hemi / an / opia (p, p, s)

b. 겹보임, 복시 — dipl / opia (r, s)

---

16. opt/o—**시력(vision)**을 뜻하는 결합형

a. 시력의(pertaining to vision) — opt / ic (r, s)

b. 시력을 측정하는 기구, 눈계측계 — opt / o / meter (r, cv, s)

c. 시력을 측정하는 과정, 눈계측[법] — opt / o / metry (r, cv, s)

17. phac/o—**수정체**(lens)를 뜻하는 결합형

홍채와 동공 뒤편 투명한 구조로 빛의 굴절 통로로 망막에 초점이 맺도록 한다.

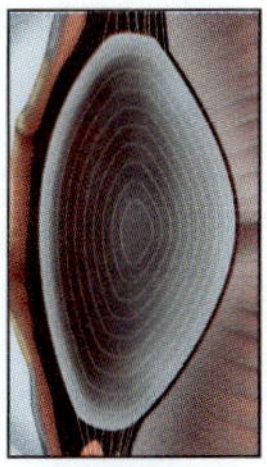

>그림 16.5 수정체

a. 수정체의 연화(softening) phac / o / malacia (r / cv / s)

b. 수정체 용해(destruction) phac / o / lysis (r / cv / s)

c. 수정체 경화(hardening) phac / o / sclerosis (r / cv / s)

18. pupill/o—**동공**(pupil)을 뜻하는 결합형

a. 동공의(pertaining to pupil) pupill / ary (r / s)

b. 동공을 측정하는 기구, 동공측정계 pupill / o / meter (r / cv / s)

19. retin/o—**망막**(retina)을 뜻하는 결합형

망막은 안구의 안쪽층으로 **막대(간상, rod)**와 **원뿔(원추, cone)세포**로 불리는 빛 수용체들이 포함된다. 막대세포의 기능은 회색 톤과 약한 빛을, 원뿔세포는 밝은 빛과 색상을 볼 수 있게 한다. 또한 망막은 안구의 뒤쪽벽 수정체의 맞은편에 위치하고, 망막의 중심부는 **황반중심오목(망막중심와, fovea central)**과 **황반(macula lutea)**이 있다.

a. 망막의(pertaining to retina) retin / al (r / s)

b. 망막질환, 망막병[증] retin / o / pathy (r / cv / s)

c. 망막 염증 retin / itis (r / s)

d. 냉매를 이용한 망막의 수술적 고정, 냉동망막유착술 cry / o / retin / o / pexy (r / cv / r / cv / s)

20. scler/o—**공막**(sclera)을 뜻하는 결합형

눈의 가장 바깥층으로, 눈의 *흰자위(white of eye)*라 불리며, 강하고 정밀한 섬유질로 되어 있다.

a. 공막의(pertaining to sclera) scler / al (r / s)

b. 공막을 절개하고 들어감, 공막절개[술] scler / o / tomy (r / cv / s)

c. 공막의 연화(softening of sclera) — scler / o / malacia (r / cv / s)

d. 공막의 염증 — scler / itis (r / s)

21. ton/o—**긴장(tension)**, **압박(pressure)**을 뜻하는 결합형

a. 압력을 측정하는 기구, 안압계 — ton / o / meter (r / cv / s)

b. 압력을 측정하는 과정, 안압측정[법] — ton / o / metry (r / cv / s)

22. vitre/o—**유리(glassy)**를 뜻하는 결합형

젤 같은 반짝이는 복합 물질인 **유리체액(vitreous humor)**은 망막과 수정체 사이의 공간을 채우고 있다.

a. 유리질의(pertaining to glassy) — vitre / ous (r / s)

설명하기 안과학 의학용어 설명하기 EXPLAIN

안과학 어휘 Ophthalmology Vocabulary

이 단원의 안과학 용어는 단어의 어원, 현대식 영어 단어, 라틴어나 그리스어에서 온 낱말 요소(word parts)들을 포함하고 있지만, 전적으로 이런 낱말 요소로만 구성되어 있지는 않다. 그렇지만 이들 낱말 요소를 통해 용어의 뜻을 파악할 수 있는 힌트를 얻을 수 있다. 단어 내 이러한 힌트를 가진 낱말 요소를 찾아 용어의 뜻을 파악하라.

용어	설명
accommodation (Acc) [əkɑ̀mədéiʃən] 조절, 적응	거리의 변화에 적응하기 위한 눈의 능력.
achromatopsia [eikròumətɑ́psiə] 완전색맹 a- = 잃은 chrom/o = 색상	태어나면서부터 색을 식별할 수 없어 *색맹(color blindness)*이라 불린다.

용어	설명
amblyopia [æmblióupiə] 약시 ambyl/o = 흐릿한 -opia = 시야	약시 환자는 어떤 질환에 의하지 않고 시력이 정상보다 많이 떨어져 안경으로 교정할 수 없다. 치료를 위해 영향을 받는 눈이 작동하도록 강제로 한쪽 눈에 패치를 붙여 교정한다. 일반적으로 *약시(lazy eye)*라 부른다.

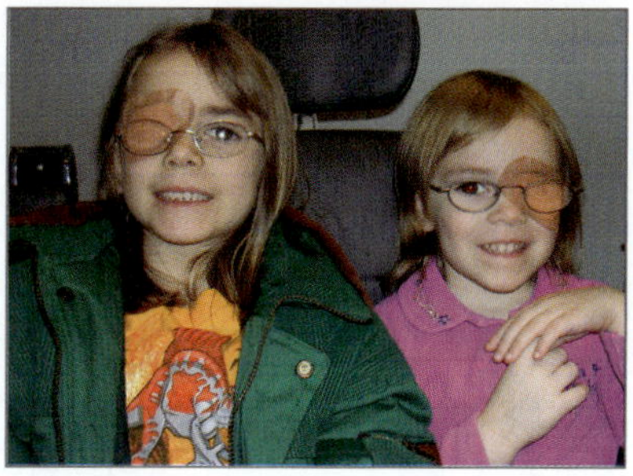

>그림 16.6 **젊은 여성이 안경 밑 눈에 패치를 붙이고 있다. 패치는 약시 눈을 강제적으로 사용하도록 한다.**

용어	설명
astigmatism (As, Ast) [əstígmətìzəm] 난시	각막의 불규칙한 만곡에 의해 빛 광선의 고르지 않는 휨으로 이미지가 흐려져 원주렌즈로 교정한다.

+ 용어의 어원 TERMINOLOGY TIDBIT

astigmatism이라는 단어는 접두사 a- 의미인 "없다"와 "포인트"를 뜻하는 *stigma*에서 유래한 것이다. "점없이"는 난시의 특징인 흐릿함을 설명한 것이

용어	설명
cataract [kǽtərӕkt] 백내장	수정체가 흐릿하거나 불투명하게 되어 전체 시각이 흐릿해진다. 치료는 일반적으로 수술적인 백내장제거와 인공수정체로 교체한다.

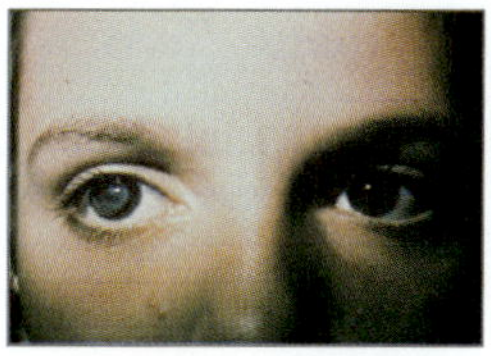

>그림 16.7 **오른쪽 눈에 백내장이 나타나 있다.**

용어	설명
color vision test [kʌ́lər víʒən test] 색보정시험	색상을 인식하는 환자의 능력을 알아보기 위해 멀티 컬러 차트를 사용한다.

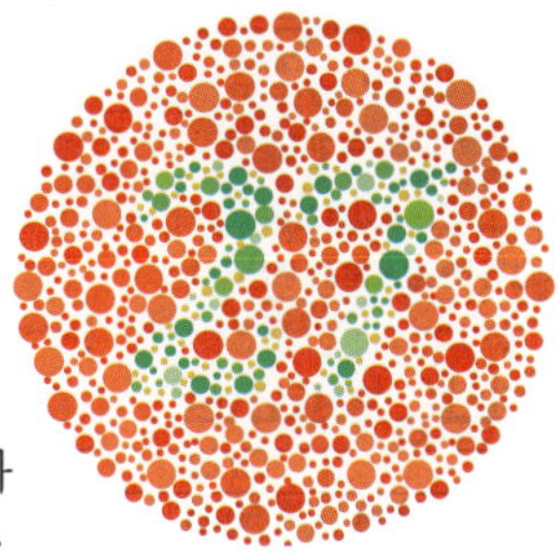

>그림 16.8 **색보정시험.** 적녹 색맹인 사람은 적색 원안의 녹색 숫자인 27을 구별할 수 없을 것이다.

용어	설명
corneal abrasion [kɔ́:rniəl əbréiʒən] 각막찰과상 corne/o = 각막 -al = -에 관한	각막의 바깥층에 긁힘이 발생한 경우.
cryoextraction [kràiouikstrǽkʃən] 냉동적출 cry/o = 냉동	극저온 냉각 프로브를 이용하여 수정체에서 백내장을 제거하는 시술.

용어	설명
diabetic retinopathy [dàiəbétik rètinάpəθi] 당뇨망막병[증] retin/o = 망막 -pathy = 질환	당뇨병으로 인해 망막 내 부종과 작은 출혈이 생겨서 시야에 작은 점이 나타나며 레이저 수술로 치료할 수 있다.
fluorescein [flùərésiin] 형광물질	밝은 녹색 형광염료를 각막 찰과상을 잘 나타나게 하기 위해 안구 표면에 떨어뜨린다.
fluorescein angiography [flùərésiin æ̀ndʒiάgrəfi] 형광조형술 angi/o = 혈관 -graphy = 조형술, 촬영술	밝은 녹색 형광색소(형광물질)를 정맥주사하여 눈 혈관을 통해 혈액의 움직임을 조사한다.
glaucoma [glɔːkóumə] 녹내장	안압의 상승으로 인해 치료하지 않는다면 시각신경이 눌리거나 혈액공급에 장애가 생겨 시각신경의 위축과 시각의 기능이상으로 시력이 떨어져, 말기에는 시력을 상실하게 된다. 약물과 수술로 치료될 수 있다. **+ 용어의 어원** *TERMINOLOGY TIDBIT* ***glaucoma***라는 단어는 그리스어로 "회색-녹색"를 뜻하는 *glaukos*에서 왔다. 눈알 내부를 동공을 통해 보았을 때 회색-녹색이 나타난다.
hyperopia [háipəróupiə] 원시 hyper- = 과잉 -opia = 시각	먼 곳의 물체는 잘 볼 수 있으나 가까운 물체를 보는 것에 문제가 생기는 것으로 *원시(farsigtedness)*라 하며 볼록렌즈로 교정할 수 있다.

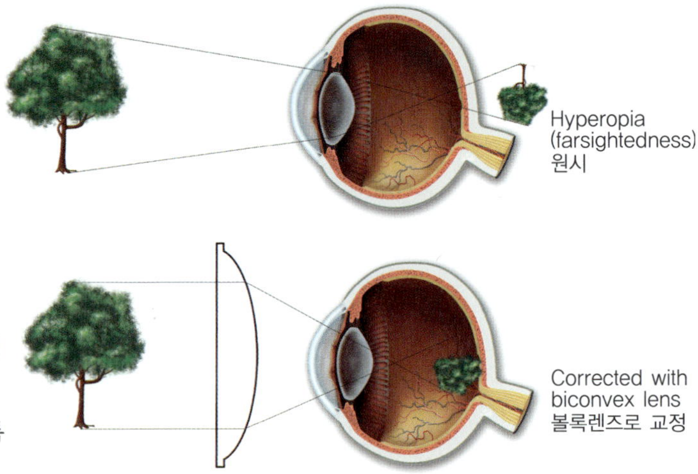

>그림 16.9 **원시.** 위 그림은 교정되지 않는 경우로 망막의 뒤쪽에 물체의 상이 맺히기 때문에 흐릿한 상이 만들어진다. 아래 그림의 상은 양 볼록 렌즈로 교정되어 상이 잘 보인다.

용어	설명

intraocular lens (IOL) implant
[ìntrəάkjuler lenz implǽnt]
인공수정체삽입술
intra- = 안쪽
ocul/o = 눈
-ar = -에 관한

백내장 제거 후 인공수정체로 수정체 결합이 제거되었다.

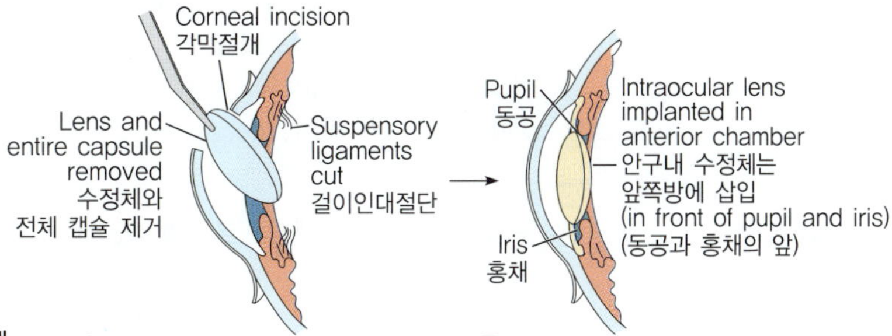

>그림 16.10 (A) 상해 수정체 제거와 (B) 인공수정체 삽입

---

laser-assisted in-situ keratomileusis (LASIK)
[léizər əsíst in sάitju: kèrətoumiljú:sis]
라식술
kerat/o = 각막

각막조직의 작은 조각을 제거하는 레이저 수술을 사용하여 근시를 교정한다.

+ 용어의 어원 *TERMINOLOGY TIDBIT*

laser-assisted in-situ keratomileusis이라는 단어는 그리스어로 "각막"을 뜻하는 *kerato*와 "조각"을 뜻하는 *smileusis*의 결합에서 왔다. 각막의 부분을 면도하는 식으로 레이저를 사용하는 시술이다.

---

laser retinal photocoagulation
[léizər rétinəl fòutoukouæ̀gjuléiʃən]
레이저망막광응고[술]
retin/o = 망막
-al = -에 관한
phot/o = 빛(광)

분리 또는 찢어진 망막을 안정시키기 위한 방법으로 레이저를 이용한다.

---

macular degeneration
[mǽkjulə didʒènəréiʃən]
황반변성

망막 황반의 손상으로 시야 중심에서 시력의 장애가 일어난다.

---

myopia (MY)
[maióupiə]
근시
-opia = 시력

*근시(nearsightedness)*는 시력이 상으로 가까운 거리의 물체는 볼 수 있지만 먼 거리일수록 흐려진다. 오목렌즈로 교정된다.

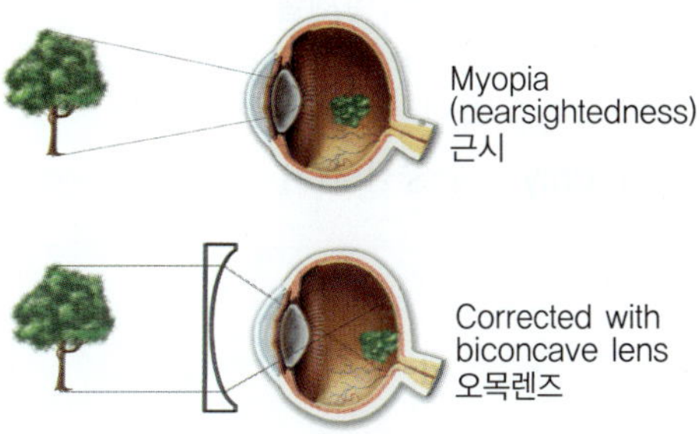

>그림 16.11 **근시.** 위 그림은 교정되지 않는 상태로 물체의 상이 망막 앞쪽에 초점이 맺는 것으로 망막에 흐릿한 이미지가 만들어진다. 밑에 그림은 오목렌즈로 교정된 상이 보여지고 있다.

용어	설명
nyctalopia [nìktəlóupiə] 밤소경증(야맹증) -opia = 시각	밤소경증은 밝은 곳에서 어두운 곳으로 들어갈 때 적응을 하지 못하는 것으로 일반적으로 *야맹증(night blindness)*이라 한다. **+ 용어의 어원** *TERMINOLOGY TIDBIT* ***nyctalopia***이라는 단어는 그리스어로 "밤"을 뜻하는 *nux*, "맹인"을 뜻하는 *alaos*, "눈"을 뜻하는 *ops* 의 결합에서 왔다.
nystagmus [nistǽgməs] 눈떨림, 안진	눈의 운동이 불수의적으로 떨림이 나타남. **+ 용어의 어원** *TERMINOLOGY TIDBIT* ***nystagmus***이라는 단어는 그리스어로 "졸다"를 뜻하는 *nustagmos*에서 왔다. 고개의 끄덕임과 눈의 앞뒤로 덜커덩거림을 비교한다.
optician [ɑptíʃən] 안경사 opt/o = 시력 -ician = 전문의	적합한 안경 및 콘택트렌즈, 교정렌즈를 만들 수 있도록 훈련된 전문가.
phacoemulsification [fækouimʌ̀lsifikéiʃən] 수정체유화[술] phac/o = 수정체	고주파 음파를 사용 백내장을 가루로 만들어 바늘로 흡입하여 제거한다.
photophobia [fòutəfóubiə] 눈부심, 수명 phot/o = 빛(광) -phobia = 불합리한	빛을 보았을 때 이상하게 눈부시게 느껴지는 상태로 유도등을 피하는 등의 과잉반응.
photo-refractive keratectomy (PRK) [fóutou rifrǽktiv kèrətéktəmi] 굴절교정레이저각막절제술 phot/o = 빛(광) kerat/o = 각막 -ectomy = 수술적 제거	레이저로 각막을 변형시켜 시력을 향상시킴.

용어	설명
radial keratotomy (RK) [réidiəl kèrətάtəmi] 부챗살각막절개[술] (방사상각막절개[술]) kerat/o = 각막 -otomy = 칼로 자름	근시를 해결하기 위해 각막을 평평하게 하는 스포크형(spokelike) 절개 수술.
refractive error [rifrǽktiv érər] 굴절이상	황반중심오목(굴절)에 제대로 이미지가 집중될 수 있도록 조명 빛을 휘게 하는 눈의 능력 결함, 근시와 원시에서 발생.
retinal detachment [rétinəl ditǽtʃmənt] 망막박리 retin/o = 망막 -al = -에 관한	망막이 맥락막층에서 분리될 때 발생, 이 분리는 심각한 혈관 및 신경손상으로 실명의 결과를 가져온다.

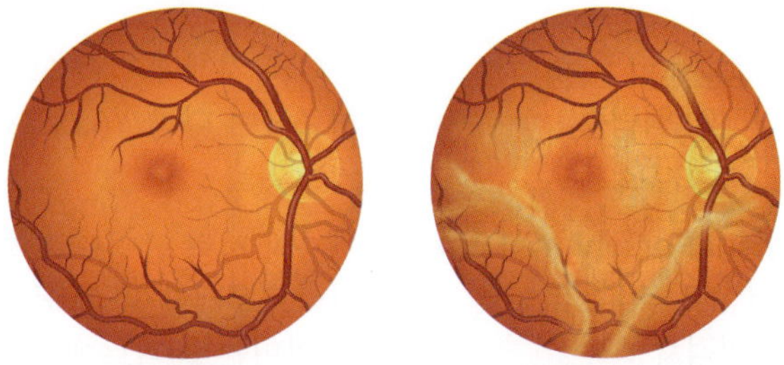

A Normal retina 정상 망막
B Detached retina 박리된 망막

>그림 16.12 **정상 망막의 예** (A) 박리된 망막. 참고로 "물결" 라인은 안구의 벽으로부터 당겨 떨어진 망막에 의해 발생되며 혈액공급이 되지 않아 죽어가게 된다.

용어	설명
slit lamp microscope [slit læmp máikrouskòup] 틈새빛현미경 (세극등현미경) micro- = 미세 -scope = 볼 수 있는 기구	안과학에서 사용하는 기구로 각막의 표면 뒷면을 검사하기 위해 사용한다.

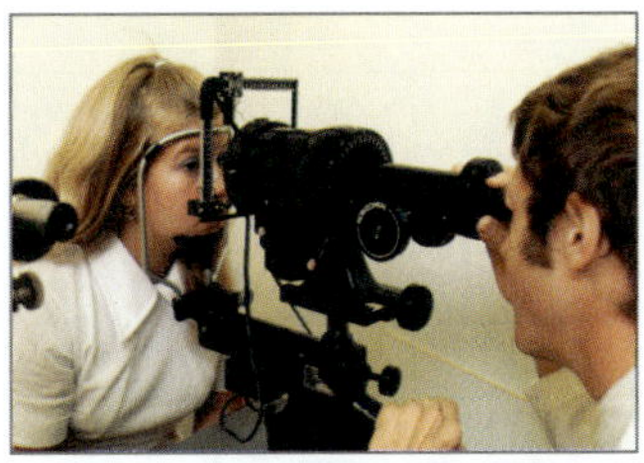

>그림 16.13 **틈새빛현미경을 사용하여 눈 내부 검사**

용어	설명
Snellen chart [sneln tʃɑːrt] 스넬렌 시력표	시력검사에 사용되는 차트로, 다양한 크기의 문자를 20피트(약 6m) 거리에서 읽도록 되어 있다. 이 거리에서 문자를 읽을 수 있는 사람의 시력은 20/20 시력이라고 한다.

용어	설명
strabismus [strəbízməs] 사시	외부 눈 근육이 약해져 같은 시간에 서로 다른 방향을 보고 있는 눈으로 안경, 눈 연습 또는 수술적으로 교정할 수 있다. 눈이 코쪽으로 설정되어 있는 경우 일반적으로 사시라 부른다.

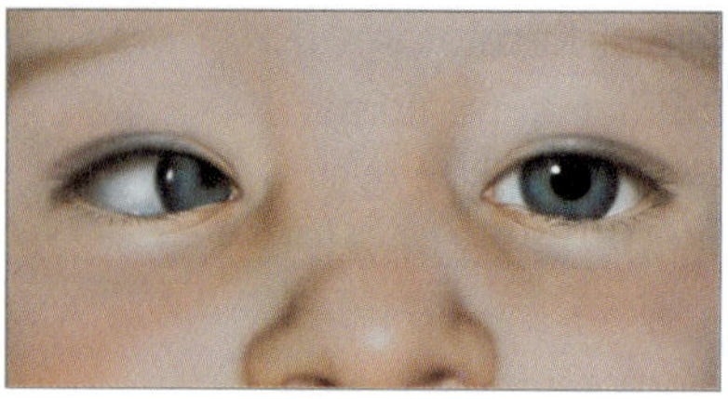

>그림 16.14 눈을 오른쪽으로 돌렸을 때 사시가 나타나는 아이 사진

+ 용어의 어원 *TERMINOLOGY TIDBIT*

strabismus이라는 단어는 그리스어로 "곁눈질"을 뜻하는 *strabizein*에서 왔다.

용어	설명
strabotomy [strəbɑ́təmi] 사시절개술 -otomy = 절개	사시를 교정하기 위한 눈 근육의 절개.
stye [stai] 다래끼(맥립종)	눈의 피지샘에 작은 고름이 생기는 감염으로 뜨거운 압축이나 외과적 절개로 치료하며 *다래끼(hordeolum)*라 부른다.
visual acuity test (VA) [víʒuəl əkjúːəti test] 시력검사	환자의 시력 선명도를 측정한다. 일반적으로 스넬렌 시력표는 20피트(약 6m) 거리로부터 문자를 동정하게 하여 환자를 검사하고, 사람에서 정상적 시력의 의미는 20피트에서 볼 수 있어야 한다. 1.0 시력(20/20 vision)의 의미는 20피트 밖에 물체가 무엇인지를 볼 수 있는 것을 의미하며, 20/200의 의미는 정상적인 사람은 200피트(60m) 밖에서 볼 수 있는 물체를 근시인 사람은 20피트(6m) 정도에서 볼 수 있다는 것을 나타낸다.

약어의 사용
안과학에 사용하는 약어 USE

안과학 약어 *Ophthalmology Abbreviation*

다음 목록은 안과학에서 자주 사용하는 약어이다.

Acc	accommodation(조절, 적응)
As Ast	astigmatism(난시)
c.gl.	correction with glasses(안경으로 교정)
cyl	cylindrical lens(원주렌즈)
D	diopter (lens strength)(디옵터, 안경의 굴절도)
ECCE	extracapsular cataract extraction(낭외백내장적출술)

ICCE	intracapsular cataract cryoextraction(낭내백내장적출술)
IOL	intraocular lens(인공수정체)
IOP	intraocular pressure(안압)
LASIK	laser-assisted *in-situ* keratomileusis(라식)
MY	myopia(근시)
OD	right eye (오른쪽 눈, oculus dexter), doctor of optometry(안과의사)
Ophth.	ophthalmology(안과학)
OS	left eye (왼쪽 눈, oculus sinister)
OU	both eyes (양쪽 눈, oculus uterque)
PERRLA	pupils equal, round, react to light and accommodation (동공의 빛반사, 동공크기, 조정력 포함)
PRK	photo-refractive keratectomy(굴절교정레이저각막절제[술])
REM	rapid eye movement(급속안구운동)
RK	radial keratotomy(방사상각막절개[술])
s.gl.	without correction or glasses(교정 전 또는 안경)
VA	visual acuity(시력)
VF	visual field(시야)

A. 명칭쓰기 연습 *Labeling Exercise*

다음 그림에서 번호에 해당하는 각 구조의 명칭을 쓰고, 공간을 적절히 활용하여 결합형을 쓰라.

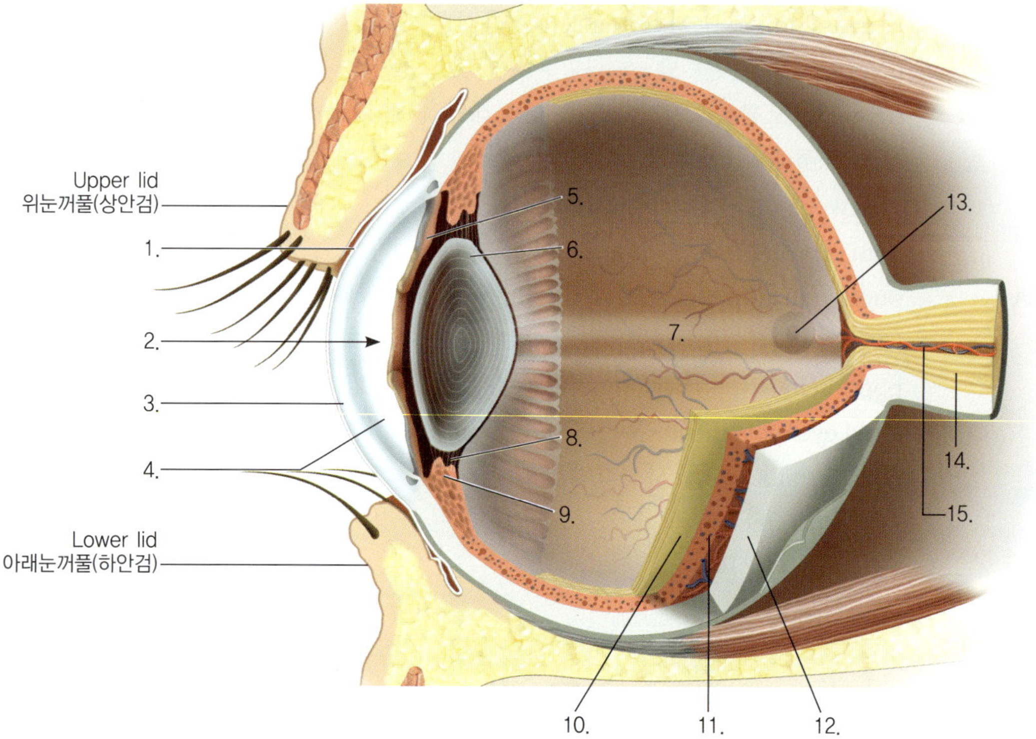

1. ______________________
2. ______________________
3. ______________________
4. ______________________
5. ______________________
6. ______________________
7. ______________________
8. ______________________
9. ______________________
10. ______________________
11. ______________________
12. ______________________
13. ______________________
14. ______________________
15. ______________________

B. 의학용어 만들기 *Build Medical Terms*

다음에 제시된 낱말 요소를 사용하여 지시하는 의학용어를 만들어라.

결합형 *ophthalm/o* 는 눈(eye)을 뜻한다.

1. 눈을 연구하는 학문, 안과학 ______________________
2. 눈의 내부를 비춰보는 기구, 검안경 ______________________
3. 눈의 마비, 안근마비 ______________________
4. 눈의(안구의, pertaining to eye) ______________________

결합형 *kerat/o* 는 각막(cornea)을 뜻한다.

5. 각막의 수술적 제거, 각막절제[술] ______________________
6. 각막을 절제하며 들어감, 각막절개[술] ______________________
7. 각막을 측정하는 기구, 각막곡률계 ______________________
8. 각막의 외과적 복원, 각막이식[술] ______________________

결합형 *retin/o* 는 망막(retina)을 뜻한다.

9. 망막의 질환, 망막병[증] ______________________
10. 망막의 염증, 망막염 ______________________

결합형 *blephar/o* 는 눈꺼풀(안검, eyelid)을 뜻한다.

11. 눈꺼풀 의 수술적 복원, 안검성형[술] ______________________
12. 눈꺼풀 마비, 안검바비 ______________________
13. 눈꺼풀 처짐, 안검하수 ______________________

접미사 *-opia* 는 시각(시력, vision)을 뜻한다.

14. 겹보임(복시, double vision) ______________________
15. 흐릿한 시력(약시, dim vision) ______________________

연습문제 PRACTICE

C. 빈칸 채우기 Fill in the Blank

다음 문장을 완성하기 위해 빈칸에 알맞은 단어를 써 넣어라.

1. ______________________________ is the development of small hemorrhages and edema in the retina as a result of having diabetes mellitus.
(________은 당뇨병의 결과로 망막내 작은 출혈과 부종이 나타나는 것이다.)
2. ______________________ results from a chronic increase in intraocular pressure.
(________은 안압의 만성적 상승으로 발생한다.)
3. ______________________________________ was diagnosed using color vision tests.
(________은 색각검사법을 이용하여 진단한다.)
4. Another word for stye ______________________________.
(다래끼(맥립종)의 다른 명칭은 ________이다.)
5. Involuntary, jerky eye movements are called ______________________________.
(눈의 불수의적인 떨림을 ________라 부른다.)
6. ______________________ is commonly referred to as *nearsightedness*.
(________는 일반적으로 가까운 것을 보지 못하는 것이다.)
7. A strabotomy is the surgical procedure that makes an incision in eye muscles to correct ______________________________.
(사시 눈수술은 ________를 교정하기 위해 눈 근육을 외과적 수술을 한다.)
8. A ______________________ chart is used to test visual acuity.
(________ 차트는 시력을 검사하기 위해 사용한다.)
9. ______________________________________ is commonly called *night blindness*.
(________은 일반적으로 밤에 잘 보지 못하는 것을 말한다.)
10. In ______________________, light rays are bent unevenly due to an abnormally curved cornea.
(________는 광선이 각막의 비정상적 만곡에 의해 고르게 굴절되지 않는 것이다.)

D. 철자법 *Spelling*

다음에 제시된 용어 중 일부는 철자가 잘못되어 있다. 잘못된 곳을 찾아 빈칸에 바르게 고쳐 쓰라.

1. stie(다래끼, 맥립종)__________
2. nystagmus(눈떨림, 안진)__________
3. hordoleum(다래끼, 맥립종)__________
4. miopia(근시)__________
5. nyctalopia(밤소경증, 야맹증)__________
6. cryoextraction(냉동적출)__________
7. dacrolith(눈물길돌, 누도결석)__________
8. oculonasal(안비의, 눈과 코의)__________
9. coreometer(동공측정계)__________
10. strabismis(사시)__________

E. 의학용어 분석 *Medical Term Analysis*

*다음 용어를 분석하라. 먼저 각 용어를 제시된 낱말 요소(**P=접두사**, **WR=어근**, **CF=결합형**, **S=접미사**)로 나누고, 각각의 낱말 요소별 뜻과 전체 용어의 뜻을 쓰라.*

1. blepharoptosis

CF __________

뜻 __________

S __________

뜻 __________

용어의 뜻 __________

____

2. dacryoadenitis

CF __________

뜻 __________

WR __________

뜻 __________

S __________

뜻 __________

용어의 뜻 __________

____

3. nasolacrimal
   CF ______________________
   뜻 ______________________
   WR ______________________
   뜻 ______________________
   S ______________________
   뜻 ______________________
   용어의 뜻 ______________________

4. intraocular
   P ______________________
   뜻 ______________________
   WR ______________________
   뜻 ______________________
   S ______________________
   뜻 ______________________
   용어의 뜻 ______________________

5. cryoretinopexy
   CF ______________________
   뜻 ______________________
   CF ______________________
   뜻 ______________________
   S ______________________
   뜻 ______________________
   용어의 뜻 ______________________

6. choroiditis
   WR ______________________
   뜻 ______________________
   S ______________________
   뜻 ______________________
   용어의 뜻 ______________________

7. keratoplasty
   CF ______________________
   뜻 ______________________
   S ______________________
   뜻 ______________________
   용어의 뜻 ______________________

8. optometry
   CF ______________________
   뜻 ______________________
   S ______________________
   뜻 ______________________
   용어의 뜻 ______________________

9. ophthalmoscope
   CF ______________________
   뜻 ______________________
   S ______________________
   뜻 ______________________
   용어의 뜻 ______________________

10. phacosclerosis
   CF ______________________
   뜻 ______________________
   S ______________________
   뜻 ______________________
   용어의 뜻 ______________________

F. 사진과 짝맞추기 *Photomatch Challenge*

중앙은 원본 사진이다. 각 사진의 시각적인 문제를 설명하고, 〈보기〉의 단어를 참조하여 빈칸에 각 눈 관련 병변을 써 넣어라.

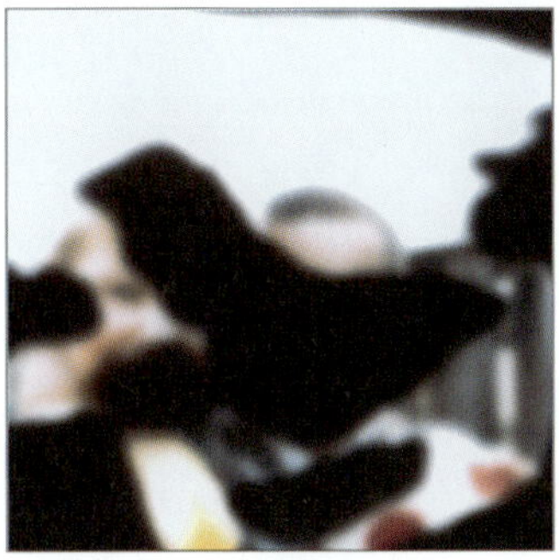

1. Describe visual problem (시력문제 기술)

____

Pathology(병변)_______________

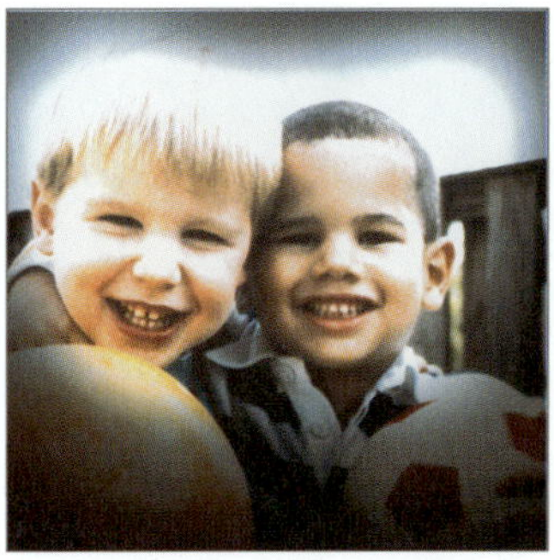

2. Describe visual problem (시력문제 기술)

____

Pathology(병변)_______________

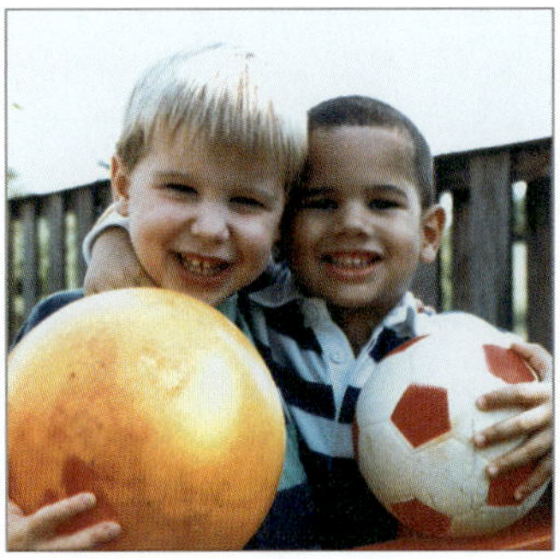

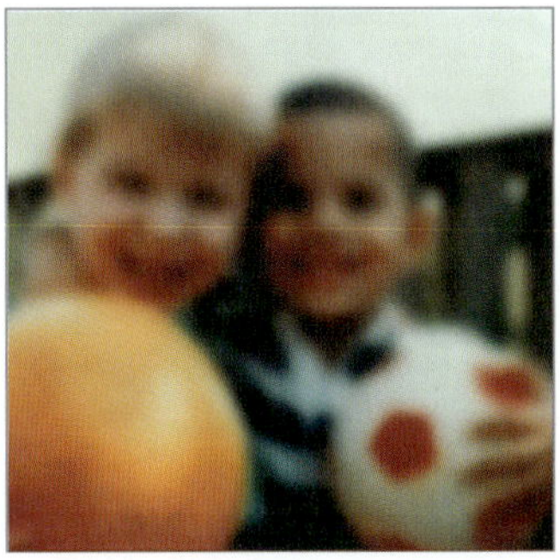

3. Describe visual problem (시력문제 기술)

____

Pathology(병변)_______________

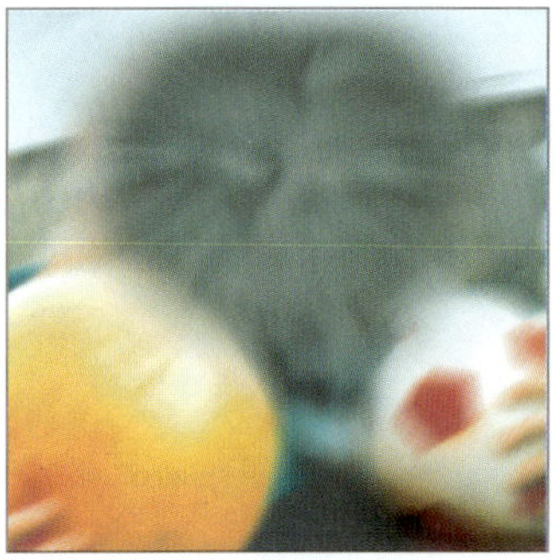

4. Describe visual problem (시력문제 기술)

____

Pathology(병변)_______________

〈보기〉

눈 상태:

- Cataract(백내장)
- Diabetic retinopathy (당뇨망막병[증])
- Glaucoma(녹내장)
- Macular degeneration (황반변성)

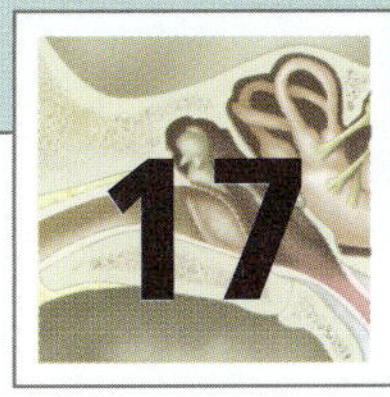

이비인후과학
Otorhinolaryngology

귀, 코, 목
The Ear, Nose, and Throat

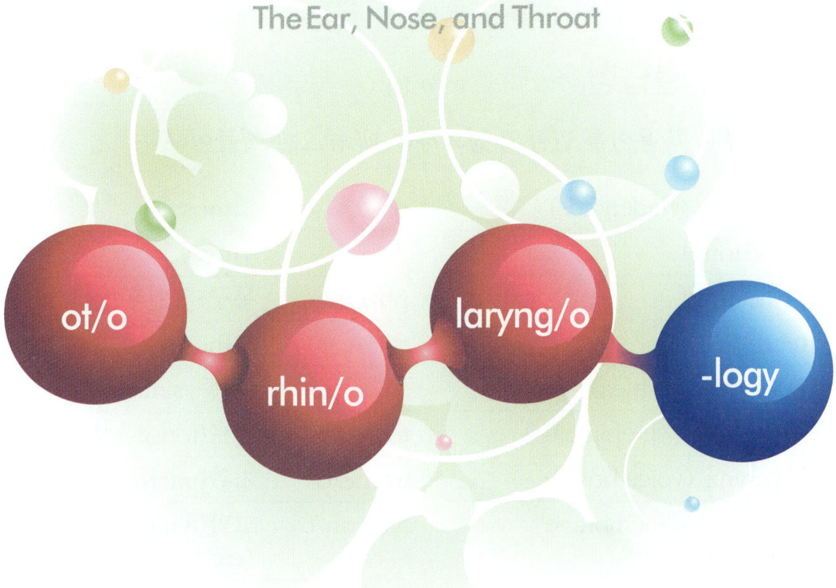

이비인후과학 개관 *A Brief Introduction to Otorhinolaryngology*

이해하기 | 귀, 코, 목구멍의 기능 이해하기 | UNDERSTAND

이비인후과학(otorhinolaryngology; ENT)은 위장병학이나 신경학과 같이 신체의 전체에 관련한 계통보다는 머리, 목과 같은 신체의 특수한 부분에 초점을 맞추고 있다. 머리와 목에 있는 기관들은 두 가지 중요한 기능을 가지고 있다. 즉 감각을 받아들이고 공기와 음식의 통로 역할을 한다.

이러한 기관과 각 기능은 다음과 같다.

- **귀**(Ear)—듣기와 평형감각에 관여
- **코**(Nose)—냄새를 맡고 공기를 체내로 유입시킨다.
- **인두**(Pharynx)—공기를 후두와 기도로 유입시키고 음식물을 식도로 이동시킨다.
- **후두**(Larynx)—언어(말하기)
- **기관**(Trachea)—공기를 허파로 이동시킨다.

기술하기 이비인후과학이라는 의학적 전문분야 DESCRIBE

이비인후과의사(otorhinolaryngologists, ENT(ear, nose, throat) physician)는 귀(ear), 코(nose), 목구멍(인후, throat)에 관련된 질환을 진단하고 치료하는 의사이다. 가정의학 전문의사나 내과의사도 이러한 질환을 치료할 수 있지만 이비인후과의사가 청각, 균형감각, 삼키기, 목소리와 더불어 머리와 목의 종양과 호흡에 관련된 질환을 다루는 전문가이다.

정의하기 이비인후과학에 관련된 결합형, 접두사, 접미사 DEFINE

이비인후과학 관련 결합형 Otorhinolaryngology Combining Forms

다음 결합형은 이비인후과학 용어를 만들고 정의하는 데 중요한 것들이다.

adenoid/o	아데노이드, 샘(adenoids)	nas/o	코(nose)
audi/o	청각(hearing)	ot/o	귀(ear)
audit/o	청각(hearing)	pharyng/o	목구멍(인후, pharynx 〈throat〉)
aur/o	귀(ear)	rhin/o	코(nose)
cochle/o	달팽이(와우, cochlea)	sinus/o	굴(동, sinus)
epiglott/o	후두덮개(후두개, epiglottis)	tonsill/o	편도(tonsils)
laryng/o	후두(larynx 〈voice box〉)	trache/o	기관(trachea 〈windpipe〉)
myring/o	고막(tympanic membrane 〈eardrum〉)	tympan/o	고막(tympanic membrane 〈eardrum〉)

다음 결합형은 이비인후과학과 직접 관련은 없지만, 피부과학 용어를 만들고 정의하는 데 중요한 것들이다.

gastr/o	위(stomach)	neur/o	신경(nerve)
myc/o	곰팡이, 진균(fungus)	py/o	고름(농, pus)

접미사 복습 Suffix Review

아래의 접미사와 접두사는 제2, 3장에서 이미 소개되었지만 이비인후과학 용어를 만드는 데 특히 중요하기 때문에 이 장에서 다시 복습한다.

-al	-의, -에 관한(pertaining to)	-eal	-의, -에 관한(pertaining to)
-algia	통증(pain)	-ectomy	외과적 제거, 절제[술] (surgical removal)
-ar	-의, -에 관한(pertaining to)		

-gram	기록(record)
-ic	-의, -에 관한(pertaining to)
-itis	염증(inflammation)
-logist	-을 연구하는 사람 (one who studies)
-logy	-에 관한 학문(study of)
-megaly	확대된(enlarged)
-meter	측정하는 장치 (instrument to measure)
-metry	측정과정(process of measuring)
-oma	종양(tumor)
-ory	-의, -에 관한(pertaining to)
-osis	비정상적 상태 (abnormal condition)
-osmia	냄새(smell)
-phonia	목소리(voice)
-plasty	외과적 복원, 성형[술] (surgical repair)
-plegia	마비(paralysis)
-rrhea	방출하다(discharge, flow)
-rrhexis	파열(rupture)
-sclerosis	경화(hardening)
-scopy	보여주는 과정(process of viewing)
-spasm	불수의적 근육수축 (involuntary muscle contraction)
-stenosis	협착(좁아짐, narrowing)
-tomy	자르다(cutting into)

접두사 복습 *Prefix Review*

a-	-없이, 무(without)
an-	-없이, 무(without)
de-	-없이, 무(without)
dys-	어려운(difficult)
endo-	안의(within)
pan-	모든(all)
para-	나란히(alongside)

이비인후과학에서 다루는 기관 *Organs Commonly Treated in Otorhinolaryngology*

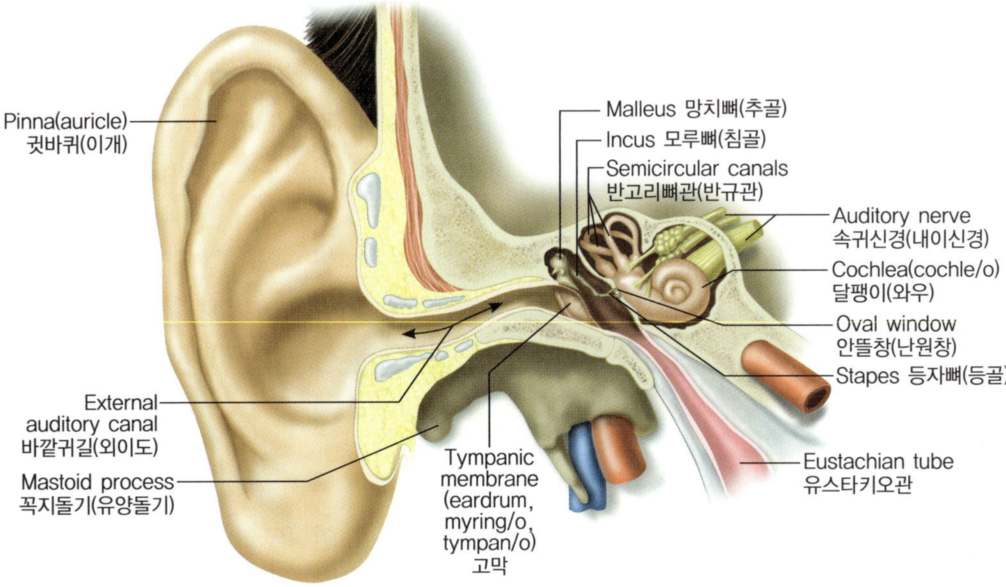

>그림 17.1 귀의 내부 구조

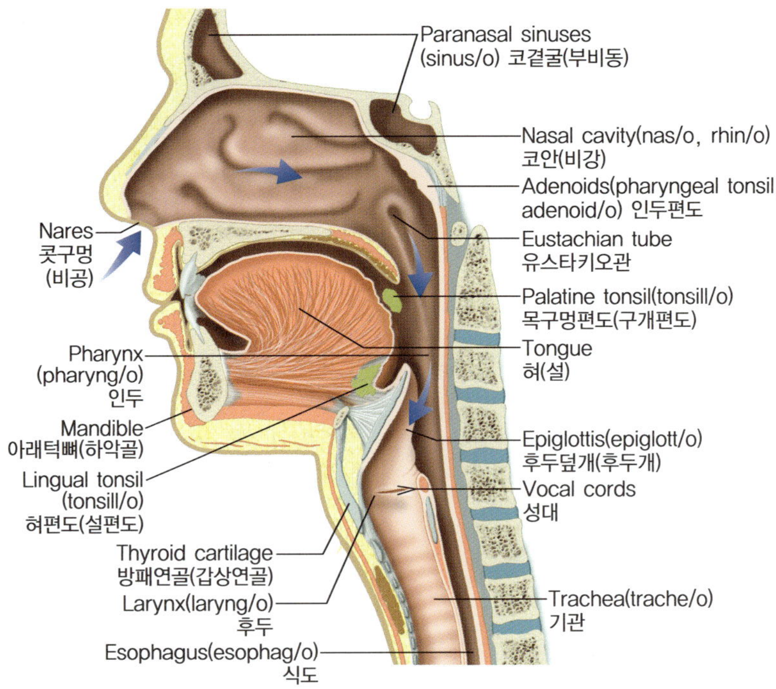

>그림 17.2 상부 호흡계통의 기관 (코안, 인두, 후두, 기관)이 존재하는 머리와 목의 시상단면

이비인후과학 용어 만들기 *Building Otorhinolaryngology Terms*

이 단원은 이비인후과학 용어를 만드는 데 빈번히 사용하는 낱말 요소(word parts)를 제시한다. 용어의 설명을 따라하다 보면 어휘력이 향상될 것이다. 각 용어의 뜻을 파악하여 빈칸에 채워 넣어 하나의 의학용어를 완성하라. 사선(/)을 그어서 접두사(prefixes; p), 어근(word roots; r), 결합모음(combining vowels; cv), 접미사(suffixes; s)를 구분해 보자. 낱말 요소의 키를 찾는 데 도움을 주기 위하여 밑줄 아래에 r(어근), p(접두사), cv(결합모음), s(접미사)로 표시하였다. 모든 용어가 4가지 낱말 요소를 모두 가지고 있는 것은 아니라는 사실을 기억하라. 무엇을 사용할지 스스로 결정하라. 경험이 쌓일수록 이 과정은 더욱 쉬워질 것이다. 답안은 이 장의 말미에 수록하였다.

1. adenoid/o—**아데노이드, 샘(adenoids)**을 뜻하는 결합형

   아데노이드는 인두에 위치하는 세 쌍의 **편도(tonsils)** 중 하나로 **인두편도(pharyngeal tonsil)**라고도 부른다. 편도는 후두를 지나는 공기와 음식물에 존재하는 이물질을 제거하여 신체를 보호하기 위하여 백혈구를 많이 가지고 있다.

   a. 아데노이드절제술(surgical removal of adenoids) adenoid / ectomy (r / s)

   b. 아데노이드염(adenoid inflammation) adenoid / itis (r / s)

2. audi/o—**청력(hearing)**을 뜻하는 결합형

   a. 청각에 관한 학문(study of hearing), 청각학 audi / o / logy (r / cv / s)

   b. 청각을 연구하는 학자(one who studies hearing) audi / o / logist (r / cv / s)

   c. 청력검사(process of measuring hearing) audi / o / metry (r / cv / s)

   d. 청력계(instrument to measure hearing) audi / o / meter (r / cv / s)

   e. 청력도(record of hearing) audi / o / gram (r / cv / s)

3. audit/o—**청력(hearing)**을 뜻하는 결합형

   a. 청력의(pertaining to hearing) audit / ory (r / s)

4. aur/o—**귀**(ear)를 뜻하는 결합형

귀는 **청력**(hearing)과 **평형감각**(equilibrium)을 담당하며, **속귀(내이, inner ear)**, **가운데귀(중이, middle ear)**, **바깥귀(외이, external ear)**로 나뉜다. 귓바퀴는 음파를 모아서 **바깥귀길(외이도, external auditory canal)**로 보내며, 음파는 **고막**(tympanic membrane, eardrum)을 두드려 진동을 일으킨다. 3개의 작은 뼈인 **망치뼈(추골, malleus)**, **모루뼈(침골, incus)**, **등자뼈(등골, stapes)**는 이 진동을 증폭시켜 가운데귀를 가로질러 **안뜰창(난원창, oval window)**으로 보낸다. 안뜰창의 움직임은 속귀에 있는 액체에 진동을 일으켜 **달팽이(와우, cochlea)**에 있는 털을 구부리고 이로 인해 신경말단이 자극을 받아 뇌로 자극을 전달한다. 속귀는 평형감각에 관여하는 **반고리뼈관(반규관, semicircular canals)**을 가지고 있다.

a. 귀의(pertaining to ear) — aur (r) / al (s)

---

5. cochle/o—**달팽이(와우, cochlea)**를 뜻하는 결합형

청력에 관여하는 털세포를 가지고 있는 속귀의 한 부분으로 달팽이 껍질 같이 생겼다.

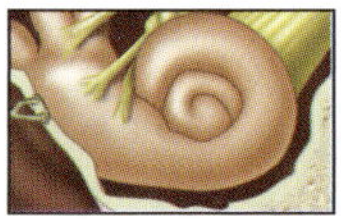

>그림 17.3 달팽이

a. 달팽이(와우)의(pertaining to cochlea) — cochle (r) / ar (s)

---

6. epiglott/o—**후두덮개(후두개, epiglottis)**를 뜻하는 결합형

후두덮개는 후두의 위쪽에 있는 연골성 덮개이다. 삼킴(연하)작용을 할 때 인두를 덮기 위해 회전하며 음식물이 후두와 기관으로 들어가지 못하도록 막아준다.

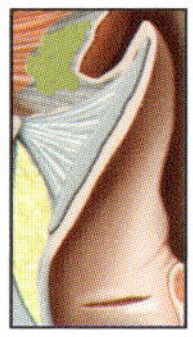

>그림 17.4 후두덮개

a. 후두덮개의(pertaining to epiglottis) — epiglott (r) / ic (s)

b. 후두덮개염(epiglottis inflammation) — epiglott (r) / itis (s)

---

7. laryng/o—**후두**(larynx)를 뜻하는 결합형

후두는 *voice box*라고도 불리며 인두와 기관의 사이에 존재한다. 공기가 지나갈 때 진동을 하여 소리를 내는 **성대(vocal cords)**가 위치한다.

a. 후두의 (pertaining to larynx) — laryng (r) / eal (s)

b. 후두염(larynx inflammation) — laryng (r) / itis (s)

c. 후두경검사 — laryng (r) / o (cv) / scopy (s)

d. 후두경(instrument to visually examine larynx) laryng / o / scope
r cv s

e. 후두절제술(surgical removal of larynx) laryng / ectomy
r s

f. 후두성형술(surgical repair of larynx) laryng / o / plasty
r cv s

g. 후두마비(larynx paralysis) laryng / o / plegia
r cv s

h. 성대문 연축 laryng / o / spasm
r cv s

8. myring/o – **고막(tympanic membrane)**을 뜻하는 결합형

고막은 일반적으로 *eardrum(고막)*이라고 한다.

a. 고막염(inflammation of eardrum) myring / itis
r s

b. 고막절제술(surgical removal of eardrum) myring / ectomy
r s

c. 고막성형술(surgical repair of eardrum) myring / o / plasty
r cv s

d. 고막경화증(hardening of eardrum) myring / o / sclerosis
r cv s

e. 고막절개술(cutting into eardrum) myring / o / tomy
r cv s

9. nas/o – **코(nose)**를 뜻하는 결합형

공기는 두 개의 **콧구멍(비공, nares)**을 통해 들어가 **코안(비강, nasal cavity)**을 지나 인두로 간다. 중앙에 존재하는 **코중격(비중격, nasal septum)**이라고 하는 **연골성 막(mucous membrane)**에 의해 두 부분으로 나뉘며, 점막에 의해 공기가 데워지고 수분을 함유하게 되며 걸러진다. 냄새를 맡는 감각수용기가 존재한다.

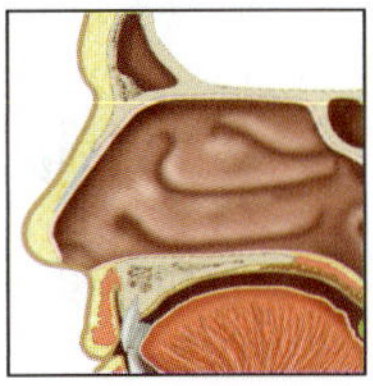
>그림 17.5 코

a. 코의(pertaining to nose) nas / al
r s

b. 코위의(pertaining to nose and stomach) nas / o / gastr / ic
r cv r s

c. 코인두의(pertaining to nose and throat) nas / o / pharyng / eal
r cv r s

10. -osmia—**냄새(smell)**를 뜻하는 접미사

냄새를 맡는 감각수용기는 코안의 천장에 위치한다.

a. 후각상실(without smell) an / osmia (p / s)

---

11. ot/o—**귀(ear)**를 뜻하는 결합형

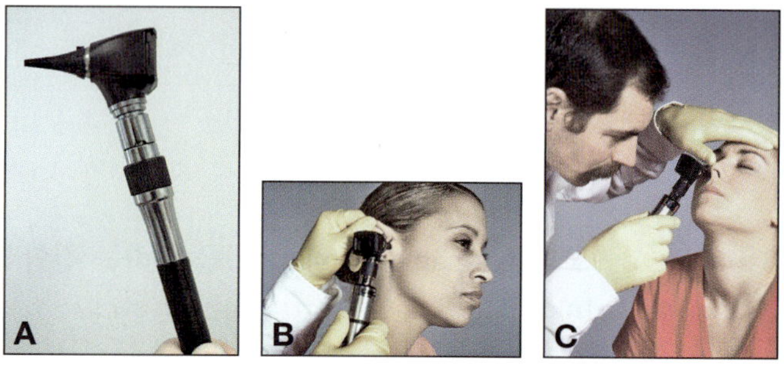

>그림 17.6 귀보개(이경)는 (A) 양쪽 귀(B)와 코안(C)을 검사할 수 있다.

a. 귀의(pertaining to the ear) ot / ic (r / s)

b. 귀염(ear inflammation) ot / itis (r / s)

c. 귀통증(ear pain) ot / algia (r / s)

d. 이과학, 귀과학(study of the ear) ot / o / logy (r / cv / s)

e. 귀전문의(one who studies the ear) ot / o / logist (r / cv / s)

f. 귀보개검사, 이경검사 ot / o / scopy (r / cv / s)

g. 귀보개, 이경 ot / o / scope (r / cv / s)

h. 귀성형술(surgical repair of the ear) ot / o / plasty (r / cv / s)

i. 귀곰팡이증(abnormal condition or ear fungus) ot / o / myc / osis (r / cv / r / s)

j. 귀고름(discharge of pus from the ear) ot / o / py / o / rrhea (r / cv / r / cv / s)

12. pharyng/o—**인두(pharynx)**를 뜻하는 결합형

인두는 일반적으로 *목구멍(throat)*이라고 불린다. 근육성 관으로서 코안으로부터 공기를 받아서 후두로 전달한다. 또한 입안으로부터 음식물을 받아서 식도로 보내준다. 인두편도, 후두편도, 혀편도의 세 가지 편도(아데노이드, **목구멍편도 palatine tonsils**, **혀편도 lingual tonsils**)가 있으며, 음식물을 삼킬 때 가운데귀의 압력을 일정하게 하기 위하여 열리는 **유스타키오관(Eustachian tube)**이 가운데귀와 인두를 연결하고 있다.

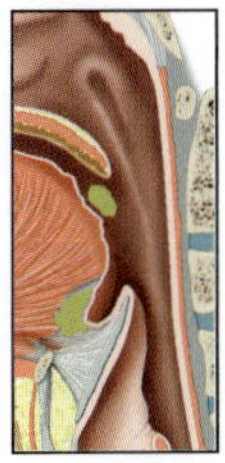

>그림 17.7 인두

a. 인두의(pertaining to the pharynx) pharyng / eal
r s

b. 인두염(pharynx inflammation) pharyng / itis
r s

c. 인두성형술(surgical repair of pharynx) pharyng / o / plasty
r cv s

d. 인두 연축 pharyng / o / spasm
r cv s

e. 인두절개술(cutting into pharynx) pharyng / o / tomy
r cv s

---

13. -phonia—**음성(voice)**을 뜻하는 접미사

a. 소리못냄증, 발성불능증(without voice) a / phonia
p s

b. 발성장애(difficult voice) dys / phonia
p s

---

14. rhin/o—**코(nose)**를 뜻하는 결합형

a. 코염, 비염(nose inflammation) rhin / itis
r s

b. 코성형술(surgical repair of nose) rhin / o / plasty
r cv s

c. 콧물(discharge from nose) rhin / o / rrhea
r cv s

d. 코곰팡이증, 비진균증 rhin / o / myc / osis
r cv r s

---

15. sinus/o—**굴(동, sinuses)**을 뜻하는 결합형

코곁굴(부비동, paranasal sinuses)은 얼굴뼈에 있는 공기가 가득찬 공간으로 코안과 연결되었으며 점막으로 덮여 있다. 음성을 낼 때 울림 공간으로 작용한다.

a. 굴염, 코곁굴염, 부비동염(sinus inflammation) sinus / itis
r s

b. 온코곁굴염(inflammation of all sinuses) pan / sinus / itis
p r s

c. 코곁굴염(부비동염, nose and sinus inflammation) nas / o / sinus / itis
r cv r s

---

16. tonsill/o—**편도(tonsils)**를 뜻하는 결합형

a. 편도의(pertaining to tonsils) tonsill / ar
r s

b. 편도염(tonsil inflammation) tonsill / itis
r s

c. 편도절제술(surgical removal of tonsils) tonsill / ectomy
r s

---

17. trache/o—**기관(trachea)**을 뜻하는 결합형

기관은 일반적으로 *windpipe*라고 불린다. 후두로부터 허파로 공기를 운반하고 점막으로 되어 있어 공기를 데우고 습도를 유지시키며 이물질을 제거하여 깨끗하게 한다.

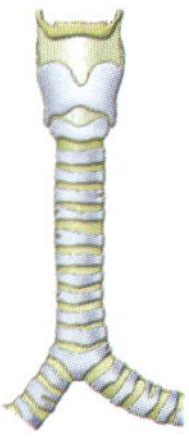

>그림 17.8 기관

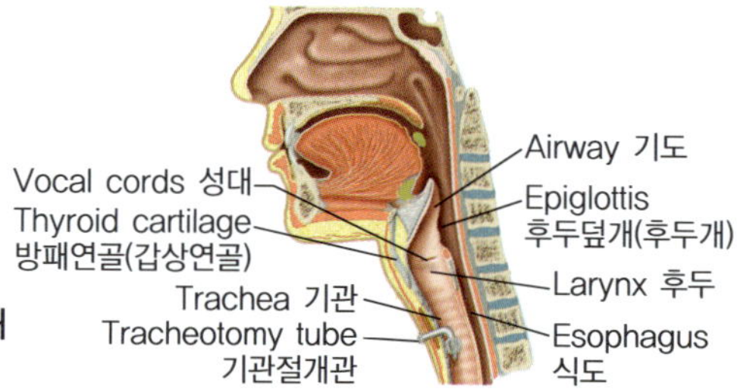

>그림 17.9 기관절개술을 위한 관이 목의 앞쪽을 통해 들어가 기관에 장착되었다.

a. 기관의(pertaining to trachea) trache / al
r s

b. 기관거대증(enlarged trachea) trache / o / megaly
r cv s

c. 기관성형술(surgical repair of trachea) trache / o / plasty
r cv s

d. 기관절개술(cutting into trachea) trache / o / tomy
r cv s

e. 기관협착증(narrowing of trachea) trache / o / stenosis
r cv s

f. 기관내의(pertaining to within trachea) intra / trache / al
p r s

---

18. tympan/o—**고막(tympanic membrane)**을 뜻하는 결합형

a. 고막의(pertaining to eardrum) tympan / ic
r s

b. 고실측정법(process of measuring eardrum) tympan / o / metry
r cv s

c. 고실측정기(instrument to measure eardrum) tympan / o / meter
r cv s

d. 고실도(eardrum record) tympan / o / gram
r cv s

e. 고실성형술(eardrum surgical repair) tympan / o / plasty
r cv s

f. 고막파열(eardrum rupture) tympan / o / rrhexis
r cv s

g. 고실천자, 고막절개술(cutting into eardrum) tympan / o / tomy
r cv s

설명하기 이비인후과학 의학용어 설명하기 EXPLAIN

이비인후과학 어휘 *Otorhinolaryngology Vocabulary*

이 단원의 이비인후과학 용어는 단어의 어원, 현대식 영어 단어, 라틴어나 그리스어에서 온 낱말 요소(word parts)들을 포함하고 있지만, 전적으로 이런 낱말 요소로만 구성되어 있지는 않다. 그렇지만 이들 낱말 요소를 통해 용어의 뜻을 파악할 수 있는 힌트를 얻을 수 있다. 단어 내 이러한 힌트를 가진 낱말 요소를 찾아 용어의 뜻을 파악하라.

용어	설명
acoustic neuroma [əkúːstik njuəróumə] 신경종 neur/o = 신경 -oma = 종양	속귀신경에 발생한 양성종양으로 귀울음(이명), 두통, 현기증과 진행성 청각 상실 증상을 나타낸다.
cochlear implant [kɑ́kliə implǽnt] 달팽이 이식 cochle/o = 달팽이 -ar = -에 관한	귀 뒤의 피부에 수술적으로 설치한 보청기. 소리 신호를 자기적 파로 전환하여 청각신경을 자극한다.

+ 용어의 어원 *TERMINOLOGY TIDBIT*

cochlea라는 단어는 라틴어로 "달팽이의 겉껍질"를 뜻하는 *cochlea*에서 왔다. 달팽이의 모습을 가진 구조를 묘사한다.

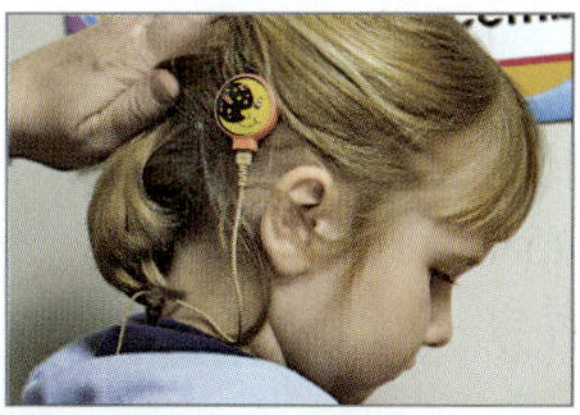

>그림 17.10 달팽이 이식을 받은 어린이의 사진. 이 기기는 전파를 뇌로 직접 보내준다.

용어	설명
croup [kru:p] 크루프, 상기도막힘증	소아나 어린이에게 주로 나타나는 급성 호흡기질환으로 기침 증세를 나타낸다.
deafness [défnis] 귀먹음, 난청	전혀 듣지 못하거나 어느 정도의 청력상실을 가진 상태.
decongestant [dì:kəndʒéstənt] 충혈제거제 de- = -없는	코와 코곁굴의 충혈을 감소시키는 약.
diphtheria [difθíəriə] 디프테리아	상기도에 박테리아가 감염되어 발생하며 목에 두꺼운 막성 피막이 생기며 치사율이 높다. 디프테리아, 백일해, 파상풍 등의 백신으로 인해 요즘은 매우 드물게 발병한다. **+ 용어의 어원** TERMINOLOGY TIDBIT ***diphtheria***라는 단어는 그리스어로 "숨겨진 가죽"을 뜻하는 *diphthera*에서 왔다. 목구멍에 생기는 두꺼운 막성피막을 묘사하는 것이다.
endotracheal (ET) intubation [èndoutréikiəl ìntju:béiʃən] 기관내 삽관 endo- = 안에 trache/o = 기관 -al = -에 관한	입을 통과해 기관으로 관을 넣는 것으로 상기도를 열어줄 수 있다.

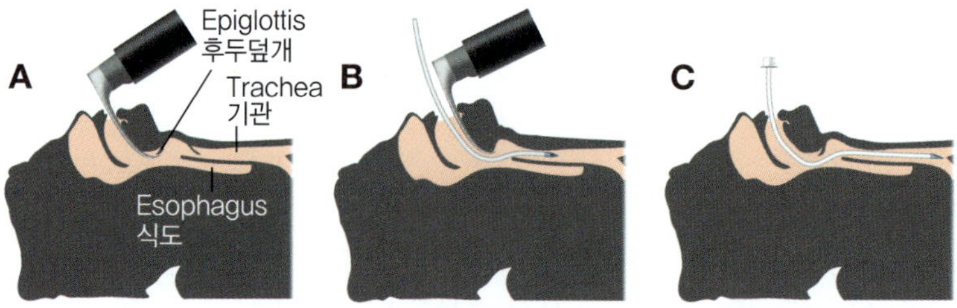

>그림 17.11 **기관내삽관** (A) 불이 달린 기계로 후두를 찾는다. (B) 관을 인두와 후두를 거쳐 기관으로 넣는다. (C) 기계는 제거하고 관만 삽관된 채로 둔다.

용어	설명
epistaxis [èpəstǽksis] 코피	코피.
falling test [fɔ́:liŋ test] 추락검사	균형과 평형을 유지하는 것을 평가하기 위한 일련의 테스트. 한발로 서기, 발꿈치를 들고 걷기, 눈을 뜨고 앞으로 걷기 등을 한 뒤 똑같은 검사를 눈을 감고 실시하여 흔들리거나 떨어지면 균형감각에 이상이 있다고 판단한다.
hearing aid [híəriŋ eid] 보청기	소리를 증폭하기 위하여 사용하는 기기. *증폭기(amplification device)*라고도 한다.

용어	설명

Méniére disease
[meinjɛ́ər dizíːz]
메니에르병

급성 또는 만성적 속귀이상 질환으로 진행성 청력상실을 가져오며 현기증, 청력상실, 귀울음(이명) 증상을 보인다.

---

nasal cannula
[néizəl kǽnjulə]
코삽입관
nas/o = 코
-al = -에 관한

코에 산소를 직접적으로 공급하기 위해 만들어진 양쪽으로 길게 늘어진 플라스틱 기구. 한쪽 끝은 양쪽 콧구멍에 꽂는다.

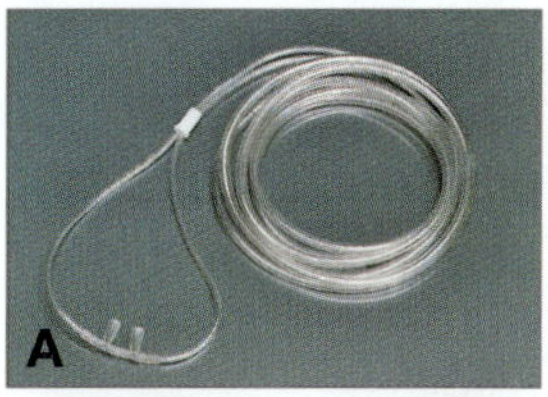
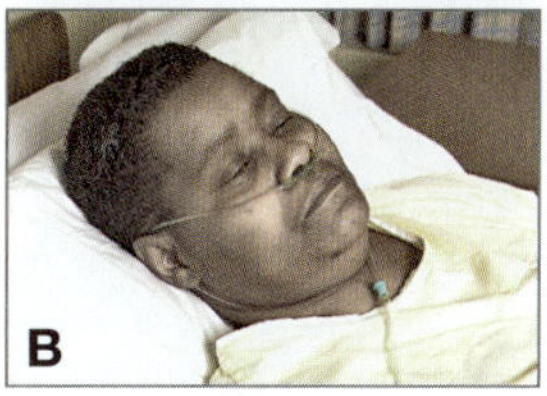

>그림 17.12 **(A) 양쪽으로 길게 늘어진 코삽입관과 (B) 삽입관을 장착한 환자**

+ 용어의 어원 *TERMINOLOGY TIDBIT*

cannula이라는 단어는 라틴어로 "갈대"를 뜻하는 *canna*에서 왔다. 갈대는 속이 비어 있어 물속에서 숨을 쉴 수 있는 장치로 이용될 수 있고 속이 빈 긴 관의 모양을 하고 있다.

---

otitis externa (OE)
[outáitis ékstə̀ːnə]
외이도염(바깥귀길염)
ot/o = 귀
-itis = 염증

바깥귀(외이)의 곰팡이 감염으로 인해 발생되며 주로 *otomycosis(귀곰팡이증, 귀진균증)*라고 하고, 일반적으로는 *swimmer's ear*라고 한다.

---

otitis interna
[outáitis intə́ːnə]
내이염(속귀염)
ot/o = 귀
-itis = 염증

*속귀(내이)의 염증(inner ear infecrion)*으로 청력과 평형감각에 영향을 줄 수 있다.

---

otitis media (OM)
[outáitis míːdiə]
중이염(가운데귀염)
ot/o = 귀
-itis = 염증

가운데귀(중이)의 세균성 또는 바이러스성 감염. 어린이에게 흔히 나타나며 상기도의 감염이 후두로부터 유스타키오관을 타고 와서 감염되기도 한다.

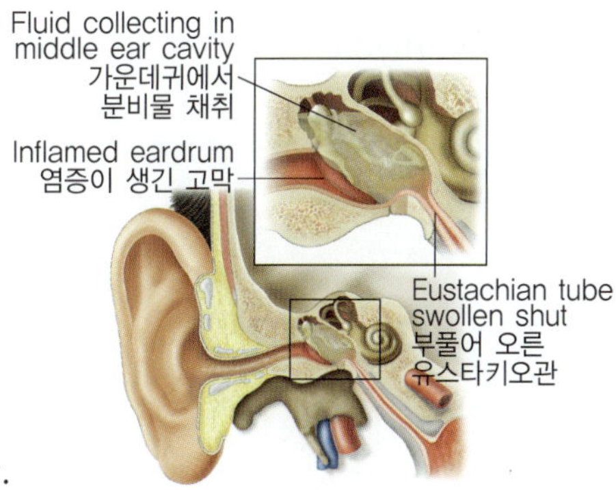

>그림 17.13 **중이염.** 고막에 염증이 있고 유스타키오관이 부풀었으며 분비물이 가운데귀에 가득 차 있다.

용어	설명
pertussis [pərtʌ́sis] 백일해	상기도의 세균성 감염. 디프테리아, 백일해, 파상풍에 대한 백신으로 인해 현재는 매우 드물게 나타나며 기침을 할 때 나는 소리 때문에 *whooping cough(백일해)*라고도 한다.
pressure-equalizing tube (PE tube) [préʃər íːkwəlàziŋ tʃuːb] 환기관	수술을 통해 고막에 장치하는 작은 관으로 가운데귀에서 나오는 분비액을 바깥으로 내보내 공기와 가운데귀의 압력을 일정하게 유지시켜 준다.
Rinne and Weber tuning fork tests [rinə ænd wébər tʃúːniŋ fɔːrk test] 음차검사	청각신경과 속귀로 음파를 전달할 수 있는 귀 구조의 능력을 둘 다 검사하는 테스트. 의사는 진동을 시켜 소리가 나는 소리굽쇠를 환자의 양쪽 머리뼈에 갖다 대거나 떼거나 하면서 청력을 측정한다.
tinnitus [tináitəs] 귀울림(이명)	귀에서 소리가 나는 것.
vertigo [vɔ́ːrtigòu] 현기증	어지러운 증상.

+ 용어의 어원 TERMINOLOGY TIDBIT

pertussis이라는 단어는 라틴어로 "기침"을 뜻하는 *tussis*에서 왔다.

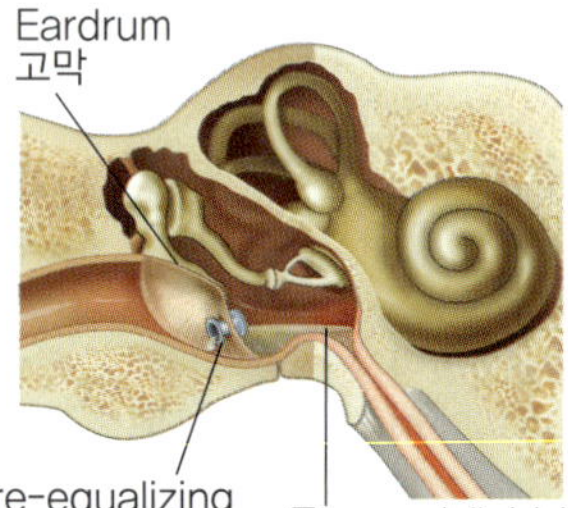

>그림 17.14 고막에 장착되어 있는 환기관

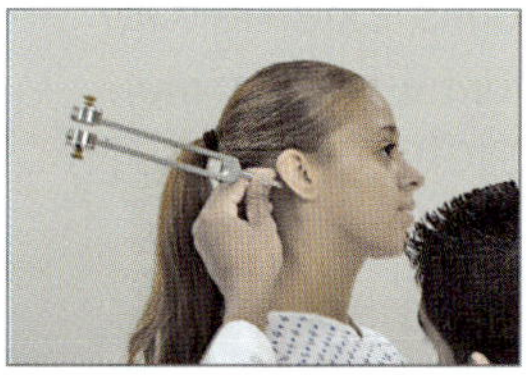

>그림 17.15 의사가 소리굽쇠를 환자의 귀 뒤에 가져다 대고 있다.

+ 용어의 어원 TERMINOLOGY TIDBIT

tinnitus라는 단어는 라틴어로 "종소리" 또는 "딸랑딸랑 하는 소리"를 뜻하는 *tinnire*에서 왔다.

+ 용어의 어원 TERMINOLOGY TIDBIT

vertigo라는 단어는 라틴어로 "빙빙돌다"를 뜻하는 *verto*에서 왔다.

이비인후과학 약어 *Otorhinolaryngology Abbreviations*

다음 목록은 이비인후과학에서 자주 사용하는 약어이다.

AD	right ear(오른쪽 귀)
AS	left ear(왼쪽 귀)
AU	both ears(양쪽 귀)
DPT	diphtheria, pertussis, tetanus(디프테리아, 백일해, 파상풍)
EENT	eyes, ears, nose, throat(눈, 귀, 코, 목구멍)
ENT	ear, nose, and throat(귀, 코, 목구멍)
ET	endotracheal(기관내)
HEENT	head, eyes, ears, nose, throat(머리, 눈, 귀, 코, 목구멍)
OE	otitis externa(외이도염)
OM	otitis media(가운데귀염, 중이염)
Oto	otology(이과학, 귀과학)
PE tube	pressure-equalizing tube(환기관)
T&A	tonsillectomy and adenoidectomy(편도절개술)
URI	upper respiratory infection(상기도 감염)

A. 명칭쓰기 연습 *Labeling Exercise*

다음 그림에서 번호에 해당하는 각 구조의 명칭을 쓰고, 공간을 적절히 활용하여 결합형을 쓰라.

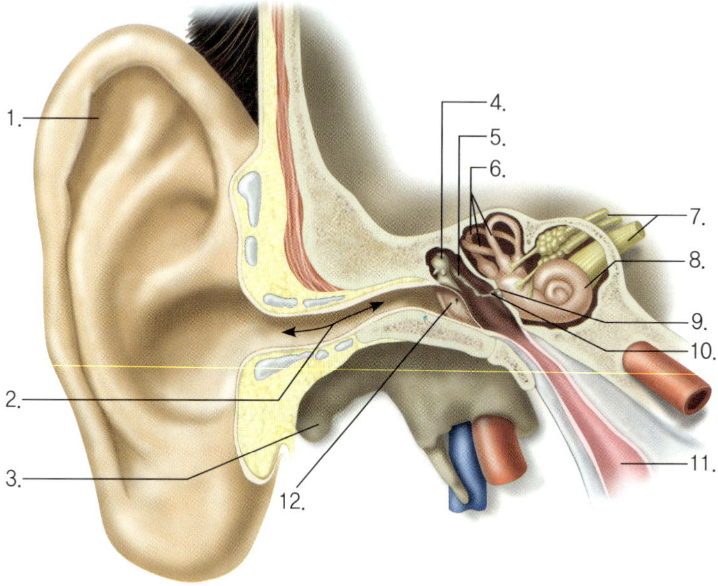

1. ______________________

2. ______________________

3. ______________________

4. ______________________

5. ______________________

6. ______________________

7. ______________________

8. ______________________

9. ______________________

10. ______________________

11. ______________________

12. ______________________

연습문제 PRACTICE

B. 의학용어 만들기 *Build Medical Terms*

다음에 제시된 낱말 요소를 사용하여 지시하는 의학용어를 만들어라.

결합형 *ot/o* 는 귀(ear)를 뜻한다.

1. 이과학, 귀과학 (study of ear) ______________________
2. 외이도염(ear fungus abnormal condition) ______________________
3. 귀성형술(surgical repair of ear) ______________________
4. 귀염(ear inflammation) ______________________
5. 귀보개검사, 이경검사(process of viewing ear) ______________________

결합형 *pharyng/o* 는 인두(pharynx)를 뜻한다.

6. 인두연축(involuntary muscle contraction of pharynx) ______________________
7. 인두의(pertaining to the pharynx) ______________________

접미사 *-phonia* 는 음성(voice)을 뜻한다.

8. 발성불능증(without voice) ______________________
9. 발성장애(difficult voice) ______________________

결합형 *trache/o* 는 기관(trachea)을 뜻한다.

10. 기관협착(trachea narrowing) ______________________
11. 기관절개(trachea cutting into) ______________________
12. 기관확장(enlarged trachea) ______________________

결합형 *tympan/o* 는 고막(tympanic membran(eardrum))을 뜻한다.

13. 고막성형술(eardrum surgical repair) ______________________
14. 고실측정기(instrument to measure the eardrum) ______________________
15. 고막파열(eardrum rupture) ______________________

C. 빈칸 채우기 *Fill in the Blank*

다음 문장을 완성하기 위해 빈칸에 알맞은 단어를 써 넣어라.

1. The ear is responsible for the sense of ____________________ and ____________________.
   (귀는 _________과 _________ 감각에 관여한다).
2. The _______________________ prevents food and drink from entering the larynx.
   (_________는 음식물과 음료수가 후두로 들어가는 것을 막아준다.)
3. The _______________________ is commonly called the *voice box*.
   (_________은 일반적으로 *voice box*(후두)라고 불린다.
4. The pharyngeal tonsils are also called the ____.
   (인두편도는 _________라고 부르기도 한다).
5. Sound waves traveling down the external auditory canal strike the ________________________.
   (음파는 바깥귀길을 타고 가서 _________을 두드린다).
6. The ______________________ nerve sends hearing messages to the brain.
   (_________ 신경은 들리는 것을 뇌에 전달한다).
7. Air enters the nasal cavity through two holes called the ____________________________.
   (공기는 _________이라고 하는 두 개의 구멍으로 들어가서 코안으로 간다).
8. The common name for epistaxis is ____.
   (코피를 일반적으로 _________이라 한다).
9. A hearing aid is also referred to as a(n) ____.
   (보청기를 다른 말로 _________이라고도 한다).
10. The three small ossicles in the middle ear are the ____________________, ____________________, and ____________________________.
    (가운데귀에 있는 작은 뼈들을_________, _________ 및 _________이라 한다).

D. 철자법 *Spelling*

다음에 제시된 용어 중 일부는 철자가 잘못되어 있다. 잘못된 곳을 찾아 빈칸에 바르게 고쳐 쓰라.

1. audiology(청각학)____
2. epitaxis(코피)____
3. diptheria(디프테리아)____________________________________
4. otopyorhea(귀물, 이루)____________________________________
5. tracheostenosis(기관협착술) _______________________________
6. tympanotomy(고막절개술, 고실절개술)______________________

7. vertigo(현기증) ______________________________

8. canula(삽입관) ______________________________

9. tinnitus(귀울림, 이명) ______________________________

10. pertusiss(백일해) ______________________________

E. 의학용어 분석 *Medical Term Analysis*

다음 용어를 분석하라. 먼저 각 용어를 제시된 낱말 요소(P=접두사, WR=어근, CF=결합형, S=접미사)로 나누고, 각각의 낱말 요소별 뜻과 전체 용어의 뜻을 쓰라.

1. tympanotomy

WR ______________________________
뜻 ______________________________
S ______________________________
뜻 ______________________________
용어의 뜻 ______________________________
____

2. cochlear

WR ______________________________
뜻 ______________________________
S ______________________________
뜻 ______________________________
용어의 뜻 ______________________________
____

3. nasogastric

CF ______________________________
뜻 ______________________________
WR ______________________________
뜻 ______________________________
S ______________________________
뜻 ______________________________
용어의 뜻 ______________________________
____

4. endotracheal

P ______________________________
뜻 ______________________________
WR ______________________________
뜻 ______________________________
S ______________________________
뜻 ______________________________
용어의 뜻 ______________________________
____

5. rhinomycosis

CF ______________________________
뜻 ______________________________
WR ______________________________
뜻 ______________________________
S ______________________________
뜻 ______________________________
용어의 뜻 ______________________________
____

6. tonsillectomy

WR ______________________________
뜻 ______________________________
S ______________________________
뜻 ______________________________
용어의 뜻 ______________________________
____

7. anosmia

P ______________________

뜻 ______________________

S ______________________

뜻 ______________________

용어의 뜻 ______________________

____

8. laryngoplegia

CF ______________________

뜻 ______________________

S ______________________

뜻 ______________________

용어의 뜻 ______________________

____

9. pansinusitis

P ______________________

뜻 ______________________

WR ______________________

뜻 ______________________

S ______________________

뜻 ______________________

용어의 뜻 ______________________

____

10. myringosclerosis

CF ______________________

뜻 ______________________

S ______________________

뜻 ______________________

용어의 뜻 ______________________

____

F. 사진과 짝맞추기 *Photomatch Challenge*

다음 그림에 해당하는 용어를 〈보기〉에서 골라 빈칸에 써 넣어라.

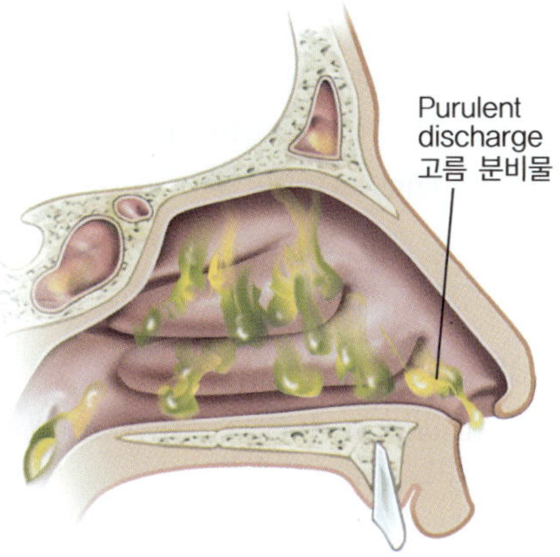

1. ______________________

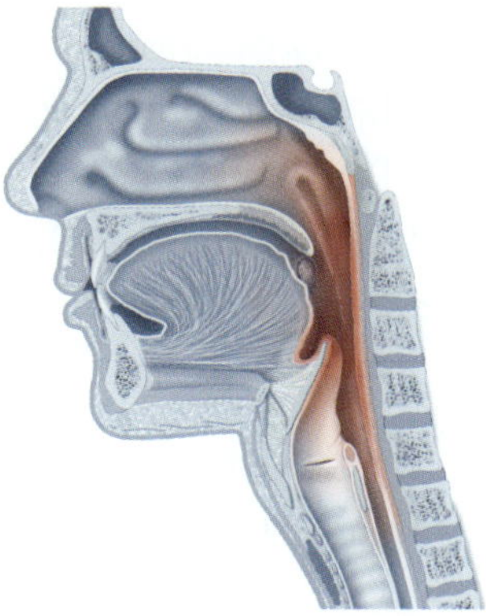

2. ______________________

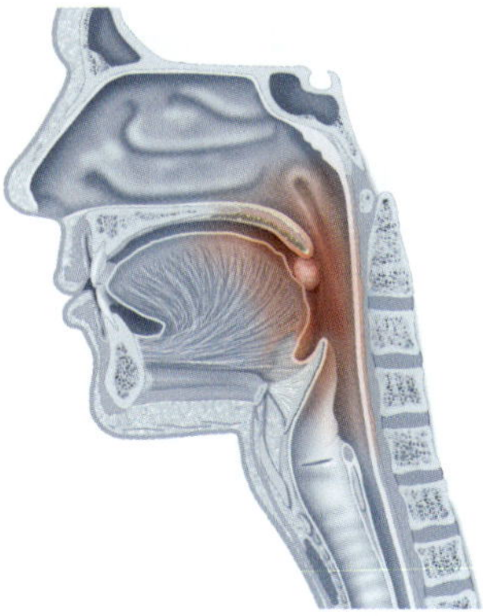

3. ______________________

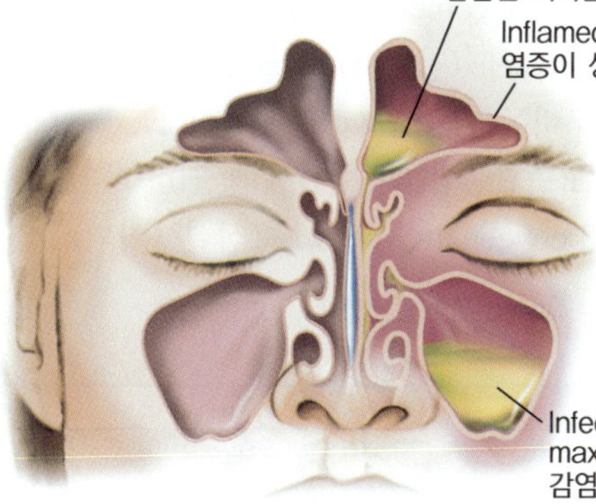

4. ______________________

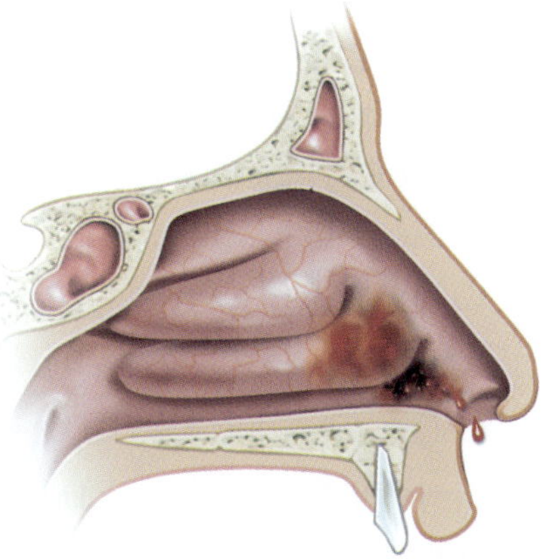

5. ______________________

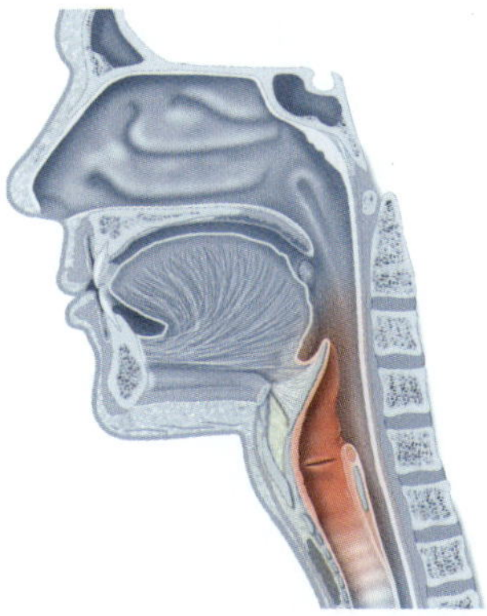

6. ______________________

보기:

Epistaxis(코피, 비출혈)
Laryngitis(후두염)
Pharyngitis(인두염)
Rhintis(코염, 비염)
Sinusitis(코곁굴염, 부비동염)
Tonsilitis(편도염)

연습문제 정답 *Practice Exercises*

제 1 장

A. 의학용어 유형 분석 *Recognizing Types of Medical Terms*

1. Latin/Greek(라틴어/그리스어); 2. modern English(현대 영어); 3. eponym(에퍼님); 4. Latin/Greek(라틴어/그리스어); 5. Latin/Greek(라틴어/그리스어); 6. eponym(에퍼님); 7. modern English(현대 영어); 8. eponym(에퍼님); 9. modern English(현대 영어); 10. Latin/Greek(라틴어/그리스어)

B. 복수형 만들기 *Forming Plurals*

1. bursae(윤활주머니, 윤활낭); 2. diverticula(곁주머니, 게실); 3. adenoma(샘종, 선종); 4. ganglia(신경절, 결절종); 5. indices(지수, 집게손가락); 6. diagnosis(진단); 7. Alveolus(허파꽈리, 폐포)

C. 의학용어의 뜻 파악 연습 *Practice Defining Medical Terms*

1. word root(어근), combining vowel(결합모음), suffix(접미사), softening of the brain(뇌연화[증]); 2. prefix(접두사), word root(어근), suffix(접미사), pertaining to under the skin(피부밑의, 피하의); 3. word root(어근), combining vowel(결합모음), suffix(접미사), surgical fixation of the uterus(자궁고정[술]); 4. prefix(접두사), word root(어근), suffix(접미사), inflammation of all the sinuses(온코곁굴염, 전부비동염); 5. word root(어근), combining vowel(결합모음), suffix(접미사), to suture a vessel(혈관봉합[술], 혈관꿰맴[술]); 6. prefix(접두사), word root(어근), suffix(접미사), pertaining to between the ventricles(심실사이의)

제 2 장

A. 접미사의 분류 알기 *Recognizing Categories of Suffixes*

1. paralysis(마비), disease/abnormal condition(질병/비정상상태); 2. process of measuring(측정과정, 측정법), diagnostic(진단); 3. cell(세포), general(일반); 4. cutting into(자름, 절단), surgical(외과적 또는 수술); 5. stone(돌), disease/abnormal condition(질병/비정상상태); 6. instrument for viewing(보기위한 기구, -경), diagnostic(진단); 7. chest(가슴, 흉부), general(일반); 8. process of recording(기록과정, 기록법), diagnostic(진단); 9. vomiting(구토), disease/abnormal condition(질병/비정상상태); 10. surgical breaking(외과적 파괴), surgical(외과적 또는 수술); 11. destruction(파괴), surgical(외과적 또는 수술); 12. surgical removal(외과적 제거), surgical(외과적 혹은 수술)

B. 짝지우기 *Matching*

1. E; 2. L; 3. F; 4. H; 5. C; 6. D; 7. I; 8. A; 9. K; 10. G; 11. B; 12. J

C. 알맞은 형용사형 선택하기 *Choosing the Correct Adjective Form*

1. cardiac(심장의); 2. ovarian(난소의); 3. duodenal(샘창자의, 십이지장의); 4. ventricular(심실의); 5. pulmonary(허파[폐]의); 6. esophageal(식도의); 7. gastric(위의); 8. uterine(자궁의); 9. venous(정맥의); 10. hepatic(간의)

제 3 장

A. 접두사의 분류 알기 *Recognizing Categories of Prefixes*

1. painful/difficult(고통의/어려운), disease/abnormality(질병/비정상); 2. below(아래의), direction/body position(방향/신체 위치); 3. none(없는, 없음), number(수); 4. slow(느린, 늦은), disease/abnormality(질병/비정상); 5. without(아닌, 없음), disease/abnormality(질병/비정상); 6. new(새로운), time(시간); 7. between(-사이의), direction/body position(방향/신체 위치); 8. after(뒤에, 후에), time(시간); 9. large(큰), number(수); 10. around/near(주위/가까이), direction/body position(방향/신체 위치); 11. above/upon(-의 표면에, 위, 상부)direction/body position(방향/신체 위치); 12. against(대항, 반대), disease/abnormality(질병/비정상)

B. 짝지우기 *Matching*

1. G; 2. D; 3. L; 4. A; 5. J; 6. K; 7. E; 8. B; 9. F; 10. H; 11. I; 12. C

제 4 장

A. 명칭쓰기 연습–표면해부학 *Labeling Exercise-External Surface Anatomy*

1. Cranial(머리의, 두부의); 2. Cervical(목의, 경부의); 3. Thoracic(가슴의, 흉부의); 4. Brachial(팔의, 상지의); 5. Abdominal(배의, 복부의); 6. Pelvic(골반의); 7. Genital(생식기의, 외음부의); 8. Femoral(넙다리의, 대퇴의); 9. Trunk(몸통, 체간); 10. Scapular(어깨[뼈]의, 견갑골의); 11. Vertebral(척추[뼈]의, 추골의); 12. Gluteal(볼기의, 둔부의)

B. 명칭쓰기 연습–배골반안의 해부학적 분할

Labeling Exercise-Anatomical Divisions of the Abdominopelvic Cavity

1. Right hypochondriac region(오른갈비밑부위, 우늑하부); 2. Right lumbar region(오른허리부위, 우요부); 3. Right iliac region(오른엉덩부위, 우장골부); 4. Epigastric region(명치부위, 상복부); 5. Umbilical region(배꼽부위, 제부); 6. Hypogastric region(아랫배부위, 하복부); 7. Left hypochondriac region(왼갈비밑부위, 좌늑하부); 8. Left lumbar region(왼허리부위, 좌요부); 9. Left iliac region(왼엉덩부위, 좌장골부)

C. 빈칸 채우기 *Fill in the Blank*

1. spinal(척추의); 2. pleura(가슴막의, 흉막의); 3. dorsal(등쪽의, 배측의; 후방의); 4. kidney(콩팥, 신장); 5. thoracic(가슴의, 흉부의); 6. peritoneum(배막, 복막); 7. brain(뇌); 8. heart(심장); 9. pelvic(골반의); 10. meninges(뇌막, 수막); 11. abdominal(배의, 복부의); 12. mediastinum(가슴세로칸, 종격)

D. 방향 용어 *Directional Terms*

1. posterior(뒤쪽의, 후측의) 혹은 dorsal(등쪽의, 배측의); 2. cephalic(머리쪽의, 두부의) 혹은 superior(위쪽의, 상부의); 3. caudal(꼬리쪽의, 미측의) 혹은 inferior(아래쪽의, 하부의); 4. superficial(얕은, 표재의, 표면의); 5. proximal(몸쪽의, 근위의); 6. ventral(배쪽의, 복측의) 혹은 anterior(앞의, 전방의); 7. superior(위쪽의, 상부의) 혹은 cephalic(머리쪽의, 두부의); 8. medial(안쪽의, 내측의); 9. lateral(가쪽의, 외측의); 10. anterior(앞의, 전방의) 혹은 ventral(배쪽의, 복측의); 11. distal(먼쪽의, 원위의); 12. deep(깊은, 심부의); 13. inferior(아래쪽의, 하부

의) 혹은 caudal(꼬리쪽의, 미측의); 14. dorsal(등쪽의, 배측의) 혹은 posterior(뒤쪽의, 후측의); 15. prone(엎드린, 복와위)

E. 용어 짝지우기–면과 단면 *Matching-Planes and Sections*

1. A; 2. F; 3. B; 4. A, B; 5. A; 6. E; 7. C. 8. C; 9. D

F. 용어 짝지우기–배골반안의 임상적 분할과 기관의 연결

Matching-Organs and Clinical Divisions of the Abdominopelvic Cavity

1. A; 2. D; 3. C; 4. C; 5. E; 6. A; 7. B; 8. D; 9. C; 10. F; 11. C; 12. E; 13. B

제 5 장

A. 명칭쓰기 연습 *Labeling Exercises*

1. Epidermis(표피); 2. Dermis(진피); 3. Subcutaneous layer(피부밑층, 피하층); 4. Sweat gland(땀샘, 한선), hidr/o; 5. Sensory receptors(감각 수용체); 6. Sebaceous gland(피지샘), seb/o; 7. Arrector pili muscle(털세움근, 입모근); 8. Hair(털), trich/o; 9. Nerve(신경); 10. Vein(정맥); 11. Artery(동맥)

B. 의학용어 만들기 *Build Medical Terms*

1. a. xeroderma(피부건조증); b. erythroderma(홍색피부증); c. pyoderma(고름피부증, 화농피부증, 농피증); d. scleroderma(피부경화증, 경피증); e. pachyderma(피부비후, 경피증); 2. a. hidradenitis(땀샘염, 한선염); b. anhidrosis(땀없음[증], 무한증); 3. a. melanocyte(멜라닌세포); b. melanoma(흑색종); 4. a. dermatopathy(피부병); b. dermatoplasty(피부성형술); c. dermatology(피부과학); 5. a. onychomalacia(손발톱연화[증], 조갑연화증); onychomycosis(손발톱진균증, 조갑진균증); c. onychectomy(손발톱절제[술])

C. 빈칸 채우기 *Fill in the Blank*

1. fissure(갈라짐, 균열), laceration(열상); 2. herpes simplex(단순포진); 3. dermabrasion(박피[술]); 4. 3rd degree(3도); 5. macule(반점); 6. debridement(죽은조직제거[술], 데브리망); 7. ecchymosis(반상출혈); 8. biopsy(생체검사, 생검); 9. papule or nodule, pustule(여드름 또는 혹, 농포); 10. decubitus ulcer(욕창궤양)

D. 철자법 *Spelling*

1. impetigo(고름딱지증, 농가진); 2. 철자 맞음; 3. wheal(부스럼); 4. 철자 맞음; 5. 철자 맞음; 6. tinea(백선); 7. petechiae(점상출혈); 8. gangrene(괴저); 9. 철자 맞음; 10. necrosis (괴사)

E. 의학용어 분석 *Medical Term Analysis*

1. aden/o, gland(샘), -megaly, enlarged(확대된), enlarged gland(비대해진 샘(선), 샘비대); 2. adip, fat(지방), -cyte, cell(세포), fat cell(지방세포); 3. cyan/o, blue(파란), -osis, abnormal condition(비정상적 상태), abnormal condition of blue(파란색의 비정상 상태, 청색증); 4. hypo-, under(아래의), derm skin(피부), -ic, pertaining to(-에 관한), pertaining to under skin(피부밑의, 피하의); 5. kerat/o, hard or horn-like(각질 (단단한)), -genic, producing(생산하는), producing hard, horn-like(각질을 생성하는, 각질형성의); 6. lip, fat(지방), -ectomy, surgical removal(지방제거), surgical removal of fat(지방절제술); 7. py/o, pus(고름), -rrhea, discharge or flow(유출, 방출),

pus discharge(고름흐름, 농루); 8. erythr/o, red(붉은), -derma, skin condition(피부상태), red skin condition(붉은 피부상태, 홍색피부[증]); 9. trich/o, hair(털), myc, fungus(진균), -osis, abnormal condition(비정상적 상태), abnormal condition of hair fungus(털 진균의 비정상적 상태, 털진균증); 10. sub-, under(아래), cutane, skin(피부), -ous, pertaining to(-에 관한), pertaining to under the skin(피부밑의, 피하의)

F. 사진과 짝맞추기 *Photomatch Challenge*

1. cyst(낭종); 2. fissure(갈라짐, 균열); 3. macule(반점); 4. pustule(농포); 5. ulcer(궤양); 6. vesicle(소낭)

제 6 장

A. 명칭쓰기 연습 *Labeling Exercises*

1. Maxilla(위턱뼈, 상악골, upper jaw), maxilla/o; 2. Mandible(아래턱뼈, 하악골, lower jaw), mandibul/o; 3. Sternum(복장뼈, 흉골, breast bone), stern/o; 4. Rib(갈비뼈, 늑골), cost/o; 5. Vertebrae(척추뼈, 추골), spondyl/o, vertebr/o; 6. Sacrum(엉치뼈, 천골), sacr/o; 7. Coccyx (꼬리뼈, 미골, tailbone), coccyg/o; 8. Cranium(머리뼈, 두개골, skull), crani/o; 9. Clavicle(빗장뼈, 쇄골, collar bone), clavicul/o; 10. Scapula(어깨뼈, 견갑골, shoulder blade), scapula/o; 11. Humerus(위팔뼈, 상완골), humer/o; 12. Radius(노뼈, 요골), radi/o; 13. Ulna(자뼈, 척골), uln/o; 14. Carpals(손목뼈, 수근골, wrist bones), carp/o; 15. Metacarpus(손허리뼈, 중수골), metacarp/o; 16. Phalanges(손가락뼈, 수지골, finger bones), phalang/o; 17. Ilium(엉덩뼈, 장골), ili/o; 18. Pubis(두덩뼈, 치골), pub/o; 19. Ischium(궁둥뼈, 좌골), ischi/o; 20. Femur(넙다리뼈, 대퇴골, thigh bone), femor/o; 21. Patella(무릎뼈, 슬개골, knee cap), patell/o; 22. Tibia (정강뼈, 경골, shin bone), tibi/o; 23. Fibula(종아리뼈, 비골), fibul/o; 24. Tarsals(발목뼈, 족근골, ankle bones), tars/o; 25. Metatarsus(발허리뼈, 중족골, foot bones), metatars/o; 26. Phalanges(발가락뼈, 족근골, toe bones), phalang/o

B. 의학용어 만들기 *Build Medical Terms*

1. arthrocentesis(관절천자); 2. arthritis(관절염); 3. arthroscope(관절보개, 관절경); 4. arthroplasty(관절성형[술]); 5. arthrography(관절조형[술]); 6. myasthenia(근[육]무력증); 7. myorrhaphy(근[육]봉합[술]); 8. hyperkinesia(운동과다[증]; 9. bradykinesia(운동완만[증], 운동느림[증]); 10. osteotome(뼈절단기, 골절단기); 11. osteoporosis(뼈엉성증, 골다공증); 12. osteogenic(뼈형성의, 골형성의; 뼈발생의, 골발생의); 13. chondromalacia(연골연화[증]); 14. chondroma(연골종); 15. chondroplasty(연골성형[술])

C. 빈칸 채우기 *Fill in the Blank*

1. closed(폐쇄, 닫힌); 2. osteoporosis(뼈엉성증, 골다공증); 3. kyphosis(척주뒤굽음증, 척주후만증); 4. orthosis(보조기, 정형보조기구); 5. Carpal tunnel syndrome(손목굴증후군, 수근관증후군); 6. prosthesis(인공삽입물, 보철, 보형물; 의지); 7. Greenstick(생나무, 불완전굴곡); 8. ligaments(인대), tendons(힘줄, 건); 9. internal fixation(내[부]고정); 10. spasm(연축)

D. 철자법 *Spelling*

1. 철자 맞음; 2. bursectomy(윤활낭절제[술]); 3. 철자 맞음; 4. 철자 맞음; 5. 철자 맞음; 6. 철자 맞음; 7. chondrectomy(연골절제[술]); 8. coccygeal(꼬리의, 꼬리뼈의); 9. dyskinesia(운동이상[증], 이상운동[증]); 10. spondylosis(척추증; 척추관절강직증)

E. 의학용어 분석 *Medical Term Analysis*

1. arthr/o, joint(관절), -desis, surgical fixation(외과적 고정), surgical fixation of joint(관절의 외과적 고정, 관절유합술); 2. burs, bursa(윤활주머니, 윤활낭), -ectomy, surgical removal(외과적 제거), surgical remove bursa(윤활주머니의 외과적 제거, 윤활낭절제[술]); 3. electr/o, electricity(전기), my/o, muscle(근육), -gram, record(기록), record of muscle electricity(근육의 전기적 기록, 근전도, 근전도 기록); 4. intra-, within(-안의), crani, skull(머리뼈, 두개골), -al, pertaining to(-에 관한), pertaining to within the skull(머리뼈안의); 5. oste/o, bone(뼈, 골), myel, bone marrow(골수), -itis, inflammation(염증), inflammation of bone and bone marrow(뼈와 뼈속질의 염증, 골수염); 6. ten, tendon(힘줄, 건), -algia, pain(고통), tendon pain(힘줄통증, 건통증); 7. spondyl, vertebra(척추뼈), -osis, abnormal condition(비정상상태), vertebra abnormal condition(척추뼈의 비정상상태, 척추증); 8. sub-, below(-밑의), stern, sternum(복장뼈, 흉골), -al, pertaining to(-에 관한), pertaining to below the sternum(복장뼈밑의); 9. inter-, between(-사이의), vertebr, vertebrae(척추뼈), -ar, pertaining to(-에 관한), pertaining to between vertebrae(척추뼈 사이의); 10. supra-, above(-위의), maxill, maxilla(위턱뼈, 상악골), -ary, pertaining to(-에 관한), pertaining to above the maxilla(위턱뼈 위의)

F. 사진과 짝맞추기 *Photomatch Challenge*

1. transverse fracture(가로골절, 횡골절); 2. oblique fracture(경사골절); 3. spiral fracture(나선형골절); 4. comminuted fracture(분쇄골절); 5. greenstick fracture(생나무골절, 불완전굴곡골절); 6. compression fracture(압박골절)

제 7 장

A. 명칭쓰기 연습 *Labeling Exercises*

1. Left atrium(왼심방, 좌심방), atri/o; 2. Aortic valve(대동맥판막), valvul/o, valv/o; 3. Mitral valve(왼방실판막, 이첨판막, 승모판), valvul/o, valv/o; 4. Left ventricle(왼심실, 좌심실), ventricul/o; 5. Endocardium(심장속막, 심내막); 6. Myocardium(심장근육, 심근); 7. Aorta(대동맥), aort/o; 8. Right atrium(오른심방, 우심실), atri/o; 9. Pulmonary valve(허파동맥판막, 폐동맥판), valvul/o, valv/o; 10. Tricuspid valve(오른방실판막, 삼첨판), valvul/o, valv/o; 11. Right ventricle(오른심실, 우심실), ventricul/o

B. 의학용어 만들기 *Build Medical Terms*

1. cardiology(심장학); 2. cardiomegaly(심장비대); 3. cardiorrhexis(심장파열); 4. cardiogram(심장도); 5. valvoplasty(판막성형[술]); 6. valvotomy(판막절개술); 7. arteriosclerosis(동맥경화증); 8. atherosclerosis(죽상경화증); 9. angioma(혈관종); 10. angiospasm(혈관연축); 11. arteriorrhaphy(동맥봉합); 12. arterial(동맥의); 13. arteriography(동맥조영술); 14. thrombophlebitis(혈전정맥염); 15. thrombolysis(혈전 용해)

C. 빈칸 채우기 *Fill in the Blank*

1. aneurysm(동맥류); 2. cardiac arrest(심장마비); 3. stethoscope(청진기); 4. Holter monitor(홀터모니터); 5. congenital septal defect(선천사이막결손); 6. venipuncture(정맥천자); 7. vegetation(증식); 8. clot-busters(혈전용해제); 9. heart murmur(심장잡음); 10. cardiopulmonary resuscitation(심폐소생술, 심장허파소생술)

D. 철자법 *Spelling*

1. tachycardia(빠른맥, 빈맥); 2. 철자 맞음; 3. 철자 맞음; 4. auscultation(청진); 5. atherosclerosis(죽상경화증); 6. 철자 맞음; 7. 철자 맞음; 8. aneurysm(동맥류); 9. angioma(혈관종양, 혈관종); 10. 철자 맞음

E. 의학용어 분석 *Medical Term Analysis*

1. aort/o, aorta(대동맥), -plasty, surgical repair(외과적 복원), surgical repair of the aorta(대동맥의 외과적 복원, 대동맥성형[술]); 2. embol, plug(마개, 색전), -ectomy, surgical removal(외과적 제거), surgical removal of a plug(색전의 외과적 제거, 색전제거[술]); 3. cardi/o, heart(심장), my/o, muscle(근육), -pathy, disease(병, 질병, 질환), disease of heart muscle(심장근육병[증], 심근병[증]); 4. endo-, within(-안의), cardi, heart(심장), -al, pertaining to(-에 관한), pertaining to within the heart(심장내의); 5. thromb/o, clot(응고, 혈전), angi, vessel(혈관), -itis, inflammation(염증, -염), inflammation of vessel with clots(혈전에 의한 혈관염, 혈전혈관염); 6. ather/o, fatty substance(지방물질, 죽종), -sclerosis, hardening(경화), hardening with fatty substance(죽[상]경화[증]); 7. valvul/o, valve(판, 막), -tomy, cutting into(자름, 절단), cutting into of valve(판막절개[술]); 8. inter-, between(-사이의), ventricul, ventricle(심실), -ar, pertaining to(-에 관한), pertaining to between ventricles(심실사이의, 심실간의); 9. cardi/o, heart(심장), vascul, blood vessel(혈관), -ar, pertaining to(-에 관한), pertaining to blood vessels of the heart(심장혈관의); 10. steth/o, chest(가슴, 흉부), -scope, instrument to view(살피기 위한 기구), instrument to view chest(가슴을 살피기 위한 기구, 청진기)

F. 사진과 짝맞추기 *Photomatch Challenge*

1. stress test(부하검사); 2. venipuncture(정맥천자); 3. electrocardiography(심전도); 4. cardiopulmonary resuscitation(심폐소생술); 5. slow(느린), A; 6. fast(빠른), B

제 8 장

A. 명칭쓰기 연습 *Labeling Exercises*

1. Plasma(혈장); 2. Erythrocytes(적혈구), erythr/o; 3. Platelets(혈소판); 4. Neutrophil(호중구), neutr/o; 5. Lymphocyte(림프구), lymph/o; 6. Monocyte(단핵구); 7. Basophil(호염기구), bas/o; 8. Eosinophil(호산구), eosin/o

B. 의학용어 만들기 *Build Medical Terms*

1. erythrocyte(적혈구); 2. leukocyte(백혈구); 3. thrombocyte(혈소판); 4. hematology(혈액학); 5. hematopoiesis(조혈, 혈구형성); 6. hematic(혈액의); 7. hematoma(혈종); 8. hyperglycemia(고혈당증); 9. anemia(빈혈); 10. hemostasis(지혈); 11. hemorrhage(출혈);

12. hemolysis(용혈); 13. eosinophil(호산구); 14. basophil(호염기구); 15. neutrophil(호중구)

C. 빈칸 채우기 *Fill in the Blank*

1. aplastic(무형성의); 2. embolus(색전); 3. thrombolytic(혈전용해); 4. too many(너무 많은); 5. venipuncture(정맥천자); 6. culture and sensitivity(배양과 감수성); 7. hematocrit(적혈구용적률); 8. leukemia(백혈병); 9. vitamin B_{12}(비타민 B_{12}); 10. blood poisoning(혈액중독, 패혈증)

D. 철자법 *Spelling*

1. hypoglycemia(저혈당[증]); 2. 철자 맞음; 3. 철자 맞음; 4. septicemia(패혈증); 5. 철자 맞음; 6. platelet(혈소판); 7. polycythemia vera(진성적혈구증가증); 8. 철자 맞음; 9. 철자 맞음; 10. erythropoiesis(적혈구형성)

E. 의학용어 분석 *Medical Term Analysis*

1. erythr/o, red(적색), -cytosis, abnormal cell condition(비정상적인 세포상태), abnormal red cell condition(비정상적인 적혈구 상태, 적혈구증가[증]); 2. hemat/o, blood(혈액), -logist, one who studies(연구자), one who studies blood(혈액을 연구하는 사람, 혈액학자); 3. hemat/o, blood(혈액), path/o, disease(질병), -logy, study(학문), study of blood diseases(혈액질환의 학문, 혈액병리학); 4. hyper-, excessive(과잉된), lip, fat(지방), -emia, blood condition(혈액상태), blood condition of excessive lipid(지방이 과잉된 혈액상태, 고지질혈증); 5. hem/o, blood(혈액), cyt/o, cell(세포), -meter, instrument to measure(측정기구), instrument to measure blood cells(혈액세포를 측정하는 기구, 혈구계수기); 6. leuk/o, white(백혈구), -poiesis, formation(형성), white formation(백혈구 형성); 7. lymph/o, lymph(림프), -cyte, cell(세포), lymph cell(림프구); 8. hem/o, blood(혈액), -globin, protein(단백질), blood protein(혈액 단백, 혈색소, 헤모글로빈); 9. pan-, all(온, 전체), cyt/o, cells(세포), -penia, too few(너무 적은), too few of all cells(모든 세포들이 너무 적은, 범혈구감소증); 10. thromb, clot(혈전), -ectomy, surgical removal(외과적 제거), surgical removal of clot(혈전의 외과적 제거, 혈전제거[술])

F. 사진과 짝맞추기 *Photomatch Challenge*

1. C; 2. D; 3. E; 4. F; 5. B; 6. A

제 9 장

A. 명칭쓰기 연습 *Labeling Exercises*

1. Lymphatic vessel(림프관), lymphangi/o; 2. Lymph nodes(림프절), lymphaden/o; 3. Tonsils(편도), tonsill/o, adenoid/o; 4. Thymus gland(가슴샘, 흉선), thym/o; 5. Spleen(지라, 비장), splen/o

B. 의학용어 만들기 *Build Medical Terms*

1. lymphadenectomy(림프절절제[술]); 2. lymphadenogram(림프절조영사진); 3. lymphadenopathy(림프절병증); 4. immunoglobulin(면역글로불린); 5. immunologist(면역학자); 6. splenomegaly(지라종대, 비장종대); 7. splenoid(지라모양의, 비장모양의); 8. splenic(지라의, 비장의); 9. tonsillitis(편도염); 10. tonsillectomy(편도절제[술]); 11. tonsillar(편도의); 12. lymphangiitis(림프맥관염); 13. lymphangioplasty(림프관성형[술]); 14. lymphangiography

(림프관조영[술]); 15. lymphangioma(림프관종)

C. 빈칸 채우기 *Fill in the Blank*

1. allergist(알레르기 전문의사); 2. autoimmune(자가면역); 3. lymph vessels(림프관), edema(부종); 4. wheals(발진); 5. Corticosteroids(코르티코스테로이드); 6. AIDS-related complex(후천면역결핍증후군 관련 복합체); 7. immunizations(면역화, 예방접종); 8. skin(피부); 9. Anaphylactic shock(아나필라시스 쇼크); 10. Western blot test(웨스턴 블롯 검사)

D. 철자법 *Spelling*

1. urticaria(두드러기); 2. 철자 맞음; 3. 철자 맞음; 4. 철자 맞음; 5. lymphadenosis(림프선증); 6. immunosuppressants(면역억제제); 7. splenomalacia(지라연화[증], 비장연화[증]); 8. tonsillitis(편도염); 9. 철자 맞음; 10. 철자 맞음

E. 의학용어 분석 *Medical Term Analysis*

1. adenoid, adenoids(아데노이드, 샘), -itis, inflammation(염증), adenoid inflammation(아데노이드염); 2. lymph/o, lymph(림프), -genic, producing(생성의), lymph producing(림프생성); 3. immun/o, immunity or protection(면역, 보호), -therapy, treatment(치료), immunity treatment(면역치료, 면역요법); 4. lymph/o, lymph(림프), cyt, cell(세포), -oma, tumor(종양), lymph cell tumor(림프세포 종양, 림프구종); 5. phag/o, eating(포식), cyt, cell(세포), -ic, pertaining to(-에 관한), pertaining to eating cell(포식의, 탐식의); 6. lymphaden/o, lymph node(림프절), -pathy, disease(질병), lymph node disease(림프절 질병); 7. path/o, disease(질병), -logy, study of(학문), study of disease(질병과 관련된 학문, 병리학); 8. lymphangi, lymph vessel(림프관), -ectasis, dilated(확장), dilated lymph vessel(림프관 확장); 9. thym, thymus gland(가슴샘, 흉선), -ectomy, surgical removal(외과적 절제), surgical removal of thymus gland(가슴샘의 외과적 절제, 흉선절제[술]); 10. lymph, lymph(림프), -edema, swelling(부종), lymph swelling(림프종창, 림프부종)

F. 사진과 짝맞추기 *Photomatch Challenge*

1. B; 2. E; 3. A; 4. F; 5. D; 6. C

제 10 장

A. 명칭쓰기 연습 *Labeling Exercises*

1. Trachea(기관), trache/o; 2. Apex(꼭지, 끝, 꼭대기); 3. Lobe(폐엽), lob/o; 4. Hilum(문); 5. Right lung(오른허파, 우폐), pneum/o, pneumon/o, pulmon/o; 6. Base(바닥, 기저); 7. Mediastinum(가슴세로칸, 종격), mediastin/o; 8. Bronchus(기관지), bronch/o, bronchi/o; 9. Left lung(왼허파, 좌폐), pneum/o, pneumon/o, pulmon/o; 10. Chest(가슴, 흉부), thorac/o, steth/o; 11. Diaphragm(가로막, 횡격막)

B. 의학용어 만들기 *Build Medical Terms*

1. bronchogram(기관지조영상); 2. bronchoscopy(기관지관찰법); 3. bronchospasm(기관지연축); 4. pneumonocentesis(허파뚫기, 폐천자); 5. pneumonectomy(허파절제술, 폐절제술) 6. pneumonic(허파의, 폐의; 폐렴의); 7. pneumonotomy(허파절개술, 폐절개술); 8. atelectasis

(무기폐, 폐확장부전); 9. bronchiectasis(기관지확장증); 10. tracheostomy(기관절개술); 11. tracheoplasty(기관성형술); 12. tracheitis(기관염); 13. apnea(무호흡); 14. tachypnea(빠른 호흡, 빈호흡) 15. dyspnea(호흡곤란)

C. 빈칸 채우기 *Fill in the Blank*

1. asthma(천식); 2. bronchoscopy(기관지경술, 기관지보기술); 3. emphysema(공기증, 폐기종); 4. cystic fibrosis(낭성섬유증); 5. trachea(기관); 6. spirometer(폐활량계); 7. hyperventilation(과다환기, 과호흡); 8. infant respiratory distress syndrome(유아 호흡기장애 증후군); 9. pneumothorax(공기가슴증, 기흉); 10. pulmonary embolism(폐색전증)

D. 철자법 *Spelling*

1. pneumoconiosis(폐먼지증, 진폐증); 2. 철자 맞음; 3. 철자 맞음; 4. ventilator(환기기); 5. purulent(고름의, 화농의); 6. 철자 맞음; 7. 철자 맞음; 8. hyperpnea(과다호흡, 호흡항진); 9. 철자 맞음; 10. alveolar(허파꽈리의, 폐포의)

E. 의학용어 분석 *Medical Term Analysis*

1. thorac/o, chest(가슴, 흉부), -centesis, puncture to withdraw fluid(액체를 빼기 위한 뚫기), puncture chest to withdraw fluid(액체를 빼기 위한 가슴뚫기, 흉강천자); 2 .cyan, bleu(청색), -osis, abnormal condition(비정상적인 상태), abnormal condition of being blue(청색이 되는 비정상적인 상태, 청색증); 3. pneum/o, air(공기, 가스) -thorax, chest(가슴, 흉부), air in the chest(가슴속의 공기, 기흉); 4. endo-, within(안에), trache, trachea(기관), -al, pertaining to(~에 관한), pertaining to within the trachea(기관내의); 5. pneum/o, lung(허파, 폐), coni, dust(먼지), -osis, abnormal condition(비정상적인 상태), abnormal condition of lung dust(폐먼지의 비정상적인 상태, 진폐증); 6.ox/i, oxygen(산소), -meter, instrument to measure(측정도구), instrument to measureoxygen(산소측정도구, 산소측정기); 7. orth/o, straight(똑바른), -pnea, breathing(호흡), straight breathing(똑바른 호흡, 앉아숨쉬기, 좌위호흡); 8. pleur/o, pleura(가슴막, 흉막), -dynia, pain(통증), pleura pain(가슴막통증, 흉막통증); 9. bronchi, bronchus(기관지), -ectasis, expansion(확장), bronchus expansion(기관지확장증); 10. lob, lobe(허파엽, 폐엽), -ectomy, surgical removal(외과적 제거, 절제), surgical removal of lobe(허파엽의 절제, 엽절제[술])

F. 사진과 짝맞추기 *Photomatch Challenge*

1. pleural effusion(가슴막삼출, 흉막삼출); 2. pneumothorax(공기가슴증, 기흉); 3. asthma(천식); 4. atelectasis(무기폐, 폐확장부전); 5. pneumonia(폐렴, 허파염); 6. emphysema(공기증, 폐기종)

제 11 장

A. 명칭쓰기 연습 *Labeling Exercises*

1. Liver(간), hepat/o; 2. Gallbladder(쓸개[주머니], 담낭), cholecyst/o; 3. Colon(잘록창자, 결장), col/o, colon/o; 4. Appendix(막창자꼬리, 충수), appendic/o, append/o; 5. Esophagus(식도), esophag/o; 6. Stomach(위), gastr/o; 7. Pancreas(이자, 췌장), pancreat/o; 8. Duodenum(샘창자, 십이지장), duoden/o; 9. Ileum(돌창자, 회장), ile/o; 10. Jejunum(빈창자, 공장), jejun/o;

11. Sigmoid colon(구불잘록창자, S자결장), sigmoid/o; 12. Rectum(곧창자, 직장), rect/o, proct/o; 13. Anus(항문), an/o; 14. Intestine(창자, 장), enter/o

B. 의학용어 만들기 *Build Medical Terms*

1. gastritis(위염); 2. gastrectomy(위절제[술]); 3. gastroscope(위내시경, 위보개); 4. gastralgia (위통증, 위복통) or gastrodynia(위통증); 5. gastrodynia(위통증) or gastralgia(위통증, 위복통); 6. proctoptosis(항문탈출[증], 탈항); 7. rectocele(직장탈출, 곧창자탈출[증]); 8. cholecystitis(쓸개[주머니]염, 담낭염); 9. cholecystectomy(쓸개[주머니]절제[술], 담낭절제[술]); 10. duodenostomy (샘창자창냄[술], 십이지장조루[술]); 11. colostomy(잘록창자창냄술, 결장조루술); 12. gastrostomy(위창냄[술], 위조루[술]); 13. apepsia(소화불량); 14. dyspepsia(소화불량); 15. bradypepsia(소화불량)

C. 빈칸 채우기 *Fill in the Blank*

1. total parenteral nutrition(완전비경구영양, 완전정맥영양); 2. stomach(위), lower esophagus(하부 식도), duodenum(샘창자, 십이지장); 3. vomit(구토물); 4. barium swallow(바륨 삼킴); 5. liver(간), gallbladder(쓸개[주머니], 담낭); 6. ascites(복수); 7. ileus(창자막힘증, 장폐색증); 8. ulcerative colitis(궤양잘록창자염, 궤양성대장염); 9. spastic colon(경련성 결장증); 10. gastric bypass(위우회로조성술, 위우회술)

D. 철자법 *Spelling*

1. 철자 맞음; 2. esophageal(식도의); 3. pancreatitis(이자염, 췌장염); 4. 철자 맞음; 5. gastritis(위염); 6. 철자 맞음; 7. 철자 맞음; 8. cirrhosis(경화[증]); 9. volvulus(창자꼬임, 장염전); 10. 철자 맞음

E. 의학용어 분석 *Medical Term Analysis*

1. esophag/o, esophagus(식도), -plasty, surgical repair(성형술), surgical repair of esophagus(식도의 외과적 성형술, 식도성형[술]); 2. append, appendix(막창자꼬리, 충수), -ectomy, surgical removal(외과적 제거), surgical removal of appendix(막창자꼬리의 외과적 제거, 충수절제[술]); 3. choledoch/o, common bile duct(온쓸개관), lith/o, stone(돌), -tripsy, surgical crushing(분쇄), surgical crushing of stone in common bile duct(온쓸개관에 있는 돌의 분쇄, 총담관쇄석술); 4. hyper-, excessive(과잉, 과도), -emesis, vomiting(구토), excessive vomiting(과도한 구토); 5. gastr/o, stomach(위), enter, small intestine(창자), -itis, inflammation(염증), inflammation of stomach and small intestine(위와 창자의 염증, 위창자염, 위소장염); 6. hepat, liver(간), -oma, tumor(종양, 암), liver tumor(간암); 7. diverticul, blind pouch(곁주머니, 게실), -osis, abnormal condition(비정상 상태), abnormal condition of blind pouches(곁주머니의 비정상적인 상태, 게실증); 8. ile, ileum(돌창자, 회장), -ostomy, create artificial opening(창냄술), create artificial opening in ileum(돌창자창냄술, 회장조루술); 9. lapar/o, abdomen(배, 복부), -scope, instrument to view(검사기구), instrument to view inside abdomen(배(복부)안을 보는 검사기구, 복강경); 10. poly-, many or excessive(많은 혹은 과잉), -phagia, eating(먹기), excessive eating(다식증)

F. 사진과 짝맞추기 *Photomatch Challenge*

1. diverticulosis(곁주머니증, 게실증) or diverticulitis(곁주머니염, 게실염); 2. colostomy(잘록창자창냄술, 결장조루술); 3. laparoscopy(배안보개검사, 복강경검사); 4. polyposis(폴립증);

5. cholelithiasis(쓸개돌증, 담석증); 6. appendicitis(막창자꼬리염, 충수염)

제 12 장

A. 명칭쓰기 연습 *Labeling Exercises*

1. Kidney(콩팥, 신장), ren/o, nephr/o; 2. Ureter(요관), ureter/o; 3. Renal artery(콩팥동맥, 신동맥); 4. Renal vein(콩팥정맥, 신정맥); 5. Urinary bladder(방광), cyst/o; 6. Urethra(요도), urethr/o

B. 의학용어 만들기 *Build Medical Terms*

1. nephrology(신장학); 2. nephromegaly(콩팥비대[증], 신장비대[증]); 3. nephropathy(신장병[증], 콩팥병[증]); 4. nephroptosis(콩팥처짐[증]); 5. nephropexy(콩팥고정[술]); 6. spermatolysis(정자용해); 7. spermatic(정자의, 정액의); 8. cystogram(방광조영상); 9. cystoscopy(방광경검사, 방광보개검사); 10. prostatitis(전립샘염); 11. prostatectomy(전립샘절제[술]); 12. hematuria(혈뇨); 13. nocturia(야간뇨, 야뇨증); 14. dysuria(배뇨통, 배뇨장애); 15. glycosuria(당뇨)

C. 빈칸 채우기 *Fill in the Blank*

1. varicocele(덩굴정맥류); 2. benign prostatic hypertrophy(양성전립샘비대증); 3. testosterone(테스토스테론, 남성호르몬); 4. number(정자수), swimming strength(유영능력), shape(모양); 5. voiding cystourethrography(배뇨방광요도조영[술]); 6. circumcision(포경수술, 음경꺼풀절제[술]); 7. Hesitancy(소변주저, 배뇨지연); 8. Prostate specific antigen(전립샘특이항원); 9. blood urea nitrogen(혈액요소질소); 10. calculus(돌, 결석)

D. 철자법 *Spelling*

1. epididymitis(부고환염); 2. nephrolithiasis(콩팥돌증, 신장결석증); 3. 철자 맞음; 4. pyelography(깔때기조영[술], 신우조영[술]); 5. 철자 맞음; 6. 철자 맞음; 7. hydrocele(물음낭종, 음낭수종); 8. trichomoniasis(질편모충증); 9. 철자 맞음; 10. 철자 맞음

E. 의학용어 분석 *Medical Term Analysis*

1. balan, glans penis(음경귀두), -itis, inflammation(염증), inflammation of glans penis(음경귀두의 염증, 귀두염); 2. vas, vas deferens(정관), -ectomy, surgical removal(수술적 제거), surgical removal of vas deferens(정관의 수술적인 제거, 정관절제[술]); 3. py, pus(고름), -uria, urine condition(요관조루술, 요 상태), urine condition of pus(요로 고름이 나오는 상태, 농뇨); 4. ureter, ureter(요관), -ostomy, create a surgical opening(수술적인 창냄, 구멍냄), create a surgical opening in ureter(요관에 수술적으로 창을 냄, 요관조루술); 5. nephr/o, kidney(콩팥, 신장), lith, stone(돌), -iasis, abnormal condition(비정상적인 상태), abnormal condition of kidney stones(콩팥돌의 비정상적인 상태, 신장결석증); 6. ur/o, urine(오줌, 요), -logy, study of(학문), study of urine(비뇨기학); 7. testicul, testes(고환), -ar, pertaining to(-에 관한), pertaining to the testes(고환의); 8. crypt, hidden(숨은, 잠복), orch, testes(고환), -ism, condition(상태), condition of hidden testes(잠복고환상태, 잠복고환[증]); 9. prostat, prostate gland(전립샘, 전립선), -ectomy, surgical removal(수술적인 제거), surgical removal of prostate gland(전립샘의 수술적인 제

거, 전립선절제[술]); 10. cyst/o, bladder(방광), -scope, instrument to view(관찰하는 장비), instrument to view bladder(방광을 관찰하는 장비, 방광경)

F. 사진과 짝맞추기 *Photomatch Challenge*

1. epididymitis(부고환염) 2. varicocele(덩굴정맥류) 3. undescended testicles(불강하고환) 4. orchitis(고환염) 5. testicular cancer(고환암) 6. hydrocele(물음낭증, 음낭수종)

제 13 장

A. 명칭쓰기 연습 *Labeling Exercises*

1. Milk gland(젖샘, 유선); 2. Nipple(젖꼭지, 유두); 3. Areola(젖꽃판, 유륜); 4. Milk duct(젖샘관, 유관); 5. Fat(지방); 6. Uterus(자궁), metr/o, hyster/o, uter/o; 7. Vagina(질), colp/o, vagin/o; 8. Fallopian(uterine) tube(자궁관, 난관), salping/o; 9. Ovum(난자), o/o; 10. Ovary (난소), oophor/o, ovari/o; 11. Myometrium(자궁근육층, 자궁근층); 12. Endometrium(자궁속막, 자궁내막); 13. Cervix(자궁목, 자궁경부), cervic/o

B. 의학용어 만들기 *Build Medical Terms*

1. hysteropexy(자궁고정술); 2. hysterectomy(자궁절제술); 3. hysterorrhexis(자궁파열); 4. hysterogram(자궁조영사진); 5. fetal(태아의); 6. fetometry(태아측정법); 7. antepartum(분만전의); 8. postpartum(분만후의); 9. amenorrhea(무월경); 10. dysmenorrhea(월경통); 11. oligomenorrhea(사이뜬월경, 희발월경); 12. menorrhagia(월경과다); 13. mastalgia(유방통); 14. mastitis(유방염); 15. mastectomy(유방절제술)

C. 빈칸 채우기 *Fill in the Blank*

1. fallopian(자궁관의, 난관의), uterine(자궁-); 2. gynecology(부인과학), obstetrics(산과학); 3. endometrium(자궁속막, 자궁내막), myometrium(자궁근육층); 4. chorionic villus sampling(융모막융모 표본채취); 5. fetal heart rate(태아심박수), fetal heart tone(태아심음); 6. hemolytic disease of the newborn(신생아용혈성 질환); 7. fistula(샛길); 8. tubal ligation(자궁관묶음, 난관결찰); 9. cervix(자궁목, 자궁경부); 10. stillbirth(사산)

D. 철자법 *Spelling*

1. hysterectomy(자궁절제술); 2. 철자 맞음; 3. 철자 맞음; 4. 철자 맞음; 5. premenstrual(월경전-); 6. antepartum(분만전의); 7. menorrhagia(월경과다); 8. 철자 맞음; 9. amniotomy(인공양막파열, 양막절개술); 10. 철자 맞음

E. 의학용어 분석 *Medical Term Analysis*

1. oophor/o, ovary(난소), -pexy, surgical fixation(외과적 고정), surgical fixation of the ovary(난소의 외과적 고정, 난소고정[술]); 2. colp/o, vagina(질), -scope, instrument for viewing(보는 기구), instrument for viewing the vagina(질을 보는 기구, 질확대경); 3. chori/o, chorion(융모막), carcin, cancer(암), oma, tumor(종양), chorion cancerous tumor(융모막의 암성 종양); 4. intra-, inside(안), uter, uterus(자궁), -ine, pertaining to(-에 관한), pertaining to inside the uterus(자궁안의); 5. trans-, across(-을 통하여), vagin, vagina(질), -al, pertaining to(-에 관한), pertaining to across the vagina(질을 통하여, 질경유의); 6. embry/o, embryo(배아), -nic, pertaining to(-에 관

한), pertaining to the embryo(배아의); 7. o/o, egg(알), -cyte, cell(세포), egg cell(난모세포, 난자); 8. cervic/o, cervix(자궁목, 자궁경부), -plasty, surgical repair(외과적 복원), surgical repair of cervix(자궁목의 외과적 복원, 자궁경부성형술); 9. ovari/o, ovary(난소), salping, fallopian tube(자궁관, 난관), -itis, inflammation(염증), inflammation of ovary and fallopian tube(난소와 자궁관의 염증); 10. episio, vulva(음부), -tomy, cutting into(절개), cutting into the vulva(외음부 절개, 외음부절개[술])

F. 사진과 짝맞추기 *Photomatch Challenge*

1. hysterectomy(자궁절제술); 2. amniocentesis(양막천자); 3. right salpingo-oophorectomy(오른쪽자궁관난소절제술); 4. bilateral hysterosalpingo-oophorectomy(양쪽자궁자궁관난소절제술); 5. laparoscopy(배안보개검사, 복강경검사); 6. bilateral salpingo-oophorectomy(양쪽자궁관 난소절제술)

제 14 장

A. 명칭쓰기 연습 *Labeling Exercises*

1. Brain(뇌), encephal/o; 2. Cranial nerve(뇌신경), neur/o; 3. Spinal cord(척수), myel/o; 4. Spinal nerve(척수신경), neur/o

B. 의학용어 만들기 *Build Medical Terms*

1. neurlagia(신경통); 2. neuroma(신경종); 3. neurology(신경학); 4. neurorrhaphy(신경봉합[술]); 5. neuropathy(신경병[증]); 6.thalamic(시상의); 7. thalamotomy(시상파괴술); 8. diplegia(양쪽마비); 9. hemiplegia(반신마비); 10. meningeal(뇌수막의); 11. meningitis(뇌수막염); 12. myelogram(척수조영상); 13. myelomalacia(골수연화증); 14. myelosclerosis(골수경화증); 15. myelitis(척수염, 골수염)

C. 빈칸 채우기 *Fill in the Blank*

1. motor neuron(운동신경); 2. concussion(진탕), cerebral contusion(뇌타박상); 3. syncope(실신); 4. frontal lobe(이마엽, 전두엽), parietal lobe(마루엽, 두정엽), temporal(관자엽, 측두엽), occipital lobe(뒤통수엽, 후두엽); 5. meninges(뇌수막); 6. cerebral palsy(뇌성마비); 7. grandmalseizure(강직성대발작); 8. myasthenia gravis(중증근무력증); 9. Parkinson disease(파킨슨병); 10. shingles(대상포진)

D. 철자법 *Spelling*

1. neurorrhaphy(신경봉합[술]); 2. 철자 맞음; 3. 철자 맞음; 4. meningitis(수막염); 5. quadriplegia(팔다리마비, 사지마비); 6. 철자 맞음; 7. electroencephalography(뇌파검사[법]); 8. 철자 맞음; 9. myasthenia gravis(중증근[육]무력증); 10. 철자 맞음

E. 의학용어 분석 *Medical Term Analysis*

1. cerebell, cerebellum(소뇌), -ar, pertaining to(-에 관한), pertaining to the cerebellum(소뇌의); 2. mening/o, meninges(수막), -cele, protrusion(돌출), protrusion of the meninges(수막탈출증); 3. cerebr/o, cerebrum(대뇌의), spin, spine(척추), -al, pertaining to(-에 관한), pertaining to the cerebrum and spine(대뇌척수의, 뇌척수의); 4. an-, without(-이 없는), esthesia, sensation(감각),

without sensation(마취; 무감각, 마비); 5. mening/o, meninges(수막), myel, spinal cord(척수), -itis, inflammation(염증), inflammation of meninges and spinal cord(수막척수염); 6. encephal, brain(대뇌), -oma, tumor(종양), brain tumor(뇌종양); 7. dys-, difficult(아픈, 고통스러운), phasia, speech(언어), difficult speech(언어장애); 8. neuro, nerve(신경의), -logy, study of(-학), study of nerves(신경학); 9. ponto, pons(다리뇌의, 교뇌의), medull, medulla oblongata(숨뇌, 연수), -ary, pertaining to(-에 관한), pertaining to the pens and medulla(다리뇌숨뇌의, 교뇌연수의); 10. cerebro, cerebrum(대뇌), -tomy, cutting into(절개), cutting into the cerebrum(대뇌절개[술])

F. 사진과 짝맞추기 *Photomatch Challenge*

1. cerebrum(대뇌), cerebrum softening(대뇌연화증); 2. thalamus(시상), cutting into thalamus(시상파괴술); 3. cerebellum(소뇌), cerebellum inflammation(소뇌염); 4. spinal cord(척수), record of spinal cord(척수조영상); 5. pons(다리뇌, 교뇌), pertaing to the pons(다리뇌의, 교뇌의); 6. medulla oblongata(숨뇌, 연수), pertaining to medulla oblongata(숨뇌의, 연수의)

제 15 장

A. 명칭쓰기 연습 *Labeling Exercises*

1. Pineal gland(솔방울샘, 송과체), pineal/o; 2. Parathyroid glands(부갑상샘[선]), parathyroid/o; 3. Adrenal glands(부신), adren/o, adrenal/o; 4. Pancreas(이자, 췌장), pancreat/o; 5. Pituitary gland (뇌하수체), pituitar/o; 6. Thyroid gland(갑상샘[선]), thyr/o, thyroid/o; 7. Thymus gland(가슴샘, 흉선), thym/o; 8. Ovaries(난소), oophor/o, ovari/o; 9. Testes(고환, 정소), orch/o, orchi/o, orchid/o, testicul/o

B. 의학용어 만들기 *Build Medical Terms*

1. thyroidal(갑상샘의); 2. thyroiditis(갑상샘염); 3. thyroidectomy(갑상샘절제[술]); 4. hyperthyroidism(갑상샘항진[증]); 5. hypothyroidism(갑상샘저하[증]); 6. hyperglycemia(고혈당[증]); 7. hypoglycemia(저혈당[증]); 8. polydipsia(다음증); 9. polyuria(다뇨); 10. adenocarcinoma(샘암종); 11. adenoid(아데노이드); 12. adenomalacia(분비샘연화); 13. pancreatic(이자의); 14. pancreatitis(이자염, 췌장염); 15. pancreatotomy(이자절개[술])

C. 빈칸 채우기 *Fill in the Blank*

1. homeostasis(항상성); 2. hormones(호르몬), target organs(표적기관); 3. hypersecretion(과다분비), hyposecretion(분비저하); 4. kidney(콩팥, 신장), cortex(겉질, 피질), medulla(속질, 수질), 5. estrogen(에스트로겐), menstrual(월경의); 6. insulin(인슐린), glucagon(글루카곤); 7. calcium(칼슘); 8. melatonin(멜라토닌), circadian(하루주기의, 일주기); 9. pituitary(뇌하수체); 10. thymus(가슴샘, 흉선)

D. 철자법 *Spelling*

1. 철자 맞음; 2. ovariocentesis(난소천자); 3. myxedema(점액부종); 4. 철자 맞음; 5. 철자 맞음; 6. tetany(테타니, 경직); 7. exophthalmos(안구돌출[증]); 8. 철자 맞음; 9. 철자 맞음; 10. virilism(남성화)

E. 의학용어 분석 *Medical Term Analysis*

1. orchid/o, testes(고환), -pexy, surgical fixation(외과적 고정), surgical fixation of the testes(고환의 외과적 고정, 고환고정[술]); 2. thyr/o, thyroid gland(갑상샘), -megaly, enlarged(비대), enlarged thyroid gland(갑상샘비대); 3. aden/o, gland(샘), carcin, cancer(암), -oma, tumor(종양), cancerous gland tumor(샘암종, 선암종); 4. hypo-, insufficient(불충분한), parathyroid, parathyroid gland(부갑상샘), -ism, condition(상태), condition of insufficient parathyroid gland(불충분한 부갑상샘 분비 상태, 부갑상샘저하증); 5. thyr/o, thyroid gland(갑상샘), toxic, poison(독성), -osis, abnormal condition(비정상상태), abnormal condition of thyroid poisoning(갑상샘 내분비 항진에 의한 중독적 비정상 상태, 갑상샘항진증); 6. pineal, pineal gland(솔방울샘), -ectomy, surgical removal(외과적 제거), surgical removal of pineal gland(솔방울샘의 수술적 제거, 솔방울샘절제[술]); 7. ovari/o, ovary(난소), -rrhexis, rupture(파열), ruptured ovary(파열된 난소, 난소파열); 8. thym, thymus gland(가슴샘, 흉선), -itis, inflammation(염증), inflammation of thymus gland(가슴샘염, 흉선염); 9. hyper-, excessive(과잉), glyc, sugar(당), -emia, blood condition(혈액상태); blood condition of excessive sugar(과잉의 당이 혈액에 존재하는 상태, 고혈당[증]); 10. oophor/o, ovary(난소), -plasty, surgical repair(수술적 복원), surgical repair of the ovary(난소의 수술적 복원, 난소성형[술])

F. 사진과 짝맞추기 *Photomatch Challenge*

1. oste/o, osteoporosis(뼈엉성증, 골다공증); 2. thyr/o or thyroid/o, thyromegaly(갑상샘비대); 3. testicul/o, testicular(고환의); 4. adren/o or adrenal/o, adrenalitis(부신염); 5. ovari/o, ovariorrhexis(난소파열); 6. mamm/o or mast/o, mastectomy(유방절제[술])

제 16 장

A. 명칭쓰기 연습 *Labeling Exercises*

1. Conjunctiva(결막), conjunctiv/o; 2. Pupil(동공), core/o, pupil/o; 3. Cornea(각막), corne/o, kerat/o; 4. Aqueous humor(방수), aque/o; 5. Iris(홍채), ir/o, irid/o; 6. Lens(수정체), phac/o; 7. Vitreous body(유리체), vitre/o; 8. Suspensory ligament(걸이인대); 9. Ciliary body(섬모체), cycl/o; 10. Retina(망막), retin/o; 11. Choroid(맥락막), choroids/o; 12. Sclera(공막), sclera/o; 13. Macula lutea(황반); 14. Optic nerve(시[각]신경); 15. Central retinal artery and vein(중심망막동맥과 정맥)

B. 의학용어 만들기 *Build Medical Terms*

1. ophthalmology(안과학); 2. ophthalmoscope(검안경, 눈보개); 3. ophthalmoplegia(눈근육마비, 안근마비); 4. ophthalmic(눈의, 안구의); 5. keratectomy(각막절제[술]); 6. keratotomy(각막절개[술]); 7. keratometer(각막곡률계, 각막계); 8. keratoplasty(각막이식[술]); 9. retinopathy(망막병[증]); 10. retinitis(망막염); 11. blepharoplasty(눈꺼풀성형[술], 안검성형[술]; 12. blepharoplegia(눈꺼풀마비, 안검마비); 13. blepharoptosis(눈꺼풀처짐, 안검하수) 14. diplopia(복시, 겹보임); 15. amblyopia(약시)

C. 빈칸 채우기 *Fill in the Blank*

1. diabetic retinopathy(당뇨망막병[증]); 2. glaucoma(녹내장); 3. achromatopsia(완전색맹);

4. hordeolum(다래끼); 5. nystagmus(눈떨림); 6. myopia(근시); 7. strabismus(사시); 8. snellen(스넬런); 9. nyctalopia(밤소경증, 야맹증); 10. astigmatism(난시)

D. 철자법 *Spelling*

1. stye(다래끼); 2. 철자 맞음; 3. hordeolum(다래끼); 4. myopia(근시); 5. 철자 맞음 6. 철자맞음; 7. dacryolith(눈물길돌); 8. 철자 맞음; 9. 철자 맞음; 10. strabismus(사시)

E. 의학용어 분석 *Medical Term Analysis*

1. blephar/o, eyelid(눈꺼풀), -ptosis, drooping(늘어진), drooping eyelid(눈꺼풀이 늘어진, 눈꺼풀 처짐, 안검하수); 2. dacry/o, tear(눈물), aden, gland(샘), -itis, inflammation(염증), inflammation of a lacrimal gland(눈물샘염, 누선염); 3. nas/o, nose(코), lacrim, tears(눈물), -al, pertaining to(-에 관한), pertaining to the nose and tears(콧물과 눈물의, 코눈물관, 비루관); 4. intra-, within(내), ocul, eye(눈), -ar, pertaining to(-에 관한), pertaining to within the eye(안구내의, 눈알속의); 5. cry/o, cold(냉), retin/o, retina(망막), -pexy, surgical fixation(수술적 고정), surgical fixation of the retina using cold(냉매를 이용하여 망막의 수절적 고정, 냉동망막유착술); 6. choroid, choroid layer(맥락막층), -itis, inflammation(염증); inflammation of choroid layer(맥락막층의 염증); 7. kerat/o, cornea(각막), -plasty, surgical repair(수술적 복원), surgical repair of cornea(각막의 수술적 복원술, 각막이식[술]); 8. opt/o, vision(시력), -metry, process of measuring(측정의 과정, 눈계측, 안계측), process of measuring vision(시력측정의 과정); 9. ophthalm/o, eye(눈), -scope, instrument to measure(측정하는 기구), instrument to measure the eye(눈을 측정하는 기구, 검안경); 10. phac/o, lens(수정체), -sclerosis, hardening(경화), hardening of the lens(수정체경화)

F. 사진과 짝맞추기 *Photomatch Challenge*

1. dark spots in visual field(시야내 검은점), diabetic retinopathy(당뇨망막병[증]); 2. losing vision around edges(가장자리의 시력을 잃은), glaucoma(녹내장); 3. whole image is blurry(전체 이미지가 흐릿한), cataract(백내장); 4. center of image is blurry(중앙 이미지가 흐릿한), macular degeneration(황반변성)

제 17 장

A. 명칭쓰기 연습 *Labeling Exercises*

1. Pinna(auricle)(귓바퀴, 이개); 2. External auditory canal(바깥귀길, 외이도); 3. Mastoid process(꼭지돌기, 유돌기); 4. Malleus(망치뼈, 추골); 5. Incus(모루뼈, 침골); 6. Semicircular canals(반고리뼈관); 7. Auditory nerve(속귀신경, 내이신경); 8. Cochlea(달팽이, 와우), cochle/o; 9. Oval window(안뜰창, 난원창); 10. Stapes(등자뼈, 등골); 11. Eustachian tube(유스타키오관); 12. Tympanic membrane(eardrum, 고막), myring/o, tympan/o

B. 의학용어 만들기 *Build Medical Terms*

1. otology(이과학, 귀과학); 2. otitis externa(외이도염); 3. otoplasty(귀성형[술]); 4. otitis(귀염, 이염); 5. otoscopy(이경검사, 귀보개검사); 6. pharyngospasm(인두연축); 7. pharyngeal(인두의); 8. aphonia(발성불능증); 9. dysphonia(발성장애); 10. tracheostenosis(기관협착); 11. tracheotomy(기관절개); 12. tracheomegaly(기관거대증); 13. tympanoplasty(고실성형술); 14. tympanometer(고실측정기); 15. tympanorrhexis(고막파열);

C. 빈칸 채우기 *Fill in the Blank*

1. hearing(청각), equilibrium(평형감각); 2. epiglottis(후두덮개, 후두개); 3. larynx(후두); 4. pharynx(인두); 5. tympanic membrane(고막); 6. acoustic(청각의); 7. nostril(콧구멍, 비공); 8. nasal bleeding(코피); 9. amplification device(증폭기); 10. malleus(망치뼈, 추골), incus(모루뼈, 침골), stapes(등자뼈, 등골)

D. 철자법 *Spelling*

1. 철자 맞음; 2. epistaxis(코피); 3. diphtheria(디프테리아); 4. otopyorrhea(귀고름); 5. 철자 맞음; 6. 철자 맞음; 7. 철자 맞음; 8. cannula(삽입관); 9. 철자 맞음; 10.pertussis(백일해)

E. 의학용어 분석 *Medical Term Analysis*

1. tympano, tympanic membrane(고막), -otomy, cutting into(자르다), cutting into tympanic membrane(고막절개술); 2. cochle, coclea(달팽이), -ar, pertaining to(-에 관한), pertaining to the cochlea(달팽이의); 3. naso, nose(코), gastr, stomach(위), -ic, pertaining to(-에 관한), pertaining to the nose and stomach(코와 위의, 비위의); 4. endo-, within(안의), trache, trachea(기관), -al, pertaining to(-에 관한), pertaining to within the trachea(기관내의); 5. rhino, nose(코), myc, fungus(곰팡이), -osis, abnormal condition(비정상적 상태), abnormal condition of nose fungus(코곰팡이증); 6. tonsill, tonsil(편도), -ectomy, surgical removal(제거하다), surgical removal of tonsils(편도절제술); 7. an-, without(-이 없는), -osmia, smell(냄새), without smell(후각상실); 8. laryngo, larynx(후두), -plegia, paralysis(마비), paralysis of the larynx(후두마비); 9. pan-, all(모든), sinus, sinuses(굴), -itis, inflammation(염증), inflammation of all the sinuses(온코곁굴염, 전부비동염); 10. myringo, tympanic membrane(고막), sclerosis, hardening(경화), hardening of the tympanic membrane(고막경화증)

F. 사진과 짝맞추기 *Photomatch Challenge*

1. rhinitis(코염, 비염); 2. pharyngitis(인두염); 3. tonsillitis(편도염); 4. sinusitis(코곁굴염, 부비동염); 5. epistasis(코피); 6. laryngitis(후두염)

낱말 요소 Word Parts

결합형 Combining Forms

abdomin/o	배(복부, abdomen)
acr/o	말단(extremities)
aden/o	샘(선, gland)
adenoid/o	아데노이드, 인두편도선(adenoids)
adip/o	지방(fat)
adren/o	부신(콩팥위샘, adrenal glands)
adrenal/o	부신(콩팥위샘, adrenal glands)
albumin/o	알부민(albumin)
alveol/o	허파꽈리(폐포, alveolus; air sac)
ambly/o	희릿한(dull 또는 dim)
amni/o	양막(amnion)
an/o	항문(anus)
angi/o	혈관(vessel)
anter/o	앞, 이마(전, 전두 front)
aort/o	대동맥(aorta)
append/o	막창자꼬리(충수, appendix)
appendic/o	막창자꼬리(충수, appendix)
aque/o	물, 수분(water)
arteri/o	동맥(artery)
arteriol/o	세동맥(arteriole)
arthr/o	관절(joint)
atel/o	불완전한, 미숙한, 불충분한(incomplete)
ather/o	죽종, 플라크(fatty substance, plaque)
atri/o	심방(atrium)
audi/o	청각(hearing)
audit/o	청각(hearing)
aur/o	귀(ear)
azot/o	질소 노폐물(nitrogen waste)
bacteri/o	세균(bacteria)
balan/o	귀두(glans penis)
bas/o	바닥(기저), 염기(base)
bi/o	생명(life)
blephar/o	눈꺼풀(안검, eyelid)
brachi/o	팔, 위팔(상지, arm)
bronch/o	기관지(bronchus)
bronchi/o	기관지(bronchus)
bronchiol/o	세시관지(bronchiole)
burs/o	윤활주머니(활액낭, bursa)
carcin/o	암(cancer)
cardi/o	심장(heart)
carp/o	손목(수근, carpals, wrist)
caud/o	꼬리(미, tail)
cephal/o	머리(두, head)
cerebell/o	소뇌(cerebellum)
cerebr/o	대뇌(cerebrum)
cervic/o	목(경부, neck, cervix)
chem/o	화학(chemical)
chol/e	쓸개즙(담즙, bile)
cholangi/o	쓸개관(담관, bile duct)
cholecyst/o	쓸개주머니(담낭, gallbladder)
choledoch/o	온쓸개관(총담관, common bile duct)
chondr/o	연골(cartilage)
chori/o	융모막, 융털막(chorion)
choroid/o	맥락막층, 얼킴막층(choroid layer)
chrom/o	색(color)
clavicul/o	빗장뼈(쇄골, clavicle, collar bone)
coagul/o	응고(clotting)
coccyg/o	꼬리뼈(미골, coccyx, tailbone)
cochle/o	달팽이(와우, cochlea)
col/o	잘록창자(결장, colon)
colon/o	잘록창자(결장, colon)
colp/o	질(vagina)
coni/o	먼지(dust)
conjunctiv/o	결막(이은막, conjunctiva)
core/o	동공(pupil)
corne/o	각막(cornea)
coron/o	심장(heart)
corpor/o	몸(체, body)
cortic/o	겉질(피질, cortex)
cost/o	갈비뼈(늑골, rib)
crani/o	머리뼈(두개골, skull)
crin/o	분비물(secrete)
cry/o	동결, 얼림, 한랭, 저온(cold)
crypt/o	숨겨진(hidden)
cubit/o	팔꿈, 팔꿈치(elbow)
cutane/o	피부(skin)
cyan/o	파란(청색, blue)
cycl/o	섬모체(모양체, ciliary body)
cyst/o	방광(bladder), 주머니(낭, sac)
cyt/o	세포(cell)
dacry/o	눈물(tears)
derm/o	피부(skin)
dermat/o	피부(skin)
dipl/o	이중, 중복(double)
dist/o	먼(원위, farthest; 구조물의 시작점으로부터 떨어진)
diverticul/o	곁주머니(게실, diverticulum)
dors/o	등(배, back)
duoden/o	샘창자(십이지장, duodenum)
electr/o	전기(electricity)
embol/o	마개, 색전(plug)
embry/o	배아(embryo)
encephal/o	뇌(brain)
enter/o	창자(장, intestine)
eosin/o	붉은, 적색(rosy red)
epididym/o	부고환(epididymis)
epiglott/o	후두덮개(후두개, epiglottis)
episi/o	음문, 외음(vulva)
erythr/o	붉은(적색, red)
esophag/o	식도(esophagus)
femor/o	넙다리뼈(대퇴골, femur, thigh bone)

fet/o	태아(fetus)
fibr/o	섬유의(fibrous)
fibul/o	종아리뼈(비골, fibula; 종아리의 가느다란 뼈)
gastr/o	위(stomach)
genit/o	생식의, 생식기관의(genitals)
glomerul/o	토리(사구체, glomerulus)
glute/o	볼기, 궁둥이(둔부, buttocks)
glyc/o	당(sugar)
glycos/o	당(sugar), 포도당(glucose)
gynec/o	여자(woman, female)
hem/o	혈액, 피(blood)
hemat/o	혈액, 피(blood)
hepat/o	간(liver)
hidr/o	땀(sweat)
humer/o	위팔뼈(상완골, humerus; 위팔의 뼈)
hydr/o	물, 수분(water)
hyster/o	자궁(uterus)
ichthy/o	비늘(scaly)
ile/o	돌창자(회장, ileum)
ili/o	엉덩뼈(장골, ilium; 골반의 일부분)
immun/o	방어(protection)
infer/o	밑, 아래(하, below, lower)
inguin/o	샅굴(서혜, groin)
ir/o	홍채(조리개, iris)
irid/o	홍채(조리개, iris)
isch/o	억제하다, 방해하다(to keep back)
ischi/o	궁둥뼈(좌골, ischium; 골반의 일부분)
jejun/o	빈창자(공장, jejunum)
kerat/o	각질(keratin), 단단한(hard, hornlike), 각막(cornea)
kyph/o	혹, 봉우리(후만, hump)
lacrim/o	눈물(tears)
lapar/o	배(복부, abdomen)
laryng/o	후두(larynx, voice box)
later/o	쪽, 측; 면; 곁, 부(side)
leuk/o	백색(white)
levk/o	흰(white)
lip/o	지방, 지질(fat)
lith/o	돌(결석, stone)
lob/o	엽(lobe)
lord/o	뒤쪽굽음(후만, bent backward)
lumb/o	허리(요, low back)
lymph/o	림프(lymph)
lymphaden/o	림프절(lymph node)
lymphangi/o	림프관(lymph vessel)
mamm/o	젖, 유방(breast)
mandibul/o	아래턱뼈(하악골, mandible; 아래턱)
mast/o	젖, 유방(breast)
maxill/o	위턱뼈(상악골, maxilla; 위턱)
medi/o	중간, 중앙(middle)
mediastin/o	가슴세로칸(종격, mediastinum)
medull/o	숨뇌(연수, medulla oblongata)
melan/o	검은(melanin, black)
men/o	월경(menses, menstruation)
mening/o	수막(meninges)
metacarp/o	손허리뼈(중수골, metacarpus; 손의 뼈)
metatars/o	발허리뼈(중족골, metatarsus; 발의 뼈)
metr/o	자궁(uterus)
muscul/o	근육(muscle)
my/o	근육(muscle)
myc/o	곰팡이, 진균(fungus)
myel/o	골수(뼈속질, bone marrow), 척수(spinal cord)
myring/o	고막(tympanic membrane, eardrum)
nas/o	코; 코안(비강, nose)
nat/o	출생, 분만(birth)
necr/o	괴사(death)
nephr/o	콩팥(신장, kidney)
neur/o	신경(nerve)
neutr/o	중성의(neutral)
noct/i	밤, 야간(night)
o/o	알(난자, egg)
ocul/o	눈(안구, eye)
olig/o	부족, 희소, 미량, 소량(scanty)
onych/o	손·발톱(조갑, nail)
oophor/o	난소(ovary)
ophthalm/o	눈(안구, eye)
opt/o	눈(안구, eye), 시력(vision)
or/o	입, 입안(구강, mouth)
orbit/o	눈확(안와, eye socket)
orch/o	고환(정소, testes)
orchi/o	고환(정소, testes)
orchid/o	고환(정소, testes)
orth/o	곧은, 똑바른(straight)
oste/o	뼈(골, bone)
ot/o	귀(이, ear)
ovari/o	난소(ovary)
ox/i	산소(oxygen)
pancreat/o	이자(췌장, pancreas)
parathyroid/o	부갑상샘(부갑상선, 상피소체, parathyroid gland)
patell/o	무릎뼈(슬개골, patella, kneecap)
path/o	병, 질병, 질환(disease)
pelv/o	골반(pelvis)
phac/o	수정체(렌즈, lens)
phag/o	포식(eating)
phalang/o	가락뼈(지골, phalanges; 손가락과 발가락)
pharyng/o	목구멍(인후, pharynx, throat)
phleb/o	정맥(vein)
phot/o	빛(광, light)
pineal/o	솔방울샘(송과체, pineal gland)
pituitar/o	뇌하수체(pituitary gland)
pleur/o	가슴막(흉막, pleura)
pneum/o	허파(폐), 공기(air)

pneumon/o	허파(폐, lung)
polyp/o	폴립(polyps)
pont/o	다리뇌(교뇌, pons)
poster/o	등(배, back)
proct/o	곧창자와 항문(rectum and anus)
prostat/o	전립샘(전립선, prostate gland)
proxim/o	가까운(근위, nearest; 구조물의 시작점에 가까운)
pub/o	두덩뼈(치골, pubis; 골반의 일부분)
pulmon/o	허파(폐, lung)
pupill/o	동공(pupil)
py/o	고름(농, pus)
pyel/o	콩팥깔때기(신우, renal pelvis)
radi/o	노뼈(요골, radius; 아래팔부위)
rect/o	곧창자(직장, rectum)
ren/o	콩팥(신장, kidney)
retin/o	그물막(망막, retina)
rhin/o	코(비, nose)
sacr/o	엉치뼈(천골, sacrum)
salping/o	자궁관(난관, fallopian tubes, uterine tubes)
scapul/o	어깨뼈(견갑골, scapula, shoulder blade)
scler/o	공막(흰자위막, sclera), 딱딱한(hard)
scoli/o	구부러진(만곡한, crooked, bent)
seb/o	피부기름(피지, sebum, oil)
semin/i	정액(semen)
septic/o	감염(infection)
sigmoid/o	구불창자(구불결장, sigmoid colon)
sinus/o	굴(동, sinus)
son/o	소리(sound)
sperm/o	정자(sperm)
spermat/o	정자(sperm)
sphygm/o	맥박(pulse)
spin/o	가시(극, spine), 척추, 척주
spir/o	호흡(breathing)
splen/o	지라(비장, spleen)
spondyl/o	척추뼈(척추골, vertebra)
stern/o	복장뼈(흉골, sternum), 가슴뼈(breast bone)
steth/o	가슴(흉부, chest)
super/o	위쪽의(상부의, above, upper)
system/o	시스템(system)

tars/o	발목뼈(족근골, tarsals; 발목)
ten/o	힘줄(건, tendon)
tendin/o	힘줄(건, tendon)
testicul/o	고환(정소, testes, testicle)
thalam/o	시상(thalamus)
thorac/o	가슴(흉부, chest)
thromb/o	혈전(clot)
thym/o	가슴샘(흉선, thymus gland)
thyr/o	갑상샘(갑상선, thyroid gland)
thyroid/o	갑상샘(갑상선, thyroid gland)
tibi/o	정강뼈(경골, tibia, shin; 종아리뼈의 큰 부분)
ton/o	긴장(tension), 압박(pressure)
tonsill/o	편도(tonsils)
toxic/o	독(poison)
trache/o	기관(trachea), 숨길(windpipe)
trich/o	털(모, 모발, hair)
tympan/o	고막(tympanic membrane, eardrum)
uln/o	자뼈(척골, ulna; 아래팔 부위)
ungu/o	손・발톱(조갑, nail)
ur/o	소변, 요(urine)
ureter/o	요관(ureter)
urethr/o	요도(urethra)
urin/o	소변, 요, 오줌(urine)
uter/o	자궁(uterus)
vagin/o	질(vagina)
valv/o	판, 관(valve)
valvul/o	판, 관(valve)
varic/o	정맥류(dilated vein)
vas/o	혈관(맥관, blood vessel), 정관(vas deferens)
vascul/o	혈관(맥관, blood vessel)
ven/o	정맥(vein)
ventr/o	배(복부, belly), 힘살
ventricul/o	심실(ventricle)
venul/o	세정맥(venule)
vertebr/o	척추뼈(척추골, vertebra, back bone)
vesic/o	방광(bladder, sac)
vesicul/o	정낭(seminal vesicle)
vitre/o	유리질(glassy)
xanth/o	노란(황색, yellow)
xer/o	마른, 건조(dry)

접두사 *Prefixes*

a-	-없는, -없이, 아닌, 없음, 무(without)
an-	-없는, -없이, 아닌, 없음, 무(without)
ante-	앞(전, before), 앞의(전방의, in front of)
anti-	대항, 반대(against)
auto-	자가, 스스로, 자신의(self)
bi-	둘(two)
brady-	느린, 늦은(slow)
de-	없는(without)

di-	둘(two)
dys-	곤란한, 어려운(difficult), 괴로운(painful), 비정상, 이상, 장애, 곤란(abnormal)
endo-	-의 안에, 안쪽의, 내부의(within), 안(inner)
epi-	-의 표면에, 위(상부, above, upon)
eu-	정상의, 좋은(normal)
ex-	외부의, 바깥의(outward)
extra-	바깥의, -외(outside of)

hemi-	반, 절반의(half)
hetero-	-과 다른
homo-	-과 같은
hyper-	과도한, 지나친, 초과, 고, 과잉, 정상이상(excessive, above)
hypo-	부족한, 정상 이하, 불충분한, 저하(insufficient)
infra-	아래의
inter-	-사이의(between)
intra-	-속의, -내의, 속, 안, 내(within)
micro-	작은, 미세(small)
mono-	하나(one)
multi-	많은(many)
neo-	새로운(new)
nulli-	없는, 없음(none)
pachy-	두꺼운(thick)
pan-	모든, 전체(all)
para-	나란히(alongside)
para-	옆에, 가까이
per-	-을 통한(through)
peri-	주위, 가까이(around)
poly-	많은, 다발, 다, 다중(many, much)
post-	뒤의(후, after)
pre-	앞의(전, before)
primi-	첫째(first)
quadri-	넷, 사(four)
retro-	뒤(후방, behind)
sub-	-아래의, -밑의(beneath, under)
supra-	-위에(상, above)
tachy-	빠른(fast)
trans-	-을 통하여, -을 가로질러서, 경유, 전이(across)
tri-	셋(three)
ultra-	초과, 과한(excess)
uni-	하나(one)

접미사 Suffixes

-ac	-의, -에 관한, -와 관계된(pertaining to)
-al	-의, -에 관한, -와 관계된(pertaining to)
-algia	아픔, 고통, 통증, -통(pain)
-an	-의, -에 관한, -와 관계된(pertaining to)
-ar	-의, -에 관한, -와 관계된(pertaining to)
-ary	-의, -에 관한, -와 관계된(pertaining to)
-asthenia	쇠약함, 연약함, 허약함(weakness)
-atic	-의, -에 관한, -와 관계된(pertaining to)
-cele	돌출, 튀어나옴, 탈출(hernia, protrusion)
-centesis	구멍을 통해 액체를 빼냄, 뚫음, 천자[술] (puncture to withdraw fluid)
-clasia	외과적 파괴[절단](surgical breaking)
-cle	작은(small)
-cyesis	임신(pregnancy)
-cyte	세포(cell)
-cytosis	비정상적인 세포 상태(너무 많은) (abnormal cell condition; too many)
-derma	피부상태(skin condition)
-desis	외과적 고정(surgical fixation)
-dipsia	갈증(thirst)
-dynia	고통, 아픔, 통증(pain)
-eal	-의, -에 관한, -와 관계된(pertaining to)
-ectasis	팽창, 확장, 팽대(dilated, expansion)
-ectomy	수술적 제거, 절제, 적출(surgical removal)
-edema	부기, 부종, 종창(swelling)
-emesis	구토(vomit)
-emia	혈액의 상태, 혈증(blood condition)
-er	사람
-esthesia	감각, 느낌(feeling, sensation)
-gen	생산(that which produces)
-genesis	발생, 형성(produces, generates)
-genic	생산, 발생, 형성(producing)
-globin	단백질(protein)
-globulin	단백질(protein)
-gram	기록, 사진, 측정도, 조영상(record, picture)
-graph	기록장치(instrument for recording)
-graphy	기록과정, 기록방법, 조영[술], 기록[술], 촬영[술](process of recording)
-gravida	임신(pregnancy)
-ia	(병적, 질병)상태, 조건, -증(state of, condition)
-iac	-의, -에 관한, -와 관계된(pertaining to)
-iasis	비정상 상태, -증(abnormal condition)
-iatric	의학전문
-iatrist	의사
-iatry	치료, 약
-ic	-의, -에 관한, -와 관계된(pertaining to)
-ician	전문의, 전문가(specialist)
-ine	-의, -에 관한, -와 관계된(pertaining to)
-ior	-의, -에 관한, -와 관계된(pertaining to)
-ism	상태, -증(state of, condition)
-ist	전문가(specialist)
-itis	염증, -염(inflammation)
-kinesia	운동, 움직임(movement)
-lith	돌, -석, -결석(stone)
-logist	-을 연구하는 사람, -학자, -연구자, 전문가, 전문의(one who studies)
-logy	-에 관한 학문, -학(study of)
-lysis	분해, 분리, 파괴, 용해(destruction)
-lytic	분해, 분리, 파괴, 용해(destruction)

-malacia	연화[증], 물렁해짐(softening)
-manometer	압력계, 압력을 측정하는 기구 (instrument to measure pressure)
-megaly	비대[증], 거대, 확대(enlargement)
-meter	측정기구, 계측기, -계, -기(instrument for measuring)
-metry	측정법, 계측법, 측정과정(process of measuring)
-nic	-의, -에 관한, -와 관계된(pertaining to)
-oid	닮은, 비슷, 유사(resembling)
-ole	작은(small)
-oma	암, 종양(종창, tumor), -종, 덩어리(mass)
-opia	시력, 시각(vision)
-opsy	보기, 관찰(view of)
-ory	-의, -에 관한, -와 관계된(pertaining to)
-ose	-의, -에 관한, -와 관계된(pertaining to)
-osis	비정상상태, 병적상태, -증(abnormal condition)
-osmia	냄새, 후각(smell)
-ostomy	외과적으로 구멍을 내기, 개구[술], 절개[술], 창냄[술], 연결[술](surgically create an opening)
-ous	-의, -에 관한, -와 관계된(pertaining to)
-oxia	산소[증](oxygen)
-para	가임여성, 자녀(후손)(to bear, offspring)
-partum	분만, 출산(childbirth)
-pathy	병, 질병, 질환(disease)
-penia	결핍, 감소(too few)
-pepsia	소화(digestion)
-pexy	외과적 고정, 수술적 고정, 고정[술](surgical fixation)
-phagia	먹기, 삼키기, 연하(eat, swallow)
-phasia	언어, 말(speech)
-phil	-에 끌리다, 좋아하는(attracted to)
-phobia	두려움, 공포(fear)
-phonia	소리, 목소리(voice)
-plasm	형성(formation)
-plasty	외과적인 복원(재건), 수술적 치료, 재건[술], 봉합[술], 성형[술](surgical repair)
-plegia	마비(paralysis)
-pnea	호흡(breathing)
-poiesis	생성, 형성(formation)
-porosis	다공성의, 구멍(porous)
-ptosis	늘어진
-ptosis	늘어진, 처짐, 힘없는(drooping)
-ptysis	뱉다, 토하다(spitting)
-rrhage	출혈, 누출, 파열(bursting forth)
-rrhagia	출혈, 누출, 파열(bursting forth)
-rrhaphy	꿰매기, 봉합[술](suture)
-rrhea	유출, 방출, 흐름, -루(discharge, flow)
-rrhexis	파열, 터짐(rupture)
-sclerosis	경화[증], 굳음, 딱딱해짐(hardened condition)
-scope	검사기구, 관찰기구, 보는 장비, -보개, -경(instrument for viewing)
-scopy	시각적 검사과정, -경검사, -경술, 보는법, 관찰법(process of visually examining)
-spasm	불수의적 근육수축, 경련, 경축, 연축(involuntary muscle contraction)
-stasis	멈춤, 정지(stopping)
-stenosis	좁아짐, 협착[증](narrowing)
-therapy	치료(treatment)
-thorax	가슴(흉부, chest)
-tic	-의, -에 관한, -와 관계된(pertaining to)
-tome	절단 장비, 절제기(instrument to cut)
-tomy	자름, 절개[술], 절단[술](cutting into)
-toxic	독, 독성(poison)
-tripsy	깨기, 부숨술, 깸술, 쇄술, 분쇄, 파쇄(crushing)
-trophic	발달, 성장
-trophic	영양, 발달, 발육, 성장, 발생(development)
-trophy	영양, 발달, 발육, 성장, 발생(development)
-ule	작은(small)
-uria	요(소변, 오줌)의 상태, -뇨(urine condition)

약어와 기호 *Abbreviations and Symbols*

서론 *Introduction*

약어와 기호는 의학 문서를 작성할 때 편리하고 시간을 절약할 수 있어서 일반적으로 사용된다. 그러나 틀림없이 혼동될 수 있다. 예를 들어, DC는 중단 또는 해고를 의미할 수 있다. 잘못된 약어의 사용은 환자뿐 아니라 보험 기록과 처리에 있어서 문제를 야기할 수 있다. 만약 당신이 약어가 잘못 해석될 수 있다고 생각해 본 경험이 있다면 생략하지 말고 전체 단어를 써라.

자기만의 약어와 기호 사용은 절대 허용되지 않는다. 모든 건강관리 시설 내에는 승인된 약어와 기호 리스트를 가지고 있고, 그것에 익숙해지고 친근해지는 것은 매우 중요하다. 마찬가지로 절대 사용되지 않는 약어와 기호 리스트도 있다. 오해하기 쉬운 약어와 기호는 이 리스트에 있다.

이 부록은 의학 문서에서 사용되는 기본적인 약어와 기호를 설명한다. 이러한 약어와 기호는 배우기 쉽게 그룹별로 분류하였다. 그러나 약어는 본 교재를 통해 의학용어를 배우는 것을 꼭 필요로 하고, 그들은 다음의 용어를 함축하고 있다. 각 전문 의학용어의 약어 리스트는 이미 각 장에 제시되었다.

의료제공자, 의료서비스, 의료기관을 위한 약어

약어	의미
AuD	Doctor of Audiology 청각의사
BSN	Bachelor of Science in Nursing 간호학사
CCS	Certified Coding Specialist 정보분류전문가
CCU	Coronary Care Unit 관상질환치료병동
CLS	Clinical Laboratory Scientist 임상병리사
CLT	Clinical Laboratory Technician 임상병리사
CMA	Certified Medical Assistant 간호조무사
CNA	Certified Nurse Aide 간호조무사
COTA	Certified Occupational Therapy Assistant 보조작업치료보조사
CRT	Certified Respiratory Therapist 호흡기치료사
CV	Cardiovascular 심장혈관
DC	Doctor of Chiropractic 지압치료의사
DDM	Doctor of Dental Medicine 치과의사
DDS	Doctor of Dental Surgery 구강외과의사
Derm	Dermatology 피부과학
DI	Diagnostic imaging 진단영상
DO	Doctor of Osteopathy 정골의사
DPT	Doctor of Physical Therapy 물리치료의사
DTR	Dietetic Technician, Registered 영양사
ED	Emergency Department 응급과
EMT-B	Emergency Medical Technician - Basic 응급구조대원 - 기본
EMT-I	Emergency Medical Technician - Intermediate 응급구조대원 - 중급
EMT-P	Emergency Medical Technician - Paramedic 응급구조대원 - 준의료전문
ENT	Ear, Nose, and Throat 이빈후
ER	Emergency Room 응급실
GI	Gastrointestinal 소화기의
GU	Genitourinary 비뇨생식기
GYN	Gynecology 부인과의학
ICU	Intensive Care Unit 집중치료부
LPN	Licensed Practical Nurse 면허실무간호사
LVN	Licensed Vocational Nurse 간병전문간호사
MD	Medical Doctor 의사
MLT	Medical Laboratory Technician 의무실험실기술자
MSN	Master of Science in Nursing 간호석사
MSW	Medical Social Worker 의료사회사업가
MT	Medical Technologist 임상병리사
NICU	Neonatal Intensive Care Unit 신생아집중치료실
NP	Nurse Practitioner 임상간호사
OB	Obstetrics 산과학
OD	Doctor of Optometry 안과의사
OPD	Outpatient Department 외래과
Ophth	Ophthalmology 안과학
OR	Operating room 수술실
Orth, Ortho	Orthopedics 정형외과학
OT	Occupational Therapy; 작업치료 Occupational Therapist 작업치료사
OTA	Occupational Therapy Assistant 작업치료보조
Path	Pathology 병리학
Peds	Pediatrics 소아과학
PharD	Doctor of Pharmacy 약학박사
PT	Physical Therapy; 물리치료 Physical Therapist 물리치료사
PTA	Physical Therapy Assistant 물리치료보조사
RD	Registered Dietitian 공인영양사
RDH	Registered Dental Hygienist 공인치위생사
Rehab	Rehabilitation Unit 재활실
RHIA	Registered Health Information Administrator 공인건강안내부(소)
RN	Registered Nurse 공인간호사

RPh	Registered Pharmacist 공인약사
RRT	Registered Respiratory Therapist, Registered 공인호흡요법사 Radiologic Technologist 공인방사선사
RR	Recovery Room 회복실
X-ray	Radiology 방사선학

시간과 빈도를 나타내는 약어

ā	before 전에
ac	before meals 식사전
ad	lib as desired 임의로, 마음대로
am,AM	morning 오전
ante	before 전에
bid	twice a day 하루에 두 번
d	day 하루
noc, noct	night 밤
p̄	after 후에
pc	after meals 식사후
pm, PM	evening 저녁
prn	as needed 필요에 따라
q	every 모두
qh	every hour 모든 시간
qid	four times a day 하루에 네 번
STAT, stat	at once/immediately 즉시
tid	three times a day 하루에 세 번
yr	year 일년

측정단위의 약어

cg	centigram 센티그램
cm	centimeter 센티미터
dr	dram 한 모금
ft	foot, feet 발
g	gram 그램
gm	gram 그램
gr	grain 얻다
gt	drop 떨어지다
gtt	drops 한 방울씩
h	hour 시간
hr	hour 시간
in	inch 인치
kg	kilogram 킬로그램
L	liter 리터
lb	pound 파운드
m	meter 미터
mcq	microgram 마이크로그램
mEq	milliequivalent 밀리그램당량
mg	milligram 밀리그램
min	minutes 분
mL	milliliter 밀리미터
mm	millimeter 밀리미터
oz	ounce 온스
pt	pint 파인트
qt	quart 쿼트
sec	seconds 초
T, tbsp	tablespoon 테이블스푼
t, tsp	teaspoon 티스푼
yd	yard 야드

환자 기록지 약어

ADLs	activities of daily living 일상생활동작
AK	above knee 무릎위
AMA	against medical advice 의료적 조언에 반대하는
amb	ambulate, walk 걷다
BK	below knee 무릎아래
BR	bathroom; bed rest 욕실
BRP	bathroom privileges 특수욕실
CA	cancer; chronological age 암; 역연령
CBR	complete bed rest 절대안정
CC	chief complaint 주요효소증상
c/o	complains of -을 호소하다
DOA	dead on arrival 도착시 이미 사망한
DOB	date of birth 생년월일
DNR	do not resuscitate 억지로
Dx	diagnosis 진단
Ex	examination 검사
FH	family history 가족력
f/u	follow up 더 알아보다
h/o	history of 내력
H&P	history and physical 병력과 물리
HEENT	head, eye, ear, nose, throat 머리, 눈, 귀, 코, 목(인후)
Hx	history 병력
I&O	intake and output 섭취량과 박출량
LA	left arm 왼팔
LE	lower extremity 다리, 하지
LL	left leg 왼쪽 다리
MH	marital history; mental health 부부력; 정신건강
MS	mental status 정신상태
NKA	no known allergies 알 수없는 알레르기
PE	physical exam 신체검사
PERRLA	pupils equal, round, reactive 같은 크기의 둥근 동공, 빛에 대한 반응과 조절 to light and accommodation
PI	present illness 현재 병
PMH	past medical history 과거병력
pt	patient 환자
RA	right arm 오른팔
RL	right leg 오른쪽 다리
r/o, R/O	rule out 불명확
ROM	range of motion 관절가동범위

SH	social history 사회력
s/p	status post (previous disease condition) 상태후
Sx	symptoms, signs 증상
Tx	treatment 치료, 처치
UE	upper extremity 위팔, 상지
WDWN	well developed, well nourished 영양상태가 좋은

활력징후 약어

BP	blood pressure 혈압
BPM, bpm	beats per minute 분당 심박률
ht	height 신장
NTP	normal temperature and pressure 정상체온과 혈압
P	pulse 맥박
R	respirations 호흡
RR	respiratory rate 호흡률
T	temperature 체온, 온도
TPR	temperature, pulse, and respirations 체온, 맥박, 호흡
VS, V/S	vital signs 생체징후
wt	weight 몸무게

약학 약어

APAP	acetaminophen(TylenolTM) 아세트아미노펜 (타이레놀TM)
ASA	aspirin 아스피린
cap(s)	capsule(s) 캡슐
Chemo	chemotherapy 화학약물치료
disp	dispense 나누어 주다
dtd	give of such a dose 정해진 양의 약을 복용시키다
$\dot{i}$	one 한 번
$\dot{i}\dot{i}$	two 두 번
ID	intradermal 피부 내의
$\dot{i}\dot{i}\dot{i}$	three 세 번
IM	intramuscular 근육 내의
inj	injection 주사
IV	intravenous 정맥의
no	sub no substitute 대신할 수 없는-
non	rep do not repeat 반복하지 말 것
npo, NPO	nothing by mouth 금식
NS	normal saline 생리식염수
OD, od	overdose 과량(약의 적량 초과)
oint	ointment 연고
OTC	over the counter 처방전 없이
PCA	patient-controlled administration 자가조절 투여
PDR	Physician's Desk Reference 의사용 편람
po, PO	by mouth 경구로
Rx	prescription, treatment 처방전
Sig	label as follows/directions 방향지시
sl	under the tongue 혀 아래에
sol	solution 용액
$\overline{ss}$	one-half 반
subcut	subcutaneous 피부밑의, 피하의
SuQ	subcutaneous 피부밑의, 피하의
suppos, supp.	suppository 좌약
tab(s)	tablet 정제
top	apply topically 국소적으로 적용하다

여러 종류의 약어

aq	aqueous (water) 수용성의
ant	anterior 안쪽의
AP	anteroposterior 전후의
cont	continue 지속하다
DC, dc, d/c	discontinue 중단하다
DISC, disc	discontinue 중단하다
et	and 그리고
ETOH	ethanol 에탄올
HIPPA	Health Insurance Portability and Accountability Act 건강보험 양도 및 책임에 관한 법안
L,Ⓛ	left 왼쪽
lat	lateral 바깥쪽
mets	metastases 전이
neg	negative 음성의
PA	posteroanterior 배복의
per	by -당
p/o	postoperative 수술 후
pos	positive 양성의
post	posterior 뒤쪽에
post-op	after operation 수술 후에
prep	prepare for -를 준비하다
PTA	prior to admission 입원 전
R,R	right 오른쪽
ROS	review of systems 각계조사
TO	telephone order 전화지시
VO	verbal order 구두지시
w/c	wheelchair 휠체어
WNL	within normal limits 정상치 내
w/u	work up 검사하다
y/o	years old 연령

화학적 약어

Ba	barium 바륨
C	carbon 카본(탄소)
$C_6H_{12}O_6$	glucose 글루코오스
Ca	calcium 칼슘
CO_2	carbon dioxide 카본다이옥시드(이산화탄소)
Cl	chlorine 클로린(염소)

Fe	iron 아이언(철)
H	hydrogen 수소
HCl	hydrochloric acid 염산
HCO_3^-	bicarbonate 중탄산염
Hg	mercury 수은
H_2O	water 물
I	iodine 아오딘
K	potassium 칼륨(포타슘)
Mg	magnesium 망간
N	nitrogen 질소
Na	sodium 소듐(나트륨)
NaCl	sodium chloride (salt) 염화나트륨
O_2	oxygen 산소
Pb	lead 납

심볼(기호, 부호)

$\bar{c}$	with -함께
$\bar{s}$	without -없이
=	equal 같다
≠	not equal 다르다
+	positive 양성의
−	negative 음성의
±	plus or minus 플러스/마이너스
↑	increase 증가
↓	decrease 감소
#	pounds, number 파운드, 숫자
♀	female 암컷
♂	male 수컷
→	from-to (in the direction of) 방향으로 -부터 -까지
1°	primary 제일의
2°	secondary 두 번째의
3°	tertiary 세 번째의
%	percent 퍼센트
℃	degrees Celcius 섭씨온도
℉	degrees Fahrenheit 화씨온도
≈	approximately 약
Δ	change 변화량
α	alpha 알파
β	beta 베타
×	times 곱하기
′	inch 인치
″	feet 피트

피해야 할 약어 *Abbreviations to Be Avoided*

약어는 더 빠르게 쓸 수 있게 하지만, 오해할 수 있는 가능성을 가지고 있다. 이런 이유로, the Joint Commission on Accreditation of Healthcare Organizations (JCAHO)와 the Institute for Safe Medication Practices (ISMP)는 사용되지 않는 오해하기 쉬운 약어 리스트를 발표했다. 아래 표는 이러한 약자와 교체되어 사용되어야 하는 것들을 보여준다. The Joint Commission (TJC)는 처음 6개 약자 (표시된)는 승인기관의 "사용금지"약어 리스트에 포함해야 한다고 결정했다.*

약어	뜻	발생할 수 있는 문제	권고, 추출
U*	Unit	Mistaken for "0," "4," or "cc"	Write "unit"
IU*	International unit	Mistaken for "IV" or "10"	Write "international unit"
qd and qod*	Daily and every other day	Mistaken for each other or for "qid"	Write "daily" and "every other day"
Using a zero after a decimal point*	X.0 mg	Decimal point is missed	Never write a zero by itself after a decimal point (X mg is correct)
Not using a zero before a decimal point (0.X)*	.X mg	Decimal point is missed	Always write a zero before a decimal point (0.X mg)
MS, MSO_4, and $MgSO_4$*	Morphine sulfate, magnesium sulfate	Mistaken for each other	Write "morphine sulfate" or "magnesium sulfate"
μg	microgram	Mistaken for "mg"	Write "mcg"

약어	뜻	발생할 수 있는 문제	권고, 추출
hs	Half-strength or at bedtime	Meanings can be mistaken for each other	Write "half-strength" or "at bedtime"
tiw	Three times a week	Mistaken for "three times a day" or "twice weekly"	Write "3 times weekly"
SC or SQ	Subcutaneous	Mistaken for "SL" or "5 every"	Write "SubQ," "subcut," or "subcutaneous"
D/C	discharge	Mistaken to mean "discontinue"	Write "discharge"
cc	Cubic centimeter	Mistaken for "U" (units)	Since a cubic centimeter is equal to a milliliter, write "mL"
AS, AD, AU and OS, OD, OU	Left ear, right ear, both ears and left eye, right eye, both eyes	Mistaken for each other (for example "AS" and "OS")	Write "left ear," "right ear," "both ears," "left eye," "right eye," and "both eyes"
bt	bedtime	Mistaken for "bid"	Write "bedtime"
IJ	injection	Mistaken for "IV"	Write "injection"
IN	Intranasal	Mistaken for "IM" or "IV"	Write "intranasal" or "NAS"
od or OD	once daily	Mistaken for "right eye (OD)" or "overdose"	write "daily"
OJ	orange juice	Mistaken for "right eye (OD)"	write "orange juice"
per os	by mouth	"os" can be mistaken to mean "left eye"	write "PO," "orally," or "by mouth"
qhs	every bedtime	Mistaken for "qhr"	Write "bedtime"
qn	every night	Mistaken for "qh"	Write "nightly"
q1d	every day	Mistaken for "qid"	Write "daily"
q6PM	every day at 6PM	Mistaken to mean " every 6 hours"	Write "daily at 6 PM"
ss	sliding scale or one-half	Mistaken for each other and for "55"	Write "sliding scale," "one-half," or "1/2"
SSRI and SSI	sliding scale regular insulin and sliding scale insulin	Mistaken for "selective-serotonin reuptake inhibitor" and "strong solution of iodine"	Write "sliding scale (insulin)"
-Id	one daily	Mistaken for "tid"	Write "one daily"
ʒ	dram	Mistaken for "3"	Write "dram"
@	at	Mistaken for "2"	Write "at"
〈 and 〉	lesser than and greater than	Mistakenly read as the opposite symbol	Write "lesser than" and "greater than"

약어	뜻	발생할 수 있는 문제	권고, 추출
x3d	for three days	Mistaken to mean "for 3 doses"	Write "for three days"
&	and	Mistaken for "2"	Write "and"
°	hour	Mistaken for "0"	Write "hr," "h," or "hour"
+	and	Mistaken for "4"	Write "and"

선택적 영어/스페인 용어집*

English	Spanish
abdomen (belly)	vientre
acute	agudo
AIDS (Acquired Immune Deficiency Syndrome)	SIDA (Sindrome de Immune Deficiencia Adquirida)
allergy	alergia
anemia	anemia; sangre delgada
angina	angina
ankle	tobillo
anxiety	ansiedad
appendix	apéndice
arm	brazo
artery	arteria
arthritis	artritis
asphyxia	asfixia; sofocación
asthma	asma; ansia
back	espalda; lomo
bad	malo
benign	benigno; de poca gravedad
better	major
black	negro
bladder	vejiga
blood	sangre
blood pressure	presión sanguínea; presión arterial
blood test	prueba de sangre
blue	azul
body	cuerpo
bone	hueso
brain	cerebro
breast	pecho; seno
breathe	respirar; inhalar
bronchitis	bronquitis; catarro de pecho
bruise	contusión; morado
burning	ardiente
cancer	cáncer
capillary	capilar
cardiology	cardiología
cartilage	cartílago
cataract	catarata
cheek	mejilla; cachete
chest	pecho; tórax
chickenpox	varicela; viruela loca
cholesterol	colesterol
chronic	crónico
clavicle	clavícula
closed	cerrado
clot	coágulo; trombo
cold	frío; catarro
common cold	resfriado común

English	Spanish
concussion	concusión; conmoción
convulsion	convulsión; ataque
cough	tos
croup	crup
CT scan	tomografía axial computarizada
dark	oscuro
dead	muerto
deaf	sordo(a)
deep breath	rispirar profundo
deficient	deficiente
dermatology	dermatología
diabetes	diabetes
diagnosis	diagnóstico
dialysis	diálisis
diarrhea	diarrea; estómago suelto
difficulty in breathing	dificultad de la respiración
diphtheria	difteria
dizziness	mareo; vértigo
double vision	visión doble; ver doble
dry	seco
dysuria	disuria; emisión de la orina
ear	oreja; oído
earache	dolor de oído
edema	edema
elbow	codo
endocrinology	endocrinología
epilepsy	epilepsia
equilibrium	equilibrio
esophagus	esófago
excessive	excesivo; desmesurado
exhale	exhalar
external	externo
eye	ojo
fainting	desmayo
fast	rápído(a)
fatigue	fatiga; cansancio
fever	fiebre; calentura
finger	dedo de la mano
foot	pie
forearm	antebrazo
fracture	fractura
gallbladder	vesócula biliar
gallstones	cálculos biliar
gastroenterology	gastroenterología
genital	genital
gland	glándula
glaucoma	glaucoma

*Note that a full English/Spanish translator is included on MyMedicalTerminologyLab.

English	Spanish
good	bueno
gray	gris
green	verde
gums	encías
gynecology	ginecología
hand	mano
hard	duro
head	cabeza
headache	dolor de cabeza
healthy	sana
hearing	audición; oído
heart	corazón
hematology	hematología
hemorrhage	hemorragia; desangramiento
hepatitis	hepatitis
hip	cadera
hormone	hormona
hot	caliente; calor
hypertension	hipertensión; presión arterial alta
immunology	immunología
incision	corte; incisión
infection	infección
inflammation	inflamación
influenza	gripe; influenza
inhale	inhalar
injection	inyección; piquete
inner	interior
insulin	insulina
internal	interno
intestine	intestino; tripa
intravenous	intravenoso
itching	comezón; picazón
jaundice	ictericia
joint	articulación; coyuntura
kidney	riñón
kidney stone	cálculo renales
knee	rodilla; gozne
large	grande
larynx	laringe
left	izquierdo(a)
leg	pierna
ligament	ligamento
lips	labios
liver	hígado
lump	bolita; abultamiento; nudo; protuberancia
lung	pulmón; bofe
lymph node	nódulo; ganglio linfático
lymphatic	linfático

English	Spanish
malignant	maligno; pernicioso
mandible	mandíbula
maxilla	maxilar
measles	sarampión
middle	medio
mouth	boca
mumps	paperas; parotiditis
murmur	soplo; murmullo del corazón
muscle	músculo
muscle spasm	espasmo muscular
narrow	estrecho
nausea	náusea; mareo
navel	ombligo
neck	cuello; pescuezo
nephrology	nefrología
nerve	nervio
neurology	neurologia
nose	nariz
nosebleed	hemorragia nasal
obstetrics	obstericia
oncology	oncología
open	abierto
ophthalmology	oftalmología
orange-yellow	cirrho
orthopedics	ortopedia
otorhinolaryngology	otorrinolaringología
ovary	ovario
oxygen	oxígeno
pain	dolor
palpitation	palpitación
pancreas	páncreas
paralysis	parálisis
parathyroid	paratiroideo
pathology	patología
pelvis	pelvis
penis	pene
phlegm	flemón; inflamación difusa
pituitary	pituitaria
pneumonia	neumonía; inflamación de los pulmones
pregnancy	embarazo
prostate gland	próstata
pulmonology	neumólogía
pulse	pulso
purple	morado
rash	salpullido; sarpullido; erupción cutánea
rectum	recto; guía de atrás
red	rojo

English	Spanish
redness	enrojecimiento; piel colorada
respiration	respiración
rib	costilla
right	derecha
sacrum	sacro; rabadilla
scapula	escápula; hueso de la espaldilla
shoulder	hombro
sick	enfermo(a); mal(a)
side	costado
skeleton	esqueleto
skin	piel; cuero; pellejo; cutis
skull	cráneo; calavera
slow	lento(a); pausado(a)
small	pequeño(a)
soft	blando(a)
sore throat	dolor de garganta
spasm	espasmo
spine	espinazo
spleen	bazo
sprain	torcedura; falseamiento; falseado
sternum	esternón
stiff	tieso(a); rígido(a)
stomach	estómago
stroke	apoplejía; embolia; derrame cerebral
strong	fuerte
surgery	cirugía
swallow	ingerir; pasar; tragar
sweating	sudar
swelling	hinchar
symptom	síntoma
teeth dientes	
temperature	temperatura
tendon	cuello
test	puerba
testes	testículos; huevos; bolas
tetanus	tétano

English	Spanish
thigh	muslo
thorax	tórax
throat	garganta
thyroid	tiroides
toe	dedo del pié
tongue	lengua
tonsil	tonsila; amigdala
tonsillitis	tonsilitis; amigdalitis
trachea	tráquea
treatment	tratamiento
tremor	temblor
tuberculosis	tuberculosis
ulcer	úlcera
ultrasound	ecografía; ultrasonido
unconscious	inconsciente
urethra	uretra; canal
urinalysis	análisis de orina
urination	urinacion
urine	orina; pipí
urology	urología
uterus	úlero
vaccination	vacunación
vagina	vagina
vein	vena
vertebral column	columna vertebral
vision	visión
vomit	vómito
weakness	debilidad
white	blanco
whooping cough	tos ferina
worse	peor
wound	herida
wrist	muñeca
x-ray	radiografia; rayos equis
yellow	amarillo

한글 찾아보기

영문 찾아보기

A

B

C

D

E

F

찾아보기 INDEX

옮긴이와의
협의로
인지생략

의학용어 소통하기! 수정판

발 행 일 2017년 3월 10일 수정판 1쇄 발행
2021년 2월 25일 수정판 2쇄 발행
원 저 자 Suzanne S. FRUCHT
옮 긴 이 김동운 · 강효찬 · 권순일 · 김상호 · 김윤식 · 문 희 · 배난영
서민영 · 엄용빈 · 원 란 · 이창문 · 이혁재 · 최영아
발 행 인 김재민
발 행 처 정문각 J M K
서울특별시 마포구 백범로 104, 봉화빌딩 4층
출판등록 2011년 1월 19일 제2011-000035호
전 화 02)713-0421~3
팩 스 02)704-6265
전자우편 jmk@jmkp.co.kr
홈페이지 www.jmkp.co.kr

정 가 29,000원

ISBN 979-11-87563-58-7 93510